要点与盲点

胆道外科

丛书主编　幕内雅敏
主　　编　二村雄次
主　　译　董家鸿
副主译　项灿宏　丁光辉
译　　者（按姓氏笔画排序）

丁光辉　同济大学附属上海市
　　　　第十人民医院
王文跃　中日友好医院
王成钢　煤炭总医院
王　君　北京回龙观医院
王彦斌　解放军总医院
王　敬　解放军总医院
史宪杰　解放军总医院
匡　铭　中山大学附属第一医院
吕文平　解放军总医院
向　昕　解放军总医院
刘　乐　天津医科大学总医院
刘　洋　解放军总医院
刘　婧　北京大学附属第一医院
刘　霞　中日友好医院
汤　地　中山大学附属第一医院
纪文斌　解放军总医院
杉崎友美　北京大学医学部
杨　滔　解放军总医院
李启东　中日友好医院
吴永友　苏州大学医学院附属第二医院
佟　杰　中日友好医院
冷建军　解放军总医院

张文智　解放军总医院
张亚军　中日友好医院
张克明　解放军 302 医院
张克俭　中日友好医院
陈永亮　解放军总医院
陈明易　解放军总医院
项灿宏　中日友好医院
　　　　解放军总医院
　　　　清华大学附属北京清华长庚医院
赵向前　解放军总医院
赵　新　解放军总医院
姜　凯　解放军总医院
姚　力　中日友好医院
夏红天　解放军总医院
峰岸宏行　北京大学医学部
高俊雪　北京大学附属人民医院
黄正国　中日友好医院
黄晓强　解放军总医院
梁　斌　解放军总医院
董家鸿　解放军总医院
　　　　清华大学附属北京清华长庚医院
曾建平　解放军总医院
蔡守旺　解放军总医院

人民卫生出版社

Knack & Pitfalls TANDOU GEKA NO YOUTEN TO MOUTEN 2nd edition

© Masatoshi Makuuchi，Yuji Nimura 2009

Originally published in Japan in 2009 by BUNKODO CO.，LTD.

Chinese translation rights arranged through TOHAN CORPORATION，TOKYO.

图书在版编目（CIP）数据

要点与盲点：胆道外科/董家鸿主译. —北京：
人民卫生出版社，2010.3

ISBN 978-7-117- 11591-9

Ⅰ. 要⋯　Ⅱ. 董⋯　Ⅲ. 胆道疾病-外科学
Ⅳ. R657.4

中国版本图书馆 CIP 数据核字（2009）第 127827 号

| 人卫社官网 | www.pmph.com | 出版物查询，在线购书 |
| 人卫医学网 | www.ipmph.com | 医学考试辅导，医学数据库服务，医学教育资源，大众健康资讯 |

图字：01-2009-4515

要点与盲点：胆道外科

主　　译：董家鸿
出版发行：人民卫生出版社（中继线 010-59780011）
地　　址：北京市朝阳区潘家园南里 19 号
邮　　编：100021
E - mail：pmph @ pmph. com
购书热线：010-59787592　010-59787584　010-65264830
印　　刷：北京建宏印刷有限公司
经　　销：新华书店
开　　本：787×1092　1/16　　印张：29
字　　数：718 千字
版　　次：2010 年 3 月第 1 版　　2025 年 1 月第 1 版第 12 次印刷
标准书号：ISBN 978-7-117-11591-9/R·11592
定　　价：149.00 元

打击盗版举报电话：010-59787491　E-mail：WQ @ pmph. com
　　（凡属印装质量问题请与本社市场营销中心联系退换）

作者名录

神谷順一　豊田厚生病院外科
二村雄次　愛知県がんセンター
杉浦禎一　静岡県立静岡がんセンター肝胆膵外科
北川雄一　国立長寿医療センター病院外科
平井一郎　山形大学医学部第1外科
木村　理　山形大学医学部第1外科
金井道夫　春日井市民病院外科
乾　和郎　藤田保健衛生大学坂文種報德會病院内科
中澤三郎　医療法人山下病院
伊神　剛　名古屋大学大学院医学系研究科腫瘍外科
江畑智希　名古屋大学大学院医学系研究科腫瘍外科
横山幸浩　名古屋大学大学院医学系研究科腫瘍外科
髙橋　祐　大垣市民病院外科
伊藤　啓　仙台市医療センター仙台オープン病院消化器内科
藤田直孝　仙台市医療センター仙台オープン病院消化器内科
伊藤彰浩　名古屋大学大学院医学系研究科消化器内科学
後藤秀実　名古屋大学大学院医学系研究科消化器内科学
新倉則和　信州大学消化器内科
豊田真之　帝京大学医学部外科
山本英夫　国家公務員共済組合連合会東海病院外科
近藤　哲　北海道大学大学院医学研究科腫瘍外科学
廣岡芳樹　名古屋大学医学部附属病院光学医療診療部
磯谷正敏　大垣市民病院外科
湯浅典博　名古屋第一赤十字病院外科
山口晃弘　大垣市民病院外科
辻野　武　東京大学医学部附属病院消化器内科
伊佐山浩通　東京大学医学部附属病院消化器内科
長谷川　洋　名古屋第二赤十字病院外科
早川直和　国家公務員共済組合連合会東海病院外科
菅原　元　名古屋大学大学院医学系研究科腫瘍外科
河上　洋　北海道大学大学院医学研究科消化器内科学
露口利夫　千葉大学医学部附属病院消化器内科
深津俊明　名古屋掖済会病院中央検査部
山口竜三　春日井市民病院外科
西尾秀樹　名古屋大学大学院医学系研究科腫瘍外科
久米明倫　名古屋大学大学院医学系研究科腫瘍外科

東島由一郎　社会保険中京病院外科
金岡祐次　大垣市民病院外科
田中栄一　北海道大学大学院医学研究科腫瘍外科学
佐々木英二　総合上飯田第一病院外科
小田高司　名古屋大学大学院医学系研究科腫瘍外科
長坂徹郎　名古屋大学医学部附属病院病理部
前田敦行　大垣市民病院外科
鈴木秀昭　半田市立半田病院外科
神谷　諭　豊田厚生病院外科
佐野　力　愛知県がんセンター中央病院消化器外科
末松　誠　慶應義塾大学医学部医化学教室
馬場尚志　名古屋大学医学部附属病院難治感染症部
新井利幸　安城更生病院外科
梛野正人　名古屋大学大学院医学系研究科腫瘍外科
田中　宏　東住吉森本病院外科
久保正二　大阪市立大学大学院肝胆膵外科
清水泰博　愛知県がんセンター中央病院消化器外科
竹内英司　名古屋第一赤十字病院外科
小林　聡　名古屋通信病院外科
水野伸一　静岡厚生病院外科
後藤康友　名古屋第一赤十字病院外科
加藤岳人　豊橋市民病院外科
錦見尚道　名古屋第一赤十字病院血管外科
安井章裕　愛知県済生会病院外科
宮地正彦　愛知医科大学外科
亀井　譲　名古屋大学大学院医学系研究科形成外科学
上坂克彦　静岡県立静岡がんセンター肝胆膵外科
平野　聡　北海道大学大学院医学研究科腫瘍外科学
安保義恭　手稲渓仁会病院外科
安藤久實　名古屋大学大学院医学系研究科小児外科
河合　徹　名古屋大学大学院医学系研究科腫瘍外科
髙木健司　名古屋大学大学院医学系研究科腫瘍外科
生田宏次　東海市民病院外科
亀岡伸樹　東海市民病院外科
近藤真治　国民健康保険坂下病院外科

丛书主编简介

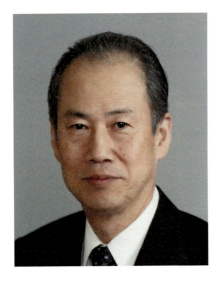

　　幕内雅敏教授（Prof. Masatoshi Makuuchi）1946年生于东京，1973年毕业于东京大学医学部，1979年任东京国立癌中心医长，1989年任信州大学第一外科教授，1994年回到东京大学任第二外科教授，2007年转任东京红十字病院院长。

　　幕内教授是国际肝脏外科和肝脏移植领域最负盛名的专家之一，被誉为"肝脏外科的王者"。他对肝胆外科无比热爱，一直潜心学术研究，努力挑战外科极限，取得了一系列举世公认的创新性成就：肝胆外科的术中超声、解剖性肝段切除、保留肝右下静脉的右肝部分切除术、极量肝切除前的选择性门静脉栓塞术及首例成人间的活体肝移植等等。他所领导的东京大学第二外科一直走在世界肝脏外科的最前沿。

　　幕内教授现任IASGO（国际外科、消化科、肿瘤科医师协会）主席，是欧洲医学会等多个学会的名誉会员，并曾担任日本外科学会会长，是《Lancet》、《Hepatology》等多个杂志的编委或审稿人。目前为止，发表英文论文850余篇，主编英文专著7部，参予编写英文专著66部。

　　幕内教授对中国医学同行十分友好，多次应邀来华讲学和手术演示，热心传播最新的肝脏外科理论与技术，他所在的东京大学第二外科接受了一大批中国留学生和研修生。他对中国肝脏外科和肝脏移植事业给予了巨大的帮助，赢得了中国同行的尊敬和爱戴。

主编简介

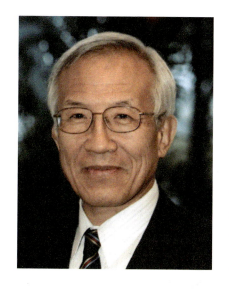

二村雄次教授（Prof. Yuji Nimura）1943年出生于日本爱知县，1969年毕业于名古屋大学医学部。曾在东京癌研究会附属病院研修，师从现代肿瘤外科的开拓者梶谷教授。返回名古屋后历任名古屋大学附属病院第一外科（后改名为肿瘤外科）助手、讲师、助教授、教授。现任爱知县癌中心总长。

二村教授是久负盛名的国际胆道外科的专家，在肝门部胆管癌、肝胆管结石等诸多领域取得了一系列国际公认的创新性成就。他领导的名大病院肿瘤外科是世界闻名的胆道外科中心，一直以"肝门部胆管癌的名大"而著称，在肝门部胆管癌的诊断、治疗方面进行了系统的研究，一直走在世界的最前沿。

二村教授现任世界肝胆胰外科协会主席及日本胆道学会理事长等学术职务，并曾担任日本外科学会会长，是欧洲外科学会、美国外科学会的名誉会员。

二村教授还是一位柔道高手，业余时间经常在竞技场上展示风采。无影灯下，他也是一位不懈的斗士，以"斗魂"的精神挑战肿瘤外科治疗的极限。他为人谦和，虚怀若谷，多次应邀来华讲学和手术演示，在中国的肝胆外科界享有崇高的威望，2005年曾获"中日文化奖"。

主译简介

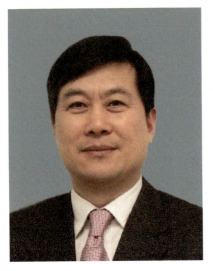

　　董家鸿教授（Prof. Dong Jiahong）1960年生于江苏省连云港市，师从著名肝胆外科学家黄志强院士，获得医学硕士和博士学位。曾作为访问学者或客座研究员先后访问过巴黎大学Paul Brousse肝胆中心、匹兹堡大学移植研究所、加州大学洛杉矶分校外科、名古屋大学肿瘤外科、京都大学肝移植外科、香港大学玛丽医院肝胆胰外科等国际著名肝胆外科和肝移植中心，博采众家之长，形成了自己的学术流派。1998年任西南医院全军肝胆外科中心主任及全军肝胆外科研究所所长，2006年起历任解放军总医院肝胆外科主任、肝胆外科医院院长。

　　董家鸿教授是中国肝胆外科和肝脏移植领域年轻一代的领军人物，在肝脏移植及肝胆胰肿瘤、胆管结石及狭窄、肝硬化门静脉高压症、急性和慢性肝功能衰竭的外科治疗领域卓有建树。1996年开展了国内首例离体肝切除，2002年在国际上首创了针对复杂肝胆管结石的只保留尾状叶的肝脏次全切除术。

　　董家鸿教授现任美国外科学院院士、国际消化外科学会执行委员、中华外科学会常委、中华器官移植学会常委、中华外科学会胆道学组组长。担任《中华消化外科杂志》总编辑，同时担任30余种核心期刊的主编或编委。任山东大学、南开大学、厦门大学、昆明医学院和徐州医学院等多所大学的特聘教授或荣誉教授。曾获国家科技进步一等奖等多项奖励，多次代表中国肝胆外科界在国际学术会议上做特邀专题演讲。

副主译简介

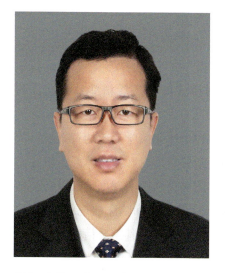

项灿宏，男，1974年1月出生于江苏省靖江市。分别就读于北京医科大学（学士）、中国协和医科大学（硕士）和解放军医学院（博士）。先后工作于卫生部中日友好医院、解放军总医院及北京清华长庚医院。曾先后赴东京大学及名古屋大学分别研修肝脏外科及胆道外科。主持翻译《要点与盲点　肝脏外科》《要点与盲点　胆道外科》《要点与盲点　胰脾外科》。主要研究方向包括：肝脏储备功能的评估、肝门部胆管癌的外科治疗、肝癌的解剖性切除和肿瘤标记物的研究。相关研究成果曾获解放军总医院医疗成果奖一等奖和中华外科青年学者奖二等奖。担任中华医学会外科学分会胆道外科学组委员、中国医师协会胆道外科医师委员会青年委员、中国医疗保健国际交流促进会肝脏肿瘤分会青年委员会副主任委员、中华外科杂志审稿专家和中华消化外科杂志通讯编委。

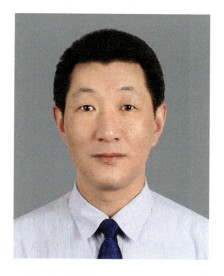

丁光辉，男，中共党员，1968年10月出生，安徽桐城人。1991年毕业于第二军医大学军医系（六年制），获医学学士学位。1996年毕业于第二军医大学附属长征医院普通外科，获医学（普通外科）硕士学位。1999年毕业于第二军医大学附属东方肝胆外科医院，获医学（肝胆外科）博士学位，导师为吴孟超院士、陈汉教授、王红阳院士。掌握英、日、德语。在吴孟超院士的直接指导下完成了肝胆胰疾病基础理论的系统学习和严格的外科训练。跟随吴孟超院士从事肝胆外科临床工作。现任第二军医大学附属东方肝胆外科医院安亭新院肝外6科一病区副主任医师。擅长肝、胆、胰肿瘤的诊断和治疗，推崇以手术切除为主的综合治疗方案，积极倡导精准肝切除术，对胆道肿瘤主张合并肝切除的根治性手术。曾在美国纽约纪念斯隆-凯特琳癌症中心（Memorial Sloan Kettering Cancer Center）和西奈山医院（Mount Sinai Hospital）进修肝胆外科和肝移植，学习肝胆胰肿瘤的多学科协作治疗经验。合作翻译《要点与盲点　肝脏外科》《要点与盲点　胆道外科》《要点与盲点　胰腺外科》。研究方向：肝癌的复发和转移。

中文版丛书序

呼唤精准肝胆胰外科时代的到来

近 20 年来，生物医学科学的蓬勃发展以及循证医学和人文医学的兴起，导致外科学理念出现了深刻的变革，这一变革推动着传统经验外科模式向着现代精准外科模式的转变。

精准外科是在新世纪人文医学、微创外科、循证医学和个体化医学兴起的背景下，依托当前高度发达的生物医学和信息科学技术形成的一种全新外科理念和技术体系，旨在追求以最小创伤获取最大脏器保有和最佳康复效果。肝脏、胆道、胰腺的解剖生理复杂、空间位置深在、其内部和周围各种脉管交织，同时肝胆胰疾病的病理和临床表现极为复杂，因而肝胆胰外科手术在现今的消化器外科手术中仍然最具挑战性，尤其需要精准外科的理念和技术。

肝胆胰精准外科的基础是对器官解剖结构、生理功能和病理特征的现代认识。首先，精准外科是依赖于对器官外科解剖精确认识的解剖性外科手术，在彻底切除目标病灶的同时，要充分保证剩余器官脉管结构的完整。再者，器官代偿和再生潜能是精准外科的生理基础，肝切除前要在精确评估肝脏储备功能和再生能力的基础上，准确掌握肝实质安全切除量，避免发生手术后肝功能不全。与此同时，肝胆胰疾病的疾病本质、病变特征、病理分期是决定手术方式、切除范围和辅助疗法的依据。如肝细胞癌呈沿肝段门静脉分支在荷瘤肝段内播散的特征，而肝胆管结石病具有沿着病变胆管树在肝内区段性分布的特征，这就决定了解剖性肝段切除是治疗上述病变的理想术式。

现代影像学技术的不断发展与数字外科平台的建立、脏器储备功能监测方法的应用、外科手术技术的改进等都为实现精准肝胆胰外科手术奠定了坚实的技术基础。医学影像与计算机技术的结合催生了数字外科，使医学影像走向影像融合与三维可视化，数字外科平台的建立让术前评估和手术规划告别了既往的经验决策，真正走向精准和客观。对器官储备功能准确评估是保障外科切除安全性的基本要求。近年来，以 ICG 试验为代表的肝脏储备功能动态监测技术已成功应用于临床，同时结合动态 SPECT 扫描的 GSA 检查技术作为肝脏功能的区域性评估方法也逐渐在临床得到应用，为术前准确判断病人肝脏的功能状态和所能耐受的肝切除量提供了可靠依据。术中超声引导、肝脏血流阻断技术、活体肝移植技术、胆管和胰管精确重建技术、机器人辅助的腹腔镜手术等大大推动了外科技术向精准化方向的发展。

当前，肝胆胰外科正在告别曾经的"浴血奋战"、盲目大块结扎和一味追求手术速度的粗犷手术年代。越来越多的外科医生认识到：精准外科能减少术后并发症并改善病人的预后,实现手术安全性、治疗有效性和操作微创化的统一。精准肝胆胰外科的时代已经来临。

　　在精准肝胆胰外科领域,以一代巨匠幕内雅敏、二村雄次、田中紘一为代表的日本外科专家作出了卓越的贡献,使得日本的肝胆胰外科水平位居世界前列,本套丛书即是日本学者精深理论和精湛技艺的集中体现。希望本套丛书的翻译和出版有助于我国同行吸取和借鉴国外专家的先进技术和经验,从而促进精准肝胆胰外科理念和技术能早日在国内推广和普及。

中国人民解放军总医院肝胆外科医院院长

中国人民解放军军医进修学院教授

董家鸿

2009 年 12 月于北京五棵松

中文版序

　　『胆道外科の要点と盲点』の初版は 2002 年 10 月に出版され、多くの読者のご理解を得て、日常の診療に活かされていると聞いております。約 5 年半の間に諸外国の多くの友人から「簡潔な文章と多くの分かり易い図があるので、日本語が分からなくても役に立つ」と言われ、またこれをぜひ英語に翻訳するように依頼され、さらに英訳の際の応援も約束してくれましたが、忙しくてその時間がありませんでした。

　　この度は多くの中国の友人のご努力により、中国語版が出版されようとしていることを知り大変嬉しく思いました。中国には肝胆道疾患が非常に多くあり、外科的治療を要する重症患者さんも多いと聞いております。胆道疾患は緊急的な診断・治療を要する疾患も多く、また周術期管理に難渋する病態にもよく遭遇します。治療方針に関しては国際的には意見の統一が見られていない部分が非常に多くあります。特に、胆道癌の治療方針に関しては、国際的なコンセンサスは殆んどありません。ですから、この本は名古屋大学第一外科学派を中心に編集してあります。そのつもりでこの本を利用していただければ幸いです。 この本が中国における胆道外科の進歩に少しでもお役に立つことを願っています。

2009 年 12 月

愛知県がんセンター総長

名古屋大学名誉教授

二村雄次

2002 年 10 月《要点与盲点：胆道外科》第 1 版出版发行后，我收到了很多专业读者的反馈意见，这本书在日常诊疗活动中为他们提供了积极帮助。而且，自出版以来大约 5 年半的时间里，我也有幸听到很多外国同行对此书的评价："该书行文简洁，更难得的是书中有很多易于理解的图片，即便不懂日语，也可以获得巨大裨益"。同时，有些外国朋友也一再要求我一定要将此书翻译成英语，并表示将在翻译过程中给予我帮助。尽管如此，由于我每日忙于应付各类繁杂事务，一直没能找出时间着手做这件事。

2009 年 1 月《要点与盲点：胆道外科》第 2 版出版发行。我非常高兴地得知已经有中国的学者将此书翻译成中文并即将出版。听说中国的肝胆疾病患者数量庞大，其中很多重症患者需要外科手术治疗，并且很多胆道疾病患者需要紧急诊断和治疗。另外，在围手术期管理时也时常会遇到很多难以处理的复杂情况。同时也应该看到，目前在国际医疗界，有关此类疾患的治疗方针还有很多方面不够统一，特别是在胆管癌的治疗方面，现在各国医界尚未有共识。因此，此书的观点也仅仅作为代表名古屋大学第一外科学派的一家之言，如果能对有关人士有所帮助，作者将深感荣幸。

此书的中文版得以成功出版，是多位中国友人努力的结果。希望此书能够对中国的胆道外科技术的进步有所裨益。

爱知县癌中心总长
名古屋大学名誉教授
二村雄次
2009 年 12 月

中文版前言

由前东京大学幕内雅敏教授主编的"要点与盲点"丛书自出版以来好评如潮，在日本的外科医生中几乎人手一册，在日留学的外科医生也有爱不释手之感。受本书主编二村教授所托，我们有幸将其翻译介绍给国内同行。

该丛书中的"要点与盲点：胆道外科"由名古屋大学名誉教授、爱知县癌中心总长二村雄次主编，反映了当代胆道外科的最高水平。本书主要介绍了名古屋大学肿瘤外科的基本理念和做法，即所谓的"名大流派"。针对肝门部胆管癌这一世界难题，二村雄次教授和他的团队通过不懈的努力，构筑了肝门部胆管癌的根治切除理论和技术体系，大大提高了根治切除率和 5 年生存率。与此同时，二村教授对相关的诊断和治疗技术的发展也做出了卓越的贡献，从而确立了其在国际胆道外科领域的领袖地位。

在本书内容的选择上，作者依照临床的诊疗流程选择了对实际工作有指导意义的项目，不仅介绍了手术方法，而且有影像诊断、介入操作和围手术期管理的相关知识。在内容的编排上，各方面的内容分为专题加以阐述，与之相关的小知识或方法以"一点建议"、"咖啡时间"的形式穿插其中。从年轻医生到资深专家的各层次读者都可以根据自己的兴趣和水平从中得到自己想要的信息。对于初学者，本书可作为进入手术室前翻阅的书刊；对于专家，本书可以帮助回顾和总结一下自己的操作方法。

书中没有大段的理论阐述，主要介绍了在胆道外科日常诊疗常规中的一些特别要注意的、可操作性强的"要点"及容易失误的"盲点"，即所谓的临床工作的"秘诀"。而且，全书多用彩色印刷，配以真实清晰的术中照片和精美的彩色插图，在视觉上给人以美好的享受。

熟读本书，可领略到胆道外科诊断和治疗各个领域的精华所在，更可欣赏到日本学者多年来的不懈努力和实践所创造的外科艺术体系。诚如二村雄次教授所言，肿瘤外科医生要有"斗魂"，为了病人的健康孜孜以求和精益求精，通过各种手段对病人进行精确诊断和精准手术。

由于肝胆胰外科的用词在世界范围内尚未统一，同时中日两国的医疗制度也存在差异，故本丛书尽量按照国内医生的用语习惯进行翻译，个别无法统一的地方以"译者注"的形式在文中标出。

感谢国内外的专家们的通力合作，使得本书的翻译能够顺利完成。但由于本书的内容博大精深，涉及临床的方方面面。译者们虽尽力而为，疏漏之处在所难免，恳请斧正。

中国人民解放军总医院肝胆外科医院院长

中国人民解放军军医进修学院教授

董家鸿

2009 年 12 月于北京五棵松

致谢

本套书的翻译得到了以下各位的大力协助，在此一并致谢：

幕内雅敏（日本东京大学）

高山忠利（日本东京大学）

二村雄次（日本名古屋大学）

梛野正人（日本名古屋大学）

木村　理（日本山形大学）

朴顺子（日中友好协会）

李　蕾（日中友好协会）

张汉圆（日中友好协会）

张爱群（解放军总医院）

王　岩（中日友好医院）

钱冬梅（北京同仁医院）

杉崎友美（北京大学医学部）

王　炜（中国社会科学院研究生院）

杨静生（阿洛卡公司）

于　鸿（强生公司）

刘　乐（中国医科大学）

赵　现（中国医科大学）

目 录

一点建议

咖啡时间

●千钧一发的救命例子　437
●治愈 1 例重度肝功能不全！　439

I　胆道外科解剖的
　要点与盲点

1. 肝内区域胆管支的外科解剖

神谷顺一

［豊田厚生病院外科］

引言

了解肝内胆管解剖，首先要确定肝段胆管，然后顺着肝段胆管向下（肝门），按照其汇流方式确定肝叶胆管，这种方法称为顺流法[1-3]。相反，将从肝门向上流（末梢）的辨认方法称为逆流法。顺流法可避免出现逆流法的混乱情况。另外，对没有固有名称的胆管，如将右前叶的前下支（5a）和前上支（8a）形成的合干记为5a+8a，将左外叶腹侧支（3）和左内支（4）形成的合干记为3+4，这样就可正确地反映肝内胆管的合流形态。

另外，"区域"有两层含义。一层含义就是像 S_5 和 S_8 这样的"Couinaud 肝段"，另一层含义就是像右前叶和右后叶这样的"Goldsmith 区域"，后者现在多被称为"领域（section）"（由国际肝胆胰学会所提倡）[4]，亚区域也就是相当于 Couinaud 肝段的小领域。

1. 右前叶的肝段胆管分支

右前叶以肝门平面为界可分为上段（S_8）和下段（S_5）。在胆道造影片上，沿肝门水平走行的胆管命名很困难，其中包括了 S_5 胆管。

S_8 胆管分为3支：腹侧支（B_{8a}），外侧支（B_{8b}）和背侧支（B_{8c}）（**图1**）。胆道造影时，首先在仰卧位上确定外侧支 B_{8b}，然后在右侧卧位上将 B_{8b} 以外分支划分为腹侧的 B_{8a} 和背侧的 B_{8c}。这些亚段胆管分支通常有几支，只有1支的情况少见。在右侧卧位片上，B_{8b} 常位于 B_{8c} 的背侧。内侧支（B_{8d}）是汇入 B_{8c} 主干或者其下流方向

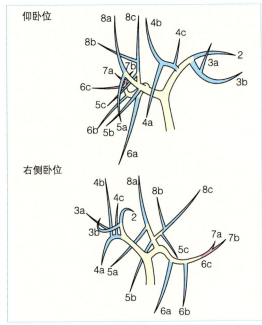

图1　不包括尾状叶的肝段胆管的位置关系
辨认腹侧支和背侧支时，右侧卧位片不可或缺

表1　肝内肝段胆管名称表

右半肝			尾状叶		
右前叶下段 S_5	5a	腹侧支	尾状叶 S_1	1r	右侧支
	5b	背侧支		1ls	左上支
	5c	外侧支		1li	左下支
右后叶下段 S_6	6a	腹侧支		1c	尾状突支
	6b	背侧支	左半肝		
	6c	外侧支	左外叶上段 S_2	2	上段支
右后叶上段 S_7	7a	腹侧支			
	7b	背侧支	左外叶下段 S_3	3a	上支
右前叶上段 S_8	8a	腹侧支		3b	下支
	8b	外侧支	左内叶 S_4	4a	下支
	8c	背侧支		4b	上支
	8d	内侧支		4c	背侧支

的较细胆管支，与右尾状叶胆管（B1r）很难鉴别。

S_5胆管分为3支：腹侧支（B_{5a}），背侧支（B_{5b}）和外侧支（B_{5c}）。在S_8中，将背侧支胆管记为c，外侧支记为b。但在S_5中，由于从1991年才增加了5c，其背侧支胆管记为b，外侧支记为c。与B_8一样，B_5的a、b、c分支也可在右侧卧位片上辨认出来。腹侧支B_{5a}在仰卧位或第1（右前）斜位、第2（左前）斜位上多数不显影，因此，右侧卧位摄片不可或缺。B_{5a}走行在主门静脉裂附近，B_{5b}走行在胆囊床右缘附近，B_{5c}是远离胆囊走行的。

B_{5a}和B_{8a}形成合干的比例高。B_{5c}多汇入B_{8b}、B_{8c}或B_{8bc}。与此相反，B_{5b}时常单独汇入右前叶胆管或右肝管。另外，17%的B_{8c}汇入右后叶胆管[4]。

2. 右后叶的肝段胆管分支

右后叶也以肝门平面为界分为上段（S_7）和下段（S_6）。与右前叶一样，沿肝门水平走行的胆管支含有S_6的胆管分支（**图2**）。

S_7胆管可分为腹侧支（B_{7a}）和背侧支（B_{7b}）。在仰卧位胆道造影片上，通常是B_{7a}位于外侧，B_{7b}位于内侧。S_6胆管分为3支：腹侧支（B_{6a}），背侧支（B_{6b}）和外侧支（B_{6c}）。在右侧卧位胆道造影片上，很容易辨认B_{6a}和B_{6b}。在仰卧位胆道造影片上，B_{6a}多数与胆囊体底部重叠，B_{6c}差不多呈水平走行。

95%的病例有右后叶胆管主干形成[5]。但是，约12%的右后叶胆管汇入左肝管，约10%的右后叶胆管呈南绕型（southern backforward）。所谓南绕型就是右后叶胆管不是走行在门静脉右支的后上方，而是从门静脉右支的下方汇入右肝管或肝总管。另外，有5%的病例B_6和B_7不汇合形成右后叶胆管，而是各自单独汇入肝

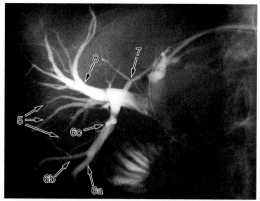
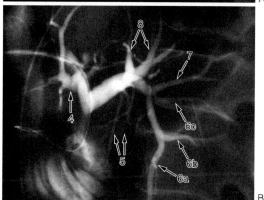

图2　右后叶胆管的胆道造影图像
在仰卧位片上（A），不容易区别右后叶胆管。在右侧卧位片上（B），比较容易鉴别

门部胆管，在这种汇合形式中，B_6基本上都表现为南绕型。

3. 左半肝的肝段胆管分支

左半肝的胆管分支没有右半肝那样复杂（**图3**）。左外叶上段（S_3）胆管可分为上支（B_{3a}）和下支（B_{3b}）。B_{3a}是斜行走行在肝左静脉前方的胆管支，在右三叶切除或扩大右半肝切除术后的胆道造影片上，B_{3a}有特征性表现：纵行向

上走行至右膈下。

左内叶（S₄）胆管可分为 3 支：下支（B_{4a}），上支（B_{4b}），和背侧支（B_{4c}）。B_{4c} 位于门静脉左支矢状部的上方，通常只有较细的 1 支。B_{4c} 以外的 S₄ 胆管可以矢状部平面为界分为左内叶下支（B_{4a}）和上支（B_{4b}）。也有这样的病例：所有 S₄ 胆管都位于矢状部平面以上。这时，走行在胆囊床附近的是 B_{4a}，远离胆囊走行的是 B_{4b}。

◆ 4. 尾状叶的胆管分支

尾状叶胆管（B₁）可分为 4 组[6,7]：右支（B_{1r}），左上支（B_{1ls}），左下支（B_{1li}）和尾状突支（B_{1c}）。位于右肝管、右后叶胆管、左肝管或左外叶胆管上方的是 B_{1r} 或 B_{1ls}。位于左肝管下方的是 B_{1li}，位于右肝管后面或下方的是 B_{1c}（**图 4**）。

以静脉韧带（Arantius 管）为界，位于右侧的是 B_{1r}，位于左侧的是 B_{1ls}。B_{1r} 通常可看到 2~4 支。最右侧的一支 B_{1r} 通常与 B_{8d} 很难鉴别，没有明确的解剖学区分标准，一般将向肝门附近汇入的看作 B_{1r}，远离肝门汇入的看作 B_{8d}。有时 B_{1ls} 与 B₂ 也很难区别，B_{1ls} 在静脉韧带右侧汇入 B₂ 或左外叶胆管，在静脉韧带左侧汇入的应看作 B₂ 的分支。

B_{1li} 与 B_{1c} 或 B_{1r} 形成合干后汇入右肝管或右后叶胆管。另外，B_{1li} 一般有 2 支，分为腹侧支和背侧支，呈"分叉舌"样，通常背侧支汇入右肝管或右叶后支胆管，而腹侧支汇入左肝管或左叶外侧支胆管。

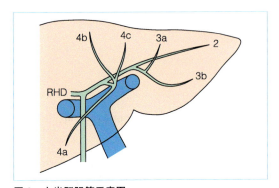

图 3　左半肝胆管示意图
B_{4c} 位于门静脉矢状部的上方

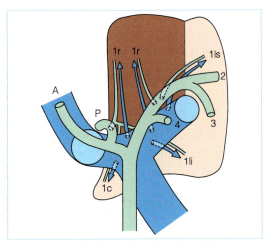

图 4　尾状叶胆管分支和门静脉分支的示意图

参考文献

1）Nimura, Y et al：Hilar cholangiocarcinoma—surgical anatomy and curative resection. J Hep Bil Pancr Surg 2：239-248, 1995
2）Nimura, Y：Surgical anatomy of the biliary ducts. Biliary Tract Radiology, Rossi, P et al eds, Springer-Verlag, Berlin Heidelberg, 21-30, 1997
3）神谷順一ほか：亜区域枝から考える—胆道外科の立場から—. 胆と膵 15：51-56, 1994

4）Kamiya, J et al：Clinicoanatomical studies on the dorsal subsegmental bile duct of the right anterior superior segment of the human liver Langenbecks Arch Surg 388：107-111, 2003
5）Ohkubo, M et al：Surgical anatomy of the bile ducts at the hepatic hilum as applied living donor liver transplantation. Ann Surg 239：82-86, 2004
6）早川直和ほか：尾状葉胆管枝のX線学的検討—内視鏡的逆行性胆道造影像について—. 日外会誌 88：839-944, 1987
7）Kamiya, J et al：Preoperative cholangiography of the caudate lobe. J Hepatobil Pancreat Surg 4：385-389, 1994

2. 从胆道造影来看肝脏的分段

神谷顺一・二村雄次*

[豊田厚生病院外科・愛知県がんセンター*]

◆ 引言

应用胆道造影来了解肝内胆管解剖时，基本上也是利用先确定肝段胆管的顺流法。在伴有肝门部胆管狭窄或肝内胆管结石的患者中，胆道造影时要想到是否存在没有显影的胆管分支。如果用顺流法，没有显影的肝叶或肝段胆管就能自然而然地辨认出来。另外，伴有肝叶或肝段萎缩时，辨认肝内胆管很困难，但用顺流法也能一一对应明确各胆管。

顺流法就是先确定肝段，进一步明确肝段胆管。顺流法不但能在动脉或门静脉强化的图像上，而且还能在断层图像或切除标本的断面上将各结构一一对应起来。顺流法就是从要求术前影像学诊断和术中所见或切除标本所见不发生混乱、保持一致而发展起来的一种方法[1]。

◆ 1. 右半肝、左半肝、尾状叶

在第一斜位（右前斜位）上，若以主门静脉裂为界，可鉴别出左、右半肝的肝内胆管。一般情况下很少发生错误，但左内叶胆管（B_4）浓染时，注意不要将其误认为右前叶胆管。

比较第一斜位（右前斜位）加头前斜位与第一斜位的造影图像，可确定尾状叶胆管（B_1）[2]。在第一斜位加头前斜位图像上，右前叶上段胆管（B_8）或左内叶胆管（B_4）向足侧移动，尾状叶胆管（B_1）向头侧移动。有时，尾状叶胆管（B_1）与右前叶上段胆管的内侧支（B_{8d}）、左

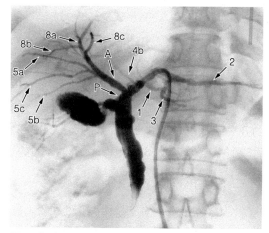

图 1 仰卧位 PTBD 造影像（胰头癌病例）
仅在仰卧位上很难辨认肝段胆管，图中的标记是综合右侧卧位图像后作出的

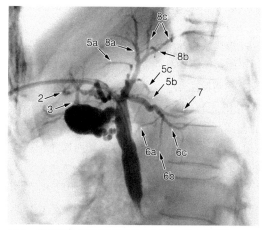

图 2 右侧卧位胆道造影图像（与图 1 同一病例）
右侧卧位是辨认右半肝肝段胆管的基本体位

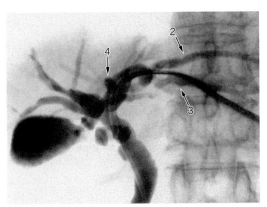

图3 仰卧位 PTBD 造影像（乳头癌病例）

在仰卧位上，B_4 和 B_3 常不能完全显影

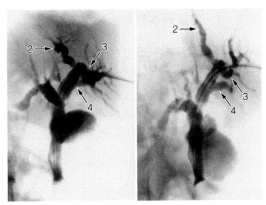

图4 左侧卧位胆道造影图像（与图3同一病例）

在左侧卧位上，B_2、B_3、B_4 的主干重叠在一起（右）。在头前斜位上，3 支胆管分离（左）

内叶胆管的背侧支（B_{4c}）或左外叶上段胆管（B_2）的分支很难区别。实际应用时，将汇入肝门附近的小分支一律看作 B_1。

2. 右半肝的胆管分支

在右侧卧位上，可确定作为右前叶与右后叶交界面的右门静脉裂，可将右门静脉裂理解为上端斜向后方的一直线。

在右前叶，朝肝门方向下降的是上段胆管（B_8），剩下的是下段胆管（B_5）。同样，在右后叶，从上而下下降的是上段胆管（B_7），剩下的是下段胆管（B_6）。B_8 与 B_5、B_7 与 B_6 之间没有明确的分界面，可将水平走行的胆管分支看作 B_{5c} 或 B_{6c}。

辨认右前叶上段胆管 B_8 时，首先在仰卧位造影图像上确定外侧支 B_{8b}。然后在右侧卧位图像上，将除去 B_{8b} 以外的胆管分为 2 组：腹侧的是 B_{8a}，背侧的是 B_{8c}（图1，图2）。造影剂的比重比胆汁大，仰卧位上浓染的是 B_{8c}，B_{8a} 有时不显影。B_{8d} 是汇入 B_{8c} 或其所属主干胆管的细小分支，其末梢斜向左侧。

同样也可辨认出右前叶下段胆管 B_5 的腹侧支（B_{5a}）、背侧支（B_{5b}）和外侧支（B_{5c}）。B_{5a} 走行在主门静脉裂附近，B_{5b} 走行在胆囊床右缘附近，B_{5c} 是远离胆囊走行的。B_{5a} 在

仰卧位、第一斜位（右前斜位）或第二斜位（左前斜位）上有时不显影，因此，右侧位摄片不可或缺。

在右侧卧位上，很容易辨认出 S_6 胆管 B_{6a} 和 B_{6b}（图1，图2）。在仰卧位上，B_{6a} 多与胆囊体底部重叠，B_{6c} 是呈水平走行的胆管支。在仰卧位上辨认 S_7 胆管时，位于外侧的是 B_{7a}，位于内侧的是 B_{7b}，很少会误认。

3. 左半肝的胆管分支

在仰卧位上，左外叶下段胆管 B_3 和左内叶胆管 B_4 不被充分显影，因此，必须加作左侧卧位或左侧卧位＋头前斜位摄片（图3，图4）。这样仍不能完全显影时，可考虑通过经皮肝穿刺胆道镜进行选择性胆道造影或俯卧位胆道造影。

在左侧位＋头前斜位摄片时，从上向下顺次排列着左外叶上段胆管 B_2，左外叶下段胆管 B_3 和左内叶胆管 B_4。根据胆管的这些特征，然后在第一斜位（右前斜位）或仰卧位造影图像上，分别辨认出各支胆管。在仰卧位上辨认 B_4 时，以 B_3 根部和 B_4 根部的中点作为门静脉矢状部（UP），B_4 本干位于 UP 右侧。这个想定的门静脉矢状部也是辨认左内叶背侧支 B_{4c} 或 B_1 的基准点。

从胆道造影来看肝脏的分段

◎读片时要想到是否存在没有显影的胆管分支。
◎应用 14 种体位法可精确显示肝内的段或亚段胆管。

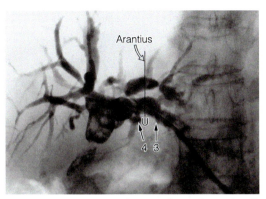

图 5　仰卧位加头前斜位的 PTBD 造影图像（肝内胆管结石病例，胆管空肠吻合术后）

门静脉矢状部根部（UP）位于 B_3 根部与 B_4 根部之间。将自其中点向上方走行的直线想定为静脉韧带（Arantius 管）

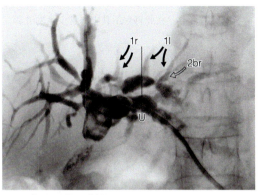

图 6　与图 5 同一病例

在想定的静脉韧带右侧朝肝门方向汇入的是尾状叶胆管，在其左侧汇入 B_2 或左外叶胆管的是 B_2 分支（2br）。另外，位于静脉韧带右侧的是尾状叶胆管右支 B_{1r}，位于其左侧的是尾状叶胆管左支 B_{1l}

4. 尾状叶的胆管分支

以静脉韧带（Arantius 管）为界，尾状叶胆管分为右支 B_{1r} 和左支 B_{1l}。在仰卧位图像上，可将静脉韧带想定为自门静脉矢状部（UP）根部 12 点钟向上走行的一直线（**图 5**）。位于其右侧的是 B_{1r}，位于其左侧的是 B_{1l}（**图 6**）。

5. 肝内胆管分支的造影方法

为了正确确定肝内胆管分支，必须标准化胆道造影的摄片方法，不能漏拍必要的体位。我们探讨了必需而且最少的体位是 14 种（**图 7**）。这样可以精确地辨认肝内胆管。

另外，胆道造影时尽量少用造影剂。过多注入时，不但造成胆管像重叠，读片困难，而且还可引起胆管炎等危重并发症。

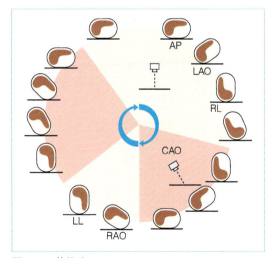

图 7　14 体位法

在仰卧位（AP）、第 2 斜位（LAO）、右侧位（RL）、第 1 斜位（RAO）、左侧位（LL）上可加上头前斜位（CAO），形成系统的组合

参考文献
1）神谷顺一ほか：消化器切除標本の取扱い方，医学書院，東京，1993
2）神谷順一ほか：尾状葉胆管造影のための頭前斜位の有用性について．胆道 2：63-67，1988

非常少见的胆管变异

杉浦祯一·北川雄一* [静冈県立静冈がんセンター肝胆膵外科·*国立長寿医療センター病院外科]

肝门部门静脉的变异比较少见，但胆管的走行经常有变异。在此将介绍其中非常少见的变异。

■ 南绕型胆管

所谓南绕型胆管是指胆管走行在门静脉的下后方[1]，可见于尾状叶支（B_1）、左外叶支（B_2+B_3）、左外叶下段胆管（B_3）、右后叶下段胆管（B_6）等。名古屋大学肿瘤外科 1981 年 1 月到 2005 年 12 月期间共进行了 334 例切除了肝叶 + 尾状叶的胆道癌手术，上述各支出现的频率分别为 4 例（1.2%）、1 例（0.3%）、6 例（1.8%）和 6 例（1.8%）。

南绕型 B_1 主要是指左尾状叶胆管 B_{1l} 走行于门静脉左支横部的后下方（图1）。我们科遇到的 4 例中有 3 例汇入肝总管（图2A-C），另外 1 例汇入

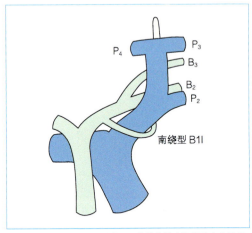

图1 南绕型 B_1，部分或全部 B_{1l} 从前方横跨门静脉左支横部，向其后下走行

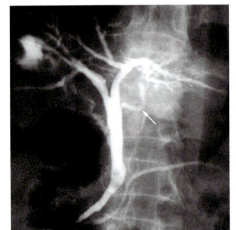

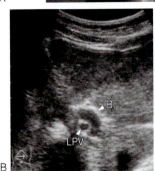

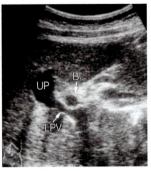

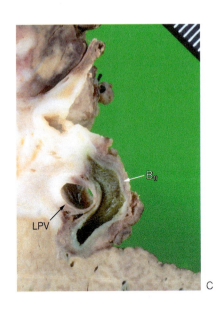

图2 肝门部胆管癌病例，行右三肝 + 尾状叶切除 + 门静脉切除重建
A. ERCP，B_{1l} 汇入肝总管
B. 腹部超声 扫描出门静脉下方走行的 B_1
C. 切除标本的冠状断面 确认 B_1 走行在门静脉下方

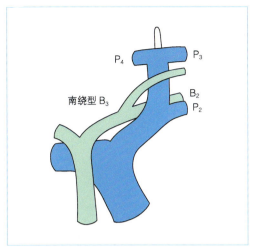

图3 南绕型 B_3，B_3 走行在门静脉矢状部的下方。B_4 可汇入左肝管或 B_3 或 B_2

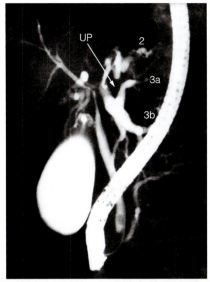

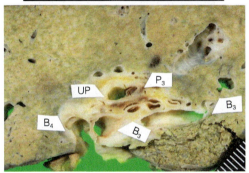

图4 肝门部胆管癌病例，行扩大左半肝 + 尾状叶切除
A. ERCP，B_3 向下弯曲走行，考虑是南绕型
B. 切除标本的冠状断面证实 B_3 走行在门静脉的下方

左右肝管汇合部附近的左肝管。在对胆管癌进行右侧肝切除 + 尾状叶切除、或在活体肝移植切取左半肝 + 尾状叶时，有必要考虑南绕型 B_1 的存在。

南绕型 B_3 是指 B_3 走行在门静脉矢状部的下方（图3，图4A 和 B），有时也可能仅是其下支（B_{3b}）[2]。多数位于门静脉矢状部根部、连接左内叶和左外叶的桥状肝组织中。因此，在切断桥状肝组织，显露门静脉矢状部时，有损伤此支胆管的危险。

南绕型 B_6 从门静脉右支的下方和后面走行，不与 B_7 形成右后叶支主干，而是汇入右肝管或上段胆管。

■ 汇入胆总管的 B_4

B_4 通常是在门静脉矢状部右侧汇入左肝管或 B_3，我们科室碰到2例这样的变异：B_4 直接汇入胆总管或肝总管。在这种变异中，从肝门板或肝总管分离显露左肝管时，有切断 B_4 的危险。

参考文献

1）Sugiura, T et al：Infraportal bile duct of the caudate lobe：a troublesome anatomic variation in right-sided hepatectomy for perihilar cholangiocarcinoma. Ann Surg 246：794-798, 2007
2）Özden, I et al：Clinicoanatomical study on the infraportal bile ducts of segment 3. World J Surg 26：1441-1445, 2002

3. 肝门部的外科解剖

神谷顺一

[豊田厚生病院外科]

1. 肝门部脉管的走行

在肝十二指肠韧带的左缘走行着肝固有动脉和肝左动脉（**图1**）。肝右动脉横跨门静脉前方，通常是从肝总管后面通过，至肝门右缘。肝右动脉在沿肝总管后面走行的过程中发出胆囊动脉。

在肝十二指肠韧带的右缘，有肝总管和胆总管。一般的教科书都描述左右肝管汇合部位于左右门静脉分叉部的正上方，但实际上，左右肝管汇合部位于门静脉右支的稍上方。

左肝管走行在门静脉左支的上前方。若在门静脉矢状部右缘切断胆管，前面的开口是左

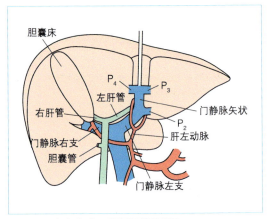

图1A　肝门部肝十二指肠韧带示意图
P_2：左外叶上段门静脉支；P_3：左外叶下段门静脉支；
P_4：左内叶门静脉支

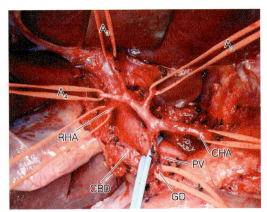

图1B　肝门部胆管癌行右半肝+尾状叶切除时肝门解剖的术中照片
完全分离出肝左动脉的左外叶上段支（A_2）、左外叶下段支（A_3）、左内叶支（A_4）
RHA：肝右动脉；CHA：肝总管；CBD：胆总管；PV：门静脉；GD：胃十二指肠动脉

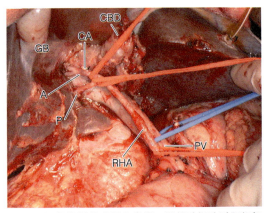

图1C　肝门部胆管癌行左半肝+尾状叶切除时肝门解剖的术中照片
分离出肝右动脉的右前叶支（A）和右后叶支（P），右前叶支一直分离出下一级分支
CBD：胆总管；CA：胆囊动脉；GB：胆囊；RHA：肝右动脉；PV：门静脉

◎左右肝管汇合部位于门静脉右支的稍上方。

◎大多数右后叶胆管是北绕型，从肝门部能分离出来的距离很短。

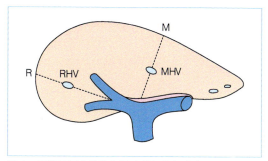

图2 冠状切面上的肝门板（粉红色部分）

M: 主门静脉裂；R: 右叶间裂；MHV: 肝中静脉；RHV: 肝右静脉（引自参考文献1）

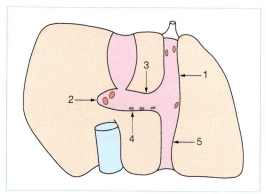

图3 肝门的板结构和各门静脉蒂位置

1. 脐静脉板；2. 右半肝门静脉蒂；3. 肝门板；4. 尾状叶门静脉蒂；5. Arantius 板（引自参考文献1）

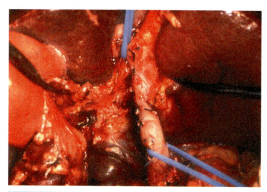

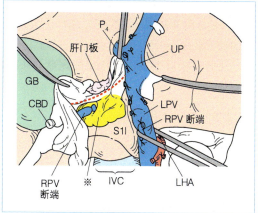

图4 扩大右三叶切除＋尾状叶全切除的术中照片

门静脉右支已切断，门静脉主干牵向左侧。P_4 也已分离悬吊。在肝门板的稍下方，可触及通过左肝管插至胆总管内的 PTBD 引流管（---）。肝门板的下方有发向尾状叶的门静脉蒂（）

内叶胆管 B_4，后面的开口是左外叶胆管 B_{2+3}。右肝管比左肝管短。右前叶胆管走行在门静脉的前方，手术时可一直分离至右前叶下段胆管（通常是背侧支 B_{5b}）的汇入处。但在几乎全部的患者中，右后叶胆管都从门静脉右支的上方向其下后方走行（即北绕型），从肝门部能分离出来的距离很短。

门静脉在肝门部分为左、右两支。和胆管一样，门静脉右支短，门静脉左支有较长的横部。从左右门静脉分叉部和左、右门静脉主干上发出数支尾状叶分支。

2. 何谓肝门板

肝门板是肝十二指肠韧带的脏腹膜覆盖在左右肝管汇合部上方的纤维性膜样结构[1,2]，上方与左内叶（S_4）肝实质相连接（**图2~图4**）。右侧至胆囊窝（构成部分胆囊床），左侧至 Rex 窝（门静脉矢状部通过处的凹陷）。

肝门板是手术时从肝外进入肝内的极为重要结构，在肝门部胆管癌或胆囊癌手术时，都以肝门板为最初的标志，向肝实质深部分离肝内胆管。

◆◆ 3. 肝门板周围的局部解剖

　　肝门板在右前方延续成胆囊板，即胆囊窝中位于胆囊和肝实质之间的一层菲薄纤维性膜样结构。肝门板的右端包裹右半肝门静脉蒂并延伸至肝内，亦即在胆囊板的外上方深面有右前叶门静脉蒂存在。进一步，在右侧肝门的外下方，肝门板与肝十二指肠韧带右缘的上后端相延续，包裹右后叶门静脉蒂直至 Rouviere 沟（**图 5**）。

　　肝门板的左端在脏侧面至 Rex 窝，然后移行为脐静脉板。在此处有伸向左上方的左外叶上段（S₂）门静脉蒂发出。脐静脉板在脏面延伸至肝圆韧带，距肝圆韧带不远，向外侧发出左外叶下段（S₃）的门静脉蒂，向内侧发出左内叶（S₄）门静脉蒂。肝门板左端的上方是静脉韧带（Arantius 管），肝门板包裹着静脉韧带。

　　从肝门板后壁发出数支支配尾状叶（S₁）的门静脉蒂。

◆◆ 4. 肝脏、胆道的神经支配

　　支配肝、胆道的神经可分为 2 组：肝前神经丛和肝后神经丛[3]。肝前神经丛与肝动脉伴行，肝后神经丛位于门静脉的后方。除此之外，还有来自右膈神经的神经纤维可支配小范围肝脏。肝前神经丛由来自左侧腹腔神经节和迷走神经后干腹腔支的神经纤维构成。肝后神经丛由来自右侧腹腔神经节的神经纤维组成，其中也包含迷走神经后干腹腔支的部分神经纤维。

　　迷走神经肝支来源于迷走神经前干，走行在小网膜中，从前面跨过肝左动脉到达肝门的左侧，混入肝前神经丛后入肝。迷走神经肝支在到达肝十二指肠韧带后分为上、下 2 支，上支入肝，下支支配幽门[4]。

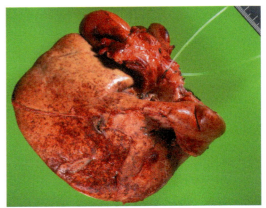

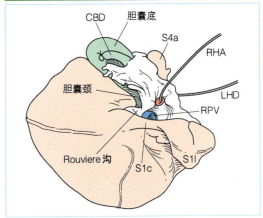

图 5　扩大右半肝 + 尾状叶全切除的标本
从左下方角度向上拍摄的照片。可清楚地观察到位于胆囊颈后方、门静脉右支断端右侧的 Rouviere 沟

参考文献

1 ）二村雄次：肝門の解析. Couinaud，C：肝臓の外科解剖，二村雄次訳，医学書院，東京，39-41，1996

2 ）二村雄次：肝門板とその周辺. 外科 62：422-425，2000

3 ）Howard，P：Pain in acute and chronic diseases of the liver. Ann Intern Med 35：878-888，1951

4 ）佐藤達夫：消化器の局所解剖学. 食道・胃，金原出版，東京，1993

4.中下段胆管的外科解剖与胆囊的淋巴引流

平井一郎·木村 理

［山形大学医学部第 1 外科］

引言

熟悉中下段胆管的解剖是胆管结石与胆管癌手术的基础。肝门部胆管癌常常可见沿胆管累及胰腺段胆管的表层，此时需行肝胰十二指肠切除术（HPD）[1]；另外，即使是胰腺癌的手术与胰胆管合流异常症手术也需处理中下段胆管。

近年来，壶腹周围癌（下段胆管癌、胆囊癌、十二指肠乳头癌、胰头癌）的外科疗效得到了一定的提高，但还远远不够。其中的原因之一是淋巴转移的存在，因此胆道外科医生必须掌握经肝十二指肠韧带发生淋巴转移的途径。

1.中下段胆管的名称

根据《胆道癌处理规约》，将肝门部胆管汇合处下缘至胰腺上缘的肝外胆管二等分，靠近胰腺一侧定义为中段胆管（Bm）[2]。下段胆管（Bi）为胰腺上缘至进入十二指肠壁内的部分（图 1）。

把胆囊底部顶点至胆囊管移行部（C）的长轴垂直三等分，将胆囊分为底部（Gf）、体部（Gb）和颈部（Gn）三部分（图 1）。体部与颈部之间的囊状部分容易发生结石嵌顿，称为 Hartmann 袋。胆囊管内存在螺旋状的 Heister 瓣。

乳头部（A）是 Oddi 括约肌环绕的部分，可分为乳头部胆管（Ab）、乳头部胰管（Ap）、胆胰汇合管（Ac）和十二指肠大乳头（Ad）。

目前胆囊三角（Calot 三角）大多是指肝下

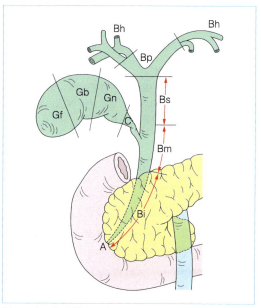

图 1　中下段胆管、胆囊示意图
将肝门部胆管汇合处下缘至胰腺上缘的肝外胆管二等分，胰腺侧的为中段胆管（Bm），下段胆管（Bi）为胰腺上缘至进入十二指肠壁内的部分

缘、胆囊管、胆总管围成的三角形部分，是胆囊切除手术时辨认胆囊动脉的重要标志。64% 的肝右动脉在 Calot 三角的背侧通过，29% 在其腹侧通过，7% 不经过 Calot 三角。必须注意的是，胆管并非一定走行于肝十二指肠韧带的最右缘，也有肝右动脉偏位、沿胆管的右后侧走行的情况。

2.胰腺段胆管、乳头部的血管支配

胰十二指肠上后动脉（PSPDA）是胃

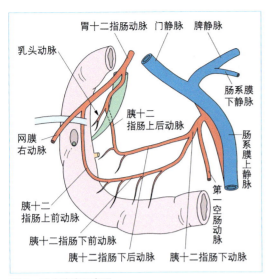

图2　乳头动脉示意图
PSPDA 通常在胰头部上缘跨过胆管的前面，然后绕至胆管的后面形成胰头部的后血管弓。保留胰腺融合筋膜对维持下段胆管与十二指肠的血流很重要

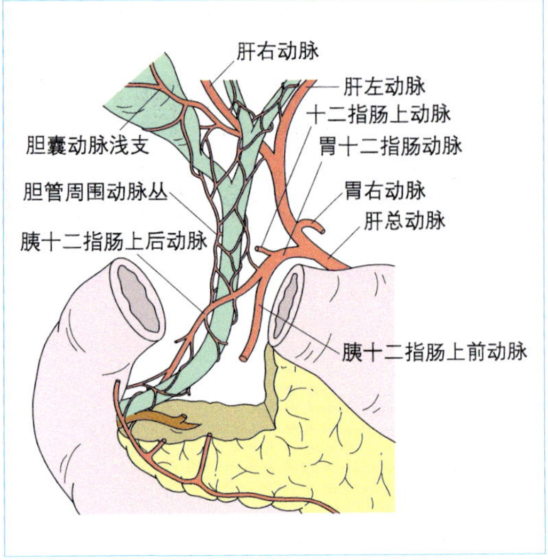

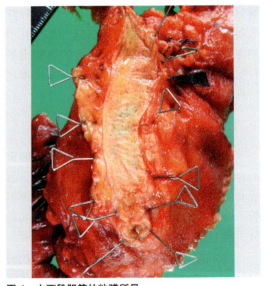

图3　胆管周围动脉丛
PSPDA 在胰头部上缘胆管前面通过后，形成胆总管血管丛围绕胆管，在头侧与肝右动脉及胆囊动脉交通

十二指肠动脉的第1个分支，通常在胰头部上缘跨过胆管的前面，然后通过胆管的后面到达右侧，形成胰头部的后血管弓。有文献称保留胰腺融合筋膜对维持十二指肠的血流很重要（**图2**）[3,4]。文献报告 PSPDA 供给十二指肠上部胆管 60% 的血流。中段与胰腺段胆管被沿长轴分布的动脉网包绕（胆管周围动脉丛）（**图3**）[5]。

胰腺段胆管由 PSPDA 的一个分支（乳头动脉）于胰腺段胆管的右后方所发出的分支支配[4]。如果彻底清扫胆管周围的动脉丛可导致术后胆管狭窄，此时应考虑胆管的合并切除。

3. 中下段胆管的粘膜所见

胆管粘膜呈白色，可见多个 1mm 左右的表浅凹陷[6]。乳头部胆管与汇合部胆管粘膜呈乳头状高起，在胆管结石手术行术中胆道镜检查时可作为判断接近十二指肠的标志（**图4，图5**）。

胰腺段胆管虽然被称为胰内胆管，其实 83% 的人是舌状胰腺组织自背侧覆盖该段胆管，

图4　中下段胆管的粘膜所见
胆管粘膜呈白色，可见多个 1mm 左右的表浅凹陷。乳头部胆管与汇合部胆管粘膜呈乳头状高起
黑箭头：胰腺上缘

被胰腺完全覆盖的为 42.5%，部分覆盖的为 30%。不过，40% 的人舌状胰腺组织过厚，显露胆管比较困难[7]。

◎下段胆管并不一定完全被胰腺实质所包绕。
◎要理解胆管周围有血管网，手术时注意防止胆管坏死和狭窄。
◎胆囊的淋巴流汇入腹主动脉周围淋巴结。

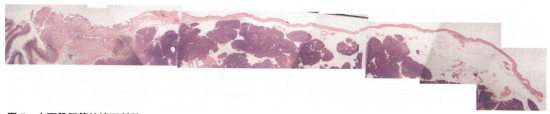

图5　中下段胆管的镜下所见

胰头十二指肠切除术后标本，从背侧沿长轴切开胆管。上面薄膜样结构为胆管，下面为胰腺实质

组织学上，乳头部胆管及汇合部胆管粘膜呈乳头状。中下段胆管与胰腺实质疏松结合，下段胆管周围可见胆管血管网的横断面

左侧：十二指肠侧；右侧：肝脏侧

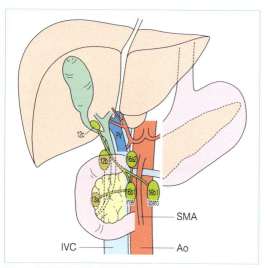

图6　胆囊淋巴引流示意图

沿胆囊、胆管的淋巴流与胰头后方（#13a）淋巴回流汇合后，直接注入腹主动脉周围淋巴结（#16B1 inter, latero）

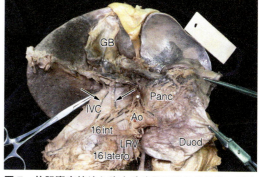

图7　从胆囊直接注入腹主动脉周围淋巴结的淋巴引流途径

做Kocher切口，用钳子将胰头部向左侧牵引。肝十二指肠韧带内淋巴管与胰头后方（#13a）淋巴管汇合后，汇入腹主动脉周围淋巴结（#16B1 inter, latero）。另外，可见2条淋巴管自胆囊颈部直接注入腹主动脉周围淋巴结（尸体解剖）

Ao：腹主动脉；Duod：十二指肠；GB：胆囊；IVC：下腔静脉；LRV：左肾静脉；Panc：胰头背面

◆ 4.胆囊的淋巴引流

　　一直以来，利用尸体解剖或活性炭的方法对胆囊的淋巴引流进行了详尽的研究。胆囊的淋巴引流分为右侧径路（#12b → 13a → 16 inter）与左侧径路（#12a → 8 → 9 → 16 latero），一直认为右侧径路是主要途径[8]。现在已明确 #12c 淋巴结是胆囊癌的前哨淋巴结，但据笔者的研究，沿胆囊与胆管的淋巴回流，不是汇入胰头背侧淋巴结（#13a），多数情况

下是与之汇合后直接汇入腹主动脉周围淋巴结
（#16B1 inter，latero）（**图 6**，**图 7**）[9]。对于胆
囊癌是否合并胰十二指肠切除、伴腹主动脉周
围淋巴结转移的胆囊癌是否有手术适应证尚存
在争议[10]。

　　神经浸润是胆囊癌、胆管癌的特征性转
移方式[11]，肝十二指肠韧带内胆管与动脉周
围神经与淋巴管分布较多，清扫时必须予以
切除。

参考文献

1）Nimura, Y：Staging of biliary carcinoma：Cholangiography and cholangioscopy. Endoscopy 25：76-80, 1993
2）日本胆道外科研究会：外科・病理. 胆道癌取扱い規約, 第 5 版, 金原出版, 東京, 2003
3）Kimura, W et al：Surgical anatomy for duodenum-preserving resection of the head of the pancreas. Ann Surg 221：359-363, 1995
4）Kimura, W：Surgical anatomy of the pancreas for limited resection. J Hepatobiliary Pancreat Surg 7：473-479, 2000
5）Parke, WW et al：Blood supply of the common bile duct. Surg Gynecol Obstet 73：47-55, 1963
6）神谷順一ほか：消化器切除標本の取扱い方, 医学書院, 東京, 1993
7）Smanio, T：Varying relations of the common bile duct with the posterior face of the pancreatic head in Negroes and white persons. J Int Coll Surg 22：150-173, 1954
8）佐藤達夫ほか：胆囊脈管系の解剖. 胃と腸 22：501-510, 1987
9）Hirai, I et al：Origin of the thoracic duct and pancreaticoduodenal lymphatic pathways to the para-aortic lymph nodes. J Hepatobiliary Pancreat Surg 8：441-448, 2001
10）Kondo, S et al：Regional and para-aortic lymphadenectomy in radical surgery for advanced gallbladder carcinoma. Br J Surg 87：418-422, 2000
11）Bhuiya, MMR et al：Clinicopathologic studies on perineural invasion of bile duct carcinoma. Ann Surg 215：344-349, 1992

Ⅱ 经皮经肝胆道引流（PTBD）的要点与盲点

PTBD 前必要的临床检查

金井道夫 [春日井市民病院外科]

■ 引言

为使安全而有效地实施经皮经肝胆道引流（PTBD），应做哪些必要的检查呢？判断 PTBD 的手术效果以及并发症时，进一步应做哪些检查？**表1**列举了 PTBD 术前应做的必要检查。

■ 必要的临床检查

为了安全施行 PTBD，首先必须确认有无凝血功能异常，应该检查出血时间、PT、APTT、HPT、TT 和血小板（Plt）等，发现有异常时，应查明病因，予以纠正。紧急情况时，应一边纠正凝血异常，一边进行 PTBD。

梗阻性黄疸患者可伴凝血酶原时间（PT）延长。此时，静脉应用维生素 K_1 20~50mg/d，连用数日，很快就能恢复正常。在缺血性心脏病或人工瓣膜置换术后行抗凝治疗的患者中，待抗凝剂减半后，PTBD 应是安全的。最好是停用华法林（warfarin）3 天。但也有紧急情况下，静脉应用维生素 K_1，将 TT 纠正达 50% 后成功了施行 PTBD 的例子[1]。以活化凝血时间（ACT）达 150 秒左右为纠正目标。患儿应用百服宁（Bufferin）时最好停药 7 天、应用盐酸噻氯吡啶（ticlopidine）时最好停药 14 天后才能行 PTBD。情况紧急、不能等待时，可补充血小板悬液和新鲜冰冻血浆治疗。

急性化脓性胆管炎可合并弥散性血管内凝血（DIC），在伴有梗阻性黄疸和发热的患者中，必须排除 DIC。胆总管结石嵌顿引起胆管炎时，若能不切开乳头，ENBD 插至结石的上游胆管就能治疗。但是，ENBD 不成功或是肝门部胆管癌引起区域性肝内胆管炎时，就要行紧急 PTBD 了。合并 DIC 时，应给予血小板悬液和新鲜冰冻血浆，以血小板数达 30×10^9/L 以上、纤维蛋白原（fibrinogen）在

表 1 行 PTBD 前必要的临床检查

1) 问诊：既往史，现病史
2) 查体所见：生命体征，腹水
3) 血液检查：
贫血：Hb，Ht，RBC
炎症表现：WBC，CRP
肝细胞损伤：GOT，GPT，T-Bil，D-Bil，LDH
梗阻性肝损伤：ALP，r-GTP，T-Chol，TBIL，DBIL
血液凝固功能：出血时间，PT，APTT，HPT，TT，Plt，ACT
DIC：Plt，FDP，纤维酶原，AT Ⅲ，D-二聚体
4) 影像诊断
腹部 X 线平片、超声、增强 CT、MRCP

100mg/dl 以上、AT Ⅲ 在 50% 以上为目标，紧急行 PTBD。

另外，在 PTBD 之前，要行腹部平片检查，确认肠管的位置，避免穿刺时损伤肠管。在伴有肝脏实性占位性病变中，在 US 或 CT 上选择穿刺路径，避免贯穿肿瘤。同时要在 US 或 CT 引导下确认 Glisson 鞘的位置。特别是肝切除术后，肝内胆管的位置发生变化，PTBD 前必须行 CT 检查。**图 1** 所示的病例是结肠癌肝转移行左三叶切除术后，肝门部复发导致梗阻性黄疸，在 US 引导下穿刺 B_{6c}（**图 1A**）。但是，两周后 PTBD 引流管脱出，胆汁漏入胸腔（**图 1B**），行紧急 PTBD。US 检查发现肝内胆管不扩张，参考以前的 CT 片，在 X 线透视下行 PTC（**图 1B**）。穿刺成功后，胆道造影，完成经 B_{6a} 的选择性 PTBD（**图 1C**）。CT 检查发现 B_{6a} 前方有结肠阻挡，因此，穿刺点选在右侧第 8 肋间腋前线处。本病例术前 US 检查不能确认肝内胆管，如果能够确认胆管，也可在 US 引导下行 PTBD。重要的是根据胆道造影结果，选择最适位置，在 X 线透视下进行 PTC。本例患者由于多

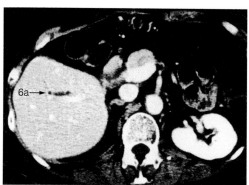

图1 肝左三叶切除后梗阻性黄疸
　A. 左三叶切除术后发生梗阻性黄疸
　增强 CT 可见肝内胆管扩张(6a),残肝前方有结肠阻挡。
　6a: 右后叶下段腹侧支

发肺转移而放弃再次肝切除手术。PTBD 导管插至
B$_7$,虽然肝门胆管狭窄进行性加重,经 1 支胆管就
可使肝脏得到良好的引流（**图 1C**）。

■ PTBD术后判断效果及并发症时应做的临床检查

　PTBD 后要确认有无进行性贫血,以术前的
Hb、Ht 和 RBC 为判断基准。另外,根据 TBil、
DBil、WBC 和 CRP 的变化,判断胆道引流的效果。
发生贫血、减黄效果不佳或炎症改善不明显时,必
须找出原因,对症治疗。

■ 小结

　以上是PTBD术前必须进行的特殊检查。安全、
准确地实施 PTBD 的关键是从 PTBD 的立场出发,
仔细评价血液检查的结果及解读影像检查的结果。

参考文献
　1）金井道夫ほか：総胆管結石に対する PTCS 下切石術.
　　胆と膵 14：1241, 1993

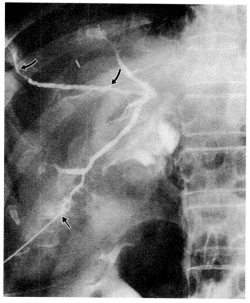

B. PTC
参考 CT 图像, 在 X 线透视下直接穿刺 6a, 行 PTC (↑)。胆
道造影显示造影剂经 PTBD 脱出的窦道 (↙) 漏入胸腔

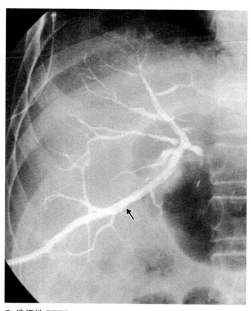

C. 选择性 PTBD
避开结肠, 自第 8 肋间腋前线处穿刺 B$_{6a}$ (↑)

1. 超声波引导下穿刺法的实际操作

乾 和郎・中澤三郎*

［藤田保健衛生大学坂文種報徳會病院内科・*医療法人山下病院］

◆ 引言

在 X 线透视下直接经皮肝穿刺胆道引流（PTBD）不但要求操作熟练，而且还有损伤门静脉等血管的危险。超声波引导下 PTBD 操作相对容易，可避开肝内血管[1]。另外，在多支胆管梗阻时，可进行选择性穿刺引流胆管。

◆ 1. 术前准备：术前处理和用药

器械准备：消毒包，三通接头，加长导管，局麻药 1% 利多卡因，造影剂，生理盐水，缝合包，收集胆汁的无菌瓶，剪刀等常用用具。还有超声检查仪，穿刺用探头，22G 穿刺针，0.018 英寸导丝，19G 和 17G 引流管，0.038 英寸导丝（J 型）。

检查当天从早上开始禁食、禁水。术前 30 分钟肌注硫酸阿托品 0.5mg 和喷他佐辛（Pentazocine）15mg。精神紧张者可静注地西泮（Diazepam）10mg。

◆ 2. 确定穿刺部位

超声检查确定穿刺部位，应该避开门静脉或肝静脉，而且应方便行经皮肝胆道镜检查（PTCS）[2,3]。常规选择右前叶上段胆管（B_8）或左外叶下段胆管（B_3）为目标胆管（**图 1A，B**）。

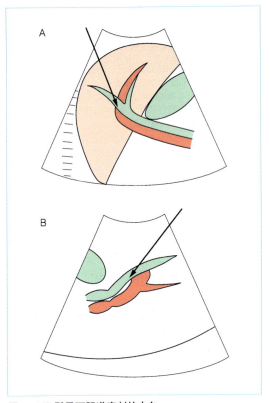

图 1　US 引导下胆道穿刺的方向
从斜上方穿刺，可选择右前叶上段胆管（B_8）或左外叶下段胆管（B_3）

◆ 3. 穿刺操作

患者仰卧于 X 线检查台上，右上肢上举过头，以上腹部为中心消毒右侧胸腹部。穿刺时

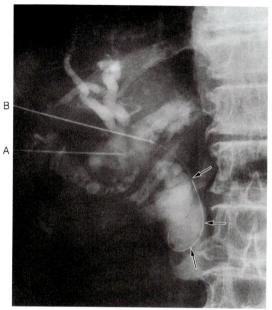

图 2　US 引导下经皮肝穿刺胆道的造影图像
穿刺引流适当的胆管后，插入导丝（箭头）

屏气停止呼吸，快速进针穿刺，针尖到达目的部位后，拔除针芯，抽吸确认有胆汁，然后注入少量造影剂明确穿刺位置。穿刺位置不适当时，可重新穿刺一次（**图 2**）。

自穿刺针插入 0.018 英寸导丝（图 2 箭头所示）。以穿刺针为中心切开约 0.5cm 的皮肤，血管钳撑开下和肋间肌。停止呼吸，拔除穿刺针，沿导丝插入 19G 扩张管，刺入胆管时旋转扩张管，理顺导丝。贯穿胆管壁后，沿导丝送入外套管，拔出内套管和导丝。然后，插入 0.038 英寸导丝，拔除 19G 扩张器，换 17G 引流管（**图 3**）。有未能引流的胆管支时应继续穿刺引流。

从前腹壁路径行 PTBD 的程序见**图 4**。

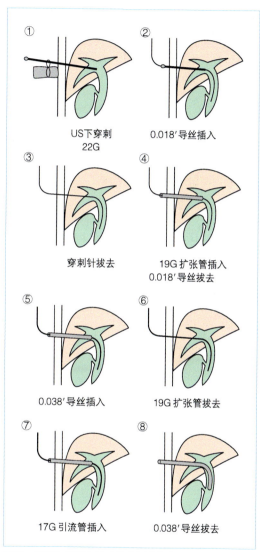

① US下穿刺 22G　② 0.018'导丝插入
③ 穿刺针拔去　④ 19G 扩张管插入 0.018'导丝拔去
⑤ 0.038'导丝插入　⑥ 19G 扩张管拔去
⑦ 17G 引流管插入　⑧ 0.038'导丝拔去

图 3　PTBD 置管方法（从右侧胸部穿刺）

4. 穿刺后的注意点

术后 24 小时绝对安静卧床。术后 5~6 小时监测血压、脉搏等生命体征，每小时 1 次。另外，每 3 小时测定胆汁引流量 1 次。术后 5~6 小时以后可饮水，第二天早晨可进食。24 小时后可允许下床步行至卫生间，之后慢慢恢复正常活动。

充分补液，给予止血剂和胆汁内浓度高的抗生素。特别是高龄患者谨防脱水。手术当天和第二天应用止血剂，术后 3 日应用抗生素。有结石碎片或血凝块堵塞引流管时，可用少量生理盐水冲洗。

◆ 小结

总之，超声引导下穿刺也需要熟练的操作技术。要想使肝内胆管得到充分的引流，必须具备肝内胆管解剖等基础知识。

参考文献

1）乾　和郎ほか：経皮経肝内視鏡による結石除去．消化器内視鏡治療の実際，第 2 版，日本メディカルセンター，東京，343-353，1997．胆道造影—PTC，ERC．胆と膵 11：369-375，1990
2）乾　和郎ほか：経皮経肝胆嚢鏡，胆管鏡(PTCCS，PTCS)による胆石破砕法の有用性．胆と膵 13：569-575，1992
3）乾　和郎ほか：診断，治療に適切な PTCS の実施方法．消化器内視鏡 6：785-789，1994

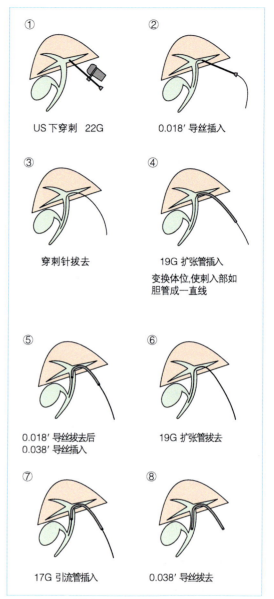

图 4　PTBD 置管方法（从前腹壁穿刺）

① US 下穿刺　22G

② 0.018′ 导丝插入

③ 穿刺针拔去

④ 19G 扩张管插入
变换体位,使刺入部如胆管成一直线

⑤ 0.018′ 导丝拔去后 0.038′ 导丝插入

⑥ 19G 扩张管拔去

⑦ 17G 引流管插入

⑧ 0.038′ 导丝拔去

PTBD 窦道扩张的技巧

伊神 刚 [名古屋大学大学院医学系研究科肿瘤外科]

■ 良好的胆管造影与侧孔的形成

更换 PTBD 引流管之前必须行胆管造影。在透视下将新的引流管置于身体表面的相应位置，参照先前的造影片在合适的位置剪侧孔，确保其能位于胆管内。在最后一个侧孔刻一条线作为标记（不透 X 线），便于确认交换后的引流管的位置。

■ 导丝和导管的选择

多使用 0.035 英寸的亲水性导丝（泰尔茂公司等），有适当的顺滑度、硬度及扭转度，便于通过胆道狭窄的部分。多使用氯乙烯材料的导管（住友酚醛塑料公司的 PTCS 导管等）。头端经加工后有一定的锥度，对窦道扩张很有用。实际上在进行扩张时，一次扩张过度可能会破坏窦道，因此要每次增加 1~2F，使其逐渐变大。

■ 导管插入法——基本篇

插入导管时，注意不要让它弯曲，比起直接向里插入导管，一边来回捻转一边向里插入导管则更容易。经验上，从左肝侧插入时逆时针捻转，从肝右叶侧插入时顺时针捻转则容易插入。若能一直插至目标位置，便不能继续捻转。若导管的大小超过 12F，通过 PTBD 刺入部位的胆管壁时会很费力，很难行窦道扩张。换用 0.038 英寸导丝或将两根 0.035 英寸导丝并用，则操作会比较容易。还有一点要记住，在窦道扩张时会伴有疼痛，除使用足够量的局麻药物外，还要使用镇静剂。

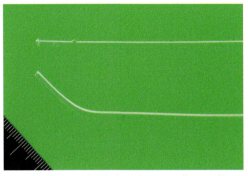

图 1 上面是已经制造出来的 9F 的 PTCS 导管，下面是加工有特殊锥度的 PTCS 导管

■ 导管插入法——应用篇

经过胆管狭窄部位，一边插入导管、一边扩张窦道时，有时连最细的 9F 的 PTCS 导管都插不进去，这时，用打火机（最近因院内全面禁烟很少有）或是热水的蒸气加热使其尖端拉长之后，用生理盐水尽快冷却，可使已有的导管的头端变细且有一定的锥度，便于通过胆管狭窄的部位（**图 1**）。若能使这种头端有一定锥度的导管通过一次，之后一般的导管多能顺利通过。

■ 窦道扩张的标准

若只需引流胆汁，插入 9F 的导管便可，不必用更粗的导管。当要插入经皮经肝胆道镜时，即使使用胆道纤维镜 CHF-P20，扩张至 16F 便足够了。向患者交代病情，每周行 2~3 次的窦道扩张。若用直径约 3mm 的 T 管行胆汁内引流，扩张至 12F 时便能顺利插入。

2. 影像下直达法的实际操作

江畑智希

[名古屋大学大学院医学系研究科腫瘍外科]

引言

影像下直达式 PTBD 是基于这样一个事实：在 X 线透视荧光屏上，在使穿刺针尖端与胆道造影像一直保持重叠的状态下从前腹壁穿刺，穿刺针必然会碰到胆管[1]。这种方法使用 Top 公司出售的专用 PTCD 装置，它是由 14G 的金属穿刺针（直径 2.1mm）、套在其外面的特氟龙材料的外套管（外径 2.8mm，全长 14.3cm）、通过外套管留置在胆管内的 6F 的 PTCD 导管及固定用的橡胶垫组成（**图 1**）。

通过 PTC 获得的胆管像可以正确了解梗阻部位和胆管解剖，最大的优点是可以在最恰当的位置从前腹壁行 PTBD。其缺点是有必要行 2 次胆管穿刺，其手法稍显复杂，并且可能会使胆道内压增高或穿刺入门静脉。此外，根据 PTC 像选择穿刺部位还需要一定的经验，术者的手会受放射线照射等。故有必要了解其优缺点。

1. PTC——穿刺需要有胆管成像

超声引导下的方法

局麻之后，一边用超声监视 22G 穿刺针的尖端，一边将其插入目标胆管的中央。若能吸出胆汁，一边看着 X 线的透视图像，一边慢慢注入造影剂。若不能吸出胆汁，不能勉强注入造影剂。因为有气泡则超声显示不清楚，其后的 PTC 会变得很困难。向胆管内注入造影剂后，因为造影剂比重较大，其会慢慢流向背侧。仰

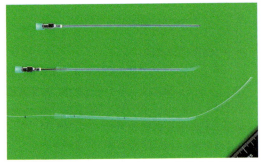

图 1　影像下直达式所使用的 TOP 公司生产的 PTCD 装置

自上向下分别是：套有外套管的穿刺针、将针芯稍微拔出的穿刺针，插入外套管的 6F 的 PTCD 导管。外套管的头端 5mm 处有 30° 的弯曲，使其容易插入胆管

卧位，B_7（右后叶上段支）、B_{8c}（右前叶上段背侧支）、B_{5c}（右前叶下段外侧支）、B_2（左外叶下段支）、B_{11}（尾状叶左支）容易显影，若要在 B_{8a}（右前叶上段腹侧支）、B_{6a}（右后叶下段腹侧支）、B_5（右前叶下段支）、B_4（左内叶支）、B_3（左外叶上段支）等腹侧胆管分支行 PTBD，可直接对相应的胆管支行 PTC，或者变换体位使造影剂流入目标胆管。

吸引胆汁与注入造影剂反复更换进行，不会增高胆管内压，还能获得清楚的胆管成像，这种手法非常实用。但对于 5mm 以下的胆管，这种操作多会使针的尖端错位。注入造影剂的量不宜过多，但若造影剂量过少，造影剂与胆汁混合，胆管成像很浅淡，以后的穿刺也较难。应根据自身的技术能力使用必要的最小剂量。初次插入 PTBD 的目的是适当引流，不是获得清楚的胆管成像，故不必过多注意胆管成像。

（1）穿刺部位的选择

在透视画面上读取经 PTC 获得的胆管成像。根据前述的原因，只有一部分肝段的胆管显像，即兴读取该影像需要一定的经验。左侧肝管穿刺的首选部位是 B_2 和 B_3 汇合部的末梢侧附近（**图2**）。原因是其随着呼吸移动的幅度较右叶要少，并且因为通过了肝的镰状韧带，胆汁漏入腹腔的危险性也很小，窦道形成较快（也就是说滑脱的危险性小）。从肋缘下的剑突附近穿刺。有时，左肝管位于此位置的肋弓深处，可调节体位、呼吸、X 线方向，从肋弓下进行穿刺。若行右侧肝管穿刺，胆管分支互相重叠，不太好分辨。此时让患者向右前斜位倾斜，使胆管支分离。然后根据呼吸及 X 线方向来决定肋间的穿刺点。

（2）胆管穿刺的技巧

决定皮肤的刺入部位之后，充分局麻，使患者屏住呼吸进行穿刺。应快速从腹壁进针插至肝实质内，之后可根据呼吸运动慢慢进针，也可稍作停留。针尖抵达胆管前壁时，X 线荧光屏上可出现造影剂的轮状变薄（光晕征，halo）。穿刺针再往前走，贯通胆管壁时会有一种穿通感，同时指尖的抵抗感减小，halo 消失。胆管穿刺时，透视图像的变化及指尖的感觉是术者的主观感觉，客观指标是，将针尖轻轻上下左右摇晃，胆管和针尖会同时移动；或将 X 线球管向头侧或足侧倾斜，确认针尖和胆管是否重叠等（**图3**）。

认为胆管穿刺成功之后，拔除针芯。确认胆管内的造影剂流入外套管，并有胆汁渐渐流出。要向胆管内小心插入 0.035 英寸的角型亲水性导丝。外套管头端有导丝出来时是最重要的瞬间，沿着胆管深深地插入导丝。为此要一边调整体位、呼吸、X 线方向（向头侧或足侧倾斜）和穿刺方向，在胆管与穿刺针正好重叠的位置，快速且谨慎地插入胆管中央。使用本

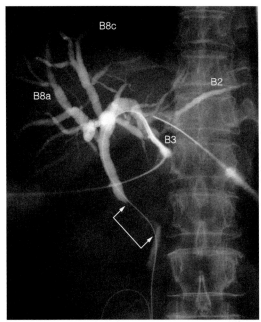

图2　影像下直达式 PTBD 的基本操作：术后胆管狭窄的病例

在 B_2 用细针在超声引导下行 PTC。仰卧位 B_3 末端未见显影。变换体位后，在 B_3 行 PTBD。拔除针芯后在外套管内插入导丝。箭头所示为狭窄部位

方法在穿刺的过程中多少有些偏移，但穿刺针有一定的硬度，故容易校正其前进轨道。

尽管不希望 PTBD 针贯通胆管进入位于背侧的门静脉内，但这种情况有时也会遇到。此时一旦拔除针芯，在胆管像上可见到由外套管导致的圆形的造影剂缺损像，同时血液从外套管喷出。此时不必惊慌，看着透视画面，将外套管稍稍拔出便可见造影剂流入外套管，确认外套管的头端位于胆管内。另一方面，若判断外套管没有达到胆管内（也没有看到圆形的 halo 逆流入外套管），再次插入针芯，重新穿刺。

（3）插入导管

通过透视图像，大致推测插入的长度，在 6F 的 PTCD 导管上小心地剪几个侧孔后沿导丝插入。导管最初的黑线大概位于 14.3cm 处，外套管的近端与这条线一致时，从外套管头端开始引出导管。从外套管出来时及通过狭窄部位时有抵抗感。在胆管内插入导管 4cm 以上，可

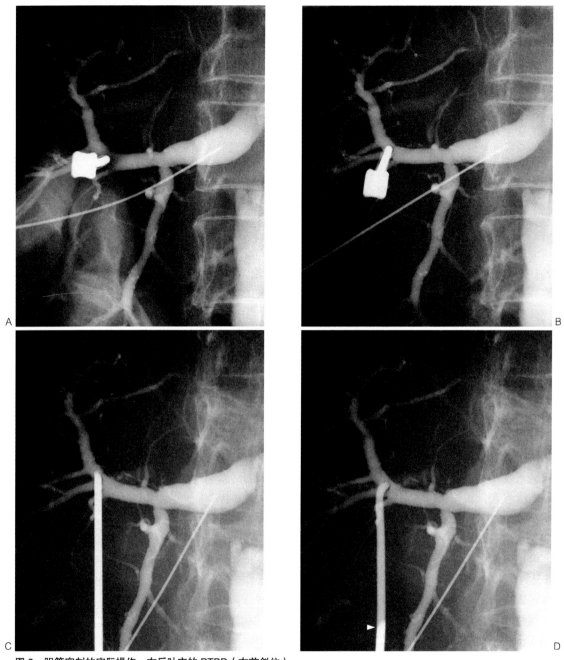

图 3 胆管穿刺的实际操作：右后叶支的 PTBD（右前斜位）

A. 准备切除左三肝的患者行右后叶的 PTBD，不允许有门静脉的损伤。穿刺针达到胆管的前方时可看到 halo。瞄准胆管的中央进行穿刺

B. 抵抗感与 halo 同时消失，摇动穿刺针，胆管也随着晃动，可确认穿刺成功

C. 倾斜 X 线球管至头向前斜位 30°。明确导管与针尖的位置关系，能客观地确定导管已插入胆管内，之后的操作便很容易

D. 拔出金属针芯（箭头），可见造影剂逆流入外套管。注意外套管的头端向肝门侧屈曲

影像下直达法的实际操作

◎控制体位、呼吸、X线方向和穿刺方向。

◎瞄准胆管的正中垂直穿刺。

◎适当调整球管的位置，在头前斜位确认针尖的位置。

◎胆管穿刺时，透视图像的变化及指尖的感觉都是主观感觉。

提高引流的功效，防止滑脱。尽管要尽量深地插入导管，但要注意勿使头端滑入十二指肠内，也不要让导管在胆管内屈曲。这种导管很细，很难通过X线透视观察，必须通过摄片来确认其最终的位置。使用专用的橡胶垫固定外套管和6F的导管（**图4**）。

3. 遇到困难时的应对措施

虽然通过超声影像可以看到胆管，但有时PTC不是那么顺利的。这种情况下，穿刺针要换成21G的，还可变换穿刺的胆管分支，术者也可以更换。对于中下段狭窄的病例，PTBD部位没有限制时，可换成千叶式的侧胸式PTC[2]。

有时导丝会到胆管外，这种情况多是穿刺针从胆管正中穿出胆管外所致。一旦胆管周围被剥离，即使有造影剂的逆流，将导丝插入胆管内也是很困难的。操作过程中，因有出血和造影剂的漏出，穿刺部位附近的胆管成像会变得模糊，可试着穿刺该胆管分支稍微错开的位置。若还是不行，就结束该胆管支的穿刺，试

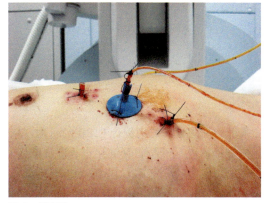

图4 固定法

从头侧开始于腹壁顺次固定穿刺失败的外套管、成功的PTBD管（使用专用的橡胶垫），9F的PTCS导管

一下其他的胆管支。若没有穿刺成功，将外套管头端留置于肝实质内，将外套管反复折叠，固定在皮肤上（**图4**），2天以后拔出。

参考文献
1）高田忠敬：図解　経皮胆管ドレナージ，医学書院，東京，1978
2）土屋幸浩：内科的胆管穿刺造影法．日本消化器病学会誌 66：438，1969

3. 多处 PTBD 的技巧

江畑智希

［名古屋大学大学院医学系研究科腫瘍外科］

 引言

　　肝门部胆管癌的病例行 PTBD 的目的，从诊断方面来说是诊断胆管侧肿瘤的进展范围、研究肝内胆管的汇合方式、发现未引流的胆管支、测定分肝功能等。从治疗方面来说有解除胆汁淤滞、治疗区域性胆管炎等多种功能。因此，为应对临床的种种复杂情况，有时需要选择性针对肝叶、肝段行多个 PTBD。它最常用于术前患者、非切除患者、术后吻合口复发患者等发生的区域性胆管炎，此时要进行紧急的胆管引流。穿刺比较细的胆管分支时其难度有所增加，但手法与影像下直达式大致相同，要对此有信心。

1. 引流不良区域的诊断

影像诊断

　　对肝门部胆管狭窄的患者，其造影所得的胆管成像应与 CT 进行对比，以显示未引流胆管支（扩张胆管），这一点很重要。此时有必要参照我科基本的胆管解剖示意图（**图 1**）。经常容易忽略的引流不良区域有单独汇入肝门的 B_2、B_4、B_{5b}、南绕型的右后叶支、胆囊。并且，从经验上来说，B_1 很少形成区域性胆管炎。

　　图 2 所示为一例 Bismuth Ⅳ 型的肝门部胆管癌。在先前的医师处诊断后，向左右肝内胆

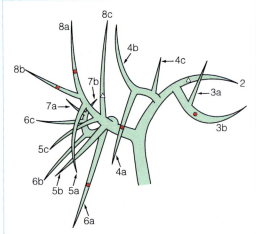

2. 左外叶上支；3a. 左外叶下段上支；3b. 左外叶下段下支；4a. 左内叶上支；4b. 左内叶下支；4c. 左内叶背侧支；5a. 右前叶下段腹侧支；5b. 右前叶下段背侧支；5c. 右前叶下段外侧支；6a. 右后叶下段腹侧支；6b. 右后叶下段背侧支；6c. 右后叶下段外侧支；7a. 右后叶上段腹侧支；7b. 右后叶上段背侧支；8a. 右前叶上段腹侧支；8b. 右前叶上段外侧支；8c. 右前叶上段背侧支

图 1　肝叶、肝段胆管支和胆管穿刺部位
● ：各肝叶、肝段胆管支的首选穿刺部位
△ ：B_2、B_{8c} 的上游侧位于背侧，故从下游侧穿刺

管内置入了 ERBD 管。从入我院当天的 CT 上看，左侧的 ERBD 插入了 B_{2+3}，右侧的 ERBD 管插入了 B_{8c}，以上胆管支没有扩张。但是，B_{8a+5}、右后叶支、B_4、B_1 仍然有扩张，发生胆管炎时，有必要行这些分支的 PTBD。

◆◆ 2. 选择性 PTBD

（1）选择性 PTC

行影像下直达式 PTBD 时，必须先对作为目标的未引流胆管支进行选择性造影。因为胆管较细，选择性 PTC 的针尖容易偏移；同时，肝门部梗阻时，少量造影剂便可使胆管显影，这与针对中下段胆管梗阻病例的 PTC 有所不同。具体方法有三种：①利用超声对胆管支直接行 PTC，这要求医师会用超声鉴别肝叶、亚段的胆管支；②通过已插入的 PTBD 管进行造影，有时可使目标胆管支的汇合部部分显影，用细针直接穿刺稍稍显影的胆管支；③有时可以一边观察显影的胆管分支，一边在 X 线透视下调节细针的方向行 PTC。

（2）PTBD 胆管穿刺部位选择的原则

行多处 PTBD 时，在可能情况下，应从偏离狭窄部位的上游侧穿刺，这一点很重要。若在狭窄部位附近穿刺，不仅会引起穿刺的胆管支引流不畅，即使行选择性胆管造影，因为导管的影响，也很难清楚显示癌的浸润范围。尤其是预定胆管切断线附近穿刺时，因为导管的影响，胆管周围的纤维性粘连较重，术中很难将肝内胆管与动脉、门静脉剥离。

另一方面，行选择性 PTBD 时，在各区域胆管支都有合适的穿刺部位（**图 1**）。选择性引流左外叶时，B_{3b} 和 B_{3a} 汇合部的上游侧约 1cm 处比较适合。选择性引流左内叶时，穿刺 B_{4a} 则要尽可能在上游侧穿刺。右前叶适宜在 B_{8a} 或 B_{8c} 的上游侧穿刺，右后叶适宜在 B_{6a} 的上游侧。

这些首选的穿刺部位的共同点是穿刺部位都位于各区域的腹侧。因从前腹壁穿刺，容易向肝门一侧送入导管。同时，在穿刺目标胆管支的过程中，损伤其他区域相对较粗的门静脉、动脉的可能性也较低。上面尽管介绍了各

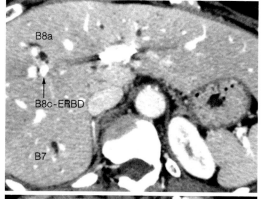

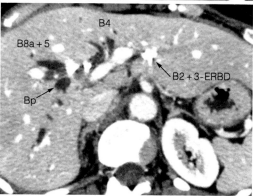

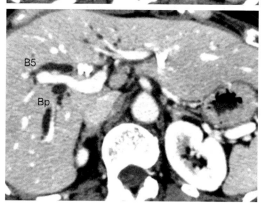

图 2　肝门部胆管癌 - 通过 CT 诊断未引流的胆管
ERBD 管插入了 B_{8c}、B_{2+3}。尽管有胆管引流，但没有全肝引流时常有发生胆管炎的危险性。未引流胆管为 B_{8a+5}、右后叶支、B_4、B_1 等

区域胆管分支穿刺的首选部位，但因胆管汇合方式、胆管和门静脉的位置关系有个人差异，有必要综合 CT、胆管像选择每个病例的最佳穿刺部位。

（3）选择性 PTBD 的小窍门

影像下直达式穿刺是将胆管与针尖重叠来决定皮肤的刺入点，X 线透视下穿刺针竖着穿刺时（与 X 线透视方向平行），很难确定针尖的位置，无意之中会使穿刺针倾斜。针横着进行穿刺时，当穿刺针到达胆管时，会比皮肤的刺入点偏离 2~3cm。与上游侧相比，肝门部的胆管相对较粗，容易偏向肝门部。但是，为了有较好的引流，不要让穿刺针向肝门部偏移，应使穿刺针立起来进行穿刺（**图 3**）。

3. 选择性 PTBD 的实际操作

图 2 的病例预定行肝右三叶 + 尾状叶切除，作为残肝的左外叶引流良好。本想能这样进行手术，但入院当天突然发热 39℃，临床诊断为梗阻性化脓性胆管炎。从我们的经验来看，对于插入 ERBD 的肝门胆管癌病例，很少没有发生胆管炎而顺利手术，本病例也不例外，发生了胆管炎。

紧急 PTBD 穿刺预定从切除侧的肝右叶插入，共需配备术者 2 人，助手（准备物品、搬运患者等）2 人，X 线操作 1 人，候补 1 人等 6 个外科医师。还需要消化内科医师 2 人拔除 ERBD。之后，使患者仰卧呈右前斜位，在超声引导下对扩张的右后叶支行 PTC，在 B_6 行 PTBD。因右后叶支汇合部有高度狭窄，导丝很难通过狭窄部，故将 6F 的导管头端留置在汇合部跟前（**图 4A**）。接着，在扩张的 B_{8a} 经超声引导行 PTC。B_{8a}、B_5 都是位于腹侧的胆管支，其末梢未显影。若注入过多的造影剂很危险，故在勉强显影的地方对 B_{8a} 行 PTBD，诱导导管的头端至 B_5 内（**图 4B**）。这时，B_{8a} 背侧的 B_{8c} 显

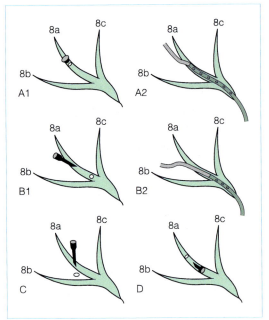

图 3　选择性 PTBD 的窍门——穿刺针的角度
A1，A2. 穿刺针立起来（与 X 线透视方向近乎一致）后，能在远离狭窄部位的上端胆管进行穿刺
B1. 穿刺针横着进行穿刺（与 X 线透视方向呈倾斜状），当穿刺针到达胆管时，偏向狭窄部位 2~3cm
B2. 穿刺部位离狭窄部位较近时，有时会出现胆汁引流不畅
C. 穿刺针与胆管像没有在一条直线时，便无法穿刺胆管
D. 穿刺针向上游侧穿刺时，很难将导管送入肝门侧
8a. 右前叶上段腹侧支；8b. 右前叶上段外侧支；8c. 右前叶上段背侧支

影（图像中的左侧），在 B_{8c} 行第 3 个 PTBD，诱导导丝至 B_2 内，留置导管，此时操作结束（**图 4C**）。至此，B_4、B_1 以外的区域都被引流，若临床经过不顺利，则有必要在 B_4 追加引流，但本例没有必要。

◎多处 PTBD 有必要使用影像下直达式技术。

◎穿刺时将穿刺针竖起，选择偏离狭窄部的上游侧的位置穿刺。

◎根据已有的影像学资料事先掌握未引流的胆管的情况。

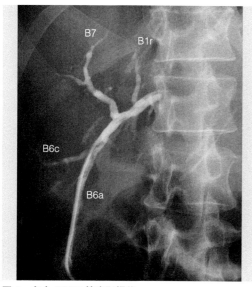

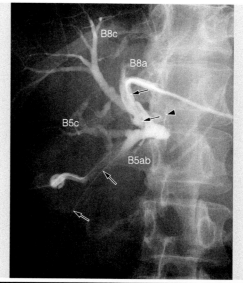

图 4　多个 PTBD 的实际操作

A. 右后叶支行第 1 个 PTBD，胆汁呈白色混浊样

B. 在 B_{8a} 行 PTBD，导管诱导至 B_5（箭头），确认白色混浊的胆汁，这时 B_{8c} 显影，但因之前插入 ERBD，没有扩张，汇合部有狭窄（箭头）

C. 在 B_{8c} 行第 3 个 PTBD（头前斜位像），恰好诱导导丝至 B_2 内，可引流作为残肝的左外叶。将导管选择性地从切除侧向残肝侧送入的技术很有用

参考文献

1) Nagino, M et al：Percutaneous transhepatic biliary drainage in patients with malignant biliary obstruction of the hepatic confluence. Hepatogastroenterology 39：296-300, 1992

2) Nimura Y et al：Technique of inserting multiple biliary drains and management. Hepatogastroenterology 42：323-331, 1995

何为肝再生的触发器（1）

横山幸浩 [名古屋大学大学院医学系研究科肿瘤外科]

■ 何为肝再生的触发器？其一

肝脏是一具有非常强大再生能力的器官。正因为具有这种能力，我们才能施行大范围肝切除这样的大胆手术。肝脏这种旺盛的再生能力在其他实性器官中是绝无仅有的，探讨其发生机制一直就是研究的目标之一。正如人体的结构有其种种理由一样，肝脏具有再生能力也是有其理由的。可以说，阐明肝再生机制的过程就是解释这种理由的过程。

虽然现在对肝再生机制的许多方面有了研究，但仍未见全貌。特别是何为启动肝再生的触发器，这方面的研究正在进行中。启动肝再生时，要给肝脏施加何种刺激、这种刺激具有何种特性、作用于肝脏中的何种触发器从而启动了肝再生。本文着眼于肝再生的触发器，对目前已明确的研究结果作一综述。

■ 目前已知的肝再生机制有哪些？

肝切除术后 1 日以内，肝再生就已开始。首先表现为肝细胞肥大和增殖，接着血管内皮细胞、Kupffer 细胞和胆管上皮细胞等也开始再生[1]。作为肝再生触发器的介质类似于活体内发生炎症时产生的炎症介质。即炎症细胞因子 IL-6[2] 或 TNF-α[3] 促动处于 G0 期的肝细胞进入 G1 期（**图 1**）。进一步，HGF[4]、EGF[5]、IGF-1[6] 和 TGF-α[7] 等这些生长因子促进细胞增殖。还有，分解细胞外基质的 MMP[8] 及其抑制物 TIMP[9] 也参与了肝再生的过程。

另外，近年来的研究发现主要贮存在末梢血血小板中的 5- 羟色胺、在肝脏中通过氧化胆固醇而产生的胆汁酸也是促进肝再生的重要因子[10]。此外，亦有报告促进血小板生成的促血小板生成素[11]、诱导肝干细胞的 G-CSF[12]、胰岛素[13] 或雌激素[14] 等激素都是促进肝再生的重要因子。

■ 肝再生所必需的介质是何处产生的？

那么，启动肝再生的这些介质究竟是从哪些

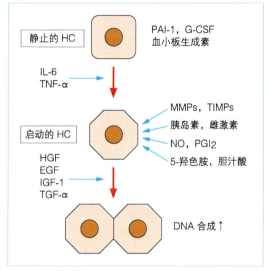

图 1　肝再生的机制

器官、哪些细胞中释放出来的呢？目前已知的是，肝脏中的 Kupffer 细胞可释放 IL-6 或 TNF-α[2,3]、星状细胞可释放 TGF-α[15] 等。在其他器官中，胰腺可释放胰岛素[16]、甲状腺可释放甲状腺激素（T3）[17,18]、肾上腺或交感神经系统可释放去甲肾上腺素[19]、十二指肠的 Brunner's 腺可释放 EGF[20] 等。另外，亦有报告肝切除术后不久肺或脾脏内可见 HGF mRNA 增加[21]、来自骨髓的诱导的干细胞定着于肝脏[22]，这些都有助于肝再生。

最令人感兴趣的是 HGF，它被认为对肝再生最为重要，在肝切除术后不到 3 小时血 HGF 即表现上升。与此相对，肝脏中的 HGF mRNA 在肝切除术后 12 小时才开始上升，24 小时达峰值。亦即肝脏开始产生 HGF 是滞后于血 HGF 升高的[23]。这提示肝切除术后肝再生不仅仅与肝脏有关，还与其他器官有关。特别是在肝再生的超早期，人们推测这些肝外器官可作为触发器发挥了重要作用。但有关其详细作用机制，许多地方目前仍不清楚。

参考文献

1) Michalopoulos, GK et al : Liver regeneration. Science 276 : 60-66, 1997
2) Cressman, DE et al : Liver failure and defective hepatocyte regeneration in interleukin-6-deficient mice. Science 274 : 1379-1383, 1996
3) Yamada, Y et al : Initiation of liver growth by tumor necrosis factor : deficient liver regeneration in mice lacking type I tumor necrosis factor receptor. Proc Natl Acad Sci USA 94 : 1441-1446, 1997
4) Nakamura, T et al : Molecular cloning and expression of human hepatocyte growth factor. Nature 342 : 440-443, 1989
5) Rubin, RA et al : Alteration of epidermal growth factor-dependent phosphorylation during rat liver regeneration. Proc Natl Acad Sci USA 79 : 776-780, 1982
6) Mohn, KL et al : The gene encoding rat insulinlike growth factor-binding protein 1 is rapidly and highly induced in regenerating liver. Mol Cell Biol 11 : 1393-1401, 1991
7) Mead, JE et al : Transforming growth factor alpha may be a physiological regulator of liver regeneration by means of an autocrine mechanism. Proc Natl Acad Sci USA 86 : 1558-1562, 1989
8) Kim, TH et al : Expression and activation of pro-MMP-2 and pro-MMP-9 during rat liver regeneration. Hepatology 31 : 75-82, 2000
9) Rudolph, KL et al : Differential regulation of extracellular matrix synthesis during liver regeneration after partial hepatectomy in rats. Hepatology 30 : 1159-1166, 1999
10) Huang, W et al : Nuclear receptor-dependent bile acid signaling is required for normal liver regeneration. Science 312 : 233-236, 2006
11) Murata, S et al : Platelets promote liver regeneration in early period after hepatectomy in mice. World J Surg 31 : 808-816, 2007
12) Liu, F et al : Hematopoietic stem cells mobilized by granulocyte colony-stimulating factor partly contribute to liver graft regeneration after partial

orthotopic liver transplantation. Liver Transpl 12 : 1129-1137, 2006
13) Qiao, JG et al : Insulin promotes sinusoidal endothelial cell proliferation mediated by upregulation of vascular endothelial growth factor in regenerating rat liver after partial hepatectomy. World J Gastroenterol 11 : 5978-5983, 2005
14) Kawai, T et al : Does estrogen contribute to the hepatic regeneration following portal branch ligation in rats ? Am J Physiol (in press), 2006
15) Evarts, RP et al : Expression of transforming growth factor-alpha in regenerating liver and during hepatic differentiation. Mol Carcinog 5 : 25-31, 1992
16) Starzl, TE et al : The effect of splanchnic viscera removal upon canine liver regeneration. Surg Gynecol Obstet 147 : 193-207, 1978
17) Short, J et al : Triidothyronine : on its role as a specific hepatomitogen. Cytobios 28 : 165-177, 1980
18) Francavilla, A et al : Hepatocyte proliferation and gene expression induced by triiodothyronine in vivo and in vitro. Hepatology 20 : 1237-1241, 1994
19) Cruise, JL et al : Alpha 1-adrenergic effects and liver regeneration. Hepatology 7 : 1189-1194, 1987
20) Olsen, PS et al : Adrenergic effects on secretion of epidermal growth factor from Brunner's glands. Gut 26 : 920-927, 1985
21) Yanagita, K et al : Lung may have an endocrine function producing hepatocyte growth factor in response to injury of distal organs. Biochem Biophys Res Commun 182 : 802-809, 1992
22) Oh, SH et al : Bone marrow-derived hepatic oval cells differentiate into hepatocytes in 2-acetylaminofluorene/partial hepatectomy-induced liver regeneration. Gastroenterology 132 : 1077-1087, 2007
23) Kinoshita, T et al : Possible endocrine control by hepatocyte growth factor of liver regeneration after partial hepatectomy. Biochem Biophys Res Commun 177 : 330-335, 1991

4. 胆管炎的处理方法

金井道夫

[春日井市民病院外科]

引言

与肝内区域性胆管炎[1-5]相比，因下段胆管梗阻而引起的全胆道炎症临床症状明显、病情危重、诊断也相对容易，若行胆道引流，只需插入1根引流管，病情很快得到缓解。另外，也可行经内镜逆行性胆道引流。与此相反，在肝内区域性胆管炎时，即使延误了治疗，全身状态急剧恶化，但也不至于发展到熟知的急性梗阻性化脓性胆管炎的程度。要注意的是肝内区域性胆管炎可发生在胆道引流通畅、减黄顺利的过程中。另外，在肝门部胆管发生梗阻导致肝内多支胆管呈截断状时，经内镜逆行性胆道引流不但不可能，反而会引起肠道细菌移位，诱发胆管炎，使病情加重。因此，这时ERC应视为禁忌。对这样的患者，可通过已有的PTBD窦道，选择性插管和引流合并炎症的肝段胆管（**图1A~C**），或应用多重PTBD技术，追加穿刺引流闭塞的胆管（**图2A~C**）[5,7,8]。

1. 肝内区域性胆管炎的临床重要性

我们科室对118例胆道癌合并大范围肝切除患者的术后恢复过程作一统计，结果见**表1**。在术前合并区域性胆管炎的22例中，术后发生肝功能不全的有11例（50.0%），发

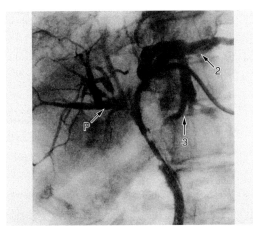
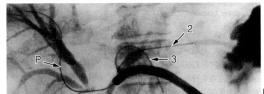
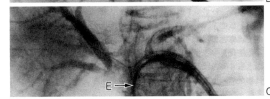

图1 利用胆道镜进行选择性插管：侵犯肝门部的胆囊癌病例

A. 自左外叶上段胆管 B_2 和下段胆管 B_3 的汇合处插入了PTBD引流管，但这两支肝内胆管都引流不良；B. 利用胆道镜向左外叶上段胆管 B_2，下段胆管 B_3 和右后叶胆管（P）内插入导丝；C. 然后沿导丝插入4支PTBD引流管。

E：插入胆总管内的外引流管

◎ PTBD 术后的增强 CT 对于诊断胆汁引流不良区域有价值。

◎ 肝内区域性胆管炎的治疗的关键在于适当的选择性 PTBD。

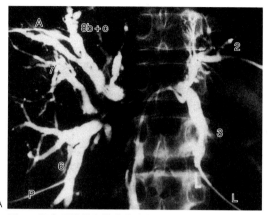

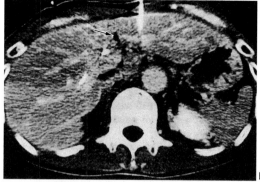

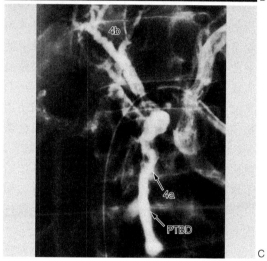

图 2　肝内区域性胆管炎的诊断和治疗：肝门部胆管癌病例

A. 并发胆管炎前的 PTBD 造影图像

向右前叶胆管（A），右后叶胆管（P）和左肝管（L）中插入 PTBD 引流管。左内叶胆管不显影

B. 胆管炎发作时的 CT

左内叶胆管扩张（箭头），诊断为胆汁引流不良

C. 针对肝内区域性胆管炎的选择性 PTBD

左内叶胆管下支（B$_{4a}$）穿刺插管，胆管炎治愈后行根治性切除（左三叶 + 尾状叶全切除）

2. 左外叶上段胆管；3. 左外叶下段胆管；4a. 左内叶胆管下支；4b. 左内叶胆管上支；6. 右后叶下段胆管；7. 右后叶上段胆管；8b+c. 右前叶上段胆管外侧支和后支

生败血症的有 5 例（22.7%）。在术前无区域性胆管炎的 96 例中，发生肝功能不全和败血症的分别为 23 例（24.0%）和 7 例（7.3%），相比之下，差别显著（$P<0.05$）。而且合并区域性胆管炎患者的术后住院死亡率为 36.4%，也显著升高（$P<0.05$）。这些结果表明肝内区域性胆管炎是影响胆道癌大量肝切除术后恢复的重要危险因素。

2. 肝内区域性胆管炎的诊断

诊断肝内区域性胆管炎时，首先必须诊断有无胆汁引流不良区域存在[1-5,9]。在阅读 PTBD 术后的胆道造影照片时，一定要注意还有没有未显影的胆管分支（**图 2A**）。即使是显影的胆管，其汇合处有狭窄，或造影剂吸出不通畅都提示可能合并胆管炎。

增强 CT 对于胆汁引流不良区域的诊断最有价值，PTBD 术后仍有胆管扩张的区域时（**图 2B**），一定要想到可能是胆管炎引起的[1-5,9]。肝门部胆管癌时，若有不明原因的发热，首先应怀疑并发肝内区域性胆管炎。

3. 肝内区域性胆管炎的预防和处理

在术前合并区域性胆管炎的胆道癌大范围肝切除术的 22 例中，我们探讨了胆管炎的治疗方法与术后恢复的关系，结果表明对胆管炎治

表1 术前肝内区域性胆管炎和大量肝切除术后并发症 -118 例胆道癌合并大范围（两个肝叶以上）肝切除

术前肝内区域性胆管炎	术后并发症		术后并发症发生率	术后住院死亡率
	肝功能不全 #	败血症		
合并组（n=22）	50.0%]*	22.7%]*	59.0%]*	36.4%]*
非合并组（n=96）	24.0%	7.3%	33.3%	15.6%

* P<0.05，# 表示术后 T-Bil 达 10mg/dl 的病例。

疗应积极选择胆道引流（**表2**）[5,7,8]。

另外，对 9 例并发区域性胆管炎患者的胆汁作连续细菌培养，其结果如下：①预防胆汁细菌感染，最重要的是 PTBD 导管护理和无菌操作；②一旦感染，术前很难使胆汁中细菌转为阴性；③即使在胆汁中细菌阳性时，胆管内压急剧上升也不诱发胆管炎；④根治性手术切除了胆汁引流不良区域后，要复查胆汁中的细菌是否已阴性；⑤多数情况下，引起败血症或切口感染的细菌与胆汁中的细菌相同[10]。术前为了使胆汁中细菌转为阴性，长期使用抗生素，这样不但毫无意义，而且反而会诱导产生耐药菌株。因此，胆管炎症状一旦减轻，就应立即停用抗生素。从肝切除术中开始给予敏感的抗生素。术后每周 2 次行胆汁和切口分泌物细菌培养，并根据药敏结果调整抗生素。

总之，依据这些研究结果，我们科室对怀疑有肝内区域性胆管炎、胆汁引流不良区域积极进行选择性 PTBD 治疗，并从肝切除的术中开始使用对胆汁中细菌敏感的抗生素，这也是肝内区域性胆管炎的临床治疗方针[5-8]。自1992 年确定了肝内区域性胆管炎的治疗方法后，又有 13 例患者术前合并肝内区域性胆管炎，其中 3 例发生了术后肝功能不全，1 例住院期间死亡。另外，虽然影响术后恢复的重要危险因素没有变化，但临床治疗成绩比以前有明显提高。

参考文献

1）早川直和ほか：急性化膿性胆管炎を伴なった悪性疾患による閉塞性黄疸に対する PTCD．腹部救急診療の進歩 2：205，1984

2）堀 明洋ほか：区域性閉塞性化膿性胆管炎を併発した肝門部胆管癌の 1 治験例．日消外会誌 21：2781，1988

3）弥政晋輔ほか：肝門部悪性腫瘍による閉塞性黄疸症例に併発した胆管炎とその対策．日外会誌 92：448，1991

4）Iyomasa, S et al：Successful management of preoperative cholangitis by percutaneous transhepatic biliary drainage：Case report of advanced gallbladder carcinoma with severe cholangitis. J Hep Bil Pancr Surg 1：424，1994

5）Kanai, M et al：Preoperative intrahepatic segmental cholangitis in patients with advanced carcinoma involving the hepatic hilus. Surgery 119：498，1996

6）Nagino, M et al：Logistic regression and discriminant analyses of hepatic failure after liver resection for carcinoma of the biliary tract. World J Surg 17：250，1993

7）Nagino, M et al：Percutaneous transhepatic biliary drainage in patients with malignant biliary obstruction of the hepatic confluence. Hepato-Gastroenterol 39：296，1992

8）Nimura, Y et al：Technique of inserting multiple biliary drains and management. Hepato-Gastroenterol 42：323，1995

9）梛野正人ほか：肝門部胆管癌の尾状葉胆管枝への浸潤に関する CT の診断的意義．日外会誌 89：889-897，1988

10）金井道夫ほか：肝内区域性急性閉塞性化膿性胆管炎に対する経皮経肝胆道ドレナージ術と経皮経肝胆管内視鏡．消化器内視鏡 8：1641-1646，1996

表2 术前肝内区域性胆管炎的治疗和术后恢复 -22 例胆道癌合并大范围（两个肝叶以上）肝切除

术前肝内区域性胆管炎的治疗	术后恢复	
	良好（n=9）	不良（n=13）*
保守治疗组（n=11）	1	10]
选择性 PTBD 组（n=11）	8	3]

* 术后出现肝功能不全（T.Bil>10mg/dl）或合并败血症。

胆管炎的处理方法

何为肝再生的触发器（2）

横山幸浩［名古屋大学大学院医学系研究科肿瘤外科］

■ 肝部分切除术后或门静脉分支栓塞术后的肝血流动态变化

临床上最易激起肝再生的事件大概就是大范围肝切除术或大范围肝切除前常用的门静脉分支栓塞术。迄今为止常用切除大鼠或小鼠 70％ 肝脏或结扎其门静脉分支的动物实验来阐明其发生机制。

在部分肝切除或门静脉分支栓塞时，通常是阻断了半肝的门静脉血流，这可使肝血流动态发生显著变化。我们应用体外彩色 Doppler 超声研究了门静脉血流变化，发现在门静脉分支栓塞后的第 1 天，非栓塞肝叶门静脉血流的平均速度从 11.1cm/s 增加至 20.1cm/s[1]（**图 1A**）。之后门静脉血流速度虽然缓慢下降，但至术后第 14 天仍保持在较高水平，比栓塞前的血流速度明显增加。此间非栓塞肝叶的平均体积从 370cm³ 增加至 488cm³，体积增大率（cm³/d）与门静脉血流增加率明显正相关[1]（**图 1B**）。这个结果强烈提示肝再生的程度在很大程度上依赖于门静脉血流。

门静脉分支栓塞术后，不但有门静脉血流速度增加，而且门静脉直径也增大。临床研究表明，在门静脉分支栓塞术后 3 小时，非栓塞肝叶的门静脉直径就增大至 150％[2]（**图 2A，B**）。另外，作为肝再生重要触发器的 IL-6 也在栓塞后 3 小时明显上升，至术后第 4 天仍维持在高水平[2]（**图 2C**）。综合此结果和上述门静脉血流速度测定结果就可得出以下结论：在门静脉分支栓塞术后不久，非栓塞肝叶的门静脉血流速度增加了 2 倍（平均血流速度从 11.1cm/s 增加至 20.1cm/s），门静脉直径也增大了 1.5 倍。假设血管是圆柱状，以 R 表示门静脉半径，F 为血流量，V 为流速，那么可算得栓塞前的门静脉流量：$F=R^2\pi \times V$。根据我们从临床患者中测得的数据，门静脉分支栓塞后非栓塞肝叶的门静脉血流速度约为原来的 2 倍，即 $2V$；门静脉直径增大 1.5 倍，即 $1.5R$，那么栓塞后的门静脉流量则为：$F=(1.5R)^2\pi \times 2V$。因此，即使通过单纯的计算，栓塞后的门静脉流量也大约增加了 4.5 倍。如此急剧的血流变化可对肝脏血管产生强大的应切力（shear stress）。我们认为这个急剧的血流动态变化正是肝再生的最大触发器。

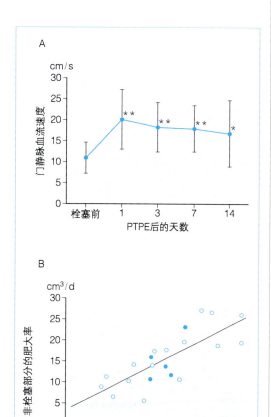

图 1　A. 右半肝的门静脉右支栓塞（PTPE）术后，非栓塞肝叶的门静脉血流速度变化

栓塞术后第 1 天，门静脉血流速度增加约 2 倍，至术后 14 天仍维持在较高水平。*$P<0.01$；**$P<0.0001$ vs PTPE 前

B. PTPE 后非栓塞肝叶的肝再生率与门静脉血流速度变化率的关系

门静脉血流速度变化率 =PTPE 后第 1 天的门静脉血流速度 / PTPE 前的门静脉血流速度

Y=4.753−0.603X（$r=0.775$, $P<0.0001$）；○：门静脉右支栓塞例；●：门静脉右支＋左内叶支栓塞例

（引自参考文献 1）

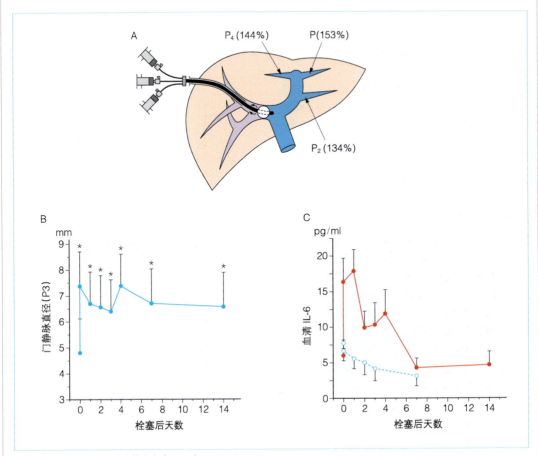

图2　A. 右半肝的门静脉右支栓塞术（PTPE）
　　　括号内的数字表示栓塞术后非栓塞肝叶内各门静脉分支的直径增大率。
　　　P₂：左外叶上支；P₃：左外叶下支；P₄：左内叶支
　　　B. P₃ 直径的变化
　　　栓塞术后第 1 天，门静脉血流速度增加约 2 倍，至术后 14 天仍维持在较高水平。*P<0.01 vs PTPE 前
　　　C. P₃ 血 IL-6 的变化
　　　○：PTPE 例（n=22）；●：经皮肝穿刺门静脉造影例（n=4）
　　　（引自参考文献 2 ）

参考文献
1 ）Goto, Y et al：Doppler estimation of portal blood flow after percutaneous transhepatic portal vein embolization. Ann Surg 228：209-213, 1998

2 ）Kawai, M et al：Mechanical stress-dependent secretion of interleukin 6 by endothelial cells after portal vein embolization：clinical and experimental studies. J Hepatol 37：240-246, 2002

何为肝再生的触发器（3）

横山幸浩[名古屋大学大学院医学系研究科肿瘤外科]

■ 肝再生的触发器：门静脉血管内皮细胞的作用

如此急剧的血流变化又是如何刺激肝细胞引发肝再生的呢？本书已提到，肝脏 Kupffer 细胞产生的炎性细胞因子 IL-6 和 TNF-α 可作为肝再生触发器，在启动肝再生的过程中发挥了重要作用。诚然，肝脏 Kupffer 细胞在受到各种各样的刺激后可产生大量细胞因子、在肝脏病理生理过程中发挥着重要作用[1-3]。在肝再生的过程中，Kupffer 细胞也许担负着主要作用。但是，在肝内真的只有 Kupffer 细胞才能产生炎性细胞因子吗？最早或者说能直接感知肝脏血流动态急剧变化的，应该是血管内皮细胞而不是 Kupffer 细胞。血管内皮细胞不仅存在于肝内门静脉，而且还广泛分布于其上游器官（脾脏、胰腺、十二指肠和小肠等），可直接感知门静脉血流的急剧变化。而且在其他的一些实验中业已证明血管内皮细胞可产生炎性细胞因子[4,5]。因此，我们提出这样的假说：门静脉血流的急速增加及其伴随的门静脉血管壁扩张可作为一种物理性刺激，这可促进血管内皮细胞产生大量的炎性细胞因子，这些细胞因子作为触发器启动了肝再生。以下是实验证明。

制作实验装置：将脐带血管内皮细胞（human umbilical endothelial cell，HUVEC）贴壁培养在弹性硅胶膜上，这种硅胶膜可作单一方向上的伸长[6]（图1）。使用此装置将细胞分别持续伸长至 1.0 倍、1.25 倍和 1.5 倍，然后测定上清液中的 IL-6 浓度，不伸长者作为对照组。结果发现：6 小时、12 小时和24 小时后，实验组 IL-6 浓度比对照组明显上升（图2A）。而且内皮细胞内的 IL-6 mRNA 也明显上升（图2B）。以自人肝脏中分离的肝窦内皮细胞为实验对象，也可观察到同样的现象，可认为这是血管内皮细胞的一个共同机制。在以 HUVEC 为对象的体内研究中还发现：血管内皮细胞过度产生 IL-6 是由于 IκB kinase（IKK）/ nuclear factor-κB（NF-κB）的激活所致，而且作为上游信号转导重要分子的细胞间接触分子如整合素，以及 PI3-K → PLC-γ → PKC

信号转导通路也发挥了重要作用。此外，细胞内的钙离子浓度上升也与依赖 PKC 的 NF-κB 激活有关[7]（图3）。以上结果提示：门静脉分支栓塞术后，非栓塞肝叶中的门静脉血管内皮细胞被伸长并诱导产生 IL-6，这一变化可作为肝再生的触发器，在启动肝再生的过程中可能发挥了重要作用。

■ 小结

以上介绍了最新的有关肝再生的触发器的相关知识。肝再生的研究尽管大都集中在肝脏自身，但从血液中相关介质浓度的动态变化来看，肝再生的触发器可能位于其他脏器中。特别可能是位于门静脉上游的脾脏、胰腺、十二指肠、小肠等脏器，今后有必要进一步加以重视。另外，遍布全身的血管内皮细胞也是诱发肝再生的一个"脏器"，今后也有必要进一步加以研究。

参考文献

1）Ayala, A et al：Differential effects of haemorrhage on Kupffer cells：decreased antigen presentation despite increased inflammatory cytokine（IL-1, IL-6 and TNF）release. Cytokine 4：66-75, 1992

2）Wanner, GA et al：Differential effect of cyclooxygenase metabolites on proinflammatory cytokine release by Kupffer cells after liver ischemia and reperfusion. Am J Surg 175：146-151, 1998

3）West, MA et al：Autoregulation of hepatic macrophage activation in sepsis. J Trauma 34：473-479, discussion 479-480, 1993

4）Sironi, M et al：IL-1 stimulates IL-6 production in endothelial cells. J Immunol 142：549-553, 1989

5）Jirik, FR et al：Bacterial lipopolysaccharide and inflammatory mediators augment IL-6 secretion by human endothelial cells. J Immunol 142：144-147, 1989

6）Kawai, M et al：Mechanical stress-dependent secretion of interleukin 6 by endothelial cells after portal vein embolization：clinical and experimental studies. J Hepatol 37：240-246, 2002

7）Sasamoto, A et al：Mechanotransduction by integrin is essential for IL-6 secretion from endothelial cells in response to uniaxial continuous stretch. Am J Physiol Cell Physiol 288：C1012-1022, 2005

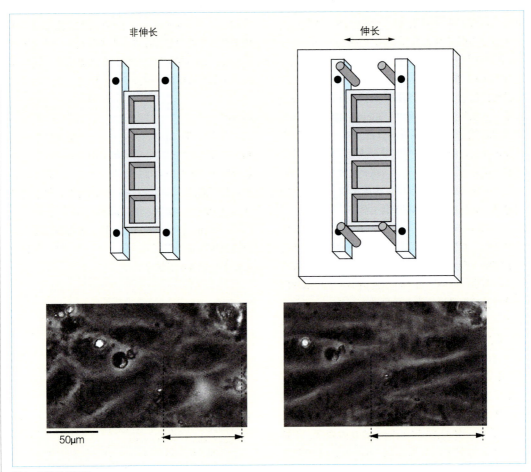

图 1　细胞伸长装置
　　培养脐带血管内皮细胞，使之贴壁在预涂了纤维粘连蛋白的硅胶膜上，牵引基台可伸长细胞，施加持续的刺激

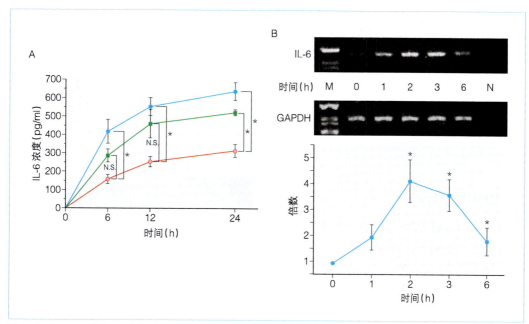

图2　A. 对 HUVEC 施加 1.5 倍（●）、1.25 倍（■）和 1.0 倍（●）行伸长刺激后上清液中的 IL-6 浓度
　　　*P<0.05 vs 无伸长刺激
　　　B. 施加 1.5 倍伸长刺激后 IL-6 mRNA 的表达
　　　*P<0.05 vs 无伸长刺激

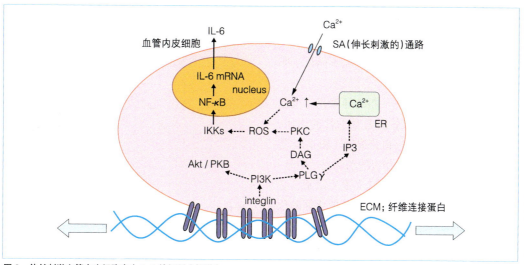

图3　伸长刺激血管内皮细胞产生 IL-6 的机制（假说）
　　　NF-κB：核因子 -κB；IKKs：IκB 激酶；ROS：活性氧簇；PKC：蛋白激酶；DAG：双脱水半乳糖醇；PLCγ：磷脂酶 C-γ；
　　　PI3K：磷脂酰肌醇 -3- 激酶；PKB：蛋白激酶 B；ECM：细胞外基质；IP3：肌醇三磷酸；ER：内质网

5. PTBD 的并发症及其处理措施

髙橋 祐

［大垣市民病院外科］

1. PTBD 的并发症

PTBD 的并发症分为：①伴随着胆管穿刺及留置导管所产生的问题（胆道出血、门静脉支闭塞、导管滑脱、胆管炎）[1,2]；②胆汁流失的影响；③肿瘤的窦道内种植等。

以下将介绍胆道出血、门静脉支闭塞、导管滑脱和胆汁流失的处理（胆管炎和窦道种植请参考有关章节）。

2. 胆道出血时首先加大导管尺寸

动脉、门静脉、静脉都可以是胆道出血的原因，与胆管伴行的门静脉支出血占大多数。若门静脉分支、静脉分支出血，将导管更换成粗 1~2F 的导管便可止血，有时有必要更换 2~3 次。此时也一定要保证导管的侧孔不能位于胆管外。

有的病例是即使换成较粗的导管仍有反复的出血，或是在更换导管时有喷射性的出血，则怀疑有动脉损伤，需行血管造影（**图 1**）。若确认有动脉损伤，应栓塞相应的动脉支。但是，有时导管可导致伴行的门静脉支发生闭塞，必须考虑到之后会有发生肝脓肿、肝梗死等的危险性。不能对动脉进行栓塞时，加大导管的尺寸也可能止血，但在更换导管之前要有一定的时间间隔。

胆道出血量较多时，胆汁引流不畅，有时会引起发热、腹痛等。但是，若出血得到有效治疗，血块会在短时间内从导管流出，引流也会变得通畅。因此，没有必要反复洗净导管来

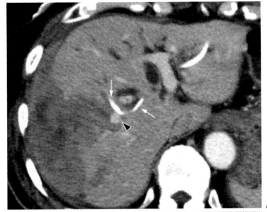

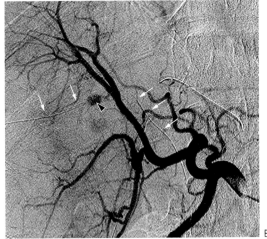

图 1

A. PTBD 导致的动脉损伤 -CT 图像
更换导管后，持续的胆道出血，故进行增强 CT 检查。可见导管（白箭头）的胆管贯通部位附近造影剂凝聚（箭头）和扇状扩展的血肿

B. PTBD 导致的动脉损伤 - 血管造影图像
该病例的肝总动脉造影像。可看到 A_5 的假性动脉瘤（箭头）和与其交叉的导管（箭头）的位置关系，用钢圈行选择性的动脉栓塞止血后，有可能进行根治切除

◎胆道出血时首先更换更粗的导管。
◎要记住门静脉支的闭塞并非罕见。
◎努力预防和早期发现导管的滑脱。
◎必须将胆汁向肠管内还纳。

去除导管内的血块。

3.门静脉支闭塞并不少见

适宜肝切除的病例，因 PTBD 使残肝的门静脉支闭塞的话，手术的危险度便增加了。有时不得不更改术式或不能进行根治术（**图2**）。

对预定行肝切除的病例，要尽量远离胆管狭窄的部位在上游侧胆管支行 PTBD。这样不仅可以很好地进行胆管引流，即使发生门静脉支闭塞，受其影响的范围也会较小。

4. 预防和早期发现滑脱很重要

对于预防导管滑脱，PTBD 置管时选择不易滑脱的位置很重要。肝脏左叶随呼吸和体位的移动较少，故首选左肝管或其上游侧的胆管。对胆管在肝门部离断的病例，有时有必要从肝脏右叶行 PTBD，这时导管头端要越过狭窄部位，即送至肝左叶或胆总管下端，导管便很难滑脱。

滑脱有导管完全脱至肝脏外和导管头端停在肝内两种。对于前者必须再次行 PTBD。

若发生后者的情况，更换导管还有可能复原，故早期发现很重要。当胆汁流出量急剧减少或有疼痛感，要立即拍摄腹部 X 线片，确认导管的位置。若导管在肝内，就将导丝插至胆管。这时应使用 0.025 英寸的导丝。若插至胆管内，要尽量往深处插送，可能的话插入十二指肠，然后一边解除导丝的弯曲，一边向外拔导丝，送入新的导管。有时导丝的插入操作可能会引起导管的完全逸出，在插入导丝前，可 22G 的 PTC 针在透视下穿刺导管并将其固定（**图3**）。导管的滑脱时有发生，认真检查很有

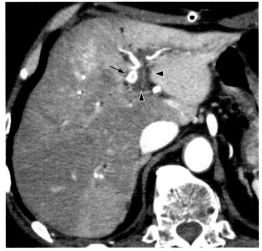

图2　PTBD 导致的门静脉闭塞 -CT 图像
偏右侧的肝门部胆管癌病例。之前从左侧进行了 PTBD（箭头），使门静脉矢状部（箭头）出现血栓而闭塞。因无法再通，故从左侧进行了切除

必要。

5. PTBD 过程中的管理

接受 PTBD 的患者胆汁外流后有脱水的危险。除去高浓度的胆汁酸外，胆汁成分与血浆大致相同。因此当有胆汁外引流时，电解质、胆汁酸等向体外排泄，会引起低钠血症、低氯性碱中毒和脂肪吸收障碍引起的维生素 K 的吸收减低等。有必要补液对此进行预防，监测引流量、尿量、血中电解质、BUN 和肌酐值等，纠正电解质平衡，预防发生肾功能不全。给予维生素 K 和熊去氧胆酸可纠正维生素 K 和胆汁酸的缺失。

通过外引流减轻黄疸的肝脏与黄疸肝相

比，切除后的肝脏再生较为缓慢[3,4]，因此对有肝切除适应证的病例，我们要考虑将胆汁回流到肠管内。回流胆汁不仅可预防上述的问题，还可纠正肠内菌群失调、降低肠管粘膜的通透性、抑制肠内细菌的移位、促进肝再生等[5]。PTBD 内引流及胆汁内服有困难时，应在十二指肠留置经肠营养管，将外引流胆汁返还至肠管内。

参考文献

1 ）二村雄次ほか：PTCD による iatrogenic trauma．
臨床外科 40：1059-1065, 1985

2 ）Nagino, M et al：Percutaneous transhepatic biliary drainage in patients with malignant biliary obstruction of the hepatic confluence. Hepatogastroenterology 39：298-300, 1992

3 ）Iyomasa, S et al：Decrease in regeneration capacity of rat liver after external biliary drainage. Eur Surg Res 24：265-272, 1992

4 ）Suzuki, H et al：Internal biliary drainage, unlike external drainage, does not suppress the regeneration of cholestatic rat liver after partial hepatectomy. Hepatology 20：1918-1322, 1994

5 ）Kamiya, S et al：The value of bile replacement during external biliary drainage：An anlysis of intestinal permeability, integrity, and microflora. Ann Surg 239：510-517, 2004

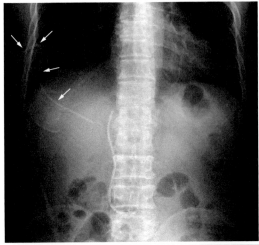

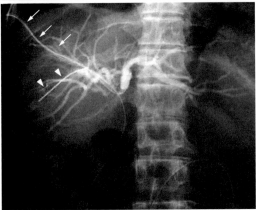

图 3

A. PTBD 滑脱病例 - 腹部 X 线平片

插入右前叶的导管（白箭头）脱入胸腔。经胸腔经膈路径多见于超声引导下的引流，有必要引起注意

B. PTBD 滑脱病例 - 紧急更换导管

立即进行了导管造影，可见胆管显影、导管的头端仍在胆管内，在透视下使用 22G 的 PTC 针穿刺导管并固定后（箭头），送入导丝，更换导管

6. 经皮胆囊引流术、胆囊穿刺吸引术的实际操作

伊藤　啓・藤田直孝

［仙台市医療センター仙台オープン病院消化器内科］

1. 急性胆囊炎的诊断和治疗

对急性胆囊炎进行影像诊断时，腹部超声检查（US）简便，且诊断率高，对急性胆囊炎的诊断非常有价值。胆囊肿大、壁肥厚、结石嵌顿和胆泥形成是特征性表现。胆囊壁的多层结构反映了胆囊浆膜下层的水肿，也是特征性表现（图 1）。通过 MRCP 也能掌握急性胆囊炎的病理变化，对伴随病变的检出也很有价值[1]。在 MRCP，胆囊周围的高信号是急性胆囊炎的特征性表现（图 2），同时它对胆管结石等伴随病变的诊断率也很高。不能紧急行 MRCP 时，可以通过 CT 来了解病情。

图 3 示急性胆囊炎的诊断治疗方案，急性胆囊炎的基本治疗方法是胆囊切除术。虽然有报告认为早期腹腔镜下胆囊切除术是安全的[2]，但中转开腹的概率高，对有并发症及高龄患者，术后发生并发症及死亡率很高。对这些高危险的患者，应行胆囊引流术，在炎症消退之后再行腹腔镜下胆囊切除术或经皮经肝胆囊镜来取石。这样可拓宽治疗的选择面，提高了手术的安全性。

2. 急性胆囊炎的经皮胆囊引流术

（1）适应证和施行时期

经皮胆囊引流术的适应证还没有被确定，要针对临床症状、血液检查结果、影像诊断及抗生素的治疗效果等综合判断。临床表现如腹痛、发热的程度及腹部体征等非常重要。

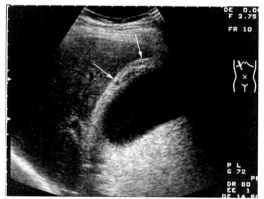

图 1　急性胆囊炎的 US 像
胆囊壁的多层结构（箭头）在急性胆囊炎是特征表现，反映了胆囊浆膜下层的水肿

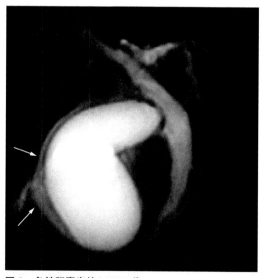

图 2　急性胆囊炎的 MRCP 像
胆囊肿大，周围有高信号区域（pericholecystic high signal）（箭头）

胆囊炎加重时，腹部查体可发现有腹膜刺激症状、局限性腹膜炎的表现。血液检查中白细胞增多、CRP升高作为严重程度的指标也很重要。如有加重的临床表现，要快速进行引流。合并有胆囊周围脓肿、肝脓肿也是引流术的适应证。如是症状较轻，给予抗生素并严密观察，如经过几天仍没有改善，便应施行引流。

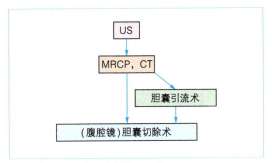

图3　急性胆囊炎的诊断治疗方案

（2）引流术的关键

合用X线和US进行引流既简便又安全，要准备超声诊断装置、穿刺用超声探头、穿刺针、导丝、扩张管、留置导管（6~8F）、注射器、造影剂等。

a. 决定体位和穿刺途径，局麻

使患者仰卧，抬起右上肢以扩大肋间隙。在右肋间行US扫查，观察胆囊，决定穿刺部位和角度。一般使用通过肝脏、胆囊窝的途径。决定穿刺线时要使穿刺途径中没有肺组织，并且最好在X线透视下确认膈肌的位置。大范围消毒（包含穿刺部位）后，盖上大的无菌巾，确保足够的无菌区域。从皮肤刺入点至腹膜充分局麻，若局麻不完全，穿刺时患者会感觉疼痛，很难屏住呼吸并保持一定的体位，这是有危险的。切开皮肤约2mm，使穿刺针容易贯通皮肤。

b. 穿刺及留置导管（**图4**）

穿刺时通过超声确认针尖很重要。超声探头固定后，便不在皮肤上施加多余的压力，沿直线方向刺入。有时胆囊壁因炎症变厚、变硬，应通过US确认穿刺针贯通胆囊壁。如果没有贯通不应进行留置导管的操作，不要犹豫，再穿刺一次。穿刺后拔去针芯，用注射器抽吸，确认胆囊内容物被抽吸出来，为了防止胆汁漏至腹腔内，吸引部分胆汁、减压之后，再将导丝往里送，为使扩张管的插入和导管的留置容易进行，可使用硬一点的导丝。使导丝充分进入胆囊并在内形成环状。保留导丝，拔去穿刺针的外套管，用扩张管充分扩张穿刺途径后，留置导管。迅速插入导管可有效预防胆汁漏至腹

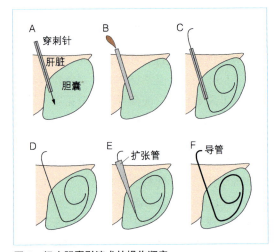

图4　经皮胆囊引流术的操作顺序

腔内。最后注入造影剂，确认有无造影剂漏至腹腔内，并将导管固定。

本中心为了防止导管的逸出，与KATEKKUSU公司共同开发了7.2F的猪尾导管（GBit catheter）（**图5**）。2002年1月至2005年12月，对118例急性胆囊炎使用GBit catheter施行了经皮胆囊引流术。手术成功率为100%，临床有效率达90%，发生导管滑脱的只有0.8%。

c. 治疗效果的判定和术后管理

感染的胆汁和胆泥，其粘稠度都很高，容易引起引流管的阻塞，因此应用生理盐水洗净胆囊。注入量约10ml，并根据胆囊容积进行调节。引流术施行之后便可明显改善腹痛、压痛等临床表现，但插入引流管的部位会有几

天的疼痛。发热在几天之后便会消失。过 2~3 天后发热还没有消退的倾向时，应通过 US 或 CT 确认有无腹腔内脓肿形成。排泄的胆汁在引流 2~3 天后便变成正常颜色。解除胆囊管或胆囊颈部的结石嵌顿之后，胆囊和胆管再次相通，排泄的胆汁量有所减少。插入后几天至 3 周以内导管滑脱的发生率只有百分之几。若没有炎症恶化的体征和表现，通常不必要再插入导管。

预定行胆囊切除术时，有必要了解胆囊管、胆管的解剖学位置，是否有副肝管等，了解有无胆管结石、胆管癌等的伴随病变。引流术后 1 周，通过引流管的造影检查可了解上述情况（**图 6**）。判定有胆管结石时，可通过内镜或外科手术进行取石。

3.急性胆囊炎的胆囊穿刺吸引术

（1）适应证和施行时期

胆囊穿刺吸引术的适应证与经皮胆囊引流术一样还没有被确定，从高安全性、简便性来看，对相对较轻的急性胆囊炎比较适用。其临床价值有必要与使用抗生素的保守疗法进行随机对照试验。

（2）胆囊穿刺吸引术的关键（图 7）

在 US 引导下进行，没有必要使用 X 线，也可以在床边进行。穿刺针用 18~21G，在头端最好有侧孔，体位、局麻和穿刺同经皮胆囊引流术一样。穿刺抽吸后，可以用生理盐水洗净胆囊内或注入抗生素。胆囊内容物很粘稠，难以抽吸时，考虑换成经皮胆囊引流术。胆囊穿刺吸引术几天以后，通过临床表现、血液检查结果、影像诊断等综合判定疗效。

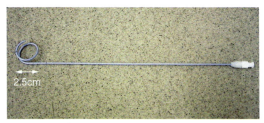

图 5　GBit 导管（Cathex.Co., Ltd., Tokyo.Japan）

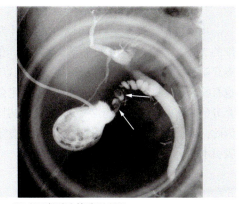

图 6　通过胆囊引流管造影所见
胆囊管有结石嵌顿（箭头）

4.经皮胆囊引流术和胆囊穿刺吸引术的比较

到目前为止，只有我们对经皮胆囊引流术和胆囊穿刺吸引术的效果进行随机对照研究[3]。该研究将 58 例急性胆囊炎患者随机分为经皮胆囊引流术组（30 例）和胆囊穿刺吸引术组（28 例），进行前瞻性比较研究。操作的成功率上，经皮胆囊引流术为 100%，胆囊穿刺吸引术为 82%，没有明显的差异。但是在临床有效率上，经皮胆囊引流术为 90%，胆囊穿刺吸引术只有 61%，前者更为有效。并发症的发生率分别为 3%（导管滑脱）、4%（出血），均可行保守治疗。

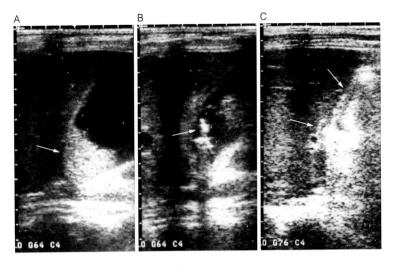

图7 胆囊穿刺吸引术的 US 图像

A. 胆囊明显肿大,颈部有胆泥（箭头）

B. 胆囊穿刺吸引术可使胆囊缩小,可看到穿刺针的头端（箭头）

C. 因胆囊内容物被抽吸,胆囊（箭头）变小

胆囊穿刺吸引术组的 43% 操作成功但临床上无效, 有必要追加经皮胆囊引流术。

本研究中, 胆囊穿刺吸引术的穿刺针为较细的 21G, 故操作成功率可能降低。但是, 在胆囊穿刺吸引术组, 即使能够充分抽吸胆囊内容物, 也有临床无效的病例。只对胆囊减压不一定会有充分的临床效果, 提示有必要进行持续的引流。因此, 为了对胆囊进行确切的引流, 与胆囊穿刺吸引术相比, 我们更推荐经皮胆囊引流术。

参考文献

1) 伊藤　啓ほか：急性胆嚢炎における MRCP の意義. 日消誌 97：1472-1479, 2000

2) Kiviluoto, T et al：Randomized trial of laparoscopic vs open cholecystectomy for acute and gangrenous cholecystitis. Lancet 351：321-325, 1998

3) Ito, K et al：Percutaneous cholecystostomy versus gallbladder aspiration for acute cholecystitis —A prospective randomized controlled trial—. AJR 183：193-196, 2004

Ⅲ　内镜下胆管引流的
要点与盲点

1. ENBD、ERBD 的实际操作

伊藤彰浩・後藤秀実

[名古屋大学大学院医学系研究科消化器内科学]

引言

内镜下胆管引流术包括内镜下经鼻胆管引流术（endoscopic nasobiliary drainage, ENBD），是经鼻腔向胆管内留置引流管的外引流术。此外还有胆管支架留置术，它是将支架留置在胆管内的内引流术[1-3]。支架分塑料支架和金属支架，一般将留置塑料支架的操作称长 ERBD（endoscopic retrograde biliary drainage），最近多使用 EBD（endoscopic biliary drainage）这一名称。此外，为了将这种内引流术与外引流术 ENBD 明确区别开，现在认为，使用同义词 EBS（endoscopic biliary stenting）更确切。

本章将介绍 ENBD 和 ERBD 的实际操作。

1. ENBD 的适应证

ENBD 是将胆汁外引流，与后述的 ERBD 区别使用。一般情况下留置时间较短，适用于那些担心内引流可能会伴有逆行性感染或已有胆道感染的病例。具体说是适用于伴有胆管结石、胆道癌等的胆管炎病例。近年来还多用于肝门部胆管癌的术前引流。这种外引流可以进行充分的冲洗、吸引，这是它最有优势的地方。

2. 引流管的种类

市场上销售的主要是 5~8.5F 的引流管，根据目的和留置部位适当选择。粗引流管的优点是引流效果较好，不易堵塞和打折，但另一方面疼痛不适感也会增加，可能导致患者自行将其拔出。头端的形状多为猪尾型（pig tail），留置在肝内胆管支内则不容易脱出。

3. ENBD 插入的操作和要点（图1A，B）

先行胆管造影，配合操作导管和导丝，向目标胆管内插入导丝，拔去导管。若造影剂注入过多，较难识别导丝及导管的头端，应注意这一点。接着插入 ENBD 引流管，确认头端的位置后拔去导丝。对初学者或是插入困难的病例，使用粗的、硬的导丝较易插入。若导丝插入及留置顺利，其与后述的 ERBD 相比，ENBD 管的插入是比较容易的。内镜和十二指肠乳头的距离如果过远，只要不使导丝弯曲缠绕，多可以顺利插入。也有同时行 EST 以预防胰腺炎的做法，但笔者没有进行。不追加 EST 一般也不会发生胰腺炎，且上游胆管有狭窄时一般禁忌行 EST。

4. ENBD留置时拔出内镜的操作和要点

在透视下开始拔出内镜。拔出时要使引流

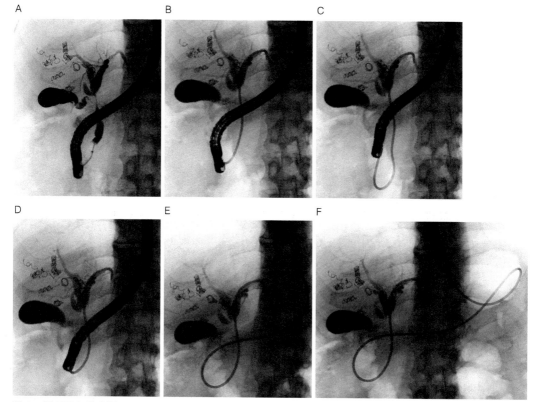

图1　行 ENBD 的病例

　A. 上段胆管癌病例的胆管造影像

　　　从胆管上段到肝门部的胆管狭窄，上游侧胆管扩张

　B. 插入 ENBD 管，头端位于 B_3

　C. 开始拔出内镜，引流管稍微从乳头侧向远端缠绕

　D. 稍微拔出引流管，远端的缠绕消失

　E. 内镜拔出至食管，引流管在胃内变直

　F. 在胃底将引流管缠绕

管呈送入时的形状，要点是怎样能将引流管留置成较难脱出的形状。若开始将留置管从乳头侧向远端缠绕，则很容易脱出（**图1C，D**）。与在乳头部缠绕相比，要在胃底部稍微缠一下效果更好（**图1E，F**）。若没有缠绕而保持紧张的状态，引流管很容易脱出。导丝可在退出内镜的过程中拔出，也先将其完全拔出。笔者尽量进行简单操作，先拔出导丝，但此时应注意不得使抬举钳立得过高，以免使引流管打折。最后经先前从鼻腔向口腔内插入引导管（专用的或 Nelaton 导管等）的头端，将 ENBD 管改成经鼻通路后固定。

◆ 5. ERBD 的适应证

　　基本上多用于良性病例的轻度胆管炎、非手术适应证病例的长期减黄。它是生理性的内

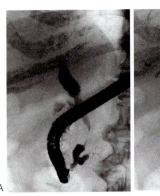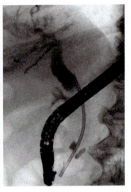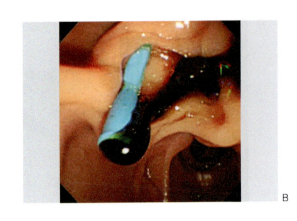

A　　　　　　　　　　　　　　　　　　　　　　　　　　　　　　　　　　B

图 2　ERBD（直型）的施行病例
从 ERCP 像可见胰腺癌的表现和与之伴随的胆管狭窄（A 左），留置直型的支架（A 右），内镜下看到感染的胆汁排出（B）

引流术，这是其最大的优势，患者痛苦也比较小。但另一方面，它容易引起逆行性感染，虽然有时也用于可外科切除病例的术前减黄，但有必要引起注意。

6. 支架的种类

一般使用 5~11.5F 的支架。从引流效果和长期通畅性的方面来看粗的要好一些，但通常的十二指肠镜多可使用 7~8.5F 的支架。支架的长度一般是 5~15cm，综合狭窄的部位和长度来选择。头端的形状有猪尾型和直型，前者最粗为 7F，且长度受限，而后者种类更多。猪尾型的优点是其头端可留置在胆管分支内，对防止脱出有利。同时我们也不得不考虑到，如此也容易引起胆管损伤。另外，直型的支架有时可损伤乳头对侧的十二指肠壁，从这点来看使用猪尾型更安全。

7. ERBD 插入的操作和要点（图2,图3）

与 ENBD 一样，有很多文章说在 ERBD 之前要行 EST，但实际上很多病例不施行 EST 即可行 ERBD，故没有必要先行 EST。

引导导丝入胆管后，用推送管插入支架。插入支架时，不要使内镜与乳头的距离过远，在行 ERBD 时这点很重要。若支架全长从内镜出来，近端根本插不进去，可能不能复原。若有严重狭窄，支架不能插入，尤其是持续插入推送管时容易出现这种状况。这时不仅可使用抬举钳，还可操纵旋钮使内镜的头端向上，保持近距离以便插入，这是个要点。此外在插入时，助手掌握好导丝的位置，使其保持适度紧张状态，这对插入有较大的影响，因此助手的作用不容忽视。

8. 支架长度的选择

选择适宜长度的支架很重要，若支架过短，则不能很好地引流。因此，若选择较长的支架便较易进行。但若过长，导管头端无法能留置在恰当的位置，有时会脱出。

从透视监视器上可大概估计支架的长度，有时若没有充分认识前后方向的距离，可能会估计过短，因此有必要根据导丝的操作，尽可能地正确把握好支架的有效长度。具体地说，

◎进行内镜下引流前，先根据适应证决定是进行外引流（ENBD）还是内引流（ERBD）。

◎留置ENBD时，注意勿使引流管打折，且要在胃内做适度的缠绕。

◎行ERBD时，要选择长度合适的支架。留置时勿使内镜和乳头离得过远。

A 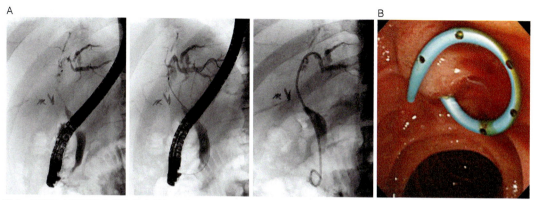 B

图3　ERBD（猪尾型）的施行病例
胆管造影像为肝门胆管癌的表现（A左），向目标肝内胆管支插入导丝后（A中），留置猪尾型支架（A右）。内镜下留置猪尾型支架时注意头端的形状，使其不会损伤粘膜（B）

就是以导丝头端软性部分的长度为标准，根据导丝的移动距离估算出必要的长度，可得出大致正确的长度值。

小结

以上介绍了作为内镜下胆管引流术的ENBD和ERBD的手法和要点。对于胆道内镜医师而言，这是一项基本技能，在别的章节还将介绍其并发症和处理对策。

参考文献

1）Cotton, PB et al：Transnasal bile duct catheterization after endoscopic sphincterotomy. Gut 20：285-287, 1979

2）Soehendra, N et al：Palliative bile duct drainage — A new endoscopic method of introducing a transpapillary drain. Endoscopy 12：8-11, 1980

3）Huibregste, K et al：Transpapillary positioning of a large 3.2mm biliary endoprosthesis. Endoscopy 13：217-219, 1981

2. 多重 EBS、ENBD 的要点

新倉則和

[信州大学消化器内科]

引言

对上段胆管癌、肝门部胆管癌的病例，现已积极施行经皮经肝胆道引流（PTBD）以减黄和对进展程度进行诊断。内镜下胆道引流（EBD）与 PTBD 相比，由于有对目标胆管支的引流不够确切、可能引发或加重胆管炎等原因，多认为不适合用于术前的减黄。但是现在对肝门部胆管癌而言，一般都根据病变的位置选择扩大右半肝或左半肝切除，在通过 CT、MRI（MRCP）决定手术方式后，对预留肝脏的肝内胆管行内镜下胆管造影（ERC）、腔内超声（IDUS），之后行 ENBD，在相应的胆管支内留置引流管，该方法施行较简便。对减黄效果不佳的病例可追加 ENBD 或 EBS，对多个胆管支进行引流。对合并有区域性胆管炎或内镜下目标胆管分支引流困难的病例，可追加 PTBD。根据全身情况和局部进展判断不能施行手术时，可利用先前的 ENBD 改行 EBS。

1. 多重 ENBD、EBS 的操作方法

（1）导丝的选择

选择向肝内胆管支选择性插入导丝时，采

用头端有亲水性聚合物涂层（含有钨）的弯头导丝（ex Zebra，Jagwire Boston Scientific）较好[1]。对没有显影的胆管支，要参照 MRCP 图像，使用该种导丝在分叉部位操作以插入导丝。这时如果只是顶着管壁往里送导丝，头端多会弹开，无法插入目标胆管支。这时应顶着胆管壁，边捻转导丝边往里插入，并移动造影管配合进行细致的操作。若最终能插入支架，较硬的导丝比较适宜。为避免不必要的麻烦，交换时也插入较硬的塑料支架。此外留置导丝时若有重度狭窄，很难插入多个支架，可使用胆管扩张用的球囊扩张狭窄部之后再插入支架。若有多个引流管，有必要在留置一个支架后追加乳头切开术（EST）。

（2）多重 ENBD

术前引流要能确定胆汁流出量、必要时还要能进行冲洗，故考虑 ENBD 较好。若需要多个胆管支引流，通常需反复行 ENBD。但是，若留置 2 个以上，在前面留置的引流管可能被内镜带出来。多数情况下，在内镜退至胃内时再往前深插一下，带着第 1、第 2 个引流管一起往里插入而在胃内形成缠绕，然后再一边里外及左右捻转内镜一边将其拔出，这样便可以

◎进行内镜下引流前，应通过 CT、MRCP 等充分了解胆管狭窄的形态和胆管的分叉部位。

◎根据手术方式，在预留肝叶内的胆管内留置 ENBD 管。

◎减黄不良时，追加包括切除侧肝叶的 ENBD 或 EBS。

◎进行选择性胆管引流时，使用头端有一定角度的导丝、助手用手帮助调节导丝头端的方向是关键。

留置多根引流管。另外，在第 1、第 2 个引流管中留置导丝后，以后留置引流管便容易成功，这是一个要点。**图 1** 所示为多重引流的实际操作。

（3）多重 EBS

但是多重 ENBD 对患者会造成很大的负担，此外，因肝门部有较严重的狭窄，留置 2 个引流管以后的操作比较困难。留置 1 个引流管后，狭窄部位的细小胆管分叉受到引流管的影响，置入两根引流管后，导丝很难再次插入。因此，有必要行多重引流时，若难以多次使用通常的方法，多可在最开始应从同一个钳口分别向多个肝内胆管分支留置导丝，然后分别施行 EBS 或是 EBS+ENBD（最后一个引流）（multiple-guidewires-in-one-channel 法）[2]。最后 1 支为 ENBD 时，选择最重要的分支行 ENBD，这样确认胆汁的排泄便很容易。ENBD 留置时，两侧肝叶合起来多不超过 3 根引流管，左叶或是右叶分别留置 3 根则较难。多根引流通常使用 6F、7F 的 ENBD 管或 7F 塑料支架。

2. 长期留置时 ENBD、EBS 的更换

术前用于减黄的 EBS 若长期留置，可能会出现闭塞、胆管炎等问题。留置多根引流管时，不是拔出所有引流管后再插入新的引流管，而多是每拔出一根后再插入一根新的，这

样交换相对容易。若初次插入比较困难，可用与 ENBD 相反的顺序，将引流管从鼻内向口腔拔出之后，向 ENBD 管内置入导丝，将内镜顺着 ENBD 管插入至十二指肠。将导丝插入肝内胆管支后，拔去 ENBD 管，之后便很容易插入新的引流管。EBS 使用 7F 的支架时，首先将导丝插入支架内，之后用沿着导丝上插入的套圈把持着支架的远端，导丝位置不动，通过活检钳口只拔出支架，这样也会较易选择性插入新的支架。

3. 无法手术病例的 EBS

对上段胆管癌、肝门部胆管癌等无法手术的病例的 EBS，其支架材料、留置方法还没有统一的意见，金属支架虽长期开放性较好，但闭塞后很难处理，故不适合行多管引流。塑料支架可能在早期就可能发生闭塞，但其更换容易且能行多管引流。我们用一根 ENBD 管便可以实现减黄，对没有区域性胆管炎的病例，更换留置一个金属支架可以得到良好的疗效。若有区域性胆管炎，在内镜下用支架内支架的技术（stent through stent）追加塑料支架，若施行困难，可行 PTBD，之后经皮留置支架。对因需要减黄或处理胆管炎而行多管引流的病例，需将开始时使用的引流管换成塑料支架。如前所述，留置多个金属支架可能对处理突发的并发症有所不利，原则上不使用。EBS 手法请参照相关章节。

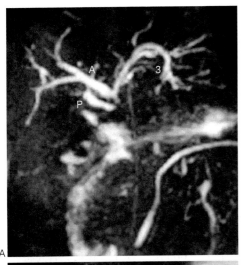

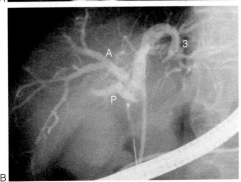

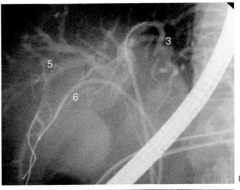

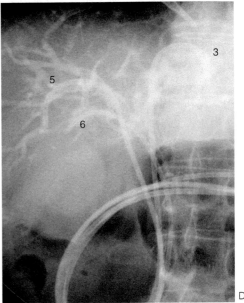

参考文献

1) 木村克巳ほか：胆管癌に対するプラスチックステントによる胆道内瘻術. 胆道・膵疾患のインターベンション治療，メジカルビュー社，東京，118-123，2004

2) Fujita, N et al：ERCP for intradiverticular papilla：two-devices-in-one-channel method. Gastrointest Endosc 48：517-520, 1998

图1

A. MRCP（先前的医师在 B₃ 留置了 ENBD）。根据图像显示，右后叶胆管（P）呈分离状。右前叶胆管（A）与右后叶胆管（P）引流不佳，均有扩张

B. ERCP（先前的医师在 B₃ 留置了 ENBD）。该病例为从中段向上段延伸的乳头型胆管癌病例

C，D. 因左半肝体积小，故预定行扩大左半肝切除术。除了在 B₃ 留置引流管外，按 P、A 的顺序分别追加 ENBD，减黄后行扩大左半肝切除

3. ERBD、ENBD 的并发症和处理措施

伊藤彰浩・後藤秀実

[名古屋大学大学院医学系研究科消化器内科学]

❖ 引言

内镜下胆管引流术（ERBD、ENBD）在临床上尽管已普遍应用，但操作时不一定安全，有时会出现并发症。本章将介绍其并发症及处理对策。

❖ 1. ERBD 的滑脱

用于 ERBD 的塑料支架尽管在两端多有防止滑脱的倒钩，但有时也会向胆管侧或十二指肠侧滑脱，可根据腹部平片及血液检查结果来判断有无滑脱，这一点很重要。

考虑到胆管形状、有无狭窄、狭窄的程度与留置支架的形状、长度、口径等的关系，支架向十二指肠侧滑脱并不少见，这会成为黄疸迁延和发生胆管炎的原因（**图 1**）。对胰腺癌的病例，因胆管向胰腺一侧偏斜，选择稍微弯曲的支架不易滑脱，其弯曲的部位也很重要。选择适宜长度的支架对良好引流及防止滑脱也很关键。

❖ 2. ERBD 导致的穿孔

向十二指肠滑脱的支架可能会损伤对侧的十二指肠壁，通常仅会有轻度的出血。脱落支架进一步导致的穿孔尽管罕见，但也有发生。

图 2 所示为一高龄的肝内胆管结石的女性患者，身患多种疾病，危险性相对较高。继 EST 之后行内镜下碎石术，因很难一次清除干净，暂时留置 ERBD。术后 3 天如出现腹痛，

行腹部 CT 可见滑脱的支架尖端贯通十二指肠壁，怀疑有穿孔。行紧急开腹手术，可见支架不仅贯通十二指肠壁，其尖端进一步穿过横结肠系膜后进入腹腔。

本例中，为了避免因残留结石导致引流不畅和支架滑入胆管，故选择了较长的支架，但这种支架可能会滑入肠腔。对于危险性较高的病例，有必要使用头端是猪尾型的支架。本例是极为罕见的病例，但 EST 后的 ERBD 支架易深入胆管或滑脱入肠管，应考虑到有这样的可能性。

❖ 3. ERBD 及 ENBD 后胰腺炎

如该部分第 1 章所述，引流管可导致胰管口闭塞而引发胰腺炎，基于这一点，内镜下引流后多并行 EST，文献中其使用频度各不相同[1-3]。实际上笔者没有附加 EST，其原因是未见到由放置的引流管引起的胰腺炎。与操作伴随的（即 ERCP 后的）胰腺炎并不少见。若发现十二指肠乳头部有压力，可留置临时的胰管支架，用 5F 的就可以了。尽量使用自然脱落型的支架，因其不必拔出，这是非常有利的（**图 3**）[4]。

❖ 4. 并用 ERBD 和 ENBD

根据胆管内的情况，即使施行了 ERBD，有时支架也经常很快堵塞导致引流不畅。对于这样的病例，应先施行（或者同时进行）ENBD，可以获得较好的引流。

图 4 所示为并用 ENBD 和 ERBD 后较为有

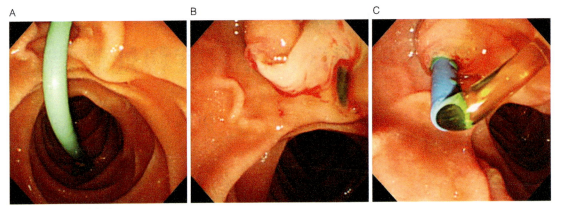

图 1　ERBD 滑脱病例

A. 留置的塑料支架向十二指肠腔内滑脱

B. 拔去支架，可见到胆管内潴留的感染胆汁排出

C. 冲洗胆管之后再留置支架，可以获得良好的引流

图 2　ERBD 引起的穿孔病例

A. 胆管造影像，在扩张的肝外胆管有多枚结石（左），行内镜下碎石术（中），因治疗时间较长，留置支架之后结束（右）

B. 3 天后的腹部平扫 CT 图像，肝周少量腹水，滑向十二指肠的支架尖端贯穿十二指肠壁，疑有十二指肠穿孔

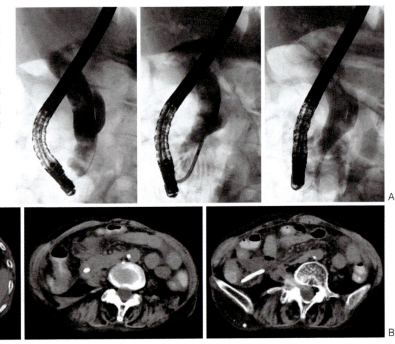

效的病例。合并有血液系统疾患的慢性丙型肝炎的患者发生了胆道出血。胆管造影可见有明显的血性胆汁，判定出血点和病变的性质比较难。可尝试行 ENBD，并冲洗以除去血肿，但在冲洗时胆道内压升高，患者有明显的疼痛，胆管像未得到很好的改善。入院 10 天后，为了能稍稍降低胆道内压并能加以冲洗，并用了 ENBD 和 ERBD。其后疼痛有所减轻，充分冲洗后可很好地观察到病变部位。并用 ENBD 和 ERBD 既可以有效冲洗，还可以防止支架堵塞，

ERBD、ENBD 的并发症和处理措施

◎ ERBD 管有时会滑入胆管或十二指肠，应加以注意。

◎为预防术后胰腺炎，可暂时在胰管内留置支架。

◎引流不良时，并用 ENBD 和 ERBD 是一种有效的方法。

图3　胰管中留置支架的病例
A. ERBD 的同时，在胰管内也留置塑料支架（箭头）
B. 胰管内留置 5F 的塑料支架，未追加 EST

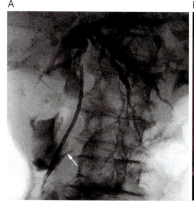
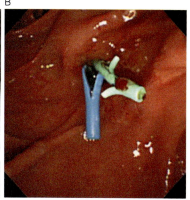

图4　并用 ERBD 和 ENBD 的病例
A. ERC 像（入院时），可以看到明显的血性胆汁，但看不到病变部位
B. ERC 像（入院 10 天后），在胆管左外叶支留置塑料支架，在右前叶支留置 ENBD 管
C. ENBD 造影像（入院 20 天后），血性胆汁有所改善，在右肝管可见肿瘤的充盈缺损像（箭头）

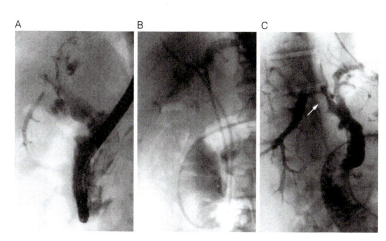

被认为是一种很有效的方法。

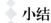 **小结**

　　内镜下胆管引流是临床上非常有价值的操作，但也会发生较危险的并发症，慎重施行很重要。

参考文献

1）栗栖　茂：急性閉塞性化膿性胆管炎に対する緊急内視鏡治療. 消化器病セミナー 78：211-220, 2000
2）村上晶彦ほか：ENBD 留置と管理. 消化器内視鏡 12：862-863, 2000
3）五十嵐良典ほか：EST, EPBD, ENBD, EBS による偶発症と対策. 臨床消化器内科 17：1211-1216, 2002
4）伊藤彰浩ほか：EST 後膵炎の予防対策. 胆と膵 22：661-664, 2001

4. ENGBD 的要点

豊田真之

［帝京大学医学部外科］

引言

《急性胆管炎和胆囊炎的诊断指南——基于科学的根据》一书指出，急性胆囊炎的基本治疗原则是胆囊切除术，但在胆囊切除术之前先行胆囊引流也并不少见。胆囊引流方法有经皮经肝引流（percutaneous transhepatic gallbladder drainage，PTGBD）和内镜下经鼻引流（endoscopic naso-gallbladder drainage，ENGBD）两种。PTGBD 较简便，是紧急情况下很有效的引流方法，被广泛使用。对 PTGBD 施行困难的病例（有腹水的患者、Chilaiditi 综合征患者、精神不稳定的患者等），ENGBD 是非常有效的手段。留置 ENGBD 管后，在腹腔镜胆囊切除术（LC）时很容易识别包括胆囊管在内的解剖结构，可降低发生胆管损伤等并发症的危险，提高了安全性。

1. ENGBD 插入的目的（图 1）

ENGBD 的目的包括：改善急性胆囊炎的症状、提高胆囊切除术的安全性（可进行胆管显像）和进行胆囊内的细胞诊断。

2. ENGBD 的适应证

ENGBD 适用于伴有下述情况的急性胆囊炎患者：有出血倾向的患者（口服抗凝血药物、DIC、肝硬化）、施行 PTGBD 困难的患者（腹水、

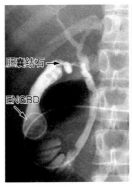 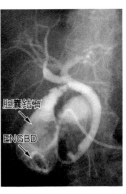

图 1　ENGBD

Chilaiditi 综合征）和疑有胆囊癌的患者。

3. ENGBD 的优缺点

（1）优点

a. 胆囊内引流
因经十二指肠乳头操作，出血很少。
（PTCD 施行困难的病例：口服抗凝血药物、腹水、Chilaiditi 综合征、疑有胆囊癌）
b. 可行胆囊内细胞诊断
c. 术中容易识别胆囊管
d. 术者可行胆囊造影

（2）缺点

a. 有插入困难的病例
（消化道重建患者：Roux-en Y 吻合及

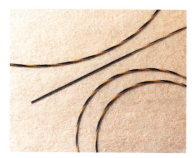

图 2A　Jagwire（Boston Scientific）

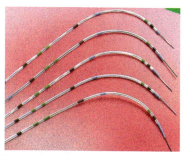

图 2B　ERCP 导管（引导管）：Contour（Boston Scientific）

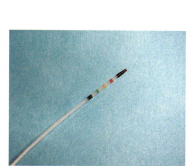

图 2C　ERCP 导管（引导管）：（MTW）

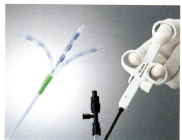

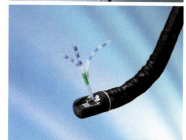

图 2D　ERCP 导管（引导管）：swing tip catheter（Olympus）

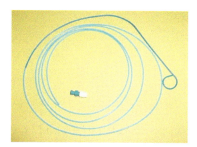

图 2E　ENGBD 管（引流管）：Flexima（Boston Scientific）

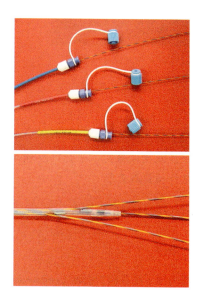

图 2F　引导管：Haber ramp 导管（Wilson-Cook）▶

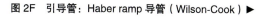

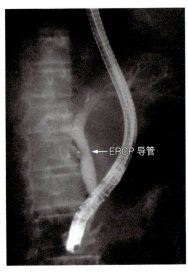
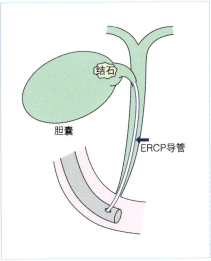

图 3　将 ERCP 导管插入胆管深部

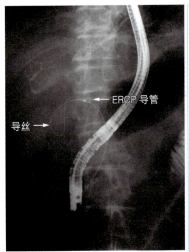
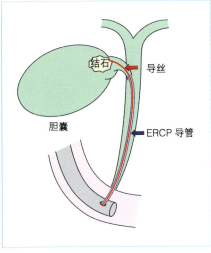

图 4　向胆囊内插入导丝

Billroth Ⅱ重建后留置较难）

    b. 可能发生胰腺炎（与 ERCP 相同）

    c. 可能损伤胆囊管

4. ENGBD 的插入方法

（1）插入顺序

    根据内镜下经鼻胆管引流（endoscopic naso-

biliary drainage，ENBD）的要领进行 ENGBD 的操作。

    1）根据 ERCP 的胆管内深插管的要领，向胆总管内插入造影管（图 3）。

    2）向胆管内插入导丝（图 4）。

    3）导丝通过胆囊管（图 5）。

    4）在胆囊内留置引流管（图 6）。

图5 通过胆囊管向胆囊内插入导丝

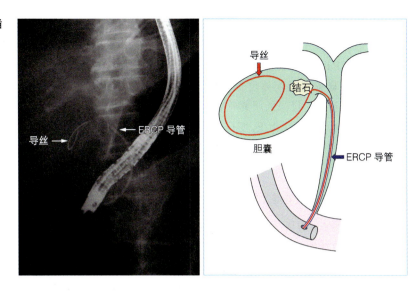

图6 沿导丝向胆囊内插入ENGBD管（引流管）

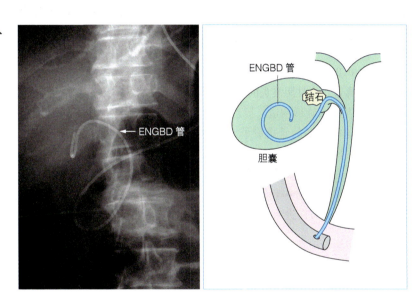

（2）器材的选择

导丝：Radiofox 导丝（400cm，角度型，泰尔茂公司制造），Jagwire（直型，角度型，Boston Scientific 公司）（**图2A**），引导管：Kontoa（Boston Scientific 公司，**图2B**）。MTW 公司：ERCP catheter（**图2C**），swing tip catheter（Olympus 公司，**图2D**），V-system 导管。

引流管：Flexma（5F，6F，Boston Scientific

公司，**图2E**）

特殊导管：Haber ramp catheter（Wilson-Cook 公司，**图2F**）

ENGBD 插入的要点是导丝和导管的相互配合，一旦通过胆囊管便能向胆囊内插管。特别是在急性胰腺炎的时候，胆囊管多有闭塞，导丝的通过多比较困难。另外，根据胆囊管的汇合位置、方向、长度、走行以及结石嵌顿程度的不同，插入的困难程度也有所不同。

（3）确定胆囊管（图3）

行 ERCP 时，胆囊管显影则目标明确，如胆囊管未显影则变换体位很重要，大幅度变换体位可看到的轻微的胆囊管管壁的变化。我科采取左侧卧位行 ERCP，变换体位较容易。一边拧转导丝一边上下移动，顶住胆管壁寻找胆囊管口。

（4）向胆囊管内插入导丝（图4）

确定胆囊管口以后，向胆囊管内插入导丝，若胆囊管与胆总管相垂直或胆管扩张时，插入多较难，内镜下的导丝操作与造影管的配合非常重要。Radiofox 导丝在操控上有一定优势，适用于胆囊管插管。

（5）导丝通过胆囊管，向胆囊内插入（图5）

在 ENGBD 的过程中，最重要的一点是导丝通过胆囊管。急性胆囊炎时胆囊管多有堵塞，且胆囊管内呈螺旋形构造，导丝通过需要一定的技术。这时重要的是造影管和导丝的配合，拧着导丝交替进退，使造影管配合着交替进退，慢慢将导丝和造影管向胆囊内推进。导丝通过胆囊管以后，可能会损伤胆囊管，确认导丝是否朝向胆囊腔的方向进入也很重要。

（6）留置胆囊引流管（图6）

导丝在胆囊内成祥以后，将造影管越过导丝，一次性插至胆囊内，可以扩张胆囊管、交换导丝、解除结石嵌顿。这项操作很重要，如果不能施行便不能进入引流管。我科使用的是 Radiofox 造影管，换成较硬的导丝之后，将引流管插入胆囊管内。胆囊管多呈螺旋状或有一定弯曲，导丝和引流管的口径有一定差异，有时引流管卡在胆囊管壁不容易插入，这时可使用口径较小的引流管。

5. ENGBD 下 LC 的意义

腹腔镜胆囊切除术（LC）的问题点是识别解剖学结构很难，或是因误认而引起胆管损伤。ENGBD 下 LC 可能较易进行术中造影，可通过视觉和触觉识别胆囊管。若发生急性胆囊炎，胆囊颈部的炎症较重，易出血且较多粘连，在解剖结构上很难识别胆囊管。对此，若插入 ENGBD，多可明确辨别胆囊管（图7，图8）。

（1）术中胆道造影

术中大致分辨出胆囊管、胆囊颈部、胆总管，分别用钛夹标记后自 ENGBD 管造影，识别解剖结构，造影后取出钛夹。

（2）视觉的确认

若插入 ENGBD 管，胆囊颈部有轻度炎症的病例，可确认胆囊管呈条索状，ENGBD 管为人工色，色彩鲜艳，在留置 ENGBD 管的状态下切开胆囊管时可辨别 ENGBD 管。但是，术前通过影像很难评价胆囊粘膜情况，考虑有胆囊癌的可能，应避免胆汁流出。拔去 ENGBD 管以后再切断胆囊管较好。处理胆囊管时，先在其后方行隧道操作，拔出 ENGBD 管时确认胆囊管有活动之后再切断。

（3）触觉的确认

用钳子把持住胆囊管，可辨认 ENGBD 管（与 5F 的 ENGBD 管相比，6F 的 ENGBD 管较易识别）。切断胆囊管时拔出 ENGBD 管，这时用肉眼也可以确认。

小结

对于急性胆囊炎，ENGBD 是理想的引流方法。在胆囊内留置引流管，可改善胆囊炎的症状并了解胆管的情况。对于可能是胆管癌的患者，与经皮胆囊引流术相比，可安全提取胆汁。ENGBD 下 LC 在术中较易行胆道造影，因插入 ENGBD 管，还可识别解剖学结构，提高了手术的安全性。不仅如此，对于急性胆囊炎患者，ENGBD 被认为是应该选择的有效治疗方法之一。但是，插入 ENGBD 需要一定的熟练程度，为了使今后的操作更简便，期待进一步改良并开发内镜设备。

◎ ENGBD 管插入的要点是配合使用导丝和导管，根据各个病例选择合适的工具。

◎插入 ENGBD 时，要经常考虑到损伤胆囊管的可能性。

◎ ENGBD 下 LC 时，根据胆道造影、视诊、触诊则比较容易辨认胆囊管，可提高手术的安全性。

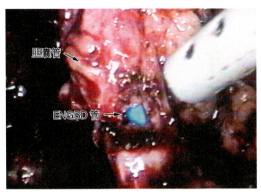

图 7　ENGBD 下 LC 1

参考文献

1）科学的根拠に基づく急性胆管炎・胆嚢炎の診療ガイドライン，急性胆道炎の診療ガイドライン作成出版委員会編，医学図書出版，2005

2）Toyota, N et al：Endoscopic naso-gallbladder drainage in the treatment of acute cholecystitis：alleviates inflammation and fixes operation's aim during early laparoscopic cholecystectomy. J Hepatobiliary Pancreat Surg 13：80-85, 2006

3）豊田真之ほか：ENGBD の実際と臨床. 胆と膵 27(5)：307-315, 2006

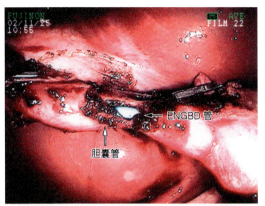

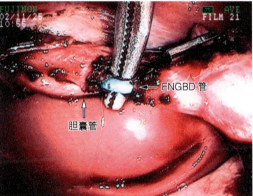

图 8　ENGBD 下 LC 2

Ⅳ 胆道镜检查的
  要点与盲点

1. 利用 PTCS 进行诊断的操作要点

神谷顺一・二村雄次*

[豊田厚生病院外科・*愛知県がんセンター]

1. 要点有三个

PTCS 可详细观察胆管内腔和在直视下粘膜活检[1,2]。也就是说 PTCS 对诊断胆管癌粘膜内进展范围、决定胆管切断位置有重要作用[3]。PTCS 对胆管癌以外的疾病的诊断也有重要的意义。

诊断的要点有以下三点：①明确胆管汇合形式；②灵活应用透视图像；③注意肿瘤血管和颗粒状粘膜。以下具体讲述。

2. 应用 PTCS 明确胆管汇合形式

对胆道疾病，必须从立体的角度掌握病变的位置和范围。PTCS 检查前，要仔细阅读胆道造影片，判断主要胆管是怎样汇合的。

在左半肝中，要检查是由左外叶上段胆管（B_2）和左外叶下段胆管（B_3）汇合形成共干，还是由 B_3 和左内叶胆管（B_4）汇合形成共干。在右半肝中，要注意右后叶胆管的汇合位点有无变异。右前叶胆管的汇合更富于变化，多见右前叶下段胆管背侧支（B_{5b}）或右前叶上段胆管背侧支（B_{8c}）汇入肝门附近，在临床上带来不少问题。尾状叶胆管（B_1）的汇合也富于变化，但如果能正确确定其位置，常将尾状叶胆管的开口当作癌浸润范围的标记。

3. 透视下检查胆道镜头端的位置

应用 PTCS 检查时，一定要边观察边仔细判断检查的部位是哪支胆管，所以要灵活运用 X 线透视画面，必要时可注入造影剂行胆道造影并摄片。特别是活检时，必须仔细辨认胆管，同时造影摄片。

多数病例在仰卧位图像上很难辨认出各支胆管，因此要变换体位。确认左半肝肝内胆管分支的基本体位是左侧卧位 + 头前斜位。确认右半肝肝内胆管分支需要右侧卧位。第一斜位（右前斜位）+ 头前斜位对于确认 B_1 开口的位置是不可或缺的。

4. 寻找肿瘤血管和颗粒状粘膜

要注意在胆管狭窄部位或肿瘤表面有无不规则的血管（肿瘤血管）[4]（图 1，图 2）。伴有这样血管的病变通常可诊断为恶性，不仅仅在胆管癌，在胆囊癌或胰腺癌的胆管浸润部位也可见到肿瘤血管（图 3）。见到颗粒状粘膜或乳头状粘膜首先考虑的是肿瘤的表层扩展[5]（图 4）。没有癌浸润的胆管粘膜是平滑的，呈白色。

近距离观察时，即使颗粒状粘膜低平，也能作出诊断。但是有时只从正面观察，诊断有些困难。胆管粘膜斑驳不均或发红也有助诊断，但应该从与观察方向成直角的部位采取足够的组织，行直视下活检。

在与 PTBD 引流管接触的部位也可见颗粒状粘膜，若仔细观察就会发现颗粒大小一致，呈低平的透明状，能与癌的表层浸润相鉴别，但确定的诊断还需活检病理检查。另外，在胆管结石的病例中，与结石接触过的地方也可见同样的颗粒状粘膜。在大多数病例中，乳头部的胆管粘膜高耸，呈乳头状。

◎ PTCS 检查时要明确胆管的汇合形式。

◎灵活应用透视图像。

◎注意肿瘤血管和颗粒状粘膜。

5.下游侧的诊断也很重要

　　肝门部胆管癌是向肝门浸润生长的一种胆管癌，术前诊断的首要任务是确定肝脏侧的胆管切断位置。但是，诊断下游侧的肿瘤进展范围，也应像上游侧那样认真仔细，千万不能马虎。

　　狭窄的下游在通常的胆道造影时不显影，PTCS检查时可用胆道镜抵在狭窄的中心，然后注入造影剂，这样胆管内压不会升高，而且下游胆管也能完全显示清楚。之后也可送过导丝，经导管扩张，待下次PTCS时可行下游侧胆管粘膜活检。

参考文献

1）二村雄次ほか：経皮経肝胆道内視鏡. 胃と腸 16：681-689, 1981

2）Nimura, Y et al：Value of percutaneous transhepatic cholangioscopy. Surg Endosc 2：213-219, 1988

3）Nimura, Y：Staging cholangiocarcinoma by cholangioscopy. HPB 10：113-115, 2008

4）神谷順一ほか：実体顕微鏡による胆管癌表層血管像の検討. Gastroenterol Endosc 30：337-345, 1988

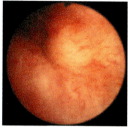 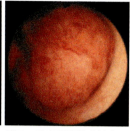

图 1　结节浸润型胆管癌的上缘可见肿瘤血管　**图 2　乳头型胆管癌的表面可见肿瘤血管**

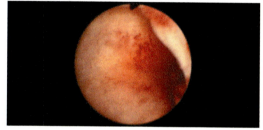

图 3　肝门浸润型胆囊癌的胆管狭窄部位可见肿瘤血管

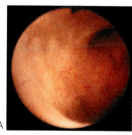 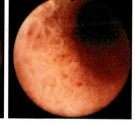

A　　　　　　　　　　　　　　　　　　　　　　B

图 4

A. 俯视左肝管胆管癌表层进展部的上缘。表层进展部稍隆起，粘膜发红

B. 近距离观察表层进展部。可见形状、大小不一的颗粒状粘膜，范围较广

2. PTCS 治疗方法的要点

山本英夫

[国家公务员共济组合连合会東海病院外科]

❖ 引言

经皮经肝胆道镜（PTCS）可用于胆道狭窄的诊断和治疗、准确诊断胆管癌、胆总管取石和肝内胆管取石，可以说是处理胆道疾病时一个必需的手段[1,2]。本章具体讲述 PTCS 的各种治疗方法。

❖ 1. 肝胆管结石经 PTCS 取石

近年来尽管肝内胆管结石有所减少，但 PTCS 取石仍然是一种有价值的治疗方法。PTCS 治疗肝胆管结石可能需要数次至十几次检查，是个需要有耐心的治疗方法。

（1）破碎结石和取石

破碎结石可用操控性能好的液电碎石器（EHL），取石利用网篮。胆管内充满结石时，要注意 EHL 探头不能直接顶在胆管壁上，应该由近及远、一个一个地破碎掉。在末梢胆管内取石时，要慢慢张开、收缩网囊，依赖手的感觉，并在透视下确认后抓住结石，经窦道将结石取出（**图1**）。

（2）完全取出结石

两侧肝内胆管都有结石时，只经一条通路取石有困难。可在适当的位置（充满结石的胆管）另穿刺插管，PTBD 引流，制作另一通路。PTBD 导管造影漏掉残留结石的可能性大，为了防止结石残留，要在 PTCS 下仔细进行选择性胆管造影，确认有无结石残留。仅仅通过 PTBD 导管行胆管造影很可能观察不到残留的结石，应

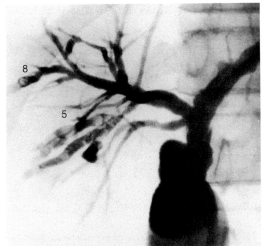

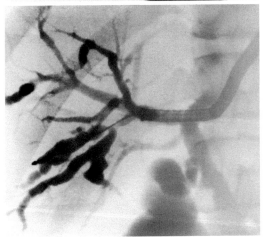

图1 右前叶上段胆管（8）和右前叶下段胆管（5）内可见结石（上图）。利用取石网篮取石后（下图）

变换体位进行 PTCS 下的选择性胆管造影，仔细检查有无因结石嵌顿而没有显影的胆管。有时即使认为结石已取干净，过一段时间再次 PTCS 检查又发现残留结石（**图2**）。因此，重要的是

◎ PTCS 取石时，要反复行选择性胆管造影和应用取石网篮。

◎行胆汁内引流时，要利用亲水导丝的力矩性。

◎肿瘤局部注射抗癌药或无水乙醇的正确方法是少量多次重复注射。

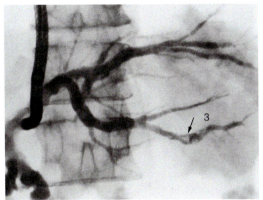

图2 右前叶肝内胆管结石取石后，在 PTCS 下行选择性胆管造影，发现左外叶下段胆管（B₃）内也有结石，并取石

在 PTCS 下仔细进行选择性胆管造影和 CT 检查。

2. 在胆道狭窄患者中制作内引流

内引流对改善良恶性胆道狭窄患者的全身状况和生活质量（QOL）有重要作用。

（1）应用 PTCS 制作内引流

通过 PTCS 在胆管狭窄的正上方造影，然后从上方插入导丝，穿过狭窄。一般情况下，良性胆道狭窄的内引流比恶性胆道狭窄要困难。造影不能显示狭窄上端开口时，可用 ERCP 用的导管推压狭窄瘢痕部位，有时可使狭窄的下游胆管显影，然后在 PTCS 下快速穿过导丝（**图3**）[3,4]。

（2）亲水性导丝的操作

同 X 线透视下制作内引流一样，使用亲水性弯头导丝。因为恶性胆道狭窄的狭窄部并非直线形，所以一直直线推入导丝是不能穿过狭窄的，应该利用亲水性导丝良好的力矩性，用第一指和第二指（或第三指）夹住导丝并轻轻捻动，使导丝尖端不停地来回转动，从狭窄中间穿过。亲水性导丝湿润后非常光滑，为了防止一下子脱出，

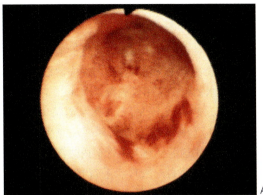

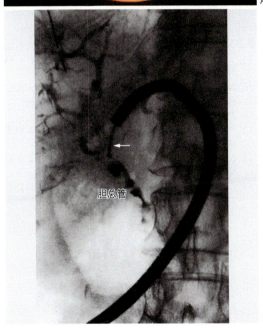

胆总管

图3

A. 在肝门部胆管位置行内引流时，完全看不到狭窄上端的开口

B. 用 ERCP 造影用导管边向下推压狭窄部边造影，可使下游侧显影

通过狭窄部后不可松懈，将导丝送至十二指肠内或对侧肝内胆管末梢内足够深度方可。

3. 高频电刀治疗

使用高频电刀切除胆管内隆起性病变如息

肉或切开胆管狭窄时，灌注液不能用生理盐水，而要用膀胱镜下手术时使用的 Uromatic S 灌洗液，它的非传导性能好，电刀的能量分布均匀，而且灌洗液不用稀释，直接就可使用。具体的方法与肠道息肉摘除时一样[3-5]。

4. 局部注射

有时对不能切除的胆道恶性肿瘤，在通常的生理盐水灌注下，可直接向肿瘤内注射抗癌剂或无水酒精。常用丝裂霉素 MMC（1 次用量 6~10mg，溶解成 1~2ml）或无水酒精（1 次用量 1~2ml）（**图 4**）[3,4]。注射时要注意患者有无疼痛，并注意不要刺入胆管壁内过深。重要的是每次少量注射，数日后重新 PTCS 检查，观察肿瘤的变化，并反复注射[4]。

参考文献
1）二村雄次ほか：経皮経肝胆道内視鏡. 胃と腸 16(6)：681-689，1981
2）Nimura, Y et al：Value of percutaneous transhepatic cholangioscopy(PTCS). Surg Endosc 2：213-219，1988
3）神谷順一ほか：経皮経肝胆道鏡(PTCS)による胆道疾患の治療. 外科診療 32：533-540，1990
4）山本英夫ほか：経皮経肝胆道鏡(PTCS)による治療. 胆と膵 16：923-930，1995
5）二村雄次ほか：経皮的胆管内視鏡. 胆と膵 4(1)：27-33，1983

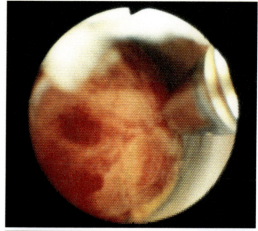

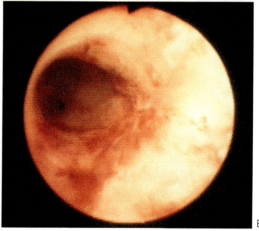

图 4
A. 对胆管内肿瘤（HCC）局部注射无水乙醇
B. 肿瘤坏死脱落后，胆管壁上有瘢痕形成

首例 PTCS

第一次 PTCS 检查是在 1977 年 4 月，检查一位胆管癌患者（**图 1**）。扩张 PTBD 窦道后，留置内径 3.0mm 的小儿气管导管，经此导管插入外径为 2.3mm 的 Olympus 经口胰胆管镜（**图 2**）。当时的镜身没有注入盐水的活检孔，也没有转角装置，所以先用添加造影剂的生理盐水将胆管内腔冲洗干净，然后在插入镜头观察，如此反复。

这样观察基本上获得了满意的图像，肿瘤占据的位置是有白苔附着的部位（**图 3 左**），其上游侧胆管粘膜糜烂、发红（**图 3 右**），都能清楚地观察到这些改变。

通过 PTCS 检查后，发现肿瘤进展已广泛，认为不能切除，遂利用 PTBD 引流管制作成胆汁内外引流。2 个月后患者死亡，尸体解剖也诊断为大范围进展的胆管癌。若是在数年之后，可行半肝胰十二指肠切除，但从当时的条件和技术水平来讲，手术是不可能的。

1977 年的时候，对梗阻性黄疸的诊断还停留在 PTC、PTBD 后的胆道造影和胆汁细胞学检查的水平，只能在 X 线透视下观察胆管狭窄部位，或者直接通过引流管内插入活检钳行胆道粘膜活检（经皮经肝胆道粘膜活检，PTCB），即现在所谓的刷检。之后研制的胆道镜更细，且装备有转角装置和活检孔。另外，由于 PTBD 窦道扩张技术已日臻完善，直视下胆管粘膜活检的梦想才得以实现。

参考文献

1）二村雄次ほか：経皮経肝胆道生検と経皮経肝胆道鏡. 胆道精查法，斉藤洋一編，医学図書出版，東京，175-197，1978

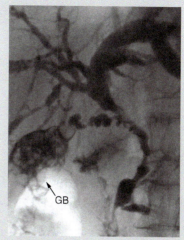

图 1 上段胆管癌浸润至左肝管，病变范围广泛
GB：胆囊结石

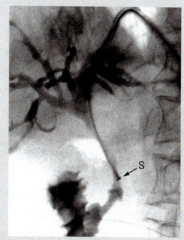

图 2 胆道镜的头端

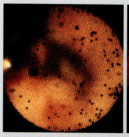 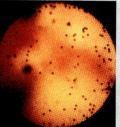

图 3 左：胆管狭窄部位可见白苔附着
右：上游侧胆管粘膜发红的糜烂面

3. 处理 PTCS 的并发症的要点

髙橋 祐

[大垣市民病院外科]

◆ 引言

　　PTCS 并发症可分为检查中或结束后不久出现的早期并发症和窦道肿瘤种植转移，以下分别介绍。

◆ 1. 早期并发症的处理

　　代表性的早期并发症有畏寒发热或胆管炎。有时也可出现呕吐或腹泻。

　　为了预防畏寒发热或胆管炎，重要的是尽量使用低压灌注生理盐水，仔细吸引掉胆汁和生理盐水。PTCS 要在灌注生理盐水的情况下进行，灌注压应在 30cmH_2O 以下[1]。这样就可防止胆汁向静脉的反流（cholangiovenous reflux），预防检查中或结束后不久出现的畏寒发热，对预防胆管炎也有一定的作用。

　　只要能保证视野清晰，低压灌注即可。基本的操作方法是不断地吸引胆汁和粘液，保持视野清晰。吸引时注意胆道镜的头端不能与胆管壁接触，否则容易使胆管粘膜充血或出血。选择性胆管造影时，在注入造影剂之前要尽量将胆汁吸出，注入造影剂的量应为必要的最小数量。此外还要注意在造影结束前回收造影剂。

　　取石时容易引起呕吐或腹泻，这可能是使用了较多造影剂，流入十二指肠，然后反流至胃内引起的，同时大量生理盐水流入肠道也可可引起，所以应该用心仔细吸引。

　　另外，插入胆道镜时可发生窦道断裂。插入之前首先要通过造影确认窦道已充分形成。原则上要在导丝引导下插入胆管。感到有抵抗

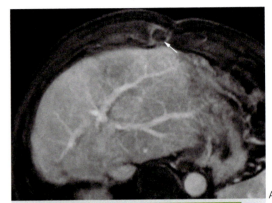

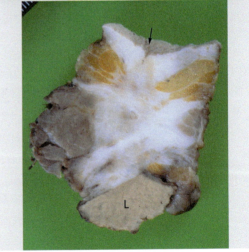

图 1
A. 窦道肿瘤复发的 MRI 图像
结节型肝门部胆管癌行右半肝 + 尾状叶切除术后 1 年零 1 个月，发现腹壁肿瘤转移（箭头）。结合首次手术前图像，腹壁肿瘤位置与 PTBD 导管贯穿的位置一致，诊断为窦道肿瘤种植转移
B. 切除后的标本
在皮肤穿刺点（箭头）与肝脏（L）之间可见白色的肿瘤组织
（引自参考文献 2）

时，不能勉强插入 [2]。

2. 窦道处肿瘤种植的处理

至 2006 年 6 月，除了住院期间死亡的病例外，我们科室共切除胆管癌 752 例，这其中进行 PTBD552 例（73.4%），进行 PTCS235 例。有 23（4.2%）例发生窦道处肿瘤种植，其中肝门部胆管癌 15 例，中下部胆管癌 3 例，胆囊癌 4 例，Vater 壶腹部乳头状癌 1 例（**图 1**）。分析了 400 例在 PTBD 后进行了切除的病例，发现窦道处肿瘤种植的危险因素有肉眼分型（乳头状型 8 例，$P=0.049$）和组织分型（高分化型 9 例，$P=0.023$）。就进行过 PTCS 的病例的复发而言，尽管 18 例复发胆管癌中 11 例（61.1%）进行过 PTCS 检查，但没有统计学差异（$P=0.094$）

预防的措施有合并切除窦道或注射无水乙醇。在从肝左叶施行 PTBD 的病例中，切除左半肝或左三叶常规合并切除窦道（**图 2**）。不能合并切除时，特别是原发灶为乳头型胆管癌的病例，窦道一定要用无水乙醇处理。方法之一是术中利用浸透乙醇的棉球或纱布擦拭胸壁和膈肌窦道。另一种方法是应用三腔气囊导管堵住内口 [2]，确认造影剂没有漏入胸腔或腹腔后，在窦道中注入无水乙醇，如此可一并处理肝内窦道 [3]。具体方法请参考下一章。

原则上，窦道种植都要切除 [4,5]。先前所述的 23 例，20 例进行了包括肝切除在内的种植灶的切除，5 年生存的有 3 例。

在术后门诊的随访中，因为窦道复发不易

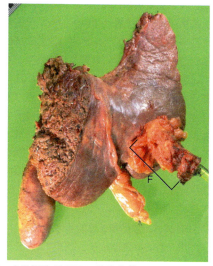

图 2　合并切除的 PTBD 腹壁窦道
切除了约 5cm 长的窦道（F）
（引自参考文献 2）

被发现，所以在门诊很重要的是进行胸腹部的视诊和触诊。另外，在随访期间阅读 CT 片时，同样也不要忽视皮下肿瘤的存在。

参考文献

1）吉本英夫ほか：直接胆道造影における胆管内圧と cholangiovenous reflux 発生について．日消外会誌 20：2350-2354，1987
2）神谷順一：PTCS による合併症対策のコツ．胆道外科の要点と盲点，文光堂，東京，48-49，2002
3）近藤　哲ほか：PTCD 瘻孔のエタノール処理法の開発—癌の瘻孔播種性転移の防止を目的として．胆道 3：100-105，1989
4）近藤　哲ほか：胆道癌再発に対する外科的治療．日消外会誌 21：2562-2566，1988
5）上坂克彦ほか：胆道癌術後再発例に対する対策と成績．日外会誌 100：195-199，1999

PTBD 窦道的处理

近藤 哲 ［北海道大学大学院医学研究科腫瘍外科学］

■ 胆汁中潜伏着肿瘤细胞

虽然胆汁中漂浮着活的肿瘤细胞，但多发胆管癌还是十分罕见的，因为正常的胆管粘膜抵制游离癌细胞的着床。但是，如果胆汁漏入腹腔，有可能产生腹膜种植。另外，如果癌细胞在 PTBD 窦道内壁着床生长，即使根治性切除窦道后，也可发生局部复发。特别是伴表层进展的高分化型腺癌或成瘤型乳头状腺癌这种倾向最强。预防的方法有术中尽量不要使胆汁外漏，根治性手术时合并切除窦道，不可能切除时，要用无水酒精处理窦道，以图杀死着床的肿瘤细胞。

■ PTBD 窦道无水酒精处理的具体方法

应用三腔气囊导管的方法如**图1**、**图2**所示[1]。将三腔气囊导管插至胆管内，膨胀气囊，塞住窦道内口，然后经气囊近端的侧孔注入酒精，灌注窦道内腔。常规的做法是用20ml酒精持续灌注20分钟。可不必使用专用的排液管，溢出的酒精用纱布擦掉即可。自三腔气囊导管中间的腔插入导丝至胆管内，操作中维持不动，以备三腔气囊导管意外的脱出或移位。

■ 漏出酒精可致疼痛

酒精漏入腹腔可产生剧烈疼痛。为了预防这种情况，注入酒精前，应先行窦道造影确认有无造影剂漏出（leak test；**图2**）。造影剂和酒精混合后发生沉淀，应以生理盐水洗尽造影剂后再注入酒精。

参考文献
1）近藤 哲ほか：PTCD瘻孔のエタノール処理法の開発. 胆道 3：202-207, 1989

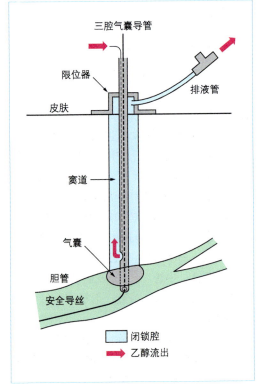

图1 PTBD 窦道乙醇处理模式图
自气囊附近的侧孔（弯箭头）注入乙醇，充满窦道后，自排液管排出

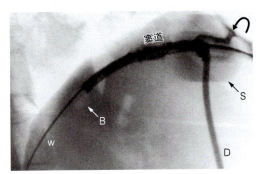

图2 leak test
从心尖部至左肝管 PTBD 窦道的侧面。造影剂从排液管（D）排出
W: 安全导丝; B: 气囊; S: 限位器（stopper）; 弯箭头: 皮肤瘘口处溢出的造影剂

4. 经口胆道镜的适应证与实际应用

伊藤彰浩・廣冈芳樹*

[名古屋大学大学院医学系研究科消化器内科学・*名古屋大学医学部附属病院光学医療診療部]

引言

经口胆道镜的历史可以追溯到 20 世纪 70 年代后期[1-3]。20 世纪 80 年代以后进入临床应用阶段，当时一般可使用的经口纤维胆道镜都是 Olympus 公司开发的。现在开发出来的电子胆道镜管径较细，可以获得更高的画质[4,5]。

1. 机器种类

目前，市场上销售的 Olympus 研发的头部配有超小型 CCD 的细径电子胆道镜有 2 种（**表1**）。CHF-BP260 型前部外径很细，只有 2.6mm，配备 0.5mm 的活检孔，可经此冲洗可以确保视野。CHF-B260 虽然前部外径粗达 3.4mm，但活检孔直径达 1.2mm，可以使用 0.035 英寸的导丝和细径的活检钳，临床上非常有用。进入胆管前一般均需事先行内镜下十二指肠乳头括约肌切开（EST）等处理，这一点可以说仍然是临床上的最大课题之一。

2. 适应证

在诊断方面，经口胆道镜的适应证是良恶性的鉴别及胆管癌水平方向进展的诊断；在治疗方面，多用于胆管结石取石。在良恶性鉴别方面，临床上多结合胆管内超声波检查行经乳头胆管活检，但由于后面要提到的操作性和病灶发现能力的问题，经口胆道镜往往较少使用。对于胆管癌，病变上方进展范围的诊断很重要，而经乳头插入胆道镜并越过狭窄部位的

表1　Olympus 公司细径电子胆道镜规格

	CHF-B260	CHF-BP260
前端外径	3.4mm	2.6mm
弯曲角度	上、下均为 70°	
有效长度 / 全长	2 000mm/2 300mm	
活检孔直径	1.2mm	0.5mm

操作常常比较困难，故也不常采用经口胆道镜。但是，随着上述新机器的上市，如果管径更细，经口胆道镜可能一跃成为起决定作用的检查手段。

3. 胆道镜的实际操作

经口胆道镜检查需通过母镜将子镜导入胆管，因此，必须有母镜（通常为比 ERCP 时稍粗的治疗用十二指肠镜）和 2 台电视内镜系统。

通常在 EST 或球囊扩张处理乳头部以后将胆道镜导入胆管。插入胆管内时，最好微调胆道镜的角度使得插入更为容易。采用导丝诱导虽然也不错，但要注意避免导丝引起胆管内（特别是病变部位）出血等情况妨碍诊断。另外，镜子头端的软性部位非常容易损坏，特别是碰到母镜的抬举钳的时候必须注意。

检查时气泡的存在是观察不良的原因，虽然可以用生理盐水回流加以去除，但是与经皮胆道镜不同的是无法吸引，去泡效果不尽如人

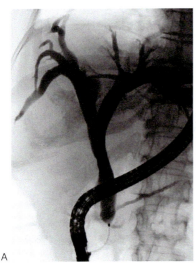
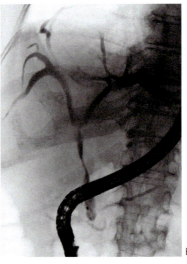

图1 胆道镜插入前的胆管造影照片

为达到诊断目的，胆管内充满造影剂（A）。胆道镜插入前，用导管尽可能地吸出注入的造影剂（B）

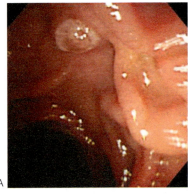
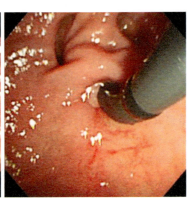

图2 经口胆道镜插入正常十二指肠乳头

正常十二指肠乳头的内镜照片（A）。未行 EST，胆道镜（Olympus 公司生产的 BP260）直接插入胆管内（B）

意。因此，要记得事先用生理盐水注满胆道镜的钳子活检孔，使空气难以进入胆道。同样造影剂也会妨碍视野，应限制用量，最好在胆道镜插入前用生理盐水冲洗造影管或者将造影剂稀释备用（图1）。

然而要确切观察整个胆管内腔并不容易，不可否认亦存在某些部位，其粘膜发红，无法进行充分的内镜检查。为取得良好的视野，不仅对胆道镜，对母镜的进出与角度也必须进行微调。

BP260 的外径是 2.6mm，如果考虑到正常乳头可以插入外径为 2mm 的超声探头，即使不行 EST 也未必不能插入胆管内，实际上这样的病例也是有的（图2）。

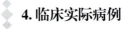 **4.临床实际病例**

（1）胆管狭窄病例（图3，图4）

77 岁男性，肝门部胆管狭窄（无黄疸），为明确诊断，ERCP 后行经口胆道镜检查（使

◎经口胆道镜插入基本上均需行 EST，但适应证必须慎重判断。
◎采用胆管内冲洗等手段为胆道镜检查创造良好的环境很重要。
◎管径纤细的电视胆道镜的应用提高了画质。

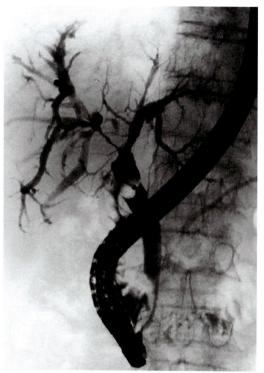

图 3　胆管狭窄病例，利用球囊导管进行造影
可见以肝门部为中心的胆管狭窄

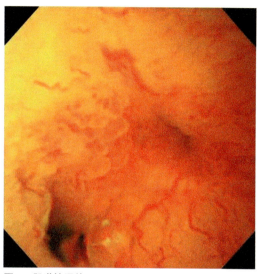

图 4　胆道镜照片
采用 BP260，肝门部胆管可见颗粒状上皮，并有血管增生像

用 CHF-BP260）。胆管造影提示以肝门部胆管为中心的狭窄，怀疑胆管癌。经口胆道镜可见上段胆管至肝门部胆管粘膜面清晰，可以仔细观察。狭窄部位上皮呈颗粒状变化，可见血管增生的表现，提示胆管癌。然而，该部位的活检未发现恶性病变，考虑属于年龄所致的变化，暂且进行随访。该患者很幸运，未行 EST 就顺利插入胆道镜而成为随访的病例。而对于有胆管狭窄的病例，如果仅仅为了插入胆道镜而行 EST 时，其适应证必须慎重判断。

（2）胆管结石病例（图 5，图 6）

5 岁女孩，肝功能异常伴腹痛，诊断为胆管结石，全身麻醉下行 ERCP，然后行 EST 及机械碎石术（EML），为确保取净结石并排除合并疾病，行经口胆道镜检查（使用 BP260）。胆道镜检查发现胆管内清晰，结石碎片予以取出。胆管粘膜面无特殊异常，术后随访。像这样的小孩胆管结石非常少见，只要身体允许，小孩也可安全进行经口胆道镜检查。

◆◆ 小结

随着细径电视胆道镜的开发，经口胆道镜检查可以获得良好的胆管内镜图像。随着技术的改良，如管径更细，经口胆道镜对胆道领域

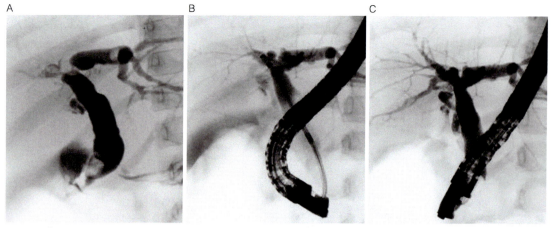

图 5　胆管结石病例的胆管造影

扩张的胆管内可见结石导致的透亮影（A）。EST 及 EML 术后，进行经口胆道镜检查（B），用球囊导管造影发现胆管结石已消失（C）

诊断学的进步将做出大的贡献。

参考文献

1）高木国夫ほか：膵癌の内視鏡診断. 胃と腸 9：1533-1541，1974

2）竹腰隆男ほか：逆行性膵・胆管鏡. Gastroenterol Endosc 17：678-683, 1975

3）Nakajima, M et al：Peroral cholangiopancreatoscopy (PCPS) under duodenoscopic guidance. Am J Gastroenterol 66：241-247, 1976

4）Tsuyuguchi, T et al：The role of peroral cholangioscopy for bile duct lesions. Dig Endosc 17：S 53-S 56, 2005

5）Itoh, A et al：Management of intraductal papillary mucinous neoplasm of the pancreas. Dig Endosc 18：S 64-S 67, 2006

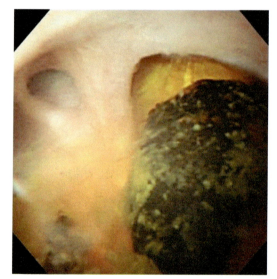

图 6　胆道镜照片

可见胆管内 EML 所致的结石碎片，胆管粘膜未见异常

经口胆道镜的适应证与实际应用

5. 术中胆道镜检查

伊神 刚

[名古屋大学大学院医学系研究科肿瘤瘘外科]

◆ 引言

术中胆道镜检查主要用于防止胆管结石残留，是保证完全取石不可缺少的手段。要掌握术中胆道镜，必须认真学习胆道镜本身及诊疗器械的操作、掌握各种入路的区别（开腹 - 腹腔镜下的区别、胆总管切开 - 经胆囊管 - 经胆管断端的区别）以及胆管内胆道镜的操作手法等。

◆ 1. 术中胆道镜检查

（1）使用器具

胆道镜采用 Olympus 光学公司生产的 CHF-P20（外径 4.9mm）、CHF-XP20（外径 3.7mm）及 CHF-CB30（外径 2.8mm），根据不同用途选择使用。经胆总管切开处或胆管断端插入胆道镜时，宜采用 CHF-P20，可以取得良好视野，操作也容易。CHF-P20 的活检孔内径是 2.0mm，套石篮应准备 FG-24SX-1。经胆囊管途径时，CHF-P20 有时插入困难，可改用 CHF-XP20 或 CHF-CB30S，这两种胆道镜的内径均为 1.2mm，套石篮应准备 FG-52D。

（2）其他准备

术中胆道镜采用教学镜，输出图像至显示屏。设置方面要保证术者和助手能够很方便地观察屏幕。另外，胆道镜灌流用的生理盐水挂在距离体表 30cm 处，灌流生理盐水的点滴通路及防反流帽等小件不要忘记准备齐全。

（3）术中取石及胆管观察

取石一般采用套石篮，但巨大结石需采用液电碎石器（EHL）适当碎石后再取石。这种情况下，粉碎的结石有残留的可能，取石后胆管内的观察很重要。观察方法是，参考术前或胆道造影的胆管图像，努力确认上游侧的肝内胆管分支。胆管内的图像可用录像带记录，发现术后残留或复发结石，可以对胆管内图像进行再评价。术中胆道镜观察胆管，时间有限，仅为一次性检查，也存在结石遗漏的可能，因此术后追加详细检查也很重要。

◆ 2. 术中胆道镜检查的实际操作

（1）经胆总管切开口观察

开腹后胆总管切开时，在预定切开部位的两侧缝合 2 针作为牵引。胆道镜操作时为尽量减少灌流的生理盐水流入腹腔，最好将牵引线交叉轻轻牵拉（**图 1**）。开腹操作时，胆道镜向近端或远端胆总管插入均比较容易。

　　腹腔镜下胆总管切开时，通常不作缝合悬吊[1]，虽然缝合并非不可能。将 Trocar 尽量深插，使其前端靠近胆总管切开口，这是胆道镜容易插入的要点。另外，腹腔镜下胆道镜自胆总管切开口插入有困难时，胆囊管不予离断，胆囊自肝脏剥离以后，助手将胆囊适度牵引，将胆总管开口扩大再插入胆道镜（**图2**）。

（2）经胆囊管观察

　　胆囊管扩张到一定程度或者胆囊管可以扩张至容胆道镜插入时，采用经胆囊管插入（**图3**），但可能无法插入上游侧胆管（**图4**）。另外，如 CHF-P20 插入困难，多采用管径较细的 CHF-XP20 或 CHF-CB30S，但后者由于观察视野较小，不适于多发结石或巨大结石碎石后的取石。

　　由此可见，胆总管结石经胆囊管取石限于数目较少的小结石（最好3个以下）[2]。

（3）经肝管断端或肝管切开口观察

　　主要适用于肝胆管结石行肝切除术后的病例或需胆道重建的病例。虽然肝管断端或肝管切开口两侧也以缝线作牵引，但由于过度牵引可导致肝管意外损伤，如果能插入胆道镜，牵引线不必像经胆总管观察一样交叉。

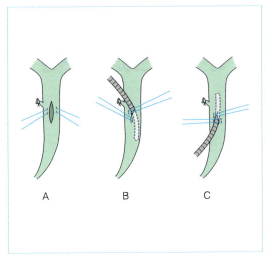

图1　开腹下经胆总管切开口插入胆道镜
A. 在胆总管切开口的两侧挂两针支持线
B. 观察十二指肠侧时
C. 观察肝脏侧时

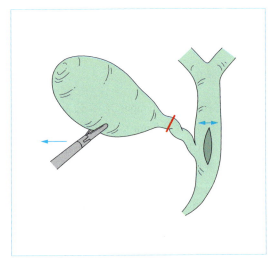

图2　腹腔镜下经胆总管切开口插入胆道镜
胆囊自肝床剥离后，助手适度牵引，胆总管切口开大后，胆道镜容易插入

◎掌握胆道镜的种类及可能使用的钳子类器械很重要。

◎由于时间有限，检查只有一次，也存在遗漏的可能性。

◎充分理解各种入路方法的不同很重要。

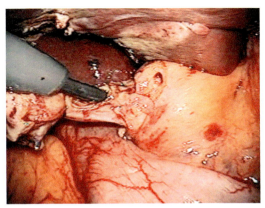

图 3　术中照片

参考文献

1）長谷川洋ほか：肝・胆・膵・脾の手術　総胆管結石に対する腹腔鏡下手術．総胆管切石術．一期的縫合術．消化器外科 27：965-972，2004

2）長谷川洋ほか：手術手技　経胆囊管的切石における胆囊管縦切開法．手術 59：1839-1842，2005

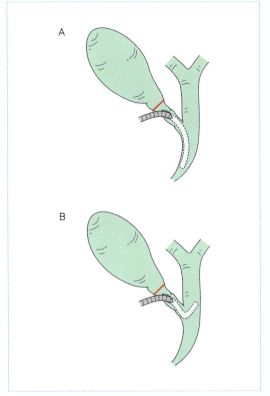

图 4　经胆囊管插入胆道镜

A. 十二指肠侧观察，因插入角度较好，胆道镜容易插入

B. 肝脏侧观察，因胆道镜必须锐角插入，可能无法观察

V 胆囊结石、胆总管结石手术的
要点与盲点

1. 胆囊摘除术的要点

磯谷正敏

[大垣市民病院外科]

◆ 引言

胆囊切除时要注意不要造成胆管损伤等严重的并发症。因此，在 Calot 三角或肝床部操作时，要根据粘连和炎症的程度，靠近胆囊的剥离操作要慎重，交替使用钝性和锐性分离。

◆ 1. 胆囊管→胆囊底胆囊切除术

这是标准的胆囊切除方法，适用于胆囊周围无粘连或病变而容易分离时。先结扎胆囊动脉也可减少术中出血。

（1）经右上腹直切口胆囊切除术

采用 Mayo-Robson 切口进腹：取右侧经腹直肌切口，切口上端沿肋缘向中线延长2~3cm。进腹后，用腹壁拉钩置于肝圆韧带的右侧，连同肝圆韧带向左牵开，这样可使胆囊向中线移位，而且也不妨碍胆总管的操作。肿大的胆囊位于右肋弓深面时，可追加切断右肋软骨弓。

（2）术野的显露

进腹后，①以盐水纱垫保护胃、十二指肠和横结肠，并向下方牵开；②于右肝下方，用大 S 拉钩将结肠肝曲向外侧压下；③将胆囊左侧的肝下缘用 S 拉钩拉起；④以腹壁拉钩将右肋弓向上方牵开，就可获得良好的术野。用 Pean 血管钳提起胆囊壶腹部（Hartmann 囊），展开由肝总管、胆囊管、右肝脏面围成的 Calot 三角和肝十二指肠韧带（**图 1**）。肝硬化等肝脏明显缩小时，胆囊可深陷肋弓下方，此时可于右膈下垫一块盐水纱布，连同胆囊将肝脏托至切口中间。

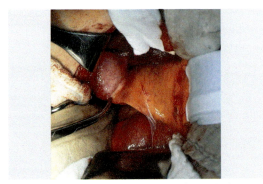

图 1 展开 Calot 三角、肝十二指肠韧带的良好术野
上方为头侧，下方为足侧

（3）显露胆囊动脉

靠近胆囊颈，纵行剪开 Calot 三角表面的肝十二指肠浆膜，钝性分离 Calot 三角内的纤维结缔组织，分离出条索状、有张力的动脉分支（**图 2**）。追踪该动脉进入胆囊，或从位于胆囊颈内侧、肿大的胆囊淋巴结下方通过向外侧走行的就是胆囊动脉，确认后将其结扎切断。

（4）先暂时结扎胆囊颈

结扎切断胆囊动脉后，稍作牵引即可充分伸展胆囊颈和胆囊管。暂时结扎胆囊颈一道，防止由于之后的操作而使胆囊内小结石或污染

◎在良好的术野下，显露由肝总管、胆囊管、右肝脏面围成的 Calot 三角。

◎展开 Calot 三角，自此进入胆囊的条索状物即是胆囊动脉。

◎紧贴胆囊壁分离，不要轻易切断条索状结构，以防损伤肝动脉或胆管。

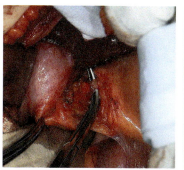

图 2 分离出胆囊动脉

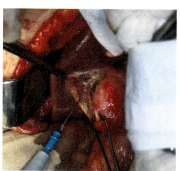

图 3 从肝床上剥离胆囊

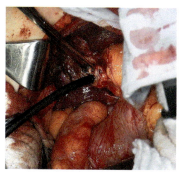

图 4 自胆囊管断端插入胆道镜检查胆总管

的胆汁流入胆总管。

（5）根据炎症程度从肝床开始剥离胆囊

从胆囊底开始向肝门方向顺行性剥离胆囊。对牵肝床和胆囊底浆膜，在肝床和胆囊之间制作分离面。通常用电刀切断两者之间的结缔组织（**图3**）。胆囊壁有严重炎症或水肿时，可用 Cooper 剪刀进行锐性或钝性剥离。靠近肝门部时，要紧贴胆囊壁分离，不要轻易切断条索状结构，以防损伤走行异常的肝动脉或胆管。

（6）胆囊切除后的胆道造影

在暂时结扎处切断胆囊管，摘除胆囊。提起胆囊管断端，稍稍剪开，用蚊式血管钳插入胆囊管中作扩张，然后插入造影导管并固定，行胆道造影。造影时，根据腹壁的厚度调整曝光剂量，轻度头低位 + 第一斜位（右前斜位），造影剂浓度为 30% 左右，根据胆管粗细 1 次用量 10~20ml，不能混入空气或过度加压推入。无胆管异常时，拔去导管，双重结扎胆囊管。

（7）开腹手术不要忘记放置引流

即使术中没有胆漏，有时术后也会发生意想不到的胆漏，因此，Winslow 孔处必须放置引流。引流管经右侧腹壁引出体外，关腹。引流管固定在皮肤上。

2.胆囊底→胆囊管胆囊切除术的注意点

此法多用于急性胆囊炎或胆管炎时，术中胆囊动脉、胆囊管或胆总管解剖不清楚，不能先处理胆囊动脉、胆囊管的情况。

（1）从肝床上剥离胆囊的要点

用手指钝性分离胆囊与周围脏器的粘连。根据胆囊壁炎症程度，使用电刀或 Cooper 剪刀分离。胆囊壁或肝床的动脉性出血应结扎止血，静脉性出血可压迫或缝扎止血。

（2）处理胆囊管时的要点

漏斗部或胆囊颈嵌顿的结石有时可意外地位于肝十二指肠韧带的下方。向上提起胆囊，仔细分离，在轻度炎症情况下一般都能分离出一段胆囊管。术中操作使胆囊内容物或小结石挤入胆总管，或发现胆总管扩张时，应使用胆道镜检查胆总管（**图4**）。

2. 胆总管切开术的要点

磯谷正敏

[大垣市民病院外科]

◆ 引言

切开胆总管时，注意不要损伤肝动脉和门静脉。特别是在胆囊切除术后或胃部分切除术后的患者中，肝十二指肠韧带前面与肝脏、十二指肠或横结肠等周围脏器有严重的粘连，手术有一定的困难。

◆ 1. 采用容易游离十二指肠、胰头的切口

取 Mayo-Robson 切口或正中切口，可容易使用 Kocher 法游离胰头。Mayo-Robson 切口是经右侧腹直肌纵行切开，自切口上端沿肋缘向中线方向延长 2~3cm。在肝圆韧带右侧切开腹膜，用腹壁拉钩连同肝圆韧带向左侧牵开，这样可良好显示胆囊。肋缘下斜切口不适用（**图 1**）。

◆ 2. 仔细显露肝十二指肠韧带

再手术患者的肝十二指肠韧带周围粘连严重，显露有一定的困难。胃部分切除术后，肝脏多覆盖在十二指肠韧带前面，宜用手指紧贴肝脏作钝性分离。胆囊切除术后，胃、十二指肠或横结肠等多与肝床粘连。应从右外侧开始，紧贴肝下缘或肝脏脏面向中线分离，解剖出肝十二指肠韧带的后缘，根据解剖学关系，分离肝床部的粘连，显露出肝十二指肠韧带。

◆ 3. 显露、确认胆总管的方法

胆总管位于肝十二指肠右缘，呈暗绿色，

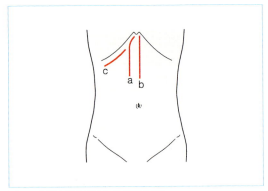

图 1　胆总管切开探查常用的切口
a. Mayo-Robson 切口；b. 上腹正中切口；c. 右肋缘下切口

纵行剪开其上方的浆膜即可显露胆总管。因炎症或纤维化胆管壁肥厚辨认困难时，可以左手手指插入 Winslow 孔触摸肝动脉搏动，在其右侧以细针穿刺，吸出胆汁即可确认胆总管的位置。

◆ 4. 切开胆总管的要点

在左右肝管汇合部至十二指肠上缘的中点切开，在预定切开的两侧小针细线各缝一针作牵引。提起牵引线，浮起前壁，尖刀纵行切开两牵引线之间的前壁。更换牵引线：撤除原牵引线，小针细线在左、右两侧胆管全层缝合一针作牵引。提起牵引线，用 Cooper 剪刀向十二指肠侧扩大切口至结石大小即可。此时注意不要损伤从十二指肠壁发向胆总管的小血管。在吸引器头端包一层纱布，吸掉胆汁以及随胆汁一起流出的小结石。用小镊子（pincette）取出

◎在腹腔内有粘连的患者中，要仔细分离、显露出肝十二指肠韧带，然后经穿刺确认胆总管的位置。

◎首先用生理盐水加压灌注，然后结石经胆管切口喷出。

◎应用Fogarty导管取石时，注意导管顶端不能推压结石而使之嵌顿。

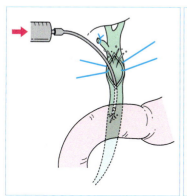 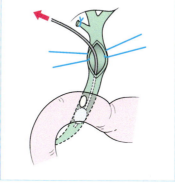 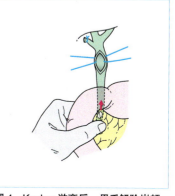

图2　生理盐水灌注法除去结石　　　图3　应用Fogarty导管取石　　　图4　Kocher游离后，用手解除嵌顿

切开处的结石。

5. 简单的方法是生理盐水冲洗除去结石

首先，用与胆管直径差不多的粗橡胶导尿管插入肝侧和十二指肠侧，快速注入生理盐水，推完后立即拔出导尿管，使结石从胆总管切开处喷出（**图2**）。重复操作2~3次。然后，从胆总管切开处插入胆道镜观察有无残留结石、有多少结石和胆管内结石的状况（嵌顿还是浮游）。

6. 用Fogarty导管除去结石

有浮游结石时，可用Fogarty导管或经胆道镜用取石篮套住结石后取出。利用Fogarty导管时，要经结石与胆管壁之间的间隙将导管送向十二指肠侧，这时要注意导管顶端不能推压结石而导致嵌顿。待导管通过乳头进入十二指肠内，膨胀气囊。往外拔出导管，有阻力时说明已达乳头部，缩小气囊，让导管通过，一旦进入胆总管内时，再次膨胀气囊。然后，顺着胆总管走行慢慢拔出导管，将结石拖到胆总管切开处（**图3**）。

7. 嵌顿结石可用胆道镜取石或Kocher游离后取石钳取石

经胆道镜插入2叶钳或3叶钳，夹住嵌顿的结石并取出。使用钳子也不能夹住结石时，可行Kocher操作，用拇指和示指夹住结石，轻轻向上挤压，松动结石（**图4**），然后用Fogarty导管或取石篮套住结石并取出。有时也可利用液电碎石器或YAG激光破碎结石，或者经乳头切开成形除去嵌顿的结石。

8. T管是非手术取石的通道

即使术中胆道镜检查确认没有结石残留，也不能百分之百保证没有遗漏结石。因此，常规放置T管，保留术后非手术取石的通道（具体方法参见"一点建议——T管插入的要点"）。固定后，要术中胆道造影，检查T管的状态和有无造影剂漏出等情况。如果有异常发现，应调整T管位置或追加缝合胆总管。因乳头痉挛或水肿，术中胆道造影可表现为通过障碍样病变，若胆道镜检查没有异常发现，可在术后再行胆道造影，重新检查乳头功能。

乳头功能和胆总管结石

湯浅典博[名古屋第一赤十字病院外科]

■ 引言

胆汁淤滞是胆总管结石形成的病因之一，而胆汁能否顺利流入十二指肠内与 Oddi 括约肌功能是否正常关系密切。测定 Oddi 括约肌压力是评估 Oddi 括约肌功能的一个有效方法。

■ Oddi 括约肌功能不全

Oddi 括约肌功能不全可分为 2 类：狭窄（stenosis）和运动障碍（dyskinesia）。前者指由于胰腺炎或胆总管结石损伤、手术操作损伤、或十二指肠腺平滑肌瘤等原因引起的器质性狭窄，后者指由于 Oddi 括约肌痉挛、肥大或去神经支配等原因引起的间断性、功能性通过障碍。

■ Oddi 括约肌测压

到目前为止欧美主要是经十二指肠镜途径测定 Oddi 括约肌，但名古屋大学第 1 外科可经 PTCS 导管向胆总管内插入测压用的导管来测定 Oddi 括约肌压力。具体的方法是：用外径 1.7mm 的距头端 2mm、12mm、16mm 处有侧孔的三腔聚乙烯导管（triple-lumen polyethylene catheter）经 PTCS 导管插入胆管内，可同时测定十二指肠内压和 Oddi 括约肌压力（图 1）。

正常情况下，Oddi 括约肌存在一个基础压，高出胆总管压 5~15mmHg、高出十二指肠内压 15~30mmHg，而且 1 分钟内可出现 3~8 次收缩，收缩压达 50~150mmHg。通过测定 Oddi 括约肌压力诊断 Oddi 括约肌功能不全有以下几个指标：①基础压升高（>40mmHg）；②收缩压升高（>240mmHg）；③收缩频率增加（>10 次/分）；④逆行性收缩波形出现频率增加（>50%）；⑤对胆囊收缩素（cholecystokinin，CCK）的反应异常。基础压升高，加上给予胆囊收缩素或亚硝酸类等平滑肌松弛剂不能降低基础压时，可诊断为 Oddi 括约肌狭窄（sphincter of Oddi stenosis），有内镜下或开腹 Oddi 括约肌切断术指征。相反，若符合上述②~⑤条，加上 Oddi 括约肌对各种药物的负荷反应，可诊断为 Oddi 括约肌运动障碍（sphincter of Oddi

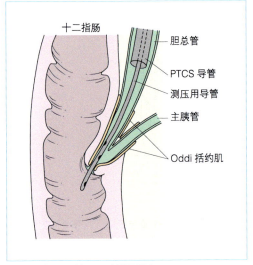

图 1　经皮经肝测定 Oddi 括约肌压力

dyskinesia），但到目前为止还没有一个明确的诊断标准。另外，降低 Oddi 括约肌基础压可招致十二指肠内容物逆流，继而引起胆管上皮的慢性炎症，此为胆管上皮异型性改变的原因。

■ 胃切除与 Oddi 括约肌

正常情况下，胆囊收缩素有松弛 Oddi 括约肌的药理反应，但我们的研究发现，在约半数的有胃切除病史的胆总管结石患者中，给予胆囊收缩素后，Oddi 括约肌表现为收缩亢进或无反应（图 2）。已证实在人体中，当 Oddi 括约肌松弛时，十二指肠乳头张开，胆汁流入十二指肠；胃切除术后，胆囊收缩素的松弛 Oddi 括约肌作用丧失了，因此导致胆汁淤滞，由此可推断胃切除术是胆总管结石形成的一个主要原因。

■ 胆总管结石复发的原因

我们测定了 10 位有胆总管结石治疗病史的、胆总管复发结石患者的 Oddi 括约肌压力，其中 5 人诊断为 Oddi 括约肌功能不全（Oddi 括约肌功能丧失：2 人，乳头狭窄、收缩压降低、胆囊收缩

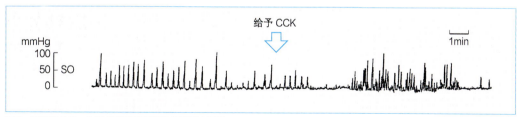

图2　胃切除术后，Oddi 括约肌对胆囊收缩素反应异常

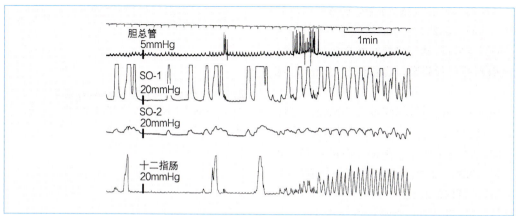

图3　同时测定胆总管内压、Oddi 括约肌压和十二指肠内压

反应异常各 1 人），但另外 5 人 Oddi 括约肌功能正常。详细分析此 5 人的病史后发现，其中 4 人有明确的诱因，如残留的胆囊管结石遗存等。由此可知，测定 Oddi 括约肌压力是推测胆总管结石复发原因的一个有效方法。

■ 同时测定胆总管内压、Oddi 括约肌压和十二指肠内压

　　以前只能同时测定 Oddi 括约肌压力和十二指肠内压，参照十二指肠的移行运动复合波（migrating motor complex，MMC）来评估 Oddi 括约肌功能。近年来已可同时测定胆总管内压。**图3** 就是一个例子，能观察到 Oddi 括约肌运动对胆总管内压的影响。一般情况下，胆总管内压在第 3 相时上升，之后在第 4 相时下降。在按胆囊切

除术后综合征处理的患者中，也有胆总管内压在第 4 相时上升（如第 3 相时一样），这可能也是出现腹痛的原因之一。

参考文献

1 ）Akita, Y et al：Percutaneous transhepatic manometry of sphincter of Oddi. Dig Dis Sci 36：1410-1417, 1991

2 ）Odani, K et al：Paradoxical response to cerulein on the sphincter of Oddi in the patient with gastrectomy. Dig Dis Sci 37：904-911, 1992

3 ）Yuasa, N et al：Sphincter of Oddi motility in patients with bile duct stones. A comparative study using percutaneous transhepatic manometry. Dig Dis Sci 39：257-267, 1994

4 ）Tzovaras, G et al：Diagnosis and treatment of sphincter of Oddi dysfunction. Br J Surg 85：588-595, 1998

3. Mirizzi 综合征的手术要点

山口晃弘

[大垣市民病院外科]

引言

从胆囊的解剖学特点来看，胆囊管与肝总管平行走行。因此，位于胆囊颈或胆囊管的结石一旦发生嵌顿，由于机械性压迫或炎症波及，就会引起肝总管狭窄，这就称之为 Mirizzi 综合征[1]。

McSherry 将 Mirizzi 综合征分为两型，Ⅰ型：肝总管仅受到压迫，Ⅱ型：已形成胆囊 - 胆管瘘（bilio-biliary fistula）。根据结石的位置，又将Ⅱ型分为两个亚型，ⅡA：结石位于胆囊颈部，伴胆囊 - 胆管内瘘形成；ⅡB：结石位于胆囊管，胆囊管结构已遭破坏，无法分辨[2]（图 1）。

1. 术前诊断的要点

术前在经 PTC、PTCD 或 ERCP 等的直接胆道造影图像，或 MRCP 图像上，多数可发现肝总管受到了来自右后方的压迫，也有病例表现为头端尖细的狭窄或闭塞（图 2）。需要与胆总管结石、肝门部淋巴结转移、胆管癌及胆囊癌进行鉴别诊断。要行 B 超、CT 等检查，明确胆囊、肝外胆管及其周围组织结构的形态。

[要点] 重要的是根据胆道造影、B 超、CT 等检查，与胆管癌或胆囊癌作出鉴别诊断。

2. 术前处理

Mirizzi 综合征可导致梗阻性黄疸，引起伴有发热的胆管炎。对这样的病例，术前应行 PTCD 等胆道引流，以减轻黄疸和改善胆管炎症。胆管炎可使肝外胆道手术变得很复杂，因

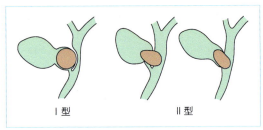

图 1　Mirizzi 综合征分型（McSherry 法）
Ⅰ型：胆囊管内结石和胆管周围炎将肝总管压向右侧。
Ⅱ型：胆囊管内结石压迫肝总管，部分胆管壁坏死，形成胆囊 - 胆管瘘（bilio-biliary fistula）

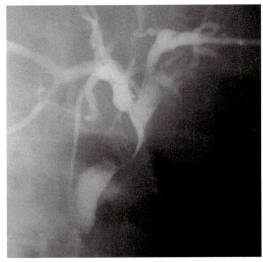

图 2　Mirizzi 综合征的胆道造影图像（PTCD）

此术前应尽可能减黄，待炎症消退后择期手术是上策。

3. 手术要点

肝十二指肠韧带炎症明显时，就连单纯切

◎术前综合各种影像学检查作出诊断，重点是与胆囊癌或胆管癌鉴别。

◎可利用残留的胆囊壁修补胆管壁缺损，修补困难时可行胆管 - 空肠吻合。

除胆囊也不容易。若先强行切除胆囊，可留下胆管缺损或加重胆管损伤。因此，在 Mirizzi 综合征时，应先从肝床上分离胆囊底部，当胆囊分离到一定程度时，纵行切开有结石的胆囊管或胆囊颈部，取出结石（**图 3**）。剪除胆囊底和体部。然后将残留的切开的胆囊管或部分胆囊壁覆盖在肝总管缺损上，小针细线间断缝合，修补缺损。炎症明显时，缝合并不容易。接着，另取切口，纵行切开胆总管，放置粗的 T 管，上臂超过修补缝合处，作支撑引流。术后留置 T 管 4~5 周，鲜有胆道狭窄发生（**图 4**）。

[**要点**] 多数 Mirizzi 综合征的胆管壁有缺损，要利用残留的胆囊壁覆盖修补。

4. 肝总管修补困难时，行胆肠吻合

胆管壁较脆弱或者胆管缺损过大时，勉强修补可出现术后胆道狭窄，此时可切除炎症明显的肝外胆管，行胆肠吻合是安全的方法[3]。炎症较轻时，可不切除胆囊，直接用上段胆管与空肠作 Roux-Y 重建（图 4）。

[**要点**] 缺损过大时，切除部分胆管，行上段胆管 - 空肠吻合。

5. Mirizzi 综合征的治疗原则

Mirizzi 综合征原则上要求开腹手术，而腹腔镜胆囊摘除术的术中、术后并发症较高，不能称之为标准治疗方法。另外，内镜下插入支架只是为了引流胆汁而采取的临时处理，只限于那些有胆管炎等并发症和合并其他疾患的病例[4]。

小结

Mirizzi 综合征时，三管合流处有明显的炎症改变，手术的要点是：除仔细操作外，还应时常想到有胆囊 - 胆管瘘的存在，选择适当的手术方式，避免术后胆管狭窄。

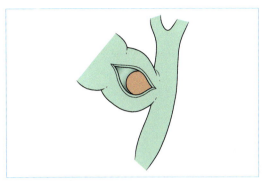

图 3　首先取出胆囊管内结石
首先纵行切开胆囊颈或胆囊管，取出结石，然后探查有无胆囊 - 胆管瘘（bilio-biliary fistula）

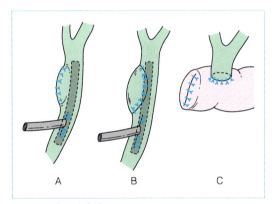

图 4　胆道重建方式
A. 可直接缝合残留的胆囊管时
B. 有胆囊 - 胆管瘘（bilio-biliary fistula）形成时，肝总管壁就出现缺损
C. 胆管壁脆弱或缺损过大，直接修补困难时

参考文献

1）山口晃弘：良性胆道狭窄．膵・胆道疾患の診断と治療―症例を中心として―，蜂須賀喜多男ほか編，医学図書出版，東京，822-843，1984

2）McSherry, CK et al：The Mirizzi syndrome：suggested classification and surgical therapy. Surg Gastroenterol 1：219-225, 1983

3）船曳孝彦ほか：合流部結石の手術(開腹)．手術 51：905-910, 1997

4）Ahlawat, SK et al：Mirizzi syndrome. Curr Treat Options Gastroenterol 10：102-110, 2007

4. 残余结石和复发结石的对策

伊神 刚

［名古屋大学大学院医学系研究科腫瘍外科］

引言

胆囊结石与胆总管结石术后残余或复发通常多表现为胆总管结石。术后早期发现的为残余结石，而术后晚期发现的结石则无法明确区分残留与复发。本章对残余结石与复发结石不予区分，而分为早期残余、复发结石与晚期残余、复发结石，对其对策分别加以论述。

1. 早期残余、复发结石

胆囊结石与胆总管结石术后 1 个月以内早期发现的结石，多判断为残余结石。其原因包括术中未行胆道造影、造影技术与读片的问题导致结石遗漏、残余结石拟以后行内镜下十二指肠乳头切开取石等。即使进行术中胆道镜检查，也可能发生术后结石残余，原因有小结石深入肝内胆管无法发现或者胆道镜操作不熟练等。

除预备下次处理的结石以外，其他残余结石是可以预防的。术中常规胆道造影、造影阅片有疑问时重复造影或者果断行术中胆道镜检查是重要的预防措施。本科行术中造影时采用影像系统，利用影像系统可以实时观察造影剂流入胆管，与通常的术中造影摄片相比，容易区别胆管结石与混入的空气，便于观察十二指肠乳头附近造影剂流出情况。另外，采用影像系统进行术中造影时，对所需图像可以任意打印，有利于术后的再评价。

但是，由于最近内镜下乳头括约肌切开术（EST）及球囊扩张术（EPBD）等内镜下经十二指肠乳头的取石技术越来越发达，有时也会省却术中造影，容许结石残留。虽然多数情况下 EST 和 EPBD 可以解决问题，但由于不能完全避免并发症，且存在取石困难的可能，因此必须于术前取得充分的知情同意。

2. 晚期残余、复发结石

对于晚期残余、复发结石，必须仔细检查排除引起胆道狭窄与胆汁淤滞的解剖学异常。如无此类异常，首选 EST 及 EPBD 等内镜下经十二指肠乳头取石术，多数病例可以解决问题。

然而，对某些巨大结石或存在引发结石的胆道狭窄等情况，EST 和 EPBD 难以处理，需开腹手术。多数情况下需取尽结石，将病变（胆道狭窄等引发结石者）上游侧的胆管等与空肠吻合进行胆道重建。

另外，十二指肠乳头部狭窄或功能不全等情况可引发结石，虽然具有乳头成形术的指征，但由于明确诊断很困难，而且一般认为预防结石残余与复发并非乳头成形术的适应证，因此最近很少施行乳头成形术。

胆总管结石复发行胆管空肠吻合或胆管十二指肠吻合等胆道重建后，如出现吻合口狭

◎随着内镜下胆总管取石术的进步，容许结石残余以待随后内镜取石的患者也在增加，但部分患者无法取石，因此必须取得充分的知情同意。

◎有必要进行胆道再建时，选择胆管空肠吻合术。

◎对高危患者，PTCS取石是可以选择的手段之一。

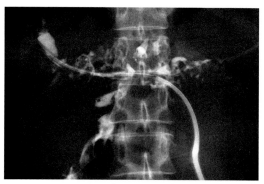

图1 胆总管扩张症伴胆总管结石的病例，行肝外胆管切除＋胆管十二指肠吻合术后，多发肝内胆管结石。可见胆管内充满结石，胆管十二指肠吻合口无狭窄

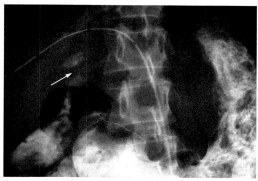

图2 使用Gastrografin行胃十二指肠造影，可见造影剂通过胆管十二指肠吻合口（箭头）后使胆管显影，提示食物反流的存在

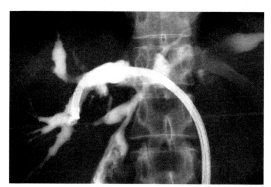

图3 肝内胆管结石采用经皮经肝胆道镜取石，肝内胆管、吻合口活检排除癌变

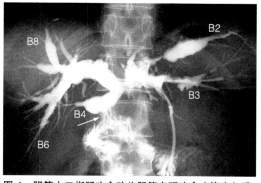

图4 胆管十二指肠吻合改为胆管空肠吻合（箭头）后，未见胆汁淤滞及反流

窄也可导致结石复发，表现为肝内胆管结石（**图1**）。特别是胆管十二指肠吻合后即使无吻合口狭窄，也可发现食物反流导致的肝内胆管结石（**图2**）。这类患者在行经皮经肝胆道镜（PTCS）取出肝内结石后确认吻合口的状态，多数情况

需再次手术（**图3**）。再手术方式考虑选择胆管空肠吻合术（**图4**）。

其次，晚期残余、复发结石患者有些属高危人群，即使具有手术指征，也可能手术困难或无法手术（**图5**）。对这些患者，先进

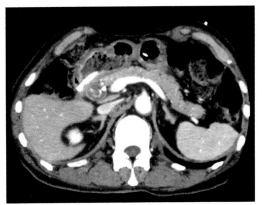

图5 胆囊切除术后胆总管结石,因交通事故等多次手术病例,腹壁正中只剩皮肤、皮下组织,考虑开腹胆总管切开取石有困难

行PTBD(**图6**),再采用PTCS取石(**图7**),然后在胆管内留置导管行内引流,即使将来结石复发也可处理,这也是一种可以考虑的选择。

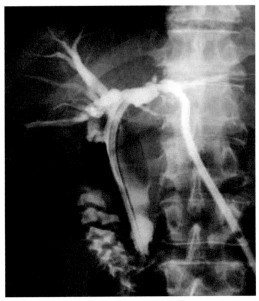

图6 PTBD留置后,可见巨大胆总管结石

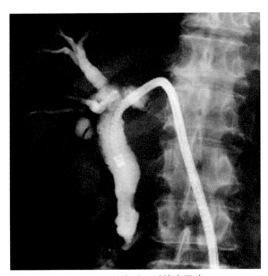

图7 利用PTCS取石结束后,活检未见癌

胆源性胰腺炎和重症胆管炎

磯谷正敏［大垣市民病院外科］

■ 胆源性胰腺炎与肝、胆、胰诸脏器有关

十二指肠乳头部是胰管和胆管汇合的枢纽部位。乳头部结石嵌顿导致胆管、胰管梗阻而发生胆源性胰腺炎时，不仅要注意胰腺病变（胰管梗阻导致淀粉酶上升），也有必要注意肝脏和胆道的病变（急性胆管梗阻导致转氨酶上升，即胆石性肝炎）。因此，在进行胰腺炎自身严重程度判定的同时，要注意是否合并了需要紧急胆道减压的重症胆管炎[1]。

■ 胆源性胰腺炎时的胆管炎评分[2]

评分包括入院时的体检、血生化检查和影像学检查的 4 个项目，每个项目 1 分：① 38℃ 以上的发热；②胆红素值在 2.2mg/dl 以上；③腹部超声检查最大胆管直径在 11mm 以上；④腹部超声发现胆管结石。3 分以上表示出现胆管梗阻、脓性胆汁，要行紧急胆道减压。因此，胆源性胰腺炎行紧急胆道减压的适应证是胆管炎评分在 3 分以上。

■ 胰腺炎加重的原因：是梗阻还是反流？

一般认为结石导致的持续性胆管、胰管梗阻是胰腺炎加重的一个原因，有必要行紧急的内镜下乳头切开术。但是有报告指出，如果没有合并急性胆管炎，即便是持续的胆管、胰管梗阻的病例，是否进行了内镜下乳头切开术对胰腺炎的严重程度影响不大，不应将内镜下乳头切开术作为标准治疗手段[3]。我们认为：一过性结石和其后的十二指肠液向胰管内的反流是胰腺炎加重的一个原因，没有急性胆管炎则没有必要行紧急的胆道减压[4]。

■ 胆源性胰腺炎的分型和治疗

我们将胆源性胰腺炎分为 3 型[1]：内科治疗后肝胆胰病变好转的轻型；主要病变是急性胆管炎的重症胆道型（**图 1** 左）；一过性结石导致的肝脏、胆道病变好转后胰腺病变加重的重症胰腺型（**图 1** 右）。对重症胆道型，行紧急胆道减压术；对重症胰腺型，收入 ICU 行积极的内科治疗。合并感染性胰坏死时，行坏死物清创术。轻型病例保守治疗即可。对以上各型，待肝、胆、胰病变消退后行胆囊切除术。

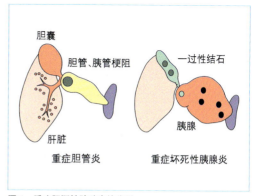

图 1 重症胆源性胰腺炎的分型

参考文献
1）磯谷正敏ほか：胆石膵炎の診断と治療—胆石膵炎における肝胆膵臓器相関の立場から—. 胆と膵 18：853-860, 1997
2）Isogai, M et al：Cholangitis score：a scoring system to predict severe cholangitis in gallstone pancreatitis. J Hepatobiliary Pancreat Surg 9：98-104, 2002
3）Oria, A et al：Early endoscopic intervention versus early conservative management in patients with acute gallstone pancreatitis and biliopancreatic obstruction. A randomized clinical trial. Ann Surg 245：10-19, 2007
4）Isogai, M et al：Gallstone pancreatitis：positive correlation between severe pancreatitis and passed stone. J Hepatobiliary Pancreat Surg 12：116-122, 2005

5. 急性梗阻性化脓性胆管炎的处理

磯谷正敏

［大垣市民病院外科］

引言

胆管炎一般定义为：由于胆道梗阻引起的腹痛、发热和黄疸（Charcot 三联征）。这样的定义尽管现在还在使用，但有报告指出，临床上满足 Charcot 三联征的急性胆管炎病例不超过 50%~70%。另外，有的急性胆管炎伴有脏器功能不全或在 Charcot 三联征基础上出现休克、意识障碍的 Reynolds 五联征，这样的急性胆管炎被称为急性梗阻性化脓性胆管炎或中毒性胆管炎。正因为急性胆管炎的诊断和重症病例的名称、定义、判断标准混乱不清，所以日本制定了急性胆管炎、胆囊炎的诊断指南，在和其他国家的专家讨论后，于 2007 年 1 月出版了英文版的"东京指南"。在该指南中，急性胆管炎定义为：①满足 Charcot 三联征；或②不完全满足 Charcot 三联征，但有反映急性胆管炎本质的"炎症反应"和"胆管梗阻"。前者包括白细胞计数异常、CRP 升高等；后者包括 AST、ALT、ALP、GGP 等肝功能异常和影像学检查发现胆管扩张和提示胆管成因的胆石等（**表 1**）。据此，急性胆管的严重程度分为 Ⅰ 级（轻度）：对早期的内科治疗有反应的病例；Ⅱ 级（中度）：介于轻度和重度之间的病例；Ⅲ 级（重度）：合并脏器功能不全的病例[1]。本章将按此分类介绍重症胆管炎的治疗方法。

1. 重症胆管炎的定义

在表 1 的急性胆管炎的定义中满足下列一项即定义为重症胆管炎[1]：①有必要给予 5μg/

表 1 急性胆管炎的诊断标准

A. 临床表现	1. 胆道疾病病史
	2. 发热和（或）寒战
	3. 黄疸
	4. 腹痛（右上腹或上腹部）
B. 实验室检查	5. 炎症反应的证据[a]
	6. 肝功能检查异常[b]
C. 影像表现	7. 胆管扩张或有发病原因（狭窄、结石、支架等）
疑似诊断	两个或两个以上项目 A
确定诊断	（1）Charcot 三联征（2+3+4）
	（2）A 中两个或两个以上项目 +B、C 中的所有项目

[a] 白细胞计数异常；CRP 升高或其他炎症反应指标。
[b] 血清 ALP、GGP、AST、ALT 升高。

kg 以上的多巴胺或要给多巴酚丁胺的低血压；②意识障碍；③ $PaO_2/FiO_2<300$；④血清肌酐大于 2mg/dl；⑤ PT-INR 大于 1.5；⑥血小板数小于 100×10^9/L。

2. "结石性肝炎"是急性胆管梗阻的红色信号

结石嵌顿导致胆管急性梗阻时，血清转氨酶上升。笔者将因结石嵌顿引起转氨酶升高称为结石性肝炎[2]。胆管结石嵌顿导致胆管急性梗阻时，组织学上可见以 Glisson 区域的胆管为中心的白细胞的浸润（**图 1 左**）、肝窦内白细胞浸润和肝细胞坏死（**图 1 右**）。转氨酶升高是胆管梗阻引起的肝细胞坏死的血液生化学表现。胆管一旦发生阻塞，胆道内充满胆汁，形成一个

◎结石性肝炎是"火焰"(重症胆管炎)腾出前的"烟雾"。

◎重症胆管炎时,肝细胞坏死导致被感染的胆汁入血。

◎治疗重症胆管炎时,行紧急的内镜下引流并使用第三、第四代头孢菌素。

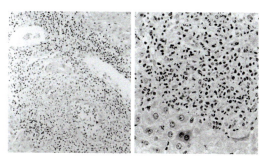

图1 结石性肝炎的肝脏病理

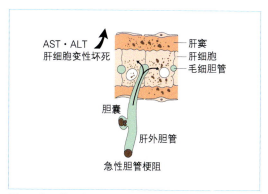

图2 结石性肝炎的发病机制

封闭的死腔,由于胆道内压上升、胆汁感染、胆汁淤滞和淋巴回流障碍可直接损伤毛细胆管周围的肝细胞(**图2**)。在"东京指南"中,将前述的由于"胆管梗阻"引起的血液生化学表现(ALT、AST 的上升)作为一个诊断标准纳入其中。这样的结石性肝炎是急性胆管梗阻的信号,好比火灾时火焰(重症胆管炎)腾出前的烟雾。

3. 急性胆管炎时的肝脏病变

为了进一步理解重症胆管炎的发病机制,有必要从急性胆管炎时肝脏病变入手。一旦忽视急性胆管阻塞时的血清转氨酶升高,即误诊为"肝炎",贻误了早期胆道减压的时机,就可因以下因素使病情加重[2,3]:①细菌感染加重;②胆道内压进一步上升;③感染胆汁经肝细胞坏死灶回流入血(所谓胆道 - 静脉反流)。

4. 治疗原则

治疗的三个原则是:①对出现功能不全的脏器进行积极的、综合的内科治疗;②紧急胆管引流;③合理使用抗菌药物。

就胆管引流的方法而言,与经皮经肝胆道引流相比,推荐使用内镜下的胆道引流[4]。其理由是:经皮经肝胆道引流在少数情况下可出现腹腔内出血和胆汁性腹膜炎等并发症,导致住

院时间延长等[4]。此外,经肝穿刺可加重原本由于重症胆管炎而受损的肝脏的损伤,有加重胆道 - 静脉反流的危险。

选择抗菌药物时,因为重症胆管炎多重细菌感染和耐药细菌感染的可能性较高,首选广谱抗生素,如第三代、第四代头孢菌素。次选喹诺酮类和碳青霉素烯类抗生素[5]。

5. 必要时应毫不犹豫地开腹手术胆道减压

重症胆管炎尽管应首选非手术胆道减压方法,但操作困难时,应毫不犹豫开腹手术胆道减压。

参考文献

1)Wada, K et al:Diagnostic criteria and severity assessment of acute cholangitis:Tokyo Guidelines. J Hepatobiliary Pancreat Surg 14:52-58, 2007
2)磯谷正敏:胆石に起因する肝炎の病態に関する臨床病理学的検討. 日消外会誌 18:1650-1658, 1985
3)磯谷正敏ほか:胃切除後胆石症による急性胆管炎の早期診断と治療—胆石肝炎の臨床病理学的立場から—. 胆と膵 18:1045-1051, 1997
4)Nagino, M et al:Methods and timing of biliary drainage for acute cholangitis:Tokyo Guidelines. J Hepatobiliary Pancreat Surg 14:68-77, 2007
5)Tanaka, A et al:Antimicrobial therapy for acute cholangitis:Tokyo Guidelines. J Hepatobiliary Pancreat Surg 14:59-67, 2007

6. 内镜下乳头切开术的要点

伊藤彰浩・廣岡芳樹*

[名古屋大学大学院医学系研究科消化器内科学・*名古屋大学医学部附属病院光学医療診療部]

引言

内镜下乳头切开术（endoscopic sphincterotomy，EST）自 1973 年建立以来[1]，器械不断改善，手法已经成熟，对胆道内镜医师来说是必须掌握的治疗方法。本章将介绍其要点及盲点。

1. 切开的基本操作

EST 时，决定切开的方向最重要，要向着口侧隆起部位（代表胆管走行），即在 11 点至 12 点方向上切开，这是保证安全和准确切开的关键点（**图 1**）。若在 1 点、2 点的方向切开，容易引起出血。还没有确定切开方向时，不能随便开始通电。

确认可切开的范围也很重要。理论上，若在十二指肠壁内胆管走行的范围切开不会引起穿孔，可以以口侧隆起部位的口侧端为目标。有报道称，胆管在十二指肠壁贯穿部的口侧端距乳头部的口侧隆起的距离为 $2.6mm \pm 1.6mm$[2]。

切开的功率因使用的高频装置而有所不同，多使用和息肉切除术同等功率的切开电流。为了减轻出血或止血，切开的后半段也可用电凝或混合模式。最近认为 ENDOCUT 模式的切开较为安全，应尽可能使用。

为了安全切开、不损伤邻近的十二指肠壁或内镜，要保证有足够的视野，切开时钢丝切开刀的全长必须在视野范围内。

2. 切开时的要点

可以说，能否顺利施行 EST 取决于能否把

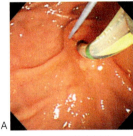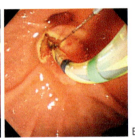

图 1　EST 的基本操作
向胆管内插入切开刀，钢丝切开刀向着 11 点的方向（A），在 11 点处居中切开，没有出血（B）

握好钢丝切开刀的方向。一般的，若钢丝切开刀拉紧后，是否能向着 11 点方向有很多偶然的因素。若钢丝切开刀未能向合适的方向固定好，此时如何操作是最为重要的要点。如不能朝着正确的方向切开，可能引起出血或穿孔。

对此，可旋转和推拉内镜、调整内镜及抬举钳的角度，此外也可试着调整钢丝切开刀或其邻近的粘膜皱襞，也可更换切开刀。最近市场上已出售可转换方向的切开刀，但不一定适用。

钢丝切开刀的紧张程度也很重要。如过度牵紧，可能会偏向于 1 点方向，使钢丝切开刀稍稍放松可朝向适宜的方向（**图 2**）。钢丝切开刀的紧张度可影响切开速度，如紧张度过高，不仅方向不好，还可能造成切开过大。

3. 出血时的应对措施

EST 时，切开之后或是取石过程中经常会

◎施行 EST 时，使钢丝切开刀朝向适宜的方向最为重要。
◎适度降低钢丝切开刀的紧张度可使钢丝切开刀朝向合适的方向，也便于控制切开的速度。

引起出血（**图 3A**）。此时，应冷静并认真处理。如是轻度的出血，多可自然止血，应先取石再进行处理，如是搏动性或持续性的出血，很难识别胆管开口部位时，需快速进行止血。可试着使用去除结石的球囊导管，进行膨胀压迫止血，这是个很简便的方法（**图 3B**）。一般情况下，局部注入高张生理盐水是最有效且确实的治疗方法。为确保胆管、胰管的开口，可分别留置支架，这是预防胆管炎、梗阻性肝损害或胰腺炎安全的治疗方法（**图 3C**）。

◆◆ 小结

EST 是安全且可靠的治疗胆管结石的方法，但应充分注意并发症，对易出血的病例、乳头位于憩室内或憩室旁的病例以及合并有胆管狭窄的病例，应慎重掌握其适应证。

参考文献

1）Kawai, K et al：Preliminary report on endoscopical papillotomy. J Kyoto Pref Univ Med 82：353-355, 1973

2）井内広重：内視鏡的乳頭切開術の基礎的研究. Gastroenterol Endosc 22：1715-1725, 1980

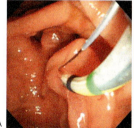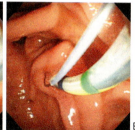

图 2　EST 时钢丝切开刀的方向
钢丝切开刀张力过大时会偏向 1 点方向（A），稍微放松便可朝向 11 点方向（B）

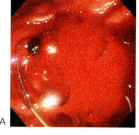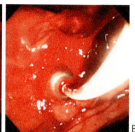
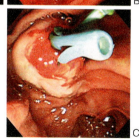

图 3　EST 后的出血
A. EST 后，取石过程中有出血，无法辨认胆管口
B. 试着用球囊管压迫止血
C. 通过局部注入疗法完全止血，在胆管、胰管内分别留置塑料支架

急性胆囊炎处理的注意点

磯谷正敏［大垣市民病院外科］

■ 不可使胆道内压上升

急性胆囊炎手术的要点是不能加重胆道内压上升而促进感染的胆汁或内毒素逆流入血。为此，开腹后注意不要压迫胆囊或胆管，应首先行胆道减压。

■ 先穿刺胆囊、切开胆管

因胆道内压升高，引起继发性胆囊炎，多数情况下胆囊呈轻度至中度肿大。开腹后先在胆囊作一荷包缝合，于中心以 50ml 注射器的粗针穿刺，收紧缝线，尽可能吸尽感染的胆汁（**图1**）。无明显胆囊肿大或胆囊已切除者，应首先切开胆管。在位于肝十二指肠韧带右缘的扩张的胆总管中段缝合 2 针作支持，向上牵引支持线，提起胆总管前壁，在 2 线之间用尖刀纵行切开（**图2**）。肝十二指肠韧带或十二指肠后可见水肿或胆汁漏出，有时炎症可波及胰头或后腹膜。

■ 胆囊穿刺、胆管切开的注意点

穿刺胆囊时，进针不要过深，不能刺入肝床部的肝实质内。切开胆管时，要注意剪开的方向，不能误伤胆总管左方的肝动脉和后方的门静脉而招致出血。吸尽胆汁，并行细菌培养，为术后选择抗生素提供依据。

■ 亦可行碎石或胆道镜检查

若要行碎石或胆道镜检查，也要注意不可使胆道内压上升，并尽量缩短时间。患者的一般情况不稳定时，对取石困难的结石可置之不理，待术后行经 T 管窦道取石，但必须确认 T 管的肝脏侧无结石存在。

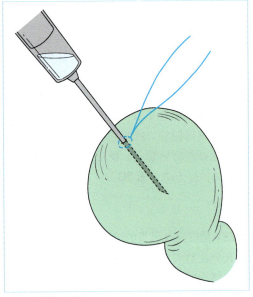

图1　穿刺抽吸胆囊

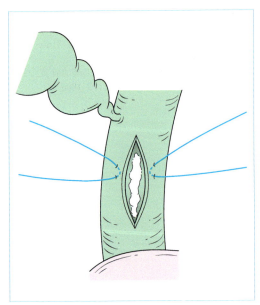

图2　胆总管切开

T 管插入的要点

磯谷正敏［大垣市民病院外科］

■ 为何要留置 T 管?

一般情况下，因手术操作或术后使用止痛剂而引起乳头水肿或乳头括约肌痉挛，易使胆道内压升高，从而也容易引起胆管切开部的缝合不全。胆管炎患者术后必须留置 T 管，这是因为：①术后也必须有胆道减压；②术后利用胆道镜取出残留结石的可能性大；③胆管炎症或术前营养状况差等也易引起缝合不全。

■ T 管的材料和形状

留置 T 管的目的是要形成胆总管 - 皮肤窦道。对组织刺激性越大，越易形成窦道。因此，T 管应选择组织刺激性大的材料。现有橡胶、乳胶和硅胶等医用材料，但硅胶的组织刺激性小，窦道形成不完全的可能性大，拔除 T 管后容易发生胆汁性腹膜炎，因此不适于制作 T 管。应该选择不能过硬又不能过软的材料制成 T 管，这样就不会压坏胆管管腔。粗细以 T 管刚好接触到胆管里面为度，但为了术后能从 T 管窦道取石，一般要使用直径 7mm 以上的 T 管。裁剪短臂呈半管，每个短臂长约 2cm，与长臂交界处作猫耳状切除，这样 T 管不会脱出，拔管时也没有困难（图1）。

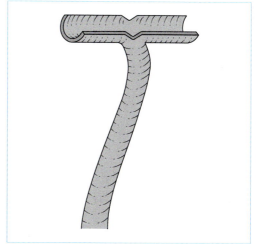

图 1　T 管的裁剪

■ T 管留置、固定时的注意事项

放置 T 管时，下方的短臂不能超过十二指肠乳头，上方刚好位于左右肝管分叉部。胆总管开口以可吸收线间断全层缝合关闭，为了不致拔管困难，肝侧可缝合数针，十二指肠侧只缝合 1 针，缝合完成后一并打结。为了便于窦道形成，可将大网膜包裹在 T 管周围（图2）。T 管长臂以最短的垂直距离另切孔引出体外。这时，要将两侧切口牵拉靠拢，确认关腹 T 管没有屈曲或紧张。在 T 管引出处的皮肤缝合 2 针，固定 T 管，打结不能过紧而压迫管腔。T 管接无菌引流袋，引流袋应放在身体的下方，不可使胆道内压上升。

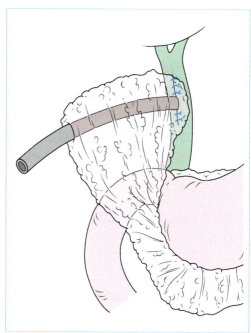

图 2　T 管放置方法
将大网膜包裹在 T 管周围，便于窦道形成

7. 内镜下乳头球囊扩张术

辻野 武·伊佐山浩通

[東京大学医学部附属病院消化器内科]

引言

从字面来分析，内镜下乳头球囊扩张术（EPBD）是不切开十二指肠乳头、用球囊导管来扩张的操作方法。因此，与内镜下乳头括约肌切开术（EST）不同，出血、穿孔的危险性变小[1]，术后可一定程度上保留乳头的功能[2]。但另一方面，虽球囊扩张手法自身较 EST 相对容易，但 EPBD 后的乳头开口比 EST 后的开口要窄，需要比较熟练取石技术。本章将概述 EPBD 对胆总管取石的方法。

1. EPBD 的适应证

尽管经十二指肠乳头途径可以取出的胆总管结石都是 EPBD 的适应证，但下述的病例是 EPBD 的良好适应证。原则上，我科对急性胆管炎和胆源性胰腺炎的急性期患者不施行 EPBD。

（1）小结石病例（结石短径在 9mm 以下）

短径在 9mm 以下的结石没有必要碎石，较易取石。

（2）有出血倾向的病例

有肝硬化等严重出血倾向的病例，EST 后的出血危险性很高，但可施行 EPBD[1]。接受抗凝血治疗的患者，其施行 EPBD 的安全性尚无定论。施行 EPBD 时，尽量停用抗凝血药物。

（3）难以施行 EST 的病例

对用 Billroth Ⅱ 式吻合重建了胃的患者、或有乳头旁憩室的病例，安全施行 EST 需要较高的技术，EPBD 只要能插入球囊导管便可以很容易施行[1]。

（4）胆道逆行性感染危险性较高的病例

对行 EST 后乳头失去功能导致发生逆行性感染的危险性很高的、预定行肝癌射频治疗术的病例及肝移植术后胆管狭窄的病例，施行 EPBD 可保存乳头功能，是 EPBD 的良好适应证。

（5）不适宜胆囊切除术的病例

有报告称，保留有石胆囊的胆总管取石术后，行 EPBD 后发生急性胆囊炎的概率较 EST 要低[1]，对有并发症、不能进行胆囊切除术的病例，也许应选择 EPBD。

2. EPBD 的实际操作

胰管造影是造成 EPBD 后胰腺炎的危险因素[3]，应极力避免不必要的胰管造影而选择性地插入胆管。乳头扩张用的球囊套在插入较深的导丝上（插入肝内胆管支）。通常使用直径 8mm 的球囊，胆管较细时使用 6mm 或 4mm 的球囊。通过内镜、透视画面，确认球囊的中心位于乳头，之后注入用生理盐水稀释造影剂，慢慢加压（15 秒内 0.5 个大气压）。透视上确认球囊扩张，此时可见球囊的"凹口"。在它消失之前进一步加压（平均为 4 个大气压）（**图 1**）。撑满之后保持 15 秒之后再减压，拔去导丝和球囊导管（使用导丝引导式的取石器具时，导丝留在胆管内）。

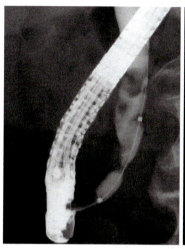

图 1A　使用稀释的造影剂在透视下慢慢注入，可见球囊的"凹口"

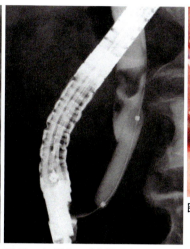

图 1B　加压直至球囊撑满（"凹口"消失），保持 15 秒之后再减压，拔去球囊

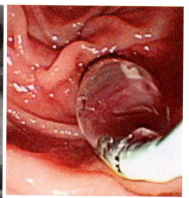

图 1C　内镜所见

EPBD 的方法因医院的不同是多种多样的，目前还没有标准的扩张方法。我科以前是加压 8 个大气压，扩张时间持续 2 分钟（以前法），考虑到对十二指肠乳头的影响，现在多使用上述的扩张方法（现行法）。我们的研究发现，从前和现在使用的方法在彻底取石率上没有差异（之前是 96.9%，现在是 96.6%）。现在使用的方法发生 EPBD 后胰腺炎的概率稍低（之前是 7.4%，现在是 4.0%）。用 EPBD 进行胆总管取石时，认为扩张压力为使球囊"凹口"消失的压力、扩张时间持续 15 秒便可以了。

3. EPBD 后的取石 [4]

EPBD 后，取石器具可能会误入胰管中，这一点应该注意。最近，市面上出售的是导丝引导式的取石篮、球囊导管、机械式碎石（EML）篮，对选择性插入胆管很有用。9mm 以下的结石用取石篮、球囊导管便可，10mm 以上的结石用 EML 篮碎石之后再取石。如果不对大结石进行碎石，直接从十二指肠乳头部拔出则可能会出现胆管穿孔、乳头裂伤等严重并发症，故不应直接取出。另外，应避免篮筐嵌顿等并发症，如果碎石不明确，不要犹豫，应继续碎石。如果有篮筐嵌顿，应尽量解除，常规配备 Endotripter 和 Pincher 钳。

一次操作时间的上限是插入内镜之后 1 小时。如果到了时间还有结石残留，为预防胆管炎，留置胆管支架后可结束操作，3~7 天后再取石，此时不用再次施行 EPBD。与 EST 不同，EPBD 后小碎石不能自然排出，应注意不要有结石残留。这对 EPBD 后的长期预后非常重要。腔内超声（IDUS）对诊断微小的碎石片很有效。

4. 术后管理应该注意的问题

在 EPBD 前应输注胰酶阻断剂和抗生素。EPBD 当天应观察其生命体征，有无腹痛、恶心和呕吐等临床症状，EPBD 3~4 小时以后和第 2 天早上，应测定其血清胰酶（淀粉酶、胰淀粉酶、脂肪酶）及肝胆系统酶的水平。

　20 世纪 90 年代中期恢复使用 EPBD 以来，一直担心发生 EPBD 后胰腺炎的危险性较 EST 后为高。但除了在美国进行的 EST 和 EPBD 多中心比较试验[5]，还没有出现关于 EPBD 后重症胰腺炎较多的报告（**表 1**）。但是急性胰腺炎确实是 EPBD 最多见的早期并发症，有必要考虑到 EPBD 施行后会出现急性胰腺炎。不能延误诊断，否则不能进行早期治疗。

◆ 小结

　EPBD 的操作手法较 EST 相对容易，不过取石时 EPBD 更需要手法的熟练。如果没有认识到这一点，马马虎虎地行 EPBD 取石可能会导致想不到的并发症。应充分理解 EPBD 的特性，由掌握了内镜下取石技术的术者进行操作。

参考文献

1）Tsujino, T et al：Endoscopic papillary balloon dilation for bile duct stone：immediate and long-term outcomes in 1000 patients. Clin Gastroenterol Hepatol 5：130-137, 2007

2）Isayama, H et al：Preserved function of the Oddi sphincter after endoscopic papillary balloon dilation. Hepatogastroenterology 50：1787-1791, 2003

3）Tsujino, T et al：Risk factors for pancreatitis in patients with common bile duct stones managed by endoscopic papillary balloon dilation. Am J Gastroenterol 100：38-42, 2005

4）辻野　武ほか：総胆管結石に対する内視鏡的切石術のコツ．EPBD．消化器内視鏡 17：1819-1824, 2005

5）DiSario, JA et al：Endoscopic balloon dilation compared with sphincterotomy for extraction of bile duct stones. Gastroenterology 127：1291-1299, 2004

表 1　EPBD 后胰腺炎的发生率和严重程度

作者（杂志名,年）	n	EPBD后胰腺炎	胰腺炎的严重程度			
			轻度	中度	重度	死亡
Bergman, JJ (Lancet 1997)	101	7(7.0%)	5	0	2	0
Ueno, N (GIE 1999)	106	6(5.6%)	6	0	0	0
Sugiyama, M (GIE 2002)	118	7(5.9%)	7	0	0	0
Vlavianos, P (Gut 2003)	103	5(4.9%)	2	2	1	0
Fujita, N (GIE 2003)	138	15(10.9%)	12	3	0	0
DiSario, JA (Gastro 2004)	117	18(15.4%)	12		6	2
Tsujino, T (CGH 2007)	1000	48(4.8%)	33	14	1	0

GIE：Gastrointest Endosc；

Gastro：Gastroenterology；

CGH：Clinical Gastroenterol Hepatol.

内镜下乳头球囊扩张术

VI　腹腔镜胆囊摘除术的
要点与盲点

1. 术前检查的注意点

山本英夫

[国家公務員共済組合連合会東海病院外科]

引言

从美观、生活质量（quality of life，QOL）方面来讲，腹腔镜胆囊切除术（LC）的确给患者带来许多好处，但另一方面，LC 是在电视荧光屏监控下的二维手术，自开展以来，也出现了各种并发症[1]。为了预防并发症，提高 LC 的安全性，术前检查是十分重要的。

1. 全身检查

LC 是全麻下手术，每一个患者都必须作有关全麻的术前检查（血液生化、心电图、肺功

能和血气分析）。另外，LC 对术中循环状态有一定的影响，对伴有陈旧性心肌梗死或心瓣膜病变的患者，术前心功能检查是很重要的。

2. 术前检查的顺序（图 1）

腹部超声是简便、无创的检查方法，可观察胆囊有无炎症、炎症的程度及有无合并胆囊癌。LC 术前可不必行 CT 检查，但因肠管胀气或肥胖，B 超显示不清时要行 CT 检查。另外，增强 CT 可判断胆囊的炎症程度、胆囊周围炎症的波及范围、有无合并脓肿以及肿瘤。LC 术前必须通过各种影像学检查了解胆道情况（胆

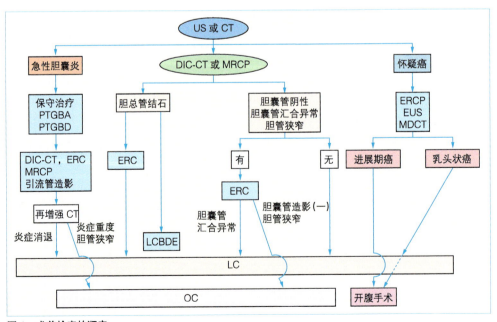

图 1　术前检查的顺序

◎通过 DIC-CT、MRCP 判断胆总管、胆囊管的走行有无异常。
◎胆囊不显影时，手术方式应参考 DIC-CT 及 ERC 胆囊管造影所见。
◎急性胆囊炎的手术方式应参考 PTGBD 后数日的增强 CT 结果，
对胆囊周围的炎症进行再次评价。

囊和胆囊管是否显影、有无胆总管结石和胆管狭窄以及胆囊管的汇合形态等）。在开展 LC 的初期,所有患者术前都行逆行性胆道造影（ERC）检查,但考虑到 ERC 伴有一定的并发症,现在一般都首选无创的 MRCP 或静脉胆道造影 CT（DIC-CT）检查。MRCP 可重建三维胆道图像,对检查有无胆总管结石和胆管狭窄有价值。另一方面,DIC-CT 优势在于了解胆囊管是否通畅及其汇合形态。如无法得到详细的情况,可通过 ERC 等行直接胆道造影。胆总管外胆囊管显影 1cm 以上者,通常都可行 LC。若胆囊管完全不显影或伴有胆管狭窄,不必勉强,最好行开腹胆囊切除。

3. 不同胆道疾病术前检查的注意事项

（1）急性胆囊炎

B 超、CT（增强 CT）、MRCP 或 DIC-CT 可评估炎症的程度、胆囊周围波及的范围及胆管的情况。急性胆囊炎一般首先考虑早期手术。根据影像学检查、发病时间、是否为初发等情况,并参考患者全身状态来决定是否行急诊手术或早期手术。胆囊炎症较重或腹痛明显时,可考虑经皮肝胆囊穿刺抽吸（PTGBA）、经皮肝胆囊穿刺引流（PTGBD）。PTGBA、PTGBD 和对症治疗症状缓解后,可行 DIC-CT、ERC 或经导管胆道造影,确认胆囊管是否显影、有无胆道狭窄和胆总管结石等。另外,也可于治疗后数日再次 CT 检查,重新评估胆囊炎症程度及变化,从而决定手术方式（**图 2**）。发病至开始治疗的时间在 1 周以上,且有反复多次发作病史者,胆囊炎症重,多数患者不适于 LC。特别是胆囊周围脓肿波及肝门部、胆囊脓肿形成（**图 3**）、胆道造影显示有胆管狭窄、怀疑 Mirrizi 综合征

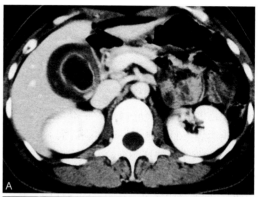
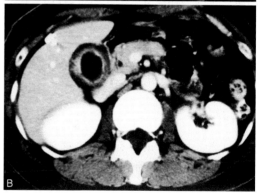

图 2　急性胆囊炎的增强 CT
A. PTGBD 前；B. PTGBD 后。胆囊周围水肿减轻后,可行 LC

时,最好一开始就考虑开腹胆囊切除。

（2）胆囊管汇合异常

DIC-CT 或 MRCP 可显示胆囊管的汇合形态,确认肝内胆管支走行有无异常。有不明之处时,应行 ERC 明确胆囊管合流形态。虽然胆囊管汇合异常或肝内胆管走行异常不是 LC 的禁忌证,但术前明确这些病变对预防术后并发症有重要的意义（**图 4**）。

（3）胆总管结石

最好应用 DIC 或 MRCP 在术前就作出有无

胆总管结石的诊断。术前有肝功能异常或黄疸表现的患者可行 ERC 检查，ERC 也是发现小结石的最佳方法。由于现在可以在术前、术后行内镜下取石，对伴有胆总管结石的胆囊炎患者，应向其家属详细说明开腹胆囊切除和腹腔镜胆囊切除的优缺点，然后决定采用何种手术方式。

（4）怀疑合并肿瘤时

毋庸置疑，肿瘤的诊断是综合 EUS、ERCP、MDCT 和超声造影等检查结果而作出的判断。如果是进展期肿瘤，应选择开腹根治手术。但早期胆囊癌与胆囊息肉很难鉴别，而后者可行 LC 术。根据术中快速病理检查或术后固定标本的病理检查结果来决定是行开腹根治手术还是随访[2]。即使是胆囊炎，在炎症的急性期，有的患者 CA19-9 也可升至数千以上。若影像学检查不能排除肿瘤的可能，一定要在炎症消退后、决定行开腹胆囊切除还是腹腔镜胆囊切除之前复查 CA19-9。

◆ 小结

总之，大多数的胆石症患者都希望接受 LC，但实际上不可能所有的患者都能行 LC。应根据影像学检查，尽可能地判断出是行腹腔镜胆囊切除，还是行开腹胆囊切除，并向患者本人及其家属详细说明情况，然后决定手术方式，这是十分重要的。

参考文献

1）Deziel, DJ et al：Complications of laparoscopic cholecystectomy：A national survey of 4,292 cholecystectomy：A national survey of 4,292 hospital and an analysis of 77,604 cases. Am J Surg 165：9-14, 1993

2）Yamamoto, H et al：Unsuspected gallbladder carcinoma after laparoscopic cholecystectomy. J Hepatobiliary Pancreat Surg 12：391-398, 2005

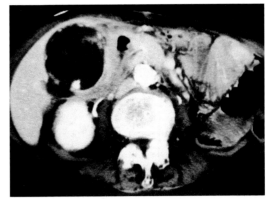

图 3 急性胆囊炎的增强 CT
胆囊周围脓肿伴气体产生，行开腹胆囊切除

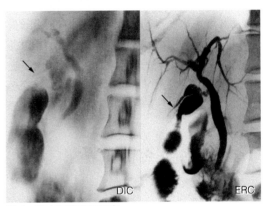

图 4 肝内胆管走行异常
DIC（左）示胆管走行异常，ERC 示 1 支细小的肝内胆管汇入胆囊颈部（黑箭头）。LC 术中分离显露出该胆管并予以保护，切除胆囊

2. LC 的必要器械

山本英夫

［国家公务員共済組合連合会東海病院外科］

◆ 引言

　　LC 的体位和器械逐年都在变化，本章就介绍我们医院目前正在使用的一些器械，一般分为：含光源设备的视频系统、电视荧光屏、镜头、气腹机、冲洗装置、各种钳子、电刀、超声刀等。

◆ 1. LC 器械及其配置

　　最近的手术者、助手、洗手护士和器械的配置如**图 1** 所示。患者为仰卧位。电视荧光屏、光源、视频系统、视频录像机集中在一个架子上，置于患者头侧的右侧。气腹装置最好能同时显示腹腔内压、通气量和通气速度等数据。腹腔内压可为气腹针或 Trocar 的位置是否适当提供参考。Olympus 公司的气腹装置可通过脚踏开关排出术中产生的烟雾，便于保持良好的术野，减轻术者的负担。另外，冲洗腹腔的生理盐水袋（1L）使用加压装置后，可迅速完成冲洗操作。对术中镜头上产生的雾，可应用镜头加热器，交替使用 2 支镜头来解决（**图 2**）。另外现在有可头端局部加温的镜头，术中几乎不会受到雾的困扰。

◆ 2. 手术器械

（1）气腹针，Trocar

　　可使用针芯顶端带受力指示器的一次性气腹针。Trocar 也有一次性和可重复使用两种。一次性 Trocar 价格较高，但顶端带有安全防护罩（safety shield），很安全。可重复使用

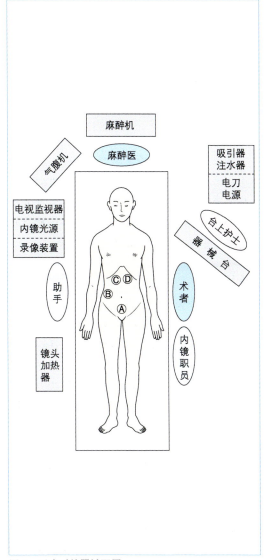

图 1　手术时的器械配置

Ⓐ镜头用，脐下部；Ⓑ助手用，肝床部右端的线上；Ⓒ术者左手用；Ⓓ术者右手用

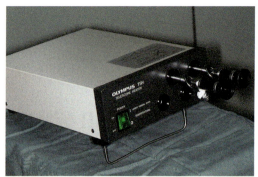

图2　镜头加热器
同时加热两个内镜，供显像模糊和有脏东西附着时交换

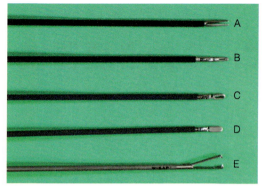

图3
A，B. 术者左手使用的钳子；C，D. 助手使用的钳子；
E. 助手用抓钳及取胆囊用钳子（鳄嘴钳）

的 Trocar 在镜头可视下插入也是安全的，且价格便宜。从安全性和价格综合考虑，一部分 Trocar 也可重复使用。

（2）镜头

最近软质镜、硬质镜的发展很快，种类也很多，可根据个人爱好选择。以前最常用的镜头是平视硬质镜（0°），最近全都使用斜视硬质镜（30°）。肥胖患者 Calot 三角显示较困难时或胆总管切开时必须使用 45°斜视硬质镜。

（3）钳子

把持钳分为术者用和助手用两种。为了适应于左手可完成精细操作，术者要使用钳尖稍细的钳子（**图3A，B**）。相反，助手要使用把持力大的锯齿状钳子（**图3C，D**）。因炎症胆囊壁肥厚不易把持时，可使用爪型把持力大的鳄嘴钳，最好在吸尽胆囊内容物以后用。此钳也可用于取出胆囊（**图3E**）。最方便使用的分离钳是尖端稍弯的钳子，在手柄处回旋调整钳尖的方向，可从左右两侧分离胆囊（**图4A，B**）。用于剪断胆囊管和胆囊动脉的剪刀，最好使用 Metzenbaum 型剪刀，也可选择术者喜欢用的类型（**图4C，D**）。另外，不必另配备用于切开胆囊管的显微剪。腹腔冲洗管可用带进水装备的同时能冲洗和吸引的吸引器。吸引器头端的侧孔距离不能过远，否则吸引时容易吸除腹腔

内的气体，破坏视野，也可用只有顶端开孔的吸引器（**图5A，B**）。腹腔镜下的缝合和结扎是在技术认定制度中必须要掌握的手术技巧，有必要准备腹腔镜下缝合用的持针器和取线器（**图6A，B，C**）。造影用钳子可从钳子顶端推出导管，插入胆囊管后可把持固定导管，使胆道造影更加方便（**图6D**）。即使导管插入不深，若能把持切开部的胆囊管，也可防止胆汁及造影剂漏出。

（4）电刀，超声刀

电刀可分为铲型和钩型，铲型用于止血，钩型用于切开。钩型中较细的比较容易使用。钩型电刀又有 U 型和 L 型两种，L 型常用于牵开组织并切断的操作（**图7A，B**）。超声刀在操作中不产生烟雾，切断面不被焦化（**图7C**），两者结合使用较好[1]。

（5）其他

腹壁悬吊器械并非必需，若备有这些器械，使用也很便利。我们常将腹壁悬吊器械另外消毒准备。急性胆囊炎或胆总管切开取石等时会出血和产生大量烟雾，需频繁吸引时可使用上述器械。

参考文献
1）早川直和ほか：腹腔鏡下胆嚢摘出術, 医学図書出版, 東京, 87-94, 1998

LC 的必要器械

◎LC 时推荐使用 30° 斜面镜头。

◎要根据疾病种类、术野状况和操作内容，随机应变选择手术器械。

◎对术中产生的烟雾，可使用排烟、气腹同时进行的气腹装置或腹壁悬吊器械。

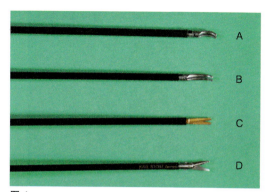

图 4

A，B. 分离钳，头端稍弯，可自由旋转调整方向；C. 直剪刀；D. Metzenbaum 剪刀

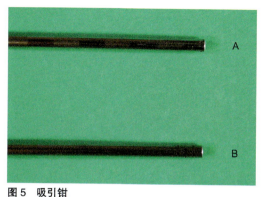

图 5　吸引钳

A. 侧孔只有 1 列，可在不吸腹腔内气体的同时吸引冲洗液；B. 侧孔有多列

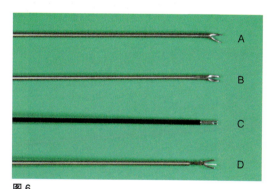

图 6

A，B. 持针器；C. 取线器；D. 术中胆道造影钳子

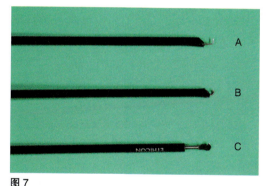

图 7

A，B. 钩型电刀；A. U 型；B. L 型；C. 超声刀，钩形刀头

3. 气腹法与悬吊法的实际操作

山本英夫

[国家公务员共济组合连合会東海病院外科]

◆ 引言

　　LC 时腹腔内视野的建立方法有注入 CO_2 的气腹法和腹壁悬吊法。两种方法各有千秋，应灵活使用。

◆ 1. 气腹法

（1）气腹法的腹腔穿刺

　　患者取 15° Trendelenburg 体位，于脐下 1.5cm 处弧形切开皮肤，分离皮下组织，显露腹直肌鞘，并用两把 Kocher 钳将其提起，于两钳之间以 Verres 气腹针穿刺腹腔（**图 1**）。穿刺时要注意表示顶端组织抵挡指示器的变化，并用左手握住 Kocher 钳。通过生理盐水注入试验来判断穿刺针是否位于腹腔内（**图 2**），没有血液逆流、注入生理盐水没有阻力、拔除注射器后穿刺针内的生理盐水被迅速吸入腹腔，即可判断穿刺针位于腹腔内。接着，连接气腹机，开始以低速注入 CO_2。待腹腔内压达 1~2mmHg 时，确认穿刺针位置良好后，切换成高速注气。如果腹腔内压很快升至 5mmHg 以上，则可能是穿刺针位置不当，应重新穿刺。重新穿刺还不能纠正时，应立即采取小切口开腹。另外，腹腔内压在 3mmHg 左右时，穿刺针顶端可能抵住大网膜，此时可拍打腹壁或将穿刺针稍稍拔出少许。既往正中开腹手术的患者，可远离开切口瘢痕，作小切口进腹，直视下插入 Trocar，接着行气腹操作。

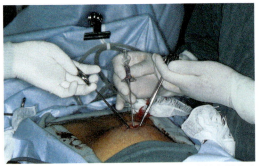

图 1　Kocher 钳提起腹直肌鞘，Verres 气腹针穿刺腹腔

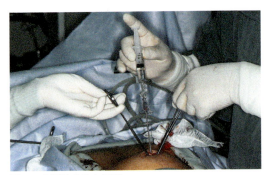

图 2　生理盐水注入试验

（2）气腹法的并发症

　　气腹针、Trocar 穿刺可能带来的并发症包括大血管、肠管损伤等严重问题。我们医院 2 000 例气腹腹腔镜手术的并发症主要是皮下气肿和通气功能障碍[1]，这是因为在早期腹腔镜手术时将腹腔内压设定过高。气腹对循环呼吸有一定的影响，我们通常将腹腔内压设定在 8mmHg，对循环呼吸影响不大。但对高龄患

◎气腹针穿刺时,手术感觉针尖阻力,注意指示器的变化,在脐附近进行穿刺。
◎对呼吸循环系统有风险的患者,可设定低腹腔内压（5~6mmHg）。
◎腹壁悬吊时要注意钢丝穿刺部位（胸骨前）、Trocar位置和麻醉中的肌松状态。

者和心脏功能有问题的患者,将腹腔内压降到6mmHg较好。

2. 腹壁悬吊法

悬吊法可分为皮下悬吊法和腹壁全层悬吊法,已有特制的器械。悬吊法的优点是吸引、缝合、结扎等操作的感觉与开腹手术完全一样。我们医院所用的悬吊器械如**图3**所示。方法是:于脐上缘和右肋缘的皮下分别穿过1根钢丝(直径1.2mm),套在手柄上,向上提起,然后固定在支架上,也不费多少时间[2]。皮肤和胸壁在中线连接最紧密,因此,右肋缘皮下的穿刺应尽量靠近中线,这样可获得良好的视野。我们通常是在气腹下行LC,只在急性胆囊炎和胆总管结石手术时应用悬吊法。急性胆囊炎的分离操作免不了有些出血,出血后定向感差,而且需不停地吸引,若在气腹下手术,视野很差,需反复充气,延长了手术时间。应用悬吊法,即使不停地吸引,也不会对视野造成影响,不妨碍分离操作,这样就可缩短手术时间。另外,胆囊壁肥厚时,分离胆囊床可产生大量烟雾,影响操作。此时,若用带吸引器的电刀,边吸引边分离,手术就显得相当顺利。胆总管切开时应用悬吊法的优点是可以和开腹手术一样,使用胆道手术器械（取石钳、胆道镜、持针器

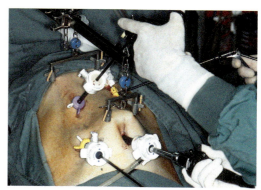

图3　腹壁悬吊的器械

等）。取石和缝合操作的感觉也同开腹手术一样,确实能缩短手术时间。

小结

气腹法尽管能保证腹腔内有较开阔的视野,但术中产生的烟雾会妨碍视野。悬吊法的缺点是腹腔内视野和钳子操作性比气腹时差,特别是术者的感觉。在了解了两种视野制作方法的优缺点后,灵活使用非常重要。

参考文献
1）早川直和ほか：腹腔鏡下胆嚢摘出術, 医学図書出版, 東京, 87-94, 1998
2）永井秀雄：吊り上げ式腹腔鏡手術—実践手術手技と臨機応変の処置—, 金芳堂, 東京, 1994

4. 胆总管取石的要点

長谷川 洋

[名古屋第二赤十字病院外科]

引言

腹腔镜下胆总管取石大致可分为两种：一种是经胆囊管插入胆道镜取石（经胆囊管法），另一种是切开胆管取石（胆管切开法）。两种术式的选择标准有多样。我们的标准是：3个以内的、胆囊由来的结石首选经胆囊管法，其他类型的结石或经胆囊管法取石不成功者都用胆管切开法。另外，胆总管切开又有留置T管或C管和一期缝合两种术式，我们原则上选择后者[1, 2]。

本章就讲述腹腔镜下胆总管切开取石的具体过程及其注意点。

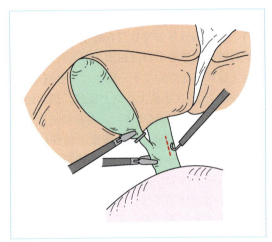

图 1　胆总管切开
看清胆总管的粗细后，稍偏左侧，用电刀切开

手术手技

（1）插入 Trocar

Trocar 插入位置、数量基本上同胆囊切除术，需 4 个 Trocar。

[**要点**] 右肋缘下腋前线处的 Trocar，应尽量从头侧插入。

（2）胆总管取石前的准备

如常规 LC 胆囊切除一样，钳夹、剪断胆囊动脉后分离胆囊床。完成后小切口切开胆囊管，行术中胆道造影。这样可确认胆总管内有无结石或胆囊管内有无残留结石。特别是对术前预定行胆总管切开的患者，读片时更应注意。先不切除胆囊，助手用钳子把持胆囊颈部，向上提起，这样可获得良好的视野。

[**要点**] 必须行胆囊管插管，术中胆道造影。

（3）经胆囊管取石

以钳子提起胆囊管，张力适度，插入细径胆道镜（CHF XP-20，CB-30）。此时，Trocar 插向深面，尽可能靠近切开部位，这样使胆道镜操作起来更容易。插入胆囊管后，反复调整胆道镜角度，进入胆总管内。若不能插入胆总管，可先行胆囊管扩张[3]。反复尝试无法插入时，可采用"胆囊管纵切开法"[4]。在本法中，因为胆囊管的切开向乳头侧延长，胆道镜插入的成功率有很大的提高，也可用于胆囊管或汇合部结石[5]。胆囊管内有小结石时，可用取石篮取出。

◎胆道镜操作时，Trocar 应深放。

◎应从肝脏侧开始缝合胆总管。

◎胆总管不扩张时，要慎重选择切开的位置和大小。

结石较大时，可用液电碎石（EHL）或激光碎石等处理，只要术前准备充分，就可以从容应对。经胆囊管取石时，肝脏侧胆总管很难观察到，特别是经 EHL 等碎石处理后，手术结束时一定要再次胆道造影，确认无结石残留。

[要点] Trocar 应尽量抵近胆总管切开处，便于胆道镜操作。

（4）胆总管切开取石

a. 选择切开位置

显露胆总管前面。分离时尽可能仔细止血。分离结束后，后退镜头，从远视野确认胆总管的走行。因为一般都从右侧分离胆总管，容易误判方向。胆总管直径较细时，要看清其左侧缘，稍偏向左侧切开即可（图 1）。如若不是这样，在胆囊管汇合处切开时很难插入胆道镜。另外，切开部位不要太靠近十二指肠，这样便于之后的缝合操作。

[要点] 看清胆总管粗细后，稍靠左缘切开。

b. 切开方法，切口大小

原则上，用电刀纵行切开。大小以能插入胆道镜为宜，但结石较大时，应适当扩大切口，与结石大小相当。

c. 取石

将 Trocar 抵近胆总管切开处，这样便于操作（图 2A，B）。应用 CHF-P10 或 P-20 等较粗的胆道镜，几乎全都可用取石篮取尽结石。结石较大时，可用 EHL 碎石后取石。取出结石后，将取石篮连同套管一起拔出体外。

d. 缝合

可用弯针或直针，但直针容易把持。间断缝合或连续缝合都可，原则上从肝脏侧开始缝合（图 3）。间断缝合时，保留前一个线结并提

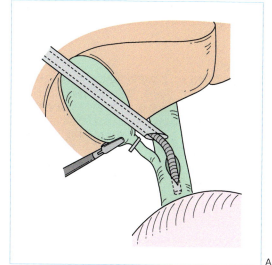

A

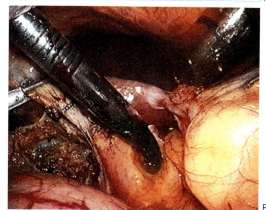

B

图 2　经胆道镜取石

A. 取石。Trocar 深置，接近切开口，易于胆道镜操作

B. 术中照片

起，这样便于下一个缝合操作（图 4A，B）。胆总管直径较细时，要注意缝合边距应小。打结的方法有体内法、体外法和混合法，使用术者习惯的方法即可。我们使用混合法打结，这种方法即使对初学者来说也容易掌握。通常缝合3~5针即可。

[**要点**] 必须从肝脏侧开始缝合。

（5）喷洒纤维蛋白胶，放置引流

缝合结束后，创面喷洒 1ml 纤维蛋白胶。于 Winslow 孔处放置 7mm 的闭锁式引流。因为术后有发生胆漏的可能，所以一定要注意引流管的位置。

参考文献

1）長谷川 洋ほか：総胆管結石症に対する腹腔鏡下一期的縫合閉鎖．手術 51：651-655, 1997
2）長谷川 洋ほか：腹腔鏡下手術を行った総胆管結石症例の検討．日臨外会誌 58：2512-2515, 1997
3）長谷川 洋ほか：経胆嚢管的載石－手技とその問題点－．手術 55：2017-2021, 2001
4）長谷川 洋ほか：経胆嚢管切石における胆嚢管縦切開法．手術 59：1839-1842, 2005
5）長谷川 洋ほか：合流部結石に対する鏡視下手術術式．手術 60：337-341, 2006

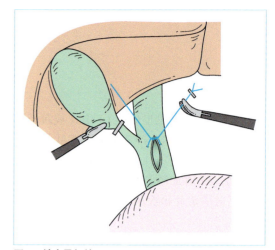

图 3　缝合及打结
从肝脏侧开始缝合。体内打结

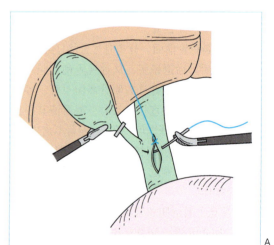

A

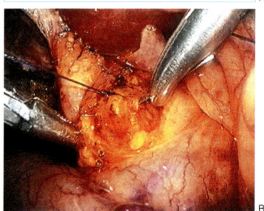

B

图 4　缝合
A. 缝合。提起前一个线结，便于缝合
B. 术中照片

5. 急性胆囊炎手术的要点

早川直和

［国家公务员共济组合连合会东海病院外科］

引言

作为内镜外科手术的先驱，腹腔镜胆囊切除术（LC）临床应用已 20 余年，目前已成为胆囊切除的常规方法。对于急性胆囊炎，LC 也是首选的术式。但是即使是手术器械改进、手技提高的现在，腹腔镜下手术也比开腹手术难度大。急性胆囊炎 LC 术的指征、实际操作等目前还存在争论。本章以手术手技为中心，讲述急性胆囊炎 LC 的要点。

1. 手术指征，手术时期，PTGBD

原则上，既往没有合并大网膜切除的上腹部手术、排除 Mirizzi 综合征或左右肝管汇合部结石的急性胆囊炎病例都有 LC 指征。虽然急性胆囊炎 LC 手术时期仍有争论，但对嵌顿于胆囊颈部的大结石且初次发作的病例应急诊早期行胆囊切除术。反复发作的胆囊炎病例、伴有肝功能异常的病例、或发病时间长的病例，可先行经皮肝胆囊穿刺吸引（PTGBA）或持续引流（PTGBD），待炎症消退后（约 1 周）行胆道造影，明确胆囊管和胆总管情况后再行LC 术。

2. 手术手技

（1）制作术野

通常的 LC 都是在气腹下进行的。但在急性胆囊炎时，由于炎症和水肿，分离肝十二指肠韧带和胆囊床时可能有较多的渗血。另外，把持胆囊的部位容易穿孔，胆汁外流，需要不断地吸引。此时若用通常的气腹，则不能保证视野良好。因此，急性胆囊炎 LC 时多用皮下穿刺腹壁悬吊法，这样可以如同开腹手术一样，进行冲洗和吸引。我们医院在急性胆囊炎时，通常与开腹手术的准备一样，常规准备开腹手术包和另外消毒的悬吊器械。

（2）分离粘连

初发急性胆囊炎时，大网膜等胆囊周围的炎性粘连多数情况下可钝性分离。分离面的渗血或小出血点通过冲洗等即可自然止血，用电刀烧灼即可，无须过多的止血操作。对发病后时间较长、粘连较重的病例，可使用多种止血切开装置，沿着胆囊壁或保留一部分胆囊浆膜进行剥离，确认到达了 Rouviere 沟。

（3）术中穿刺抽吸胆囊

张力大、壁肥厚的炎症胆囊很难把持，可先用专用的穿刺针经 5mm Trocar 穿刺抽吸胆囊。壁肥厚、较硬时，可用开口大、把持力大的鳄嘴钳提起胆囊。

（4）胆囊管汇合处的操作

Rouviere 沟正对胆囊管与胆囊颈移行处，以此为目标，确定胆囊管的位置。胆囊颈部有结石嵌顿时，Hartmann 囊可位于肝十二指肠的右后方并产生粘连，此时应提起胆囊颈部，看清 Rouviere 沟，从此处开始分离粘连（图 1A，B）。如后所述，急性胆囊炎时的胆囊壁肿胀肥厚，可利用这一点，像剥一层洋葱一样（不是茶色的薄皮而是白色的较厚的部分），将胆囊壁外层保留在胆囊床上，这样可以确认胆囊管和胆囊动脉，从而安全地进行处理。此时不能只用电刀进行锐性剥离，同时还要用吸引器在吸出渗血的同时，恰当地进行钝性剥离（图2）。将 Hartmann 囊牵向右下方，确定胆囊动脉。先切断胆囊动脉，便于胆囊管切断前的经胆囊管胆道造影，也可减少术中出血，保持清晰的视野。目前，为了尽量减少钛夹在体内的遗留，胆囊管、胆囊动脉的体内或体外结扎采用可吸收线。

（5）术中胆道造影

对胆囊颈部有大结石嵌顿的病例，若术前影像学检查未见胆总管异常，同时切开胆囊管时，胆总管断端流出清亮胆汁，这时可不行胆道造影。胆囊管有小结石嵌顿或自胆总管断端流出脓性胆汁时，要进一步仔细分离胆囊管至三管汇合处，切开胆囊管，挤出胆囊管内的小结石或胆泥，自此开口插入导管行胆道造影。

（6）分离胆囊床

急性胆囊炎分离胆囊床时，不能搞错分离的层面。旧的手术图谱上都记载着在分离胆囊床之前，于胆囊壁内注射生理盐水或利多卡因，形成人为水肿，以便于分离胆囊床。急性胆囊炎时，胆囊壁正好已发生了水肿，重要的是要在肝脏侧保留部分胆囊壁。不仅要从肝门侧或胆囊颈部开始分离，也要从胆囊底部、左侧和右侧作适当的分离，找到适当的分离层面后，保持在此层面上继续分离（图3A，B）。没有找到适当分离层时，要有意识地尽量靠近胆囊进行分离，决不能切入肝脏侧的深面。分离的器械也不仅仅是电刀，通电的 Maryland 钳子、吸引器、超声刀和 Ligasure 均可。

（7）取出标本

因穿刺吸引或分离过程中的把持、牵引，

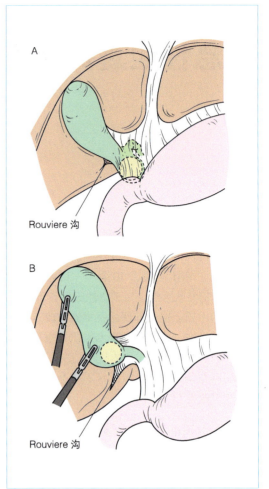

图1　提起胆囊颈部
A. 由于结石嵌顿，胆囊颈部位于肝十二指肠韧带的右后方
B. 分离粘连后，可将有结石嵌顿的胆囊颈部向上方提起

可致胆囊穿孔和撕裂。多数情况下，切下来的胆囊标本已被破坏。此时要将胆囊装入橡胶手套等标本收集器内，保护腹壁戳孔创口，取出体外。

（8）冲洗创面和放置引流管

通常是将患者体位调至水平或稍稍头低位，以肝素生理盐水冲洗创面至腹腔内液体清亮为止。有脓性胆汁漏出或出血较多时，变换体位，洗净下腹部。冲洗干净后，确认无出血和胆漏。然后于 Winslow 孔口置细 Penrose 引流管1根。

◎ 以Rouviere沟为目标,确定胆囊管的位置。

◎ 适当利用腹壁悬吊法,在正确的层面上分离胆囊床。

◎ 一处分离层面不清时,更换别处分离。宁愿分破胆囊也不能切入肝脏。

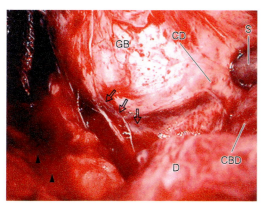

图2 三管合流部的操作

(空心箭头):肥厚的胆囊浆膜;▲:大网膜;D:十二指肠;GB:胆囊;CD:胆囊管;CBD:胆总管;S:吸引管

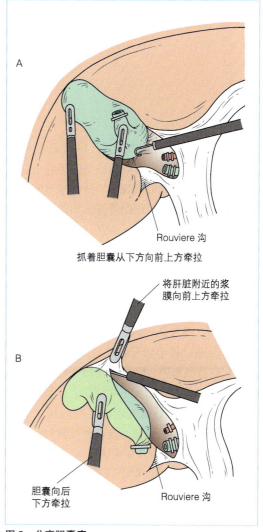

图3 分离胆囊床

A. 从胆囊颈部开始分离;B. 从胆囊底部开始分离

6. 并发症的处理

早川直和

［国家公務員共済組合連合会東海病院外科］

引言

虽然腹腔镜胆囊切除术（LC）已是胆囊切除的标准术式，但与以前的开腹胆囊切除术（OC）比较，LC 的并发症多，这也是事实。特别是治疗困难的肝门部胆管损伤和危险性大的大血管损伤等，OC 时罕见发生。

1. 气腹，Trocar 插入时

气腹针穿刺时，除了损伤小肠系膜静脉外，还有误穿腹主动脉或下腔静脉导致致命并发症的报道[1,2]。通常是在预定放置镜头的位置，以气腹针穿刺。弧形切开皮肤，分离皮下组织，显露出腹直肌筋膜，以 Kocher 钳提起筋膜，气腹针穿刺腹壁入腹腔。正常情况下，如果气腹针在腹腔内，开始送气前，腹腔内压大致为 0mmHg（如果提起腹壁，接通送气管但尚未注气时，显示的腹腔内压多为负压）。此时，若腹腔内压超过 3mmHg，肯定不正常，应先调整气腹针的位置或重新穿刺。调整 2~3 次后仍无改变，应小切口进腹，直视下置入 Trocar 并气腹。要意识到第一个 Trocar 穿刺是盲目的，是有一定危险性的操作，除了损伤小肠系膜静脉外，还有误穿腹主动脉或下腔静脉导致致命并发症的报道。若 Trocar 穿刺后不久出现循环系统不稳定，应毫不犹豫地放气，中转开腹，而不是迁怒于麻醉师或助手。

2. 胆总管损伤时

目前在腹腔镜下已可完成胆总管切开取

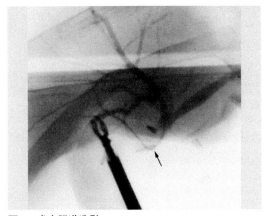

图1　术中胆道造影
箭头示胆总管完全断裂的位置

石 +T 管引流术，发生了胆总管损伤未必都要中转开腹。但是，胆总管损伤或胆漏位置不明确时，原则上最好要中转开腹。特别是胆总管已完全断裂或者是不扩张的胆总管发生损伤时，最好是开腹后在直视下仔细修复损伤并放置可靠的胆道引流。另外，在切断胆囊管后，胆囊还没有与肝门部分开，此时很有可能误认了胆囊管，应立即行胆道造影，迅速判别胆总管损伤的程度（**图1**）。

虽然对胆总管完全断裂的病例可考虑行胆总管 - 十二指肠吻合术或胆总管 - 空肠吻合术等，但对及时发现的单纯横断者，最好是在开腹直视下行胆总管 - 胆总管端端吻合，这样符合生理。放置 RTBD 胆道引流管，术后可长期留置，而且如若需要，也方便术后胆道镜检查

◎提起腹壁，气腹针穿刺时，要注意腹腔内压的变化。
◎胆管损伤的处理原则是：早期诊断、尽早修复、可靠引流。
◎出血时是否需要输血是中转开腹的指征。胆漏要根据位置及量的多少予以相应的处理。

（**图2**）。若没有及时发现术中损伤，术后出现胆漏并可导致肝门部胆管狭窄等，有报道最终需肝切除才解决了问题（**图3**），更有甚者，欧美已有最终需肝移植治疗胆管损伤的报道。由此可见，最好能在损伤复杂化之前，或者说在胆管损伤还是"新鲜"的时候，予以修复。因此，最重要的是及时发现损伤、术中作出诊断并予确实可靠的处理[3, 4]。

3. 术中出血、血管损伤的处理

前述气腹针和第一个 Trocar 穿刺时可损伤大血管，必须立即开腹止血。但在进行一般的 LC 操作时发生了不可控制的出血，开腹止血也是理所当然的。问题是何时开腹，这与术者的手术熟练程度有关，不能一概而论。对胆囊动脉、门静脉细小分支的出血，或者是来自胆囊床的出血，如果判断中转开腹后不需输血即可以处理就应该中转开腹。若损伤了门静脉或肝固有动脉等必须修复的血管，最好立即开腹行血管修补或吻合。

4. 其他脏器损伤的处理

LC 时，电刀损伤十二指肠、大肠等肠管的情况多见，可立即开腹或在腹腔镜辅助下小开口直视下行清创缝合。

5. 术后并发症的处理

（1）胆漏

术后胆漏的处理同 OC 时一样。有发热、白细胞增加等炎症表现或有腹膜炎表现时，要尽早发现腹腔脓肿形成，并尽快予以穿刺引流或开腹清创术。没有炎症或腹膜炎表现且胆汁外引流通畅时，可暂时观察。即使胆汁

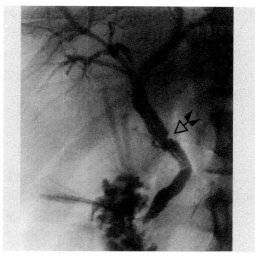

图2 术中经 RTBD 引流管胆道造影
箭头示胆总管 - 胆总管端端吻合处，RTBD 为胆道引流管

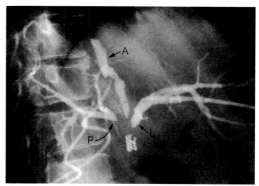

图3 肝内胆管造影（LC 术后 120 天）
LC 术后 50 天内，接连发生黄疸、胆管炎和肝脓肿等术后并发症。造影图像显示肝门部胆管狭窄并门静脉右支闭塞，最终行右半肝切除＋左肝管空肠吻合术
A：右前叶胆管；P：右后叶胆管；L：左肝管

引流量较多或激增时，也不必仓促开腹手术，首先应行 ERCP 或 PTC 直接胆道造影检查，明确胆漏的位置、病变范围以及引流管的位置，然后可行 ENBD 等胆汁体外引流术或考

慮手术治疗。

（2）出血

术后腹腔内出血，不同的病例有不同的处理方法，有的需急诊手术，有的只需保守治疗密切观察即可。手术的指征也不仅仅是腹腔引流管的出血量，要行腹部超声或 CT 检查，确认腹腔内贮留液的多少，然后根据情况可行腹腔镜下再手术或引流。与术中出血一样，以是否需要输血为判断指标，考虑是否需要腹腔镜下再手术或开腹手术止血。

◆ 小结

LC 是胆囊切除的标准术式，与 OC 相比，LC 发生肝门部胆管损伤和大血管损伤等严重并发症的危险性大。可以说从一开始就试图降低 LC 并发症的发生率和严重度至与 OC 的并发

症相等，并取代 OC。多数情况下，若能早期发现、适当处理，危重并发症是能避免的。要想能够及时发现异常情况，就得精通胆道外科（science）。并发症发生后，必须及时予以确实可靠的处理，这就要求术者必须具备胆道重建、血管吻合、肠管吻合等娴熟的手术手技（art），这些只有通过在日常的临床活动中刻苦钻研，日积月累才能获得。

参考文献
1）Deziel, DJ et al：Complications of laparoscopic cholecystectomy：A national survey of 4,292 hospitals and an analysis of 77,604 casses. Am J Surg 165：9-14, 1993
2）木村泰三ほか：腹腔鏡下胆嚢摘出術. 日本臨床 51：1828-1833, 1993
3）Rossi, RL et al：Laparoscopic bile duct injuries. Arch Surg 127：596-602, 1992
4）早川直和ほか：腹腔鏡下胆嚢摘出術における開腹へのタイミング. 手術 47：1923-1928, 1993

咖啡时间

中转的决断

随着手术器械的改良、开发及腹壁悬吊法的广泛开展，LC 正变得日趋完善，若时间允许的话，急性胆囊炎的患者都可以通过 LC 得以痊愈。但是用四五个小时完成胆囊切除术似乎很不妥当，长时间的气腹或全麻状态，会使合并呼吸系统疾病的概率增加，并且价格也较昂贵，不太适合医疗市场的现状。不仅仅是急性胆囊炎手术，胆石症的手术也不应该固执地只采用 LC，在我们医院，在以下几种情况时应考虑进行开腹手术：①手术时间预计会超过 3 个小时；②插入腹腔镜器械 1 个小时，仍然

未完成对胆囊管或者胆囊动脉进行处理；③三管交汇处的炎症使得 Rouviere 沟不能判定、胆管和血管受损的危险加大或者已经存在胆管或血管损伤的时候；④预计手术中会输血的时候，要在需要输血前转为开腹。对于不能够耐受 LC 的患者应该采取开腹手术，固执地坚持 LC 会造成胆管损伤和大的出血（以至要输血），故要及时考虑撤退（中转开腹）。

（早川直和：国家公务员共济组合联合会东海病院外科）

术中胆道造影的要点

長谷川 洋 [名古屋第二赤十字病院外科]

■ 术中胆道造影的意义

术中胆道造影的目的是：①了解肝内外胆管走行；②判断有无胆管结石；③预防胆管损伤。但是，对术前已行 ERCP 等直接胆道造影的患者，①和②两项已没有意义。术中胆道造影虽然能发现胆管损伤，但能否预防胆管损伤的发生，多数人持否定意见。因此，是否需要行术中胆道造影，每个医院都有不同的标准。在我们医院，由于大部分患者术前都已行 DIC-CT 检查，因此只限于以下两种情况才行术中胆道造影：①胆囊内有多个小结石时查找术中脱落的结石，特别是经胆囊管取石后有无残留结石；②胆管已损伤，需了解损伤的位置及形态。

■ 造影用导管

每个医院使用导管都有不同，但最常应用的是硬膜外导管或中心静脉导管。我们使用的是 Arrow 公司专用胆道造影导管。此导管有一定的硬度，而且带导丝，方向感好，便于插入胆囊管。另外，它带有气囊，可在胆囊管内扩张气囊固定导管，这样可显示包括胆囊管在内的整个胆道系统（**图 1**）。

■ 具体方法

分离显露胆囊管后，胆囊侧上钛夹，然后用电刀在胆囊管上作一小切口，这样可减少出血。此时，助手用钳子夹住胆囊颈部，牵向右上方，使胆囊管有一定的张力。使用硬膜外导管时，待插入胆囊管后，连同胆囊管用钳子夹住导管，使其固定。使用其他类型导管时，待插入胆囊管后，用半份力上钛夹，固定导管。不管哪种情况，最重要的是导管不能插入过深。使用气囊导管时，经引导管很容

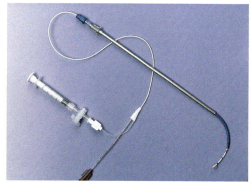

图 1　Arrow 公司专用胆道造影导管

易插入胆囊管，尽量在胆囊内扩张气囊，固定导管。若从腹壁的穿刺角度有问题，可选择角度良好的位点，重新穿刺。

造影前要解除气腹，拔除 Trocar，可获得良好的造影图像。

■ 摄片

使用便携式或 C 型臂透视设备。C 型臂透视可动态观察，变换角度，可不必等待 X 线片就可明确病情，但也有受手术台限制、必须穿防护服等缺点。造影剂应用生理盐水对半稀释的 60% 泛影葡胺（Urografin）。于头低位和右侧稍高位摄片 2 张。开始推注造影剂 5~10ml 拍第一张片，接着推注 15~20ml 后拍第二张片。

■ 其他

炎症严重、不能分离显露胆囊管时，也可直接穿刺胆囊或胆囊管行胆道造影。

7. 严重并发症的治疗

菅原 元

［名古屋大学大学院医学系研究科肿瘤外科］

◆ 引言

腹腔镜胆囊切除术（LC）具有微创、安全的优点，是胆囊结石的标准术式，但也可发生严重并发症。主要并发症有：①胆管损伤；②血管损伤；③肠管损伤等，如果未能早期治疗可导致严重后果。一般性 LC 并发症的处理本章不予讨论，仅对发生频率较高的胆管损伤作一概述。

胆漏发生部位多为胆囊床、胆囊管断端或肝外胆管，其中肝外胆管损伤容易导致严重后果。胆管损伤早期治疗不当，引流不充分，并发胆管炎、黄疸及肝脓肿后，治疗就会很困难。另外必须认识到：胆管损伤部位经外科修补后也可能发生胆道狭窄。

下面举例介绍我们科室对严重并发症的治疗经验。

◆ 1. LC 术后胆道狭窄的诊断与治疗

（1）诊断

LC 术后数月甚至数年发生胆道狭窄的患者，多存在黄疸和胆管炎，首先必须进行适当的胆道引流。直接胆道造影可以对狭窄的部位、范围以及距肝门部的距离作出评价。结合胆管造影、MDCT 及经皮经肝胆道镜活检对追查狭窄原因、排除恶性病变也很重要。如诊断为 LC 术后胆道良性狭窄，则按下文进行治疗。

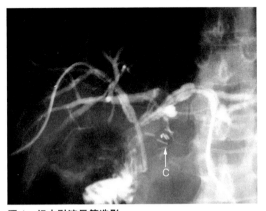

图 1　经内引流导管造影

前次 LC 术中离断胆总管，行胆管空肠吻合术后 6 个月，因胆管狭窄介绍到我科。右前支和左肝管内插入 PTBD，利用右前支导管进行内引流后症状改善（C：钛夹）

（2）保守治疗

如诊断为术后胆道良性狭窄，本院的治疗方针是首选经皮经肝途径胆汁内引流[1]。内引流术具有导管脱落危险小、留置导管数量可减少及导管可以更换的优点，因此如有可能，最好采用硅胶的细 T 管，无法留置的病例，留置数根通常的内引流导管进行内引流[2]（**图 1**）。多数患者在内引流 3 个月后行胆管造影，确定无狭窄后拔管，到目前为止还未见有狭窄复发。

如果是胆管缝合处或胆管胆管吻合口狭窄，采用球囊扩张后，留置 ERBD 导管作为内引流的导管，每 3 个月更换 1 次，据报道持续 12 个月后效果良好[3, 4]。

（3）关于使用金属支架

虽然采用金属支架治疗胆道重建部位狭窄也有散在的报告，但如果支架发生问题，除非手术很难取出，导致后面治疗困难，明显损害患者的生活质量。因此，对于胆道良性狭窄，金属支架的使用应非常慎重。

（4）外科治疗

因狭窄部位坚硬无法内引流时选择手术治疗。手术要点是适当切除包含狭窄部位周围胆管在内的瘢痕组织，露出肝侧的正常胆管，对胆道进行确切的重建。实际上，由于炎症导致瘢痕化及多次手术导致的高度粘连，不少患者需对多支胆管进行重建，手术难度大，最好由熟练的胆道外科医师主刀。

胆道狭窄合并血管损伤是危及生命的严重并发症，有时须采取与胆管癌肝切除同样的方法，如病例1[5]。国外甚至有行肝移植术的报告[6]。本来认为微创的 LC 却引发严重并发症，可见没有周到的准备与慎重的手术操作是万万不能的。

◆ 2. 病例

（1）LC 术后 135 天行右半肝切除术病例

患者女性，57 岁，当地医院行 LC，术后第 1 天发现胆漏，术后第 17 天行内镜下逆行胆道引流（ERBD），导管未能通过胆管损伤部位进入肝侧，右肝管也没有显影（**图 2**）。此后发生肝下胆汁潴留，行经皮经肝脓肿引流术。后因出现梗阻性黄疸，行右肝管前支、右肝管后支和左肝管经皮经肝胆道引流术（PTBD）后介绍到我科。

PTBD 导管直接造影显示左肝管、右前支和右后支中断不连贯（**图 3**）。肝动脉造影发现右肝动脉在前次 LC 所留钛夹的位置闭塞（**图 4**），经动脉性门静脉造影发现门静脉右前支闭

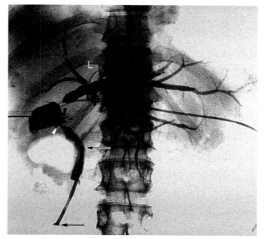

图 2 病例 1 LC 术后 17 天，直接胆道造影检查
可见左右肝管汇合部狭窄及胆汁漏（短箭头所指）。右肝管未显影。在胆道造影后插入 ERBD 导管。L：左肝管；长箭头：ERBD 导管

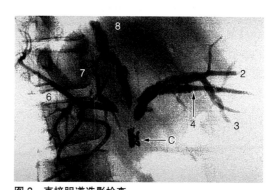

图 3 直接胆道造影检查
左肝管、右前支、右后支分离。C：钛夹；2：左外叶上支；3：左外叶下支；4：左内叶支；6：右后下支；7：右后上支；8：右前上支

塞（**图 5**）。术后 135 天行右半肝切除 + 尾状叶切除 + 肝外胆管切除 + 左肝管空肠吻合。术中发现肝门部粘连严重，因右肝动脉及门静脉右前支闭塞，右前叶明显萎缩。术后恢复良好，肝切除术后第 25 天出院，术后 9 年，目前健在。

（2）胆道损伤胆管空肠吻合术后 365 天行再次吻合术病例

患者 45 岁，男性，当地医院 LC 术中胆总

管损伤，中转开腹行胆管空肠吻合术。术后发现胆漏，经保守治疗后缓解。术后4月发现梗阻性黄疸，行左肝管PTBD，试行内引流术失败介绍到我科。胆道造影发现左右肝管汇合部闭塞（图6）。我科也在透视下试行内引流手术没有成功，于LC术后第365天进行手术。剥离胆管空肠吻合口周围致密粘连，切除肝门部胆管，$B_{5+8+6ab}$、B_{6c+7}及B_{2+3+4}三支肝管与空肠作吻合（图7）。术后恢复良好，第23天出院，术后4年，目前健在。

病例1因LC引起胆道、肝动脉与门静脉闭塞，导致必须行右半肝切除，虽然发生频率非常低，但一旦发生就会出现严重后果。血管闭塞的原因推测为钛夹夹闭。如果血管没有夹闭，胆管狭窄位置低一点，单纯胆管切除加胆道重建就够了。

病例2的狭窄原因考虑第一次胆管空肠吻合口缝合不全。胆管损伤患者修复后发生狭窄也是预料中的。该患者胆管狭窄部位比第1个患者要低，而且没有血管损伤，所以只需单纯再次吻合。

◆ 小结

虽然LC作为微创手术得到普及，但一旦发生胆管损伤，就会发生严重的并发症。关键是首先要掌握可靠的手术方法以避免胆管损伤，对超出本人手术能力的高难度病例不行LC。如果胆管损伤一旦明确，就要及时进行适当治疗，务必努力使患者的损害减少到最低限度。

参考文献

1）西尾秀樹ほか：上部良性胆道狭窄の外科治療の長期予後. 胆と膵 24：529-534, 2003
2）神谷順一ほか：経皮経肝胆道鏡（PTCS）によるTチューブを用いた胆汁内瘻術. 胆道 3：106-111, 1989
3）Bergmann, JJ et al：Long term follow up after biliary stent placement for postoperative bile duct stenosis. Gastrointest Endosc 54：154-161, 2001

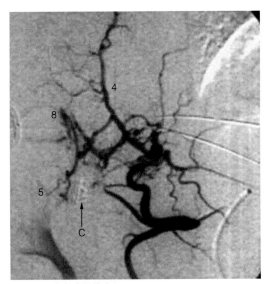

图4 肝动脉造影检查
肝动脉在钛夹（C）位置闭锁。肝动脉右前支通过侧支显影
4. 左内叶支；5. 右前下支；8. 右前上支

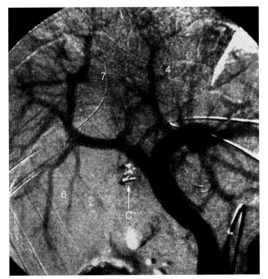

图5 经动脉性门静脉造影检查
右前支未显影
C：钛夹；4. 左内叶支；6. 右后下支；7. 右后上支

严重并发症的治疗

◎一旦延误胆管损伤的早期治疗，可能导致严重的并发症。

◎胆管损伤如果合并血管损伤可出现非常严重的并发症。

◎胆道重建后，随访时要注意胆道狭窄。

4) Costamagna, G et al : Long term results of endoscopic management of postoperative bile duct strictures with increasing numbers of stents. Gastrointest Endosc 54 : 162-168, 2001

5) Nishio, H et al : Right hepatectomy for bile duct injury associated with major vascular occlusion after laparoscopic cholecystectomy. J Hepatobiliary Pancreat Surg 6 : 427-430, 1999

6) Robertson, AJ et al : Laparoscopic cholecystectomy injury : an unusual indication for liver transplantation. Transplant Int 11 : 449-451, 1998

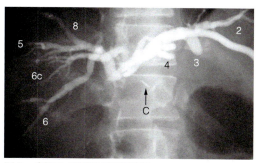

图6 病例2 直接胆道造影检查

肝门部胆管闭锁，胆管空肠吻合口未显影

C：钛夹；2. 左外叶上支；3. 左外叶下支；4. 左内叶支；5. 右前下支；6. 右后下支；6c. 右后叶下段外侧支；8. 右前上支

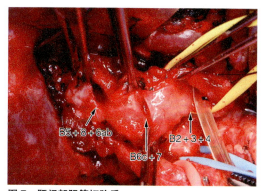

图7 肝门部胆管切除后

有 $B_{5+8+6ab}$、B_{6c+7}、B_{2+3+4} 三支胆管开口

胆囊动脉、胆囊管处理的要点

山本英夫 ［国家公务员共济组合连合会東海病院外科］

■ 以 Rouviere 沟为参照

腹腔镜操作时，是从下方朝向肝门部观察的，当用钳子将胆囊牵向头侧时，很容易将胆总管误认为胆囊管。我们的做法是：以 Rouviere 沟为参照，从胆囊侧切开腹膜（**图 1**）。不要在靠近 Rouviere 沟的肝十二指肠韧带侧进行分离和切断操作[1]。剪开 Hartmann 袋的背侧浆膜后，在 Calot 三角内用分离钳自左向右通过，然后用钩型电刀切断胆囊管周围的神经等组织。使用钩型电刀时，要注意刀尖不能碰到肝十二指肠韧带或十二指肠。切断胆囊管之前最重要的事情是必须分离显露出胆囊动脉。如有可能先钳夹切断胆囊动脉，可显露胆囊颈后方的区域，就不会误认胆总管了。一旦切断了自胆囊管绕行至胆囊颈部的神经等条索状组织，就可显露出一段更长的胆囊管，这样也就便于术中胆道造影或胆囊管的处理（**图 2**，**图 3**）。在**图 1** 所示的病例中，胆囊管与右后叶胆管有交通，但按上述方法处理胆囊管和胆囊动脉，可保证手术安全[2]。

■ 胆囊动脉、胆囊管的结扎处理

与上钛夹的方法相比，利用可吸收线（3-0 或 4-0）对胆囊动脉、胆囊管进行结扎的方法尽管稍费点时间，但材料费明显要低，安全性也没有什么差别，故最近都用不上钛夹的方法，而是用送线器进行体外及体内结扎（**图 4**）。体内结扎法较为理想，但需要专门的训练箱。体外结扎法是在体外作结，一不小心牵引过度有导致组织撕裂出血的危险。这是需要助手用钳子抓住结扎部位附近的线，使得结扎部位没有张力。

■ 胆囊管内有结石存在时

腹腔镜下能处理胆囊管结石的前提条件是：手术时无严重的炎症性充血水肿，术前直接胆道造影显示结石距胆总管的距离在 1cm 以上。分离显露胆囊管后，先切断胆囊动脉，然后通过钳子触诊，

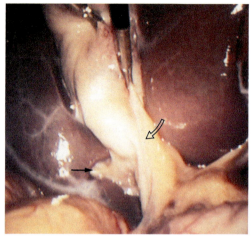

图 1　靠近 Rouviere 沟（黑箭头），紧贴胆囊剪开腹侧的浆膜（空心弯箭头）

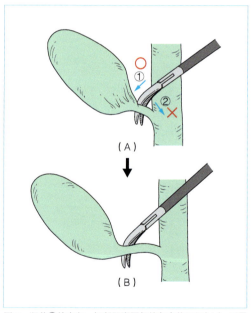

图 2　顺着①的方向，切断胆囊颈部的条索状组织（A），显露出更长一段的胆囊管（B）。禁忌顺着②的方向切断组织（引自参考文献 2）

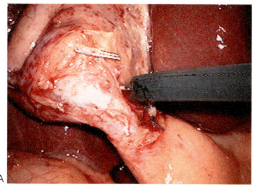

A

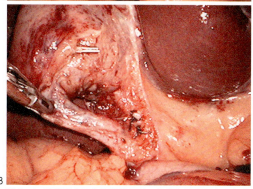

B

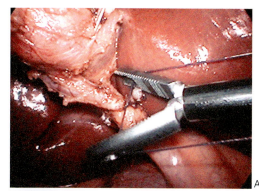

A

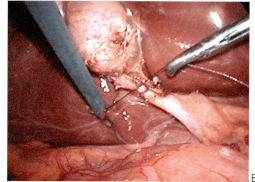

B

图3　A. 用钩型电刀自胆囊管开始，切断与胆囊颈部之间的条索状组织；B. 充分显露出的胆囊管

图4　A. 用送线器进行体外结扎；B. 用分离钳和持针器进行体内结扎

确认胆囊管结石的位置。在预定切断的位置切开胆囊管（若结石较大，可在结石处切开），以分离钳从胆总管侧将胆囊管（此时钳夹力不能太大），将结石挤出（**图5**）。虽然结石挤出后有胆汁逆流可判断结石已取尽，但小心起见，还是通过术中胆道造影来确认无结石残留。

参考文献

1）Hugh, TB：New strategies to prevent laparoscopic bile duct injury—surgeons can learn from pilots. Surgery 132：826-835, 2002

2）早川直和ほか：前立ちからみた消化器外科手術，医学書院，東京，326-331, 1995

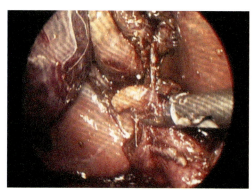

图5　用分离钳挤出胆囊管结石

VII 肝胆管结石治疗的要点与盲点

1. 治疗方针的决定

神谷顺一

[豊田厚生病院外科]

1. 无症状患者的处理

由于影像学诊断方法的提高和进步，许多无症状的肝胆管结石病例得以发现。1993 年，日本厚生省特定疾病 - 肝胆管结石调查研究小组完成了全国性调查，显示无症状肝胆管结石占 16%，1999 年这个比例上升到 20%[1]。

古川等[2] 通过跟踪随访，研究了 122 例在确诊时无症状的肝胆管结石患者的自然病程，发现其中 108 例（89%）一直表现为无症状。随访时间为 6 个月至 15 年（平均为 10.1 年），随访期间出现临床症状的有 14 例（11%），至症状出现的时间为 9 个月至 7 年 5 个月（平均 3.4 年）。另外，93% 的有症状患者都有肝叶萎缩的表现，而在一直无症状的患者中，肝叶萎缩的比例只有 13%。因此，古川等认为肝叶萎缩是出现症状的原因。

自此报告发表以来，对无症状肝胆管结石患者的处理原则上是病情随访和观察。

2. 结石的性质不同，治疗方法也不同

随着对肝内胆固醇结石的形成及病理生理研究的深入，发现它与肝内胆红素钙结石不同[3]，因此，在治疗上也应分别对待[4]。

3. 胆红素钙结石（表 1）

在诊断肝胆管结石时，有一项重要的内容是判断结石所在的肝脏区域有无萎缩和局部胆管有无狭窄。虽然胆红素钙结石造成的胆管形

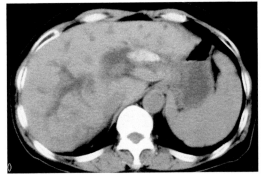

图 1A　平扫 CT
结石位于左外叶，肝内胆管扩张。但左外叶无萎缩

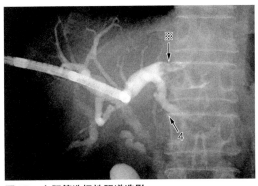

图 1B　左肝管选择性胆道造影
自右前叶上段胆管插入 PTCS。造影显示左外叶胆管似有狭窄样改变（※），胆道镜检查后明确是结石造成的阴影缺损

态改变较大（狭窄或扩张等），但要明确结石的存在状态还是有一定困难的。另外，多数的胆管扩张或狭窄是可逆性的，因此，在诊断时必须谨慎[5]（图 1）。

◎原则上,无症状患者应行病情随访和观察。

◎诊断肝内胆红素钙结石时,要注意有无肝脏萎缩和局部胆管有无狭窄。

◎肝内胆固醇结石首选内镜治疗。

表1 肝内胆红素钙结石的治疗方针

	有肝萎缩	无肝萎缩
有胆管狭窄	· 肝段切除,肝叶切除 · 存在肝外胆管狭窄时 行肝外胆管狭窄部分切除术+胆道重建术	· 首选 PTCS · 如果 PTCS 不能扩张时 肝段切除(肝内胆管狭窄) 胆道重建(肝外胆管狭窄)
无胆管狭窄	· 肝段切除,肝叶切除	· PTCS 或经乳头内镜取石术

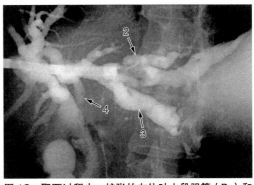

图1C 取石过程中,扩张的左外叶上段胆管(B₂)和左外叶下段胆管(B₃)已显影

如果结石所在的肝脏区域已有萎缩,可认为此处是结石的原发灶,有肝切除的指征。如果结石所在的肝脏区域没有萎缩,但局部胆管已狭窄,可行经皮肝穿刺胆管扩张术。狭窄如果能扩张,可经 PTCS 取石,如果不能扩张,则行手术治疗,亦即:狭窄发生在肝内胆管,行包含狭窄胆管的肝段切除;狭窄发生在肝外胆管,行胆管切除+胆道重建。

如果结石所在的肝脏区域没有萎缩,且未发现肝内外胆管有狭窄,这说明受结石影响最大的部位(原发灶)不明,这种情况适应于经 PTCS 取石或内镜下乳头切开取石术。

另外,对乳头狭窄可考虑内镜下乳头切开术,对乳头功能不全可考虑乳头成形术或胆道重建术。

◆◆ 4. 胆固醇结石

有症状者首选内镜治疗,无法进行内镜治疗者可考虑肝切除术。也有肝胆管结石伴肝萎缩,这种情况是肝段切除的指征。另外,也有报道称体外冲击波碎石(ESWL)对治疗肝内胆固醇结石有用。

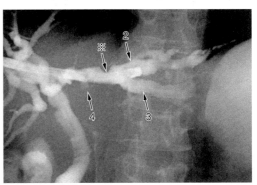

图1D 取石后胆道造影显示左外叶胆管轻度扩张,胆管形态只有少许变形

参考文献

1)馬場園明ほか:肝内結石症の全国受療患者の推計と臨床疫学的特性.厚生省特定疾患消化器系疾患調査研究班肝内結石症分科会平成11年度研究報告書,9-14,2000

2)古川正人ほか:有症状化した原発性肝内結石症例の検討―自然経過観察例を含めて―.厚生省特定疾患肝内結石症調査研究班平成5年度研究報告書,12-14,1994

3)Kondo, S et al:A clinicopathologic study of primary cholesterol hepatolithiasis. Hepato-Gastroenterology 42:478-486,1995

4)厚生省特定疾患肝内結石症調査研究班:肝内結石症の診断・治療ガイドライン,1998

5)二村雄次ほか:肝内結石症に対する各種内視鏡を利用した治療法.外科治療 46:577-586,1982

2. 胆固醇结石的处理

近藤 哲・河上 洋*

[北海道大学大学院医学研究科腫瘍外科学・*消化器内科学]

引言

以前认为肝胆管结石几乎全是胆红素钙结石，但现在已明确约两成是胆固醇结石，其临床表现也完全不一样。

1. 肝内胆固醇结石的 X 线图像特征

原发性肝内胆红素钙结石好发于左右肝管等靠近肝门部的粗大胆管内，该引流区域内可见弥漫性胆管扩张，或者是结石下游胆管有狭窄。与此相反，原发性肝内胆固醇结石有以下完全不同的表现：①结石较小，常位于肝段胆管内或胆管分支的末梢，表现为肝内多个孤立性病变；②只表现为结石所在位置的局限性胆管扩张，结石上游胆管基本上都不扩张；③通常也见不到结石下游胆管有狭窄。典型的病例仅通过胆道造影即可确诊（**图 1**）[1]。

2. 仅以 US 和 CT 检查即可诊断

胆固醇结石的超声检查可有如下发现：结石位于肝脏的外周，周围胆管无扩张，好似与胆道无关的肝内孤立性病变，病变为强回声，后伴声影（**图 2**）[2]。因此，多数患者是怀疑肝实质钙化点行超声检查而发现的。但是，为了

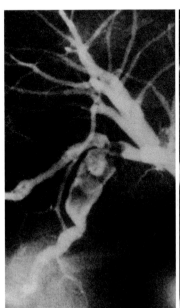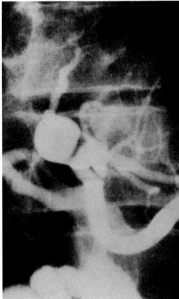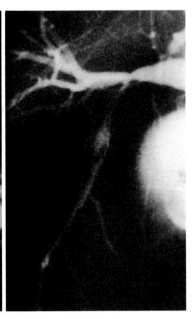

图 1　原发性肝内胆固醇结石的胆管造影图像
自左至右表现为圆筒状、囊状和憩室状的局限性胆管扩张，其中有透 X 线成分，未见上游胆管扩张或下游胆管狭窄

◎仅以US和CT即可诊断肝内胆固醇结石。
◎肝内胆固醇结石患者的症状都较轻,取石的创伤不能过大。

排除肝内血管的可能,要行增强CT检查。胆固醇结石在增强CT上表现为微小的低密度斑点(**图3**)[2]。结合US和CT的表现,应高度怀疑肝内胆固醇结石。

3. 从病因学角度考虑,是胆红素钙结石还是胆固醇结石

从肝内胆固醇结石病例的胆道造影图像可推断不存在胆汁淤滞。另外,通过胆道镜观察(**图4**)[1]或肝切除标本的病理检查(**图5**)发现有胆固醇结石的胆管无炎症表现,可以断定与细菌感染无关。肝内胆红素钙结石的形成主要与胆汁淤滞和细菌感染有关,而肝内胆固醇结石则不然,它的形成主要与过饱和胆固醇胆汁的产生有关[4]。载脂蛋白A-1有防止胆固醇析出的作用,载脂蛋白A-1活性降低等代谢性因素的改变是胆固醇结石形成的重要原因[5]。

4. 肝内胆固醇结石患者的临床症状轻

肝内胆红素钙结石的病程中可反复出现急性阻塞性胆管炎或肝脓肿等,导致感染性休克,也有患者从慢性肝损害发展为胆汁性肝硬化,甚至死亡。但是,几乎所有的肝内胆固醇结石病例都不伴有如此严重的并发症,也没有死亡的先例。肝内胆固醇结石的临床症状,按出现的频率,依次为上腹痛、黄疸和发热,且程度轻,多数患者未经处理症状即可自行缓解[3]。出现这些症状的原因是肝内的结石落入胆总管中,若停留在肝内,患者基本上无症状。

5. 治疗方法的选择

治疗的对象应是有症状的患者。胆固醇结石位于相当末梢的胆管内,且无胆管扩张,应用胆道镜取石,对不少患者来说有困难[2]。虽然联合肝切除可完全除去结石[3],但肝内胆固醇结

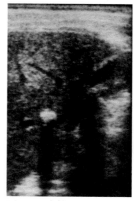
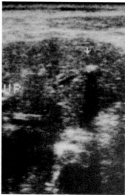

图2 原发性肝内胆固醇结石的US图像
肝实质内可见伴有后方声影的强回声病变,未见胆管扩张

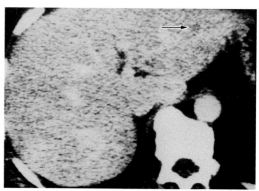
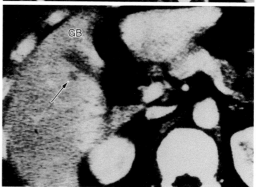

图3 原发性肝内胆固醇结石的增强CT图像(与图2同一病例)

在与US检查相同的位置上,可见低密度斑点状病变。同样未见胆管扩张

石患者的症状都较轻，应该想到手术不能过大。胆肠吻合术常用来解决肝内胆红素钙结石患者的胆汁淤滞，但对肝内胆固醇结石的患者没有应用的必要。

改善体内代谢是无创伤的治疗方法，我们期待着并用 ESWL 的溶石疗法。特别是对无症状者可试用这种治疗方法，但也要想到无症状的患者无须治疗，进行随访即可。

6. 合并胆管癌?

众所周知，肝内胆红素钙结石周围的胆管粘膜上皮可出现增生并发展成肝内胆管癌[6]。胆固醇结石缺少炎性变化，罕见合并胆管癌。但到现在为止已有 6 例报告，故对随访的病例应加以注意[7]。

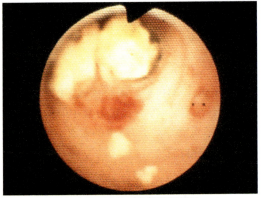

图4 原发性肝内胆固醇结石的胆道镜所见
在白色的结石与周围胆管壁之间有明显的间隙。胆管壁无炎症表现

参考文献
1) 近藤 哲ほか：原発性肝内コレステロール結石症の胆道 X 線像および内視鏡像の検討. 日消病会誌 86：2779-2788, 1989
2) 近藤 哲ほか：経皮経肝胆道鏡検査でも診断治療が困難であった原発性肝内コレステロール結石症の1例. 日外会誌 89：116-121, 1988
3) Kondo, S et al：A clinicopathologic study of primary cholesterol hepatolithiasis. Hepato-Gastroenterology 42：478-486, 1995
4) 長谷川 洋ほか：肝内コレステロール結石症の1例. 日消病会誌 81：108-111, 1984
5) Ohta, T et al：Histological evaluation of the intrahepatic biliary tree in intrahepatic cholesterol stones, including immunohistochemical staining against apolipoprotein A-1. Hepatology 17：531-537, 1993
6) Zen, Y et al：Proposal of histologocal criteria for intraepithelial atypical/proliferative biliary epithelial lesions of the bile duct in hepatolithiasis with respect to cholangiocarcinoma：Preliminary report based on interobserver agree-

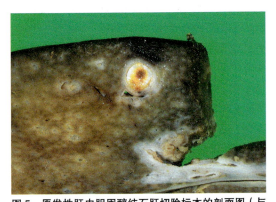

图5 原发性肝内胆固醇结石肝切除标本的剖面图（与图2、图3同一病例）
黄白色的结石堵在肝内胆管的末梢分支内。其周围的胆管未见扩张

ment. Pathol Int 55：180-188, 2005
7) Kawakami, H et al：Primary cholesterol hepatolithiasis associated with cholangiocellular carcinoma：A case report and literature review. Intern Med 46：1191-1195, 2007

3. 选择性胆管造影的要点

神谷顺一・二村雄次*

［豊田厚生病院外科・*愛知県がんセンター］

引言

　　肝内结石是肝内胆管的病变。必须以肝内区域性胆管为中心，作细致的检查，在准确把握了病变情况的基础上，选择最佳的治疗方法[1,2]。为了确定结石的位置和胆管病变的范围，自上游侧的胆道造影即经皮肝胆管造影（PTC）或经皮肝胆道引流（PTBD）的引流管作选择性胆道造影是一个十分有效的方法。内镜下逆行性胆道造影是从下游侧进行的，多数情况下提供的信息有限。虽然近年来 MRCP 有了显著的提高，但在对肝段胆管解剖或狭窄进行诊断时，图像还不是十分清晰，许多病例还需直接胆道造影。

　　在有结石存在的情况下，对胆管狭窄或胆管扩张很少能作出正确的诊断（**图 1**）。若在经皮经肝胆道镜（PTCS）取石后行选择性胆道造影，则可正确诊断胆管狭窄或胆管扩张等病变[3]。

　　选择性肝内胆道造影是在精密掌握病变情况的基础之上，分析结石的成因，并据此来确定治疗方法的诊断方法。对经其他方法已明确有切除指征的肝段，则没有必要行胆道镜取石或选择性胆道造影了。重点检查那些切除指征有疑问的肝段，对位于无切除指征肝段内的结石应尽早除去，这样可提高诊断治疗的效率。如果仅以 PTCS 治疗，取石要彻底，通过选择性胆道造影和内镜观察确认无结石残留。

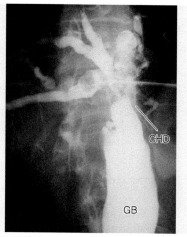

图 1A　取石前的 PTBD 胆道造影图像（右前斜位）
因多发结石的存在，不可能辨别肝内各胆管分支。左外叶和右前叶已明显萎缩，有肝切除的指征，为此先取出右后叶胆管内的结石
CHD：肝总管；GB：胆囊

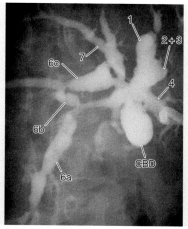

图 1B　取石后的胆道造影图像（右前斜位 + 头前斜位）
除右后叶下段胆管的后支（6b）显影不完全外，右后叶的其他胆管分支均显影清晰。CBD：胆总管

1. PTBD，PTBD 造影

在透视或超声引导下 PTBD 时，首选自前上腹壁穿刺左肝管或左外叶下段胆管 B_3。其理由是：此位置置管不易脱出，经此插入胆道镜至右肝内胆管的角度好，便于操作。若经此途径还有到不了的右肝内胆管分支存在时，可直接对该肝段胆管行 PTBD，然后经 PTCS 取石和检查。另外，经左肝管途径多数情况下到不了的左内叶胆管 B_4，如有必要可自前胸壁穿刺右前叶上段胆管 B_8 行 PTBD，此途径可达 B_4^4。

PTBD 可引流出粘液、胆泥或小结石。因此，PTBD 后几天造影可获得更清晰的图像。选择性胆道造影时，不但要在仰卧位、左前斜位和右前斜位摄片，还要拍摄左侧卧位和右侧卧位片。左侧卧位片对辨别左半肝的肝内胆管分支有帮助，右侧卧位片在确定右半肝肝内胆管分支时很有效。

2. 经 PTCS 的选择性胆道造影

经 PTCS 的选择性胆道造影是通过胆道镜看清肝内胆管的汇合部后，选择目标胆管并造影。这时，也要按前述的各种体位摄片（**图 2**）。

在选择性胆道造影片上确定各胆管分支，结合胆道镜检查所见，可明确肝内胆管的汇合形态。在把握了肝内胆管局部解剖之后，可作出有无结石、狭窄或扩张的诊断。

充满结石或有狭窄的胆管通常显示不清，此时千万不能用胆道镜顶住胆管加压造影，应先取出结石或扩张狭窄后再行造影。如有必要，可于目标胆管内送入细导管进行造影，应缓慢注入造影剂，不使胆道内压上升（**图 2D**）。高压下强行胆道造影是引发疼痛的原因，而且因胆汁向静脉的反流（cholangiovenous reflux），可引起畏寒发热、区域性胆管炎或肝脓肿，甚至可导致败血症。

参考文献

1）北川雄一ほか：肝内結石症における PTCS 下切石術．消化器外科 21：1473-1477, 1998
2）Kamiya, J et al：Intrahepatic stones. Surgery of the Liver, Biliary Tract, and Pancreas, 4 th ed, Blumgart, LH eds, Saunders Elsevier, Philadelphia, 586-596, 2007
3）二村雄次ほか：肝内結石症の治療．胃と腸 19：437-444, 1984
4）Nimura, Y et al：Technique of inserting multiple biliary drains and management. Hepato-Gastroenterology 42：323-331, 1995

◎重点检查那些切除指征有疑问的肝段。

◎在左侧卧位片上辨别左半肝肝内胆管,在右侧卧位片上确定右半肝肝内胆管。

◎不得在高压下强行胆道造影。

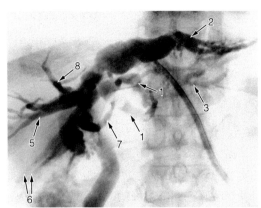

图2A 左右肝胆管结石患者的PTBD胆道造影图像(仰卧位)

右肝内胆管结石取石已完成。在仰卧位片上,明确肝内胆管分支的解剖关系有困难

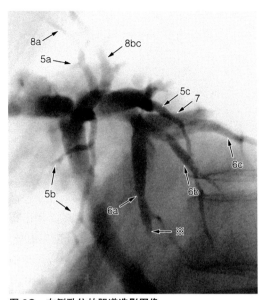

图2C 右侧卧位的胆道造影图像

可清楚地辨别出右半肝的各肝段胆管。此片上显示 B_{6a} 显影不良(※)

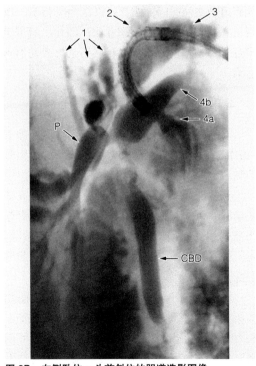

图2B 左侧卧位 + 头前斜位的胆道造影图像

清楚显示出左内叶胆管(4a,4b),右后叶胆管(P)和尾状叶胆管(1)的形状和汇流形态。CBD:胆总管

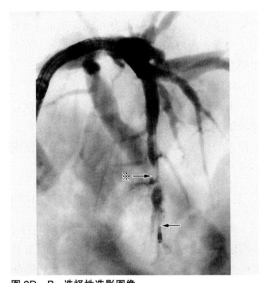

图2D B_{6a} 选择性造影图像

经 PTCS 送入细导管(箭头)通过 B_{6a} 狭窄部位(※)直至末梢并造影。可见狭窄的上游胆管有轻度扩张,但未见结石阴影

4. 经皮经肝胆道镜取石的实际操作

神谷顺一

［豊田厚生病院外科］

引言

肝胆管结石的内镜治疗是从经 T 管窦道或经空肠盲袢瘘的术后胆道镜取石发展而来的[1]。我们科室自 1979 年开始对肝胆管结石患者作经皮经肝胆道镜检查（PTCS），并发现其作用很明显[2]。从 1981 年前后开始，PTCS 被确定为诊断、治疗肝内胆管结石的主要方法并积极应用于临床[3,4]。自 1986 年起，又导入液电碎石器（EHL），明显缩短了取石所需要的时间，进一步发挥了胆道镜取石术的作用。

1. 胆道镜和窦道

以取石为目的时，通常使用奥林巴斯公司的 CHF-P20 型胆道镜，镜身外径 4.9mm，可通过 15F 导管形成的窦道。EHL 导入以来，碎石变得容易了。因此，现在很少需要 16F 以上导管形成的窦道。

窦道形成后，要留置硅胶导管，它比氯乙烯导管软，很少有压迫感或不适。另外，对胆管粘膜的刺激性也小，很少引起粘膜发红或肉芽形成。

2. 胆道镜检查的次数和每次检查的时间

通常是每周检查 2 次，每次检查限定在 2 小时以内。PTCS 治疗肝内胆管结石时，也有患者的疗程被拖得很久。因此，对长时间内需接受胆道镜检查的患者，不能使其疲劳，或产生厌恶甚至恐惧感。

3. 使用生理盐水的注意事项

胆道镜检查时需边灌注生理盐水边观察，压力要保持在 30cmH$_2$O 以下，因为这样可将胆汁向静脉的反流抑制在最小限度内[5]。只要视野清晰，灌注压越低越好。

大量生理盐水流入十二指肠后可产生嗳气、呕吐或腹泻。在取石操作的过程中，要注意有无灌注了过量的生理盐水。

另外，有时只专心检查，没有注意从窦道与胆道镜之间的间隙或者是顺着 EHL 探头、取石篮、导管溢出大量生理盐水。因此，胆道镜检查时可使用防水巾单，尽量不给患者增加不适感。

4. 取石篮取石

对小于窦道直径的结石，可用取石篮除去（**图 1**）。使用取石篮时，必须尽量减少对胆管的刺激，减轻患者的痛苦。

有胆泥或粘液流出的胆管，其内可能充满了结石。可先将取石篮送入该胆管内，然后张开顶端，来回抽动几次，清除掉胆泥或粘液，再行胆管造影，多数情况下可得到清晰的胆管图像。

对位于细小胆管内的结石，可联合使用细胆道镜（外镜 2.8mm）和细取石篮（**图 2**）。在行 PTCS 检查时，这种细径胆道镜也可用来观察明显扩张的胆管，最终确认有无结石残留。

◎窦道形成后留置硅胶导管。
◎生理盐水灌注压保持在30cmH$_2$O 以下。
◎EHL 探头轻轻接触结石并放电。

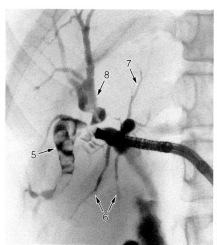

图1A 右前叶胆管的选择性造影图像
右前叶下段胆管（B$_5$）内充满着多角形结石，为胆固醇性结石

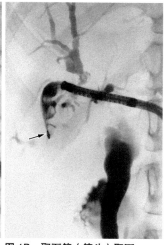

图1B 取石篮（箭头）取石
对小于窦道直径的结石，一般用取石篮除去

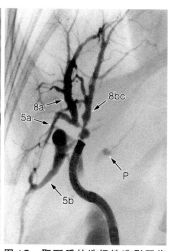

图1C 取石后的选择性造影图像（头前斜位）
结石已全部取出。P：右后叶胆管

5. EHL 的应用

需破碎结石时，可以 EHL 探头轻轻接触结石，然后放电（**图3**）。放电时会发出啪啦啪啦的声音，并传导给患者。严禁探头用力抵住结石放电。切割结石时，探头可产生跳动，有损伤胆管粘膜的危险。EHL 不在水中放电就没有破碎作用，因此，要注意胆管内不得有空气进入。

胆红素钙结石被破碎后可成淤泥状，影响视野。此时若强行操作，可误触胆管放电，导致疼痛和出血，最终不得不终止 PTCS。所以应该先冲洗胆管，在清晰的视野下进行下一步操作。

EHL 破碎结石后，可产生大量碎片。用前端有多个大侧孔的 16F 硅胶管冲洗胆管，可除去大部分的碎片。残留的碎片以取石篮套出。取石结束后再行胆道镜观察可发现胆管粘膜上吸附着许多小碎片或胆泥，但待至下次 PTCS 时可发现这些小碎片或胆泥几乎都已流出，仅少数留在胆管内，呈浮游状态。有人主张为了便于碎片流出，加作乳头切开术，但这应该在详细检查乳头功能状况后，才可判断有无必要。

6. 胆道镜检查后的注意事项

在肝内胆管结石的患者中，用于引流的导管及其接续的部位很容易被小结石或胆泥堵塞。从留置之日起，就应仔细观察并冲洗干净。

每次注入 2~3ml 生理盐水，抽吸数次，冲洗胆管。不得注入使患者产生疼痛那样多量的生理盐水。胆管的容积可在胆管造影时测得，但一般情况下有轻度扩张的胆管，其容积通常在 3ml 左右，也有容积很小的例外。

7. 一般注意事项

在治疗肝胆管结石时，常有这样的例子，

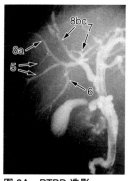
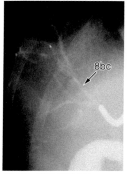

图 2A　PTBD 造影

B_{8bc} 可见轻度扩张和缺损阴影

图 2B　取石篮取石

因胆管细小，使用外径 2.8mm 的胆道镜。结石为胆红素钙结石

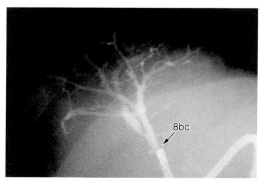

图2C　取石后选择性的胆管造影

可见先前结石所在部位胆管轻度扩张

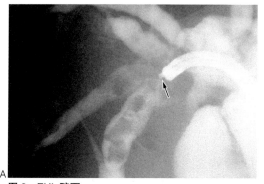
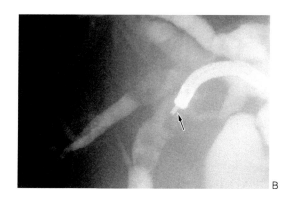

图 3　EHL 碎石

探头（箭头）轻轻接触结石，放电碎石是安全的

从一支胆管内取出最后一颗结石后发现其深面还有一支充满结石的胆管。也有这样的事情，在取石结束后再次 PTCS 检查时可发现胆管又被新的结石堵住。因此，对患者的病情可以乐观地预见，但也不能随口轻易地下结论。

参考文献

1）二村雄次ほか：肝内結石症に対する各種内視鏡を利用した治療法．外科治療 46：577-586，1982

2）二村雄次：肝内結石の摘出．外科治療 44：293-300，1981

3）二村雄次ほか：内視鏡を併用した肝内結石症の治療．手術 42：1683-1691，1988

4）Nimura, Y et al：Value of percutaneous transhepatic cholangioscopy(PTCS). Surg Endosc 2：213-219, 1988

5）吉本英夫ほか：直接胆道造影における胆管内圧と cholangiovenous reflux 発生について—内視鏡下バルーンカテーテル胆道充満造影の臨床的検討．日消外会誌 20：2350-2354, 1987

5. 经口胆道镜取石术

露口利夫

[千葉大学医学部附属病院消化器内科]

引言

现在对肝胆管结石的外科治疗主要是以肝切除术为主，但是很多病例的肝胆管结石分布于肝脏两叶，或是有并发症而不能进行手术。另一方面，只除去结石的方法分经皮经肝取石术（PTCSL）与经十二指肠乳头取石两大类。在 1987 年以后，我科对肝胆管结石的患者采取以经口胆道镜为中心的、经十二指肠乳头的治疗方法，下面将介绍其适应证和方法。

1. 经十二指肠乳头治疗的良好适应证

经十二指肠乳头治疗的良好适应证是以前常见的、由胆总管结石向上积聚而形成的肝内胆管结石。这样的继发性肝胆管结石是经十二指肠乳头治疗的最佳适应证。多数情况下，因胆管没有狭窄，从十二指肠一侧逐渐碎石、取石，便有可能彻底取石（**图 1**）。

经十二指肠乳头所能到达的范围是从左右肝管开始至二级分支，通常不能直接去除末梢胆管的结石。另外，若从乳头一侧观察，进入比较困难的是右后叶分支（$B_{6,7}$）和左外叶下段分支（B_3），经口胆道镜插入这些分支是比较困难的[1]（**图 2**）。对这些肝段的肝胆管结石，可利用胆道镜选择性地向肝内胆管插入导丝，留置经鼻胆道引流（endoscopic nasobiliary drainage，ENBD）管。在 ENBD 造影下行 ESWL 后继续取石，尤其是胆固醇性结石

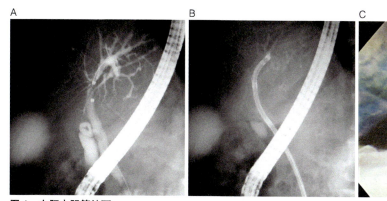

图 1　左肝内胆管结石
57 岁，男性，胆总管结石治疗后左肝管狭窄
A. 怀疑左肝管结石，行 ERCP
在狭窄处没有看到透亮图像（充盈缺损）
B. 经口胆道镜观察左肝管
C. 确认左肝管内的结石
除去结石后观察狭窄部位及活检，没有看到恶性征象

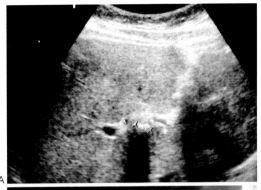

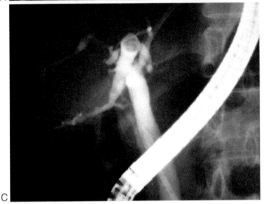

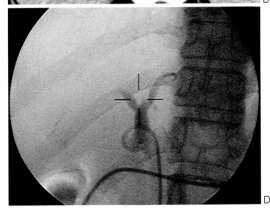

图2 肝内胆管结石

58岁，女性（胆固醇性结石）

A. 腹部超声示右肝门部可见10mm大的强回声，伴声影

B. 在增强CT平衡像也没有看到胆管内的钙化影，诊断为胆固醇性结石

C. 胆道镜观察，右后叶胆管支汇至左右肝管汇合部的中心，留置经鼻胆道引流管，可见右后叶支起始部的结石影像

D. 透视下行ESWL

尽管ENBD管在胆总管固定得不好，但以左右肝管汇合部的中心为焦点成功碎石

的碎石效果很好[2]。

对肝内末梢胆管的结石，经十二指肠乳头途径较难进入，通常不是该方法的治疗对象。

2. 经口胆道镜和碎石器械

经口胆道镜其子镜可使用CHF-B260，母镜可使用TJF260（都是Olympus公司生产）。都属电子内镜，图像与一直使用的纤维内镜CHF-BP30相比要进步很多，但其头端外径稍粗，操作上相对要差一些。

胆道镜下碎石可使用EHL（液电碎石器）和激光，我科主要使用EHL（Autholith，Northgate公司生产），探头直径越大，破碎力量就越大。

CHF-B260的活钳口直径只有1.2mm，正好使用细径探头（1.9F）。

3. 经口胆道镜碎石的注意要点

在胆管内插入胆道镜有必要行内镜下乳头切开术（EST）。这样碎石过程中注入生理盐水后可经乳头排出，胆管内压不至于过高，同时也可经十二指肠乳头除去结石碎片。EHL冲击波可波及周围，有时会出现胆管壁的出血（渗出的程度），但只要不直接向胆管壁放电就不会引起大出血、穿孔等。碎石使用的EHL探头有必要在插入胆管之前先置入胆道镜的钳口内。原因是经口胆道镜是从母镜的钳口出来的，弯

经口胆道镜取石术

◎堆积的肝胆管结石、主要位于左右肝管向上的二级分支（除了$B_{3,6,7}$外）的肝胆管结石是该治疗方法的适应证。

◎主要位于$B_{3,6,7}$的结石可在插入 ENBD 管后行 ESWL。

曲部成锐角，若插入胆管之后探头便不能通过了（**图 3**）。细小的碎片会遮住视野，故有必要进行吸引及生理盐水的灌流，为了不使胆管内压过高，要注意灌注压。左右微调由持母镜的术者操作，拿着子镜的术者要注意调整上下的位置，使其位于恰当的位置。

4. 经十二指肠乳头取石及 ESWL 治疗

胆道镜下碎石后，结石可自然移动，多能从十二指肠乳头排出。但即使碎石，结石还是不能从肝内胆管排出时，可通过导丝诱导式网篮或气囊导管取石。对只通过胆道镜下碎石不能处理的 $B_{3,6,7}$ 段的结石，可插入 ENBD 管后在 ESWL 下碎石。对左外叶支行 ESWL 治疗时对心脏有影响，应慎重考虑再施行。对合并有胆管狭窄的病例，可适当追加球囊扩张术。

5. 取石成效和预后

至今我科的取石成功率约 64%[3]，取石不成功的病例为不能解除狭窄和 $B_{3,6,7}$ 段的胆管结石。结石的复发率是 21.7%（平均观察时间 93 个月），与经皮经肝途径（PTCSL）相比并不高（PTCSL：60~130 个月的观察，复发率为 30%~65%）[4-6]。

小结

经十二指肠乳头取石尽管有必要行 EST，但若一旦确定经乳头的路径，可反复并长期的治疗，便于处理结石的残留和复发。对主要位于左右肝管的结石，应考虑到经十二指肠乳头取石术是一种治疗方法。

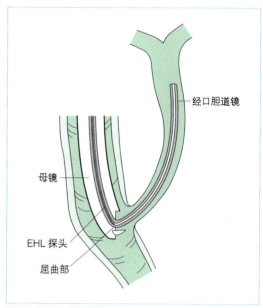

经口胆道镜

母镜

EHL 探头

屈曲部

图 3　经口胆道镜的钳口
从母镜的钳子出口弯曲角度很大，EHL 探头的头端出不来，有必要在置入导管前先将 EHL 探头置入胆道镜头端

参考文献
1）露口利夫ほか：経口胆道鏡による肝内胆石症の治療．胆道 7：51-62，1993
2）斎藤博文ほか：体外衝撃波破砕療法による肝内胆石症の治療．消化器外科 21：1479-1484，1998
3）Okugawa，T et al：Peroral cholangioscopic treatment of hepatolithiasis：long-term results．Gastrointest Endosc 56：366-371，2002
4）Otani，K et al：Comparison of treatments for hepatolithiasis：hepatic resection versus cholangioscopic lithotripsy．J Am Coll Surg 189：177-182，1999
5）Huang，MH et al：Long-term outcome of percutaneous transhepatic cholangioscopic lithotomy for hepatolithiasis．Am J Gastroenterol 98：2655-2662，2003
6）Chen，C et al：Reappraisal of percutaneous transhepatic cholangioscopic lithotomy for primary hepatolithiasis．Surg Endosc 19：505-509，2005

6. 胆道重建法的要点

早川直和

[国家公务员共済組合連合会東海病院外科]

引言

　　肝胆管结石的胆道重建部位稍有不同，多数只需吻合 1~2 支胆管。另外，由于炎症或术前胆道引流等操作的影响，胆管壁已有增厚，因此不需技术性特别高的吻合操作。本章就以 Roux-en-Y 式肝总管 - 空肠吻合术为中心，讲述可靠、快速吻合的几个注意点。

1. 肝胆管结石的胆道重建方法

　　肝胆管结石患者常伴有乳头功能不全，导致肝外胆道显著扩张，当胆汁淤滞、十二指肠液或食物反流明显时，可切断肝总管，重建胆道。在肝胆管结石伴肝门部胆管狭窄的患者中，若认为肝门部胆管狭窄是形成结石的原因，肝内没有原发灶，这时可切除狭窄部分，在肝门部重建胆道[1]。若狭窄上游侧的肝内有原发灶，但其他的肝段内无病变，这时就应该切除有原发灶的肝段，重建残肝胆道[2]。重建胆道的基本术式是 Roux-en-Y 胆管 - 空肠吻合术。为了便于术后胆道镜检查，必要时可制作空肠盲袢（P-loop），自此引出胆道引流管，形成外瘘（**图 1**）。现在，由于 PTCS 检查同样方便，不需术后经空肠盲袢胆道镜，通常只作胆肠端侧吻合[3]。

2. 胆肠吻合的一般注意事项

　　1）距 Treitz 韧带 20cm 左右切断空肠，将远侧端空肠袢经横结肠后、穿过大网膜后方、十二指肠前方上提至肝门部。

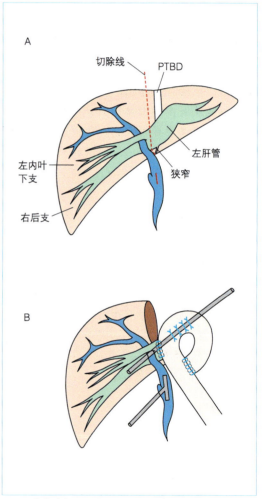

图 1　术前诊断和手术方式

A. 术前诊断和胆管预定切线。经 CT、PTCS 等仔细检查后发现左肝管狭窄并延至肝门部，左外叶已萎缩，左外叶肝内胆管呈囊状扩张

B. 手术方式。作扩大左外叶切除，右后叶胆管和左内叶下段胆管（ B_{4a} ）成形后与空肠作吻合，制作空肠盲袢（P-loop），胆总管留置 T 管

2）缝线使用 4-0 或 5-0 的可吸收线。

3）缝合方法：①缝合边距（bite），空肠侧 3mm，胆管侧 2mm；缝合针距（pitch）：间隔 3mm 左右，等份均匀，不能太密；②看清内腔，确认缝合到粘膜，即使粘膜缝得多，也不会导致狭窄；③吻合口狭窄几乎都是因为缝合不全引起。注意进针的角度，缝合不能太密[4]（**图 2**）。

4）打结时，以示指指示方向，靠近胆管侧打结，以免撕裂胆管壁，同时不得向已缝合的吻合口施加张力。

◆◆ 3. 胆管 - 空肠的后壁缝合

1）空肠侧上大号肠钳，防止肠内容物流出。

2）空肠侧开口很容易撕大，宜先作小切口，然后根据胆管直径稍稍扩大。

3）助手牵开周围器官组织，展开术野，便于术者看清进针点和出针点（**图 3**）。

4）全部缝合置线后，将空肠靠近胆管，按顺序一一打结。

◆◆ 4. 胆管 - 空肠的前壁缝合

1）将后壁两端的结扎线作为前壁两端的牵引线。

2）缝合左侧胆管壁时，术者可反持针，从跟前向外进针，便于缝合到左侧的角部（**图 4**）。

3）同后壁一样，也是先缝合置线，然后一并打结。

◆◆ 5. 放置胆道引流管

留置胆道引流管的主要目的是胆道减压，是否起胆道支撑作用现在仍不明了。留置胆道引流管时要注意：①经空肠引出时，头端置于肝内胆管不宜过深。肝内胆管的部分要剪几个侧孔，但空肠内的部分不能留侧孔。②经皮肝

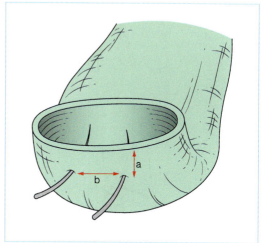

图 2　缝合的方法

边距（a）、针距（b），都宜稍大。通常的后壁只需缝合两端、中点、再中点 5 针即可

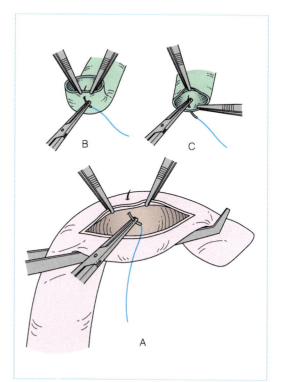

图 3　胆管 - 空肠的后壁缝合

保持良好的视野，展开内腔，按 A、B、C 的顺序进针出针

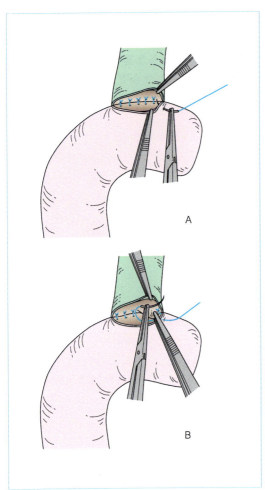

图4 胆管-空肠的前壁缝合
A. 空肠侧；B. 胆管侧
轻提胆管壁和空肠壁，展开吻合口，便于进针出针

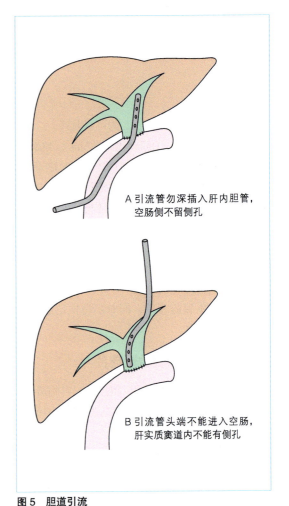

A 引流管勿深插入肝内胆管，空肠侧不留侧孔

B 引流管头端不能进入空肠，肝实质窦道内不能有侧孔

图5 胆道引流
A. 经空肠引出；B. 经皮经肝穿刺引出

穿刺引出时，头端不能进入空肠。位于肝实质窦道的部分不能有侧孔（**图5**）。

6.吻合口附近的引流

在吻合口后面的肝下缘（Winslow 孔开口处）留置硅胶引流管 1 根，在吻合口的前面留置 Penrose 引流管 1 根。

参考文献
1）二村雄次ほか：肝内結石症に対する各種内視鏡的治療法．手術 36：161-168, 1982
2）早川直和ほか：総肝管より上流胆管に狭窄のある左右型肝内結石症の治療．日外会誌 87：435-442, 1986
3）二村雄次：肝内結石の摘出．外科治療 44：293-301, 1981
4）早川直和ほか：前立ちからみた消化器外科手術(6)，胆道良性疾患における前立ちの基本操作．臨外 (46)：1153-1159, 1991

术中胆道探查的要点

早川直和 [国家公務員共済組合連合会東海病院外科]

■ 引言

和一般胆石症手术一样，肝胆管结石术中探查的主要目的是防止结石残留。探查的主要方法有B超、胆道造影、胆道镜和胆汁细菌学检查等。术中胆道造影、胆道镜检查受时间等因素限制，往往不能仔细检查。因此，重要的是术前通过PTCS精确、仔细检查，术中检查宜简单化。

■ 超声检查

B超检查的目的是探查原发灶以外的残留肝脏胆管中有无隐藏的结石，特别是术前胆道造影很难发现的、嵌顿于上游末梢胆管内的小结石。术中操作可将结石挤入残肝胆管或使其落入肝外胆道，可在肝切除后、狭窄胆管切除后或胆道重建前行术中B超检查（**图1**）。此时肝内胆管已打开，混入的气泡可影响B超检查。虽有报道通过调整探头位置或变换体位可鉴别出结石和气泡，但术中变换体位很麻烦，在不能明确鉴别时，必须行胆道镜检查。

■ 胆道造影

胆道造影可诊断有无结石残留或了解胆道引流管的位置。检查有无结石残留时，造影剂浓度过高可漏掉小结石，因此通常将造影剂稀释为30%使用。无论术中胆道造影怎样出色，都比不过术前PTCS下选择性胆道造影准确。术中胆道造影的目的应该保持在仅用于发现因手术操作而挤入残肝胆管或落入肝外胆道的结石。

■ 胆道镜检查

和胆道造影一样，胆道镜也可用于发现残留结石。但是，应该记住的是术中胆道镜检查受时间

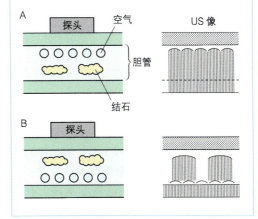

图1　超声鉴别肝内胆管结石与气泡
A. 空气不透超声波，不能查明有无结石
B. 变换体位后，有时能鉴别

限制，其准确度也很难超过术前PTCS检查。因此，和术中胆道造影一样，术中胆道镜检查的目的是取出因手术操作而挤入残肝胆管或落入肝外胆道的迷走结石。切忌在术前检查时就有这样的想法：等到术中再检查吧，或等到术中再把结石取干净吧。胆道镜自切除胆管的断端或肝断面上胆管开口插入，不作胆管切除时可经预定留置T管的胆总管开口插入。

■ 总结

术中胆道探查的要点：

1）预定保留肝脏内的结石术前就应取尽，不得依赖术中取石。术中胆道探查的目的是发现和除掉由手术操作引起的迷走结石。

2）术前检查比术中检查更优越，不能将确定治疗方针如术式选择等作为术中检查的目的。

7. 肝切除技术的特点和要点

早川直和

[国家公务员共済組合連合会東海病院外科]

引言

肝胆管结石行肝切除的主要目的是彻底除去导致结石形成的病变，根据原发灶位置、肝内胆管狭窄或肝实质萎缩的程度不同，有各种不同的术式。本章就以分别位于右前叶和左外叶的有 2 个原发灶的肝胆管结石患者为例，以肝切除术为中心，讲述其手技的特点和要点。

1. 肝切除术的适应证

CT 片上可见肝萎缩，或者是经 PTCS 合并选择性肝胆管造影检查确定是结石原发灶的肝段，原则上切除该肝段。名古屋大学肿瘤外科根据结石成分的不同，治疗肝胆管结石的方法亦各异。对胆红素钙结石来说，若有结石存在的胆管可见不规则扩张、结石的下游胆管有狭窄以及所在的肝段有明显萎缩，限于这样的病例，从完全除去原发灶的角度看，有肝切除的指征。对肝实质或胆管改变不明显、不能确定何处是原发灶的病例，或者是已发展成严重胆汁性肝硬化、没有手术指征的病例，行 PTCS 去除结石治疗。对胆固醇结石而言，结石所在的胆管和肝实质大多只有轻度改变，因此首选 PTCS 治疗。但如果胆管扩张显著或伴明显的肝萎缩，则也可考虑肝切除。

2. 肝切除术式的特点

至 2006 年，名古屋大学肿瘤外科共诊治了

表 1　肝切除术式（1976.1~2001.12，名古屋大学肿瘤外科）

左外叶·扩大左外叶切除	20	（2）	［0］
左半肝切除	23	（7）	［5］
左三叶切除	7	（5）	［1］
右半肝·扩大右半肝切除	9	（4）	［5］
右三叶切除	2	（2）	［1］
其他的肝切除	10	（7）	［0］
合　　　计	71	（27）	［12］

（ ）: 合并胆管切除；
［ ］: 合并恶性肿瘤。

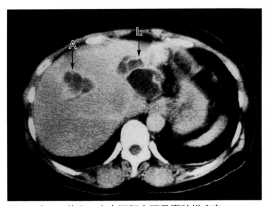

图 1　在 CT 片上，左右两肝内可见囊肿样病变

191 例肝胆管结石患者，开腹手术的有 105 例（55.0%）。行肝切除的有 71 例（37.2%）。手术方式包括从尾状叶切除到扩大右半肝切除，以及左三肝切除等。合并肝外胆管切除的有 27 例，

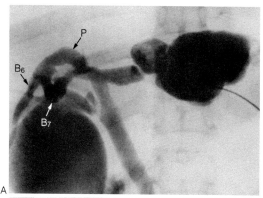

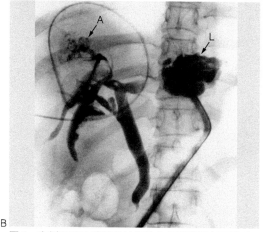

图 2　左侧 PTBD 造影示扩张的左外叶胆管内可见透 X 线结石。右后叶胆管显影，而右前叶胆管未显影

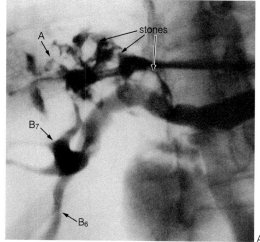

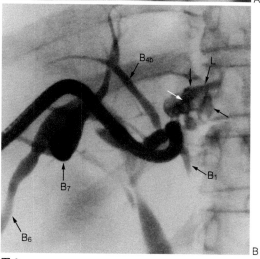

图 3

A. 右侧 PTBD 造影示扩张的右前叶胆管内（A）可见透 X 线结石。右后叶胆管（B_6，B_7）与扩张的胆管相连接

B. 自右前叶胆管插入胆道镜，可见左外叶内有清晰的结石阴影（L），明确显示了与左内叶上支胆管（B_{4b}）和尾状叶胆管（B_1）的位置关系

其中 12 例是同时合并胆道恶性肿瘤，只有另外的 15 例肝胆管结石患者需要合并肝切除和肝外胆管切除（**表 1**）。需同时合并肝外胆管切除的患者是少数，而且肝胆管结石的肝切除以左肝手术多见，但是还是有必要强调其治疗的基本方针：术前要有准确、细致的诊断，作最小范围的肝切除。由此可见肝胆管结石肝切除的术式是多样的。

3. 术前检查和术式选择

　　从体检开始，行 US、CT 检查确定胆管扩张和结石的位置（**图 1**）。肝胆管结石需行肝切除患者的肝内胆管走行往往很复杂，适于作选择性肝内胆管造影来判明其病变程度。在本文所举的例子中，左外叶胆管呈囊状扩张，经

PTBD 造影后可见扩张的胆管内有透 X 线结石存在（**图 2**）。还有，右前叶内扩张的胆管中也充满了结石。为了仔细检查右后叶和左内叶胆管，先经 PTCS 取出左外叶胆管内的胆固醇结石和右前叶胆管内的混合性结石。最后发现右前叶病变胆管汇合于右后叶胆管。明确了左右病变胆管与左内叶、尾状叶胆管之间的位置关系，但后者都无结石存在（**图 3A，B**）。此外，

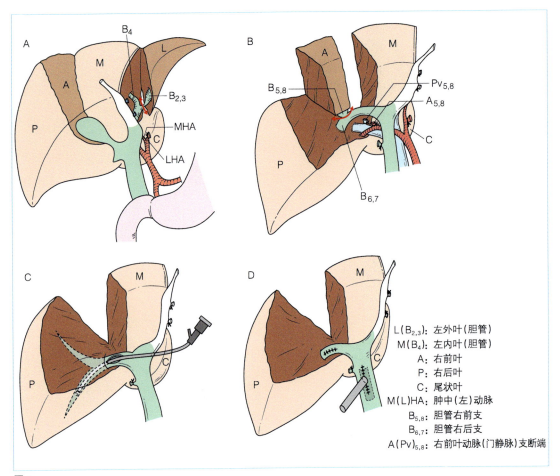

图 4

A. 右前叶（A）已明显萎缩，左外叶（L）有轻度萎缩。左内叶胆管（B₄）与左外叶胆管狭窄部的关系清楚，切除左外叶

B. 显露出扩张的右前叶胆管（B₅,₈）与右后叶胆管（B₆,₇）的汇合部后，切除右前叶

C. 切除部分胆管壁，自此插入胆道镜，术中检查右后叶胆管

D. 缝合胆管缺损，胆总管内留置 T 管

L（B₂,₃）：左外叶（胆管）；M（B₄）：左内叶（胆管）；A：右前叶；P：右后叶；C：尾状叶；M（L）HA：肝中（左）动脉；
B₅,₈：右前叶胆管；B₆,₇：右后叶胆管；A（Pv）₅,₈：右前叶动脉（门静脉）断端

还进行了增强 CT、肝动脉造影和经皮肝穿刺门静脉造影等检查，判断肝实质萎缩的程度，确定最终的手术方式。但是，最近基于 MDCT 的三维重建和 MRCP 等影像诊断的飞速发展，有创的肝内门静脉造影进行得越来越少。不管怎样，最重要的是一旦想到要手术治疗，术前就应决定具体的手术方式。所举的例子进行了右前叶切除和合并狭窄胆管的左外叶切除。

◆ 4. 手术过程

首先要想到一点：胆道病变的肝切除不同于肝细胞癌等肝脏实质性病变的肝切除。

胆道病变的肝切除最重要的一点是不能残留很可能导致结石发生的有明显狭窄或扩张的胆管。在所举的病例中，进腹后就发现左外叶只有轻度萎缩，右前叶萎缩明显。保留肝中动

◎留意务必完全切除原发灶或已萎缩的肝段。

◎术前决定手术方式并进行残留肝内胆管的取石,不要依赖术中检查。

◎手术时不能残留结石、狭窄的胆管和扩张的胆管。

脉,结扎切断肝左动脉,分离显露出门静脉矢状部的左缘,分别结扎切断左外叶门静脉上支(P_2)和下支(P_3)。然后沿着肝镰状韧带的左缘,离断肝实质,在门静脉矢状部的头侧显露出肝内胆管,确认左外叶胆管的狭窄位置,显露出一段与之连续的扩张胆管,辨清与左内叶胆管的关系,切断包含狭窄部分的左外叶胆管(**图4A**)。此时最重要的是不能损伤左内叶胆管。

接着,结扎切断右前叶的动脉和门静脉分支,确认肝表面出现的变色区与萎缩的范围一致,先离断左内叶与右前叶之间的肝实质,再离断右前叶与右后叶之间的肝实质,确认扩张的右前叶胆管汇入右后叶胆管的位置,切除包含了汇入部的部分右后叶胆管侧壁(**图4B**)。

5. 术中,术后胆道检查

在肝内胆管结石患者中,即使术前仔细检查并确认预定的残肝内无结石,但由于术中操作,有时也可将结石挤入残肝胆管或肝外胆道。为了能够及时发现这些残留结石,加上要确认肝断面上有无胆漏,术中必须行胆道造影或胆道镜检查。胆道镜可自切断的胆管断端插入,或自肝断面上的胆管开口插入(**图4C**)。最后,为了便于术后复查、残留结石的处理和胆道引

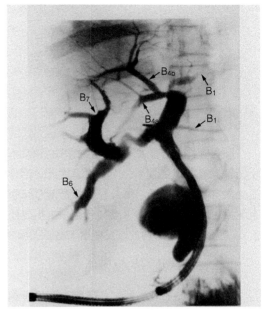

图5 术后胆道镜检查和胆道造影都能明确显示出左内叶胆管、右后叶胆管和尾状叶胆管,未见结石残留

流,胆总管内都应留置T管(**图4D**,**图5**)[1]。

参考文献
1)二村雄次ほか:内視鏡を併用した肝内結石症の治療. 手術 42:1683-1691, 1988

8. 结石复发的对策

神谷顺一・二村雄次*

[豊田厚生病院外科・*愛知県がんセンター]

◆ 引言

肝胆管结石的复发并不少见，1999 年日本全国性调查发现复发率为 14.0%[1]。因此，治疗后必须有严密的随访。另外，有报道治疗结束至复发的时间平均为 3 年零 6 个月，1 年内的复发率为 36%，2 年内的复发率达 53%。

◆ 1. 胆红素钙结石的复发

胆红素钙结石复发时，几乎所有的患者都伴有发热和腹痛症状，需要治疗。根据病情的程度不同，有多种治疗方法，但必须作出详细的诊断，多数患者需行 PTCS 检查[2, 3]。严禁术前诊断不明确而勉强手术。

PTCS 不但能明确诊断而且还有治疗作用。在肝胆管结石复发的患者中，有的已合并胆汁性肝硬化，有的既往已行多次胆道手术，这些患者再次开腹手术已不可能，PTCS 是唯一的治疗手段。

肝胆管结石的复发也与既往胆道手术有关。不但问清楚患者既往的治疗经过，还要仔细研究所做的手术方式。我们科室就发现胆管 - 空肠侧侧吻合是结石复发的原因，拆除侧侧吻合取得了良好的治疗结果。

在肝胆管结石复发的患者中，也可见胆管狭窄或扩张，因此必须检查有无肝叶萎缩。另外，在已行胆管 - 空肠吻合或胆管 - 十二指肠吻合的患者中，一定要检查有无吻合口狭窄。

若无胆管狭窄或吻合口狭窄，也无肝脏萎缩，这适于 PTCS 取石（**图 1**）。对仅有胆管或

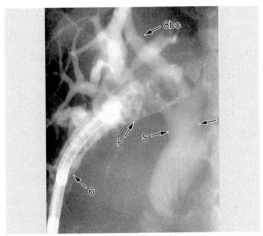

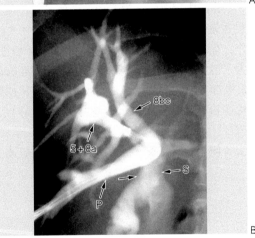

图 1
A. PTCS 开始时的胆管图像
既往有左外叶切除 + 胆总管 - 空肠吻合手术史的肝内胆管结石复发病例。造影显示右后叶胆管（P）充满胆红素钙结石，自右后叶下段胆管（B_6）插入 PTCS。胆总管 - 空肠吻合口（S）无狭窄。另外，右前叶上段胆管的外侧支和后支汇合后（B_{8bc}）汇入右后叶胆管（P）
B. 取石后的右前叶胆管选择性造影结果
胆道镜插入由右前叶下段胆管（B_5）和右前叶上段胆管前支（B_{8a}）汇合形成的合干内（B_{5+8a}）。取尽结石，治疗结束

◎胆红素钙结石复发多伴有明显的临床症状,需要治疗。

◎胆固醇结石复发可选择随访观察。

◎肝内胆管结石复发的治疗应以PTCS为主。

吻合口狭窄的病例是否有必要再次手术,或能否通过经皮经肝扩张狭窄,还需进一步探讨[4]。

若有肝脏萎缩,即使没有吻合口狭窄或胆管狭窄,也应考虑肝切除。对那些既有肝脏萎缩又有吻合口狭窄或胆管狭窄的患者,可考虑肝切除+狭窄胆管的切除(**图2**)。

2.胆固醇结石的复发

如果研究一下肝内胆固醇结石患者的治疗后经过,就会发现与肝内胆红素钙结石患者的经过不同,前者不合并危重的胆道感染或胆汁性肝硬化[5]。另外,肝切除标本的病理检查也显示胆固醇结石胆管的炎症程度比胆红素钙结石胆管的炎症程度明显轻。因此,即使有结石复发,由于症状轻微而可认为没有积极治疗的必要。

1975年至2000年12月,名古屋大学肿瘤外科共治疗了34例肝内胆固醇结石患者。密切随访的有29例(平均观察时间为7.6年),其中结石复发的有6例(21%)。

从治疗到诊断结石复发的时间为2~6年(平均4.2年),全部是作了胆道镜治疗的病例。这6例中的5例,结石复发的位置与初次治疗时的位置相同。

其中的3例为了除去结石,予以再治疗(1例PTCS取石,1例肝切除,1例胆管切开)。但是,其余的3例由于无症状或症状轻,除了口服利胆药物外,都未做其他治疗。所有复发的患者,其再治疗后的随访都表现良好。

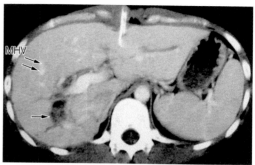

图2A   先天性胆道扩张症术后的肝内胆管结石

因肝内胆管结石曾行PTCS取石和S8切除,但右肝内仍有结石复发(单黑箭头)。右肝已萎缩。MHV:肝中静脉

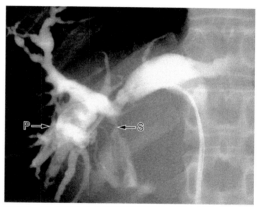

图2B   自PTCS向右后叶胆管(P)内插入导管并造影,示胆总管-空肠吻合口(S)狭窄。此患者后行右半肝切除+肝门部胆管切除+左肝管-空肠吻合术

参考文献
1)馬場園明ほか:肝内結石症の全国受療患者の推計と臨床疫学的特性.厚生省特定疾患消化器系疾患調査研究班肝内結石症分科会平成11年度研究報告書,9-14, 2000
2)二村雄次:遺残結石と再発結石の処置.外科治療 51:182-188, 1984
3)梛野正人ほか:遺残・再発肝内結石症.臨床外科 47:337-344, 1992
4)山本英夫ほか:肝内結石を合併した術後性胆管狭窄症例の検討.日外会誌 91:1715-1719, 1990
5)Kondo, S et al:A clinicopathologic study of primary cholesterol hepatolithiasis. Hepato-Gastroenterology 42:478-486, 1995

VIII 胆道癌术前诊断的要点与盲点

1. 临床检查与肿瘤标志物

深津俊明

[名古屋掖济会病院中央检查部]

◆ 引言

　　碱性磷酸酶（ALP）等胆道酶类、胆红素（Bil）、CA19-9 等是诊断胆道癌的重要检查项目。虽然个体差异小，但不同试剂之间的差异大，在评价其结果时要注意这点。

◆ 1. 胆道酶与黄疸

　　评价 ALP 时，要考虑到测定方法和正常值。

　　胆道癌时，一般都可见 ALP、γ-GT 等胆道酶升高。

　　测定 ALP 的试剂和缓冲液不同，标准值（正常范围）也有差异。必须了解自己医院的测定方法及其正常值范围。在向别人介绍时，没有附记自己医院正常值范围的数据是无意义的（涉及酶学的检查一般都要这样）。ALP 的个体正常值（日常值）变动幅度比团体正常值（标准值）小，因此，即使某人的检查结果在正常范围内，但呈持续上升也是有意义的。

　　胆红素 -ALP 分离时，可认为有胆道不完全梗阻。

　　肝窦中的胆红素被摄入肝细胞后，转变成结合胆红素，排入毛细胆管。ALP2 位于毛细胆管表面的微绒毛上（可认为是附着在毛细胆管细胞膜表面的一种大分子物质，即同工酶 ALP1），在胆管通透性发生改变时，ALP 可逆流入肝窦。因此，发生梗阻性黄疸时，血清中的 ALP 和结合胆红素一般都呈平行式变动。即使是部分胆管发生梗阻，胆红素和 ALP 仍都逆流入肝窦，但胆红素可被正常肝细胞重新摄取，

分泌至胆汁中，与此相反，连着部分细胞膜的大分子 ALP（ALP1）不能进入肝细胞，其大部分经中心静脉回流入体循环，因此血中只有 ALP 升高[1]。如**图 1** 所示，这种血清胆红素正常、而 ALP 升高的现象被称为胆红素 -ALP 分离。但是，ALP 的同工酶除了 ALP1 外，还有肝毛

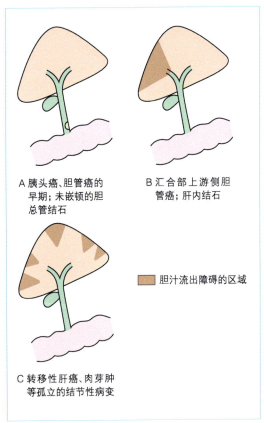

A 胰头癌、胆管癌的早期；未嵌顿的胆总管结石

B 汇合部上游侧胆管癌；肝内结石

■ 胆汁流出障碍的区域

C 转移性肝癌、肉芽肿等孤立的结节性病变

图 1　胆管的部分梗阻
当胆红素 -ALP 分离的时候考虑图示疾病

◎胆红素-ALP分离可认为胆道有不完全梗阻。
◎胆道系统恶性肿瘤的标志物应该选用特异性相对较高的CA19-9和通用肿瘤标志物CEA。
◎在梗阻性黄疸的患者中，CA19-9的高低不能完全反映梗阻性黄疸的良恶性和肿瘤的进展程度。

细胆管型（ALP2）、骨型（ALP3）和胎盘型（ALP4）等，在诊断胆道梗阻时，还需参考 γ-GT 等胆道酶的变化。ALP 的同工酶见**表 1**[2]。

出现意外检查结果时

高值：可见于生理性变化：30 周后的妊娠和儿童期（高出 3~4 倍），B 型血和 O 分泌型人群（多为儿童）餐后可有一过性高 ALP 血症（可高出成人正常值 5 倍以上，1~2 个月后可正常）。

低值：在血清和肝素血浆之外测定时，酶活性中心的 Zn^{2+} 被 EDTA、枸橼酸、草酸或 NaF 所螯合，降低了酶活性。ALP 结果呈低值时，多数是采血管选择错误，遗传性低 ALP 血症罕见。

2. 肿瘤标志物

目前还没有发现胆道系统恶性肿瘤（胆道癌，胆囊癌）的特异性标志物，经常使用的是 CA19-9。以 CA19-9 为例，在实际应用中要注意以下几点。

1）几乎所有的肿瘤标志物都一样，除癌细胞可以产生外，部分正常组织的细胞和部分良性病变的细胞也可以产生。因此，在不少的非癌病变中肿瘤标志物呈阳性。

CA19-9 在正常人的唾液腺、前列腺、胰腺、胆道（胆管和胆囊）、肠道、乳腺和支气管的粘膜细胞的管腔侧细胞膜上都有微量表达。因此，这些器官有炎症时，CA19-9 可升高，一般来说在良性病变中，CA19-9 多数在 100U/ml 以内。但是，在胆管炎、胆囊炎或胰腺炎等伴有胆道内压明显升高的病变中，血清 CA19-9 可显著上升。特别是胆石症合并胆管炎、呈梗阻性黄疸时，CA19-9 常在 1 000U/ml 以上。其原因是胆

表 1　碱性磷酸酶的同工酶

同工酶	来　源	相关疾病
ALP1	与肝胆管细胞膜结合的高分子 ALP	梗阻性黄疸
ALP2	肝、毛细胆管	毛细胆管炎、药物性肝损害
ALP3	肝、成骨细胞	恶性肿瘤的骨转移、甲亢、甲旁亢、骨肉瘤、糖尿病
ALP4	胎盘 肿瘤	怀孕（生理性） 肺癌、卵巢癌等
ALP5	小肠粘膜	血型 B，O 分泌型的餐后（生理性） 肝硬化
ALP6	ALP 结合性免疫球蛋白	溃疡性结肠炎

健康成人中大部分为 ALP2，伴少量 ALP3。
一过性高 ALP 血症表现为出现 ALP1 与 ALP2 之间的条带。

管或胆囊阻塞同时伴发炎症时，胆管或胆囊粘膜上皮受到了明显的损伤，粘膜上皮上的微量 CA19-9 大量释放入血。在胰腺癌或胆道癌伴梗阻性黄疸的患者中，解除梗阻后 CA19-9 可有显著的下降，但都不能降至正常范围。因此，在梗阻性黄疸的患者中，CA19-9 的高低不能指示病变的良恶性或肿瘤的早晚，只有在减黄以后才有参考价值。

2）肿瘤标志物本身的代谢或清除过程发生改变，血中的浓度亦可有变动。

CA19-9 是糖链抗原，其产生可受血糖浓度影响。在控制不良的糖尿病患者中，CA19-9 与血糖呈平行性变化。

3）胆道恶性肿瘤的标志物只有 CA19-9 吗？

CA19-9、CA50、KMO-1、SPan-1 都属 Ⅰ

型糖链抗原，相互之间结构极为类似（都是 $\alpha 2 \to 3$ 结合的唾液酸 Lewis^a），在胆道系统恶性肿瘤中的阳性率也大致相同[3]（**表2**）。因此同时检测几种（联合测定）是没有意义的。唾液酸 Lewis^a（CA19-9 抗原）还可结合唾液酸 Lewis^c 中的果糖。这个反应需 Lewis 酶，但有 5%~10% 的日本人是 Lewis 血型阴性，无此酶或酶活性低时，即使有癌存在，血清 CA19-9 也不升高。同样带 I 型糖链的 Dupan-2，最近已证明属唾液酸 Lewis^c，在 Lewis 血型阴性个体发癌时，Dupan-2 可在体内积蓄，与 CA19-9 表现相反，血 Dupan-2 可升高[4]。但是，在良性肝脏疾病中假阳性率高，很难作为胆道系统恶性肿瘤的标志物。因此，胆道系统恶性肿瘤的标志物应该选用特异性相对较高的 CA19-9 和通用肿瘤标志物 CEA。

4）不同的检测方法，CA19-9 检测值有很大差异。

CA19-9 是 1979 年 Koprowski 等用小鼠单抗 NS19-9 在培养的人结肠癌细胞上识别到的一个糖链抗原。它的抗原决定簇是在 Lewis 血型的 Lewis^a 上，以 $\alpha 2 \to 3$ 键附加了一个唾液酸分子，其分子量与血清中多数的糖链抗原不同，且位于几个巨大分子的表面。

本来只应该将 NS19-9 识别并测得的物质称为 CA19-9，但在日本使用的是针对唾液酸 Lewis^a 的其他单抗（即原来的方法将所识别的都当作了 Lewis^a）。因此，所用的试剂不同，CA19-9 检测值有很大差别[5]。

另外，即使采用同一试剂 NS19-9，放免法（RIA）和酶免疫分析法（EIA）测得的结果也不同。目前已知在良性肝脏疾病中，用 EIA 法测得的 CA19-9 都偏高。这是因为在良性肝脏疾病中，还存在一种与假胆管分泌的低分子量糖蛋白结合的 CA19-9（癌细胞产生的大都是高分子量糖蛋白），RIA 法和 EIA 法的反应条件（酶标底物的分子量、反应的 pH 和温度等）不尽相同，因此测得的结果就有差异[6]。

5）治疗经过的监测。

CA19-9 对癌的早期发现价值不大。根治性

表2　胆管癌的血清肿瘤标志物的阳性率和假阳性率（%）

	胆管癌	胰腺癌	大肠癌	肝硬化、慢性肝炎、胆管炎、胰腺炎
CEA	50~70	50~70	50~70	10~30
BFP	50~60	50~60	50~60	30~50
CA19-9	70~80	80~90	10~40	10~40
CA-50	65~75	75~85	10~40	10~40
Dupan-2	60~70	70~80	10~20	10~20
Sialyl SSEA-1	50~60	50~60	10~20	10~20
NCC-ST-439	50~60	50~60	10~20	10~20

引自参考文献3。

切除大约 14 小时后，CA19-9 的值降低一半，但进行性肿瘤扩大切除后 CA19-9 的值可有一过性的上升。肿瘤切除后 CA19-9 再次升高时，复发的可能性较高，较影像学检查发现肿瘤提前数月。

3. 基因检查

已有针对胆汁和活检组织进行的基因检查。

利用胆管癌患者的胆汁和活检组织进行的研究发现，K-ras 的变异在 0~57%，p53 的变异在 40%~100%，端粒酶的活性在 67%~85%[8]。期待通过与细胞诊断和活检诊断的结合，诊断率能有所提高。

参考文献
1）玄番昭夫：アルカリホスファターゼ（ALP），異常値の出るメカニズム，第2版，河合　忠ほか編，医学書院，東京，193-198，1989
2）深津俊明：アルカリホスファターゼ，臨床病理レビュー特集 116 号，27-35，2001
3）林　正晃ほか：胆道癌における腫瘍マーカー．肝胆膵 34：749-755，1997
4）川　茂幸：ルイスA群糖鎖マーカーの類似性．臨床検査 39：1307-1308，1995
5）大倉久直：腫瘍マーカーの診断の進歩．JJCLA 20：3-8，1995
6）新井智子ほか：肝疾患検体にみられる CA 19-9 EIA 法偽陽性とその分子量に関する検討．臨床化学 22：238-243，1993
7）大倉久直：シアリルルイス A．腫瘍マーカー臨床マニュアル，医学書院，124-127，1999
8）糸井隆夫ほか：胆道癌の遺伝子診断．胆と膵 22：1073-1079，2001

周围神经的侵犯及预后

山口竜三［春日井市民病院外科］

■ 所谓周围神经浸润的定义

以前通常认为周围神经侵犯是与淋巴管侵犯相关联的,但是 Maxwell 利用光学显微镜观察发现,浸润周围神经的肿瘤细胞呈三维构造,且上述构造通过复杂的神经组织的网络与主瘤相连续[1]。因此现在通常认为周围神经的侵犯是指来自主瘤的连续直接浸润。

■ 胆道癌对周围神经的侵犯频率及相关因素

以下是名古屋大学肿瘤外科学教研室的切除病例的情况。在所有切除的胆管癌病例中,81.4% 可以见到周围神经侵犯。与周围神经侵犯阳性明显相关的病理组织学因素是分化程度、浆膜浸润、静脉侵犯和淋巴管侵犯[2]。胆囊癌切除病例中也可以见到 71% 的周围神经侵犯,分化程度、淋巴结转移、肝外胆管浸润和肝脏浸润与之相关。进一步进行多因素分析后发现,肝外胆管浸润是唯一的与周围神经侵犯相关联的因素。实际上,周围神经侵犯见于96% 的肝外胆管浸润阳性的病例[3]。

周围神经侵犯程度的评价方法定义为光学显微镜下受侵犯的神经纤维数量占神经纤维总数的比例(perineural invasion index,PNI)[2]。在伴有肝外胆管浸润的胆囊癌,肿瘤的中心(即 Calot 三角部)的 PNI 值明显比肿瘤边缘部分要高。并且即便是在肿瘤边缘,胆管下游侧的 PNI 比胆管上游侧的 PNI 要高,可以认为肿瘤向下游侧发展比较容易[3]。对于胆管癌也观察到类似表现[2]。

■ 周围神经侵犯及预后

胆管癌与胆囊癌的周围神经侵犯阳性病例与阴性病例相比,生存率明显偏低(图1,图2)。而且,PNI 值高的周围神经高度侵犯的病例与 PNI 低的病例相比,生存率有恶化的倾向。另外,PNI 值高的病例的局部复发率也高。

如上所述,胆道癌侵犯周围神经的比例较高,对预后的影响极大。但是,神经丛清扫是否确实能

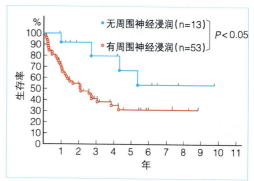

图 1 有无周围神经侵犯的胆管癌切除病例的生存率的比较
无周围神经侵犯病例的 5 年生存率为 60%,有周围神经侵犯的病例仅为 32%,其生存率明显偏低(引自参考文献 2)

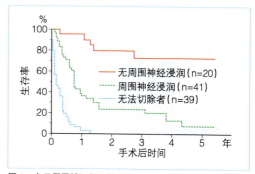

图 2 有无周围神经侵犯的胆囊癌切除病例的生存率的比较
无周围神经侵犯病例的 5 年生存率为 72%,有周围神经侵犯的病例仅为 32%,其生存率明显偏低,但比未切除者预后要好($P<0.001$)(引自参考文献 3)

改善预后必须有待于进一步的研究。

参考文献
1) Maxwell, P et al: Three-dimensional reconstruction of perineural invasion in carcinoma of the extrahepatic bile ducts. J Pathol 180: 142-145, 1996
2) Bhuiya, MR et al: Clinicopathologic studies on perineural invasion of bile duct carcinoma. Ann Surg 215: 344-349, 1992
3) Yamaguchi, R et al: Perineural invasion has a negative impact on survival of patients with gallbladder carcinoma. Br J Surg 89: 1130-1136, 2002

2. 进展程度诊断的步骤

西尾秀樹

［名古屋大学大学院医学系研究科腫瘍外科］

❖ 引言

对于胆道癌，应根据肿瘤进展程度来选择从胆囊摘除术、胆管切除术到肝胰十二指肠切除术等各种方式的手术[1]。由于手术的创伤越大，并发症发生率和住院死亡率就越大，所以在能获得有根治效果的前提下，选择创伤程度最低的切除是最理想的。另外，根据术中所见对胆道癌进行进展诊断是极为困难的，必须按照手术前确立的手术方案进行切除。因此，在手术前进行详细的进展诊断是极为重要的。胆道癌的治疗除了熟练的手术技术外，基于正确的解剖知识基础上的术前进展诊断也是非常重要的。术前诊断的目的是决定手术的方式和确定肿瘤的分期。如果能满足上述目的，从患者和医疗成本的角度出发就应该省略不必要的检查。

依据原发部位和浸润程度，胆道癌的进展程度诊断的方法有很多种（**表1**）。由于 MDCT 的出现，胆道癌进展程度的诊断已经极为简单化。透彻了解各种诊断方法的优点和缺点、选择所需要的检查方法、设计有效的手术方案是非常重要的。

❖ 1. 胆道癌进展程度的诊断思路

胆道癌进展程度的诊断分为水平方向和垂直方向的进展程度的诊断以及转移扩散的诊断。对于浸润肝门的胆囊癌和肝门部胆管癌，可以根据胆管的浸润范围决定胆管的离断线。由于肝切除手术方式取决于胆管的离断分界线，所以胆管离断线的决定就确定了肝切除的手术方式（**图1**）[2]。因此，进展程度诊断时要了解：①以胆管为中心的沿胆管方向的水平方向的进展程度；②门静脉的浸润、肝动脉的浸润、肝浸润和十二指肠浸润等垂直方向的进展程度；③淋巴结转移等的转移诊断情况。经综合评估后决定手术方式。

对于胆囊癌，肿瘤的深度是否达到固有层以及是否浸润到浆膜下层以深的预后和手术方式大不相同，因此进展深度的诊断是极为重要的。进展期的胆囊癌因肿瘤位置（位于肝床侧或是肝门侧）不同其临床特点也不同。在肿瘤主要位于胆囊颈部的胆囊癌（肝门浸润型、肝床肝门浸润型），肿瘤即使很小也会浸润胆管发生梗阻性黄疸，要按照胆管癌进行进展程度诊断。与此相对，肿瘤主要位于胆囊底部的胆囊癌（肝床浸润型）容易发生肝实质和十二指肠、结肠的浸润。肝门浸润型胆囊癌的肝切除手术方式类似胆管癌，不是根据对肝实质的浸润范围，而是根据胆管的浸润范围（水平方向）来决定；肝床浸润型是根据肝实质的浸润范围（垂直方向）来决定手术的方式，故两者各自所需的检查不同。

不仅术者，整个手术小组全体成员都需要在头脑中了解癌的进展范围（**图2**）。

❖ 2. 各种影像的诊断特点及其选择方法

（1）水平方向的进展程度诊断

　　a. 在黄疸病例，主要利用经胆道引流管的直接胆管造影

对于并发有梗阻性黄疸的胆道癌，通常为

表 1 胆道癌手术前所必需的影像诊断

	优 点	缺 点
水平方向进展程度诊断		
I. 胆管直接造影 1. 来自 PTBD 的造影	能够反复得到各个方向的鲜明的画面 可以进行复杂狭窄区域的进展程度诊断	PTBD 是必需的且有创
2. 来自 ENBD 的造影	可以得到清楚的图像 无需 PTBD	会有病变上游侧的造影不清晰的情况 引流管容易闭塞,不适合复杂的肝内胆管之 狭窄环境
II. DIC-CT(MDCT)	可以无需 PTBD,减少损伤且简便 由于是三维图像所以易于理解合流形态	图像质量取决于分析软件的质量 与直接胆管造影相比难以捕捉详细的变化
III. MDCT(MPR 图像)	可以无需 PTBD,减少损伤且简便 能够诊断肿瘤本身的进展范围	画面质量取决于分析软件的质量 需要高度专业的读片知识和能力
III. MRC	可以无需 PTBD,减少损伤且简便	画面质量取决于 MRI 质量和分析软件的质量 与直接胆管造影相比,难以捕捉详细的变化
IV. 胆道镜检查 1. 经皮经肝胆道镜	可以用内镜观察胆管 可以在直视下进行活检 可以进行选择性的胆管造影	需要经由 PTBD 的扩张 住院时间需要延长 有窦道复发的可能性
2. 经口胆道镜	无需 PTBD 途径 可以用内镜观察胆管	通常需要乳头切开 有对上游侧的诊断不是很充分的情况
垂直方向进展程度诊断,转移诊断		
I. 超声检查 1. 体外式超声检查	可以把握与肝内脉管的正确位置关系 可以结合呼吸运动加以判断	受检查者的技术所影响,缺乏客观性 易为肠管内的气体和体型所影响
2. 超声内镜检查	有助于胆囊癌的深度诊断	会被检查者的技术所影响,缺乏客观性
3. 胆管内超声检查	有助于胆管癌、乳头部癌的深度诊断	会被检查者的技术所影响,缺乏客观性
II. MDCT	可以检查肿瘤及其与相邻脏器、脉管的位 置关系和浸润的有无、淋巴结转移、肝转 移等 可以得到客观清晰度高的连续图像 可以通过一次造影获得大量的图像,除了 立体信息之外还可以观察到实时的变化 可以得到门静脉和肝动脉的立体图像,使 得分支形态和浸润范围的诊断变得容易	画面质量取决于 CT 和分析软件的质量 包括工作站在内成本较高 (副作用)X 线辐射、碘过敏
III. MRI	可以进行肿瘤与相邻脏器、脉管之间的位 置关系和浸润的有无、淋巴转移、肝转移 等诊断 无 X 线的辐射危险 可以得到门静脉及肝动脉的三维图像,使 得分支形态和浸润范围的诊断成为可能	画质取决于 MRI 与分析软件的质量 在日本通常使用 MDCT
IV. 血管造影 1. 肝动脉造影 2. 门静脉造影	可以诊断血管的分支形态、血管受累的有 无及其范围	为有创检查 为二维图像(根据设备的不同也可能进行三 维摄影)
V. FDG-PET	可以对身体进行大范围扫描,适合于远距 离转移诊断	不是总能准确识别癌

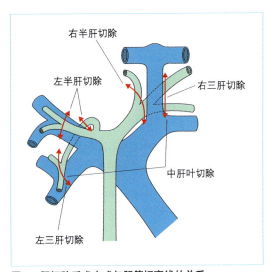

图 1　肝切除手术方式与胆管切离线的关系
根据肝切除手术的方式决定可能切除的胆管范围，比图示的部位更上游的胆管在对应的肝切除手术中不能切除

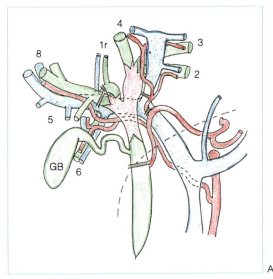

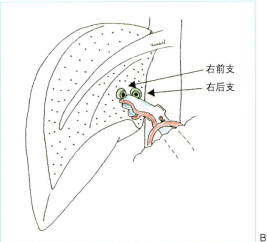

图 2　术前诊断的草图
A. 癌的进展范围；B. 切除后的预想图。根据 A 中所示的癌的进展范围，事先了解预定显示的肝离断面上的胆管断端的情况，就会容易理解在手术中胆管的切断部位

了减黄而实施经皮经肝胆道引流（PTBD）和内镜的经鼻胆道引流（ENBD）等胆道引流（BD），可利用胆道引流管进行造影。通过反复变换患者的体位和管球的位置，能较容易地获得各个方向上的直观清晰的胆管图像，所以对于胆道癌的水平方向进展程度诊断来说，直接胆管造影是基本的手段。

　　b. 在无黄疸病例，采用经静脉性胆道造影 MDCT（DIC-CT）

　　以前对无黄疸病例也采用过 PTBD、内镜的逆行性胆管造影（endoscopic retrograde cholangiography，ERC），但是近年来 MDCT 的进步显著，在经静脉性胆道造影（DIC）实施的同时进行 MDCT 扫描，做成的三维的 DIC-CT 有很好的分辨率。在欧美，MRI 是胆道癌进展诊断的主要手段，根据磁共振胆管造影（magnetic resonance cholangiography，MRC）进行进展程度诊断。

　　c. 胆道镜检查对于上皮内的进展程度的诊断是必需的

　　浸润癌的范围可用直接胆管造影进行诊断，胆管癌的主瘤常伴有上皮内的进展，胆道内镜检查对于浸润范围的确认是不可缺少的。通过

扩张 PTDB 窦道进行经皮经肝胆道检查（PTSC）的优点是可以进行内镜观察、活检和选择性胆管造影[3]。但是其缺点是由于进行 PTDB 窦道扩张造成住院时间延长，且有窦道复发的危险。与此相比，经口胆道镜检查（POCS）为经口经乳头进行胆道镜检查，需要进行乳头切开，还有对确立切除方案必需的肿瘤上游侧的进展程度诊断不充分的缺点。胆管断端上皮肿瘤阳性是否影响预后尚有争论，上皮内进展范围的诊

断要选择性地进行。

（2）垂直方向进展程度诊断、转移诊断

a. 垂直方向的进展程度诊断的主要方法是 MDCT

用三维重建方法处理 MDCT 扫描所得的数据，可以得到 MPR（multiplanar reformation）图像、VR（volume rendered）图像、MIP（maximum intensity projection）图像来进行胆道癌的进展程度诊断。所得到的连续的图像可以在显示器上以动画的形式看到，所以可以呈现与原来的 CT 完全不同的正确的三维构造，不再需要血管造影。此外，MDCT 不仅可以进行直接浸润的诊断，而且也可用于肝转移、淋巴转移和周围神经的浸润诊断。

b. 超声内镜检查对胆囊癌的深度诊断是重要的

体外式超声检查由于可以变换患者的体位或通过呼吸运动进行观察，如果条件适宜，将有助于相邻脏器的浸润诊断和血管浸润诊断。对于胆囊癌，其是否局限于固有肌层中还是浸润至浆膜下层以深是具有非常重要的意义，而这正是超声内镜检查最有价值的地方。胆管内超声检查还不能说是普通的检查项目，但是对于胆道癌的肝动脉浸润和肝实质浸润的诊断是有价值的。

上述超声检查的缺点是易于受到仪器的精度和操作者的技术所影响，所得图像缺乏客观性。

c. 正电子断层扫描（PET）的作用尚有局限性

采用 FDG 的正电子断层摄影法（PET）便于进行全身扫描，有一定的价值，但是还不是胆道癌的进展程度诊断的常规方法。在胆囊癌和胆囊炎的鉴别有困难的病例、怀疑腹主动脉周围淋巴结转移和腹膜种植的病例，可进行 PET 检查作为参考。

◆ 小结

本篇作为总论概述了胆道癌进展程度诊断的大致情况。在胆道癌的进展程度诊断中，以复杂的肝门解剖知识为基础，根据影像诊断对每个病例的肝门的脉管走向进行判断，从而在相应的"地图"上标出癌进展到了什么程度。由于胆道癌在手术中进行进展程度诊断几乎是不可能的，因此术前的诊断极为重要。

参考文献
1）Nimura, Y et al：Hepatopancreatoduodenectomy for advanced carcinoma of the biliary tract. Hepato-gastroenterology 38：170-175, 1991
2）金井道夫ほか：胆道癌の進展度，進展樣式からみた手術術式. 肝門部胆管癌. 外科 59：306-312, 1997
3）Nimura, Y：Staging of biliary carcinoma：cholangiography and cholangioscopy. Endoscopy 25：76-80, 1993

3. 利用 MDCT 进行进展程度诊断的实际操作

西尾秀樹

［名古屋大学大学院医学系研究科腫瘍外科］

❖ 引言

由于在手术中正确地进行胆道癌的进展范围诊断是不可能的，所以须在手术前根据详细的影像资料和正确的外科解剖知识，对癌的进展范围进行立体的精密诊断，以此为依据确定根治切除手术方案，并在手术时按照此手术前诊断实施手术。本篇就简要地介绍 MDCT 在胆道癌术前诊断中的作用。

1. MDCT 在胆道癌进展度诊断中的位置

胆道癌的进展程度诊断分为：胆管水平方向的进展程度诊断、确认血管浸润和胰腺浸润等壁外方向进展情况的垂直方向进展程度诊断。以前采用直接胆管造影进行水平方向的进展程度诊断，在垂直方向上利用 CT、超声检查及肝动脉造影、经皮经肝门静脉造影等有创检查。但是近年来 MDCT 获得了明显的进步，对 MDCT 的影像进行三维处理后，可以在无创的条件下获得与血管造影相同的信息。结果 MDCT 成为胆道癌手术前的进展度诊断的主角，目前血管造影检查已经被从诊断体系中省略[1]。另外，利用 MDCT 对肝转移、淋巴结转移和神经丛浸润等的诊断精度也在提高。进展期胆道癌的大部分可以利用直接胆管造影和 MCDT 进行进展程度诊断，上述检查中不充分的部分可用超声检查加以补充。

2. MDCT 图像解读的实践

MDCT 扫描后，可将所得到的数据输入工作站中，利用三维图像处理软件生成 MPR 图像、VR 图像和 MIP 图像等以前所没有的三维图像，在显示器上可以连续观看[2]。

对于直接浸润诊断而言，MPR 图像的效果非常好（**图 1**）[3]。可以从水平面、冠状面和矢状面三个方向生成图像，然后将上述图像综合起来进行诊断。对术前诊断精度的要求在很大程度上是根据该医院手术适应证所决定的。例如，若把需要重建肝动脉列为手术禁忌证，仅诊断有无肝动脉的浸润即可。但是在进行诸如肝左三叶切除、尾状叶切除以及肝右动脉切除 + 重建手术之类的扩大手术时，肝动脉右后支的走行和 Rouviere 沟的入口处有无浸润、血管的粗细和重建可否的诊断是必需的。MDCT 可以从各个方向以连续图像的形式观察肿瘤及其与周围的脏器关系，没有 MDCT 则上述的精密诊断是完全不可能进行的。

对于训练有素的医师，根据 MPR 图像不仅可以判断直接浸润的范围，而且还可以对肝动脉和门静脉的走行、变异等各种情况可以做出判断。但是，若为明确肝动脉、门静脉的走行、变异及该部位癌的浸润范围以制订切除重建的方案，因为 VR 图像和 MIP 图像很直观易懂，所以可以将它们作为参考（**图 2**）。可以利用三维图像处理软件分别生成胆管像、肝动脉像和门静脉像，并且互相重合，更加有助于对位置关系的理解。正确地画出手术前诊断的简图，尽量使全部手术小组成员充分理解解剖和癌的进展范围（**图 3**）。这对于难度高、时间长的胆道手术的安全进行来说是非常重要的步骤。

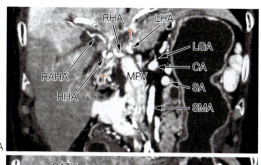
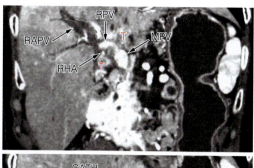
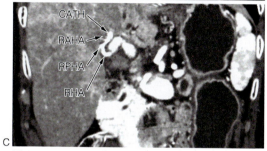
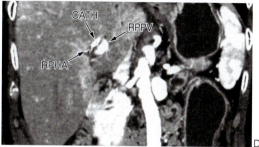

图 1 MDCT MPR 像（冠状剖面）

由 A 至 D 为从腹侧向背侧

T：肿瘤；LHA：肝左动脉；RHA：肝右动脉；RAHA：肝动脉右前支；MPV：门静脉主干；LGA：胃左动脉；CA：腹腔干；
SA：脾动脉；SMA：肠系膜上动脉；RAPV：门静脉右前支；RPHA：肝动脉右后支；CATH：利用 B8bc 留置于 B6 的 PTBD 引流管；
RPPV：门静脉右后支（引自参考文献 1）

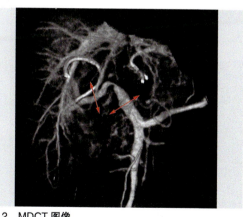
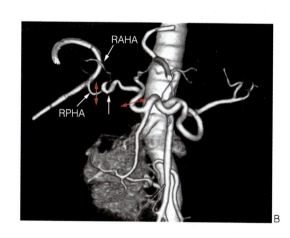

图 2 MDCT 图像

A. 门静脉相

门静脉左支和门静脉右前支闭塞，门静脉左支开口对侧的门静脉壁僵硬。左右门静脉的分叉部有癌浸润，确认门静脉
需要切除。两端箭头所示为预定的门静脉切除线

B. 动脉相

箭头所指部分的肝右动脉呈屈曲蛇行状。结合 MPR 图像诊断该部位有癌浸润。由于右前、右后支分叉部分没有癌浸润，
所以肝动脉切离线设定在两端箭头所示位置

RAHA：肝动脉右前支；RPHA：肝动脉右后支

尽管有一定的限制，MDCT 对于水平方向上的进展度的诊断也是有价值的。在无黄疸病例中不施行胆道引流，没有直接胆管造影的通道时，施行经静脉性胆管造影的同时进行 MDCT 扫描（即 DIC-CT），可得到胆管的立体图像（VR 像）。另外，在 MPR 像中胆管癌已被增强，可作为胆管造影的辅助资料用于诊断时的参考（**图 4**）[2]。

3. 具体病例

该病例因梗阻性黄疸，在 B_3 及 B_8 实施了 PTBD。左右侧胆管互不相通。癌左侧浸润至 B_2、B_3 汇合部，右侧浸润至右前右后支汇合部。利用 MPR 像的环状断面可以详细地观察肝门部癌的进展情况（**图 1**）。原发于肝左内叶的肿瘤（T）浸润肝门部胆管，门静脉左支被浸润并闭塞，左右门静脉分叉部、肝左动脉（LHA）、肝右动脉（RHA）也受到癌的浸润（**图 1A**）。尽管足侧的肝总管（CHD）的右侧被肿瘤（T）侵犯，但门静脉右后支（RPPV）通畅。门静脉右支（RPV）和门静脉右前支（RAPV）的分叉部未见肿瘤，可以认为是 RAPV 的闭塞是 PTBD 时损伤门静脉所致（**图 1B**）。另外在背侧，在肝动脉右前支（RAHA）、右后支（RPHA）的分叉部没有肿瘤浸润，考虑有保留右后支的可能（**图 1C**）。另外，门静脉右后支（RPPV）也无癌的浸润（**图 1D**）。在门静脉、肝动脉的 VR 像中分别按照**图 2A**、**图 2B** 所示设定切除线（两侧以箭头标示）。最终诊断为原发于肝左内叶的肝内胆管癌浸润肝门部，预定行左三肝切除 + 尾状叶切除 + 肝外胆管切除 + 门静脉、肝右动脉切除重建（**图 3**）。**图 5** 是肝切除中的手术照片。术中可见肿瘤的进展范围与术前诊断一致，可以实施与**图 3** 所示一致的切除方案。

小结

利用 MDCT 进行胆道癌的术前诊断时，要根据每一张图像在头脑中建立三维结构，可靠地确认癌的立体进展。这是一项需要耐心的工作。但是，胆道癌由于除了手术之外没有其他

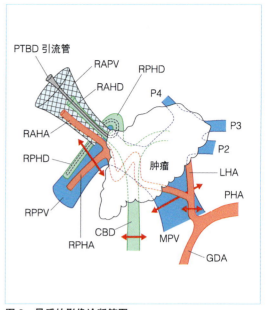

图 3　最后的影像诊断简图
肿瘤（T）原发于左内叶，沿肝门部胆管浸润到肝十二指肠韧带的右侧。门静脉、肝右动脉尽管受到了浸润，但如可在箭头所示部位切除再建便可以进行切除手术。术前如能绘制这样的简图，癌的进展范围和手术计划就一目了然。
P_2：门静脉左外叶上支；P_3：门静脉左外叶下支；P_4：门静脉左内叶支；MPV：门静脉主干；GDA：胃十二指肠动脉；PHA：肝固有动脉；LHA：肝左动脉；CBD：胆总管；RAHD：胆管右前支；RAPV：门静脉右前支；RAHA：肝动脉右前支；RPHD：胆管右后支；RPPV：门静脉右后支；RPHA：肝动脉右后支

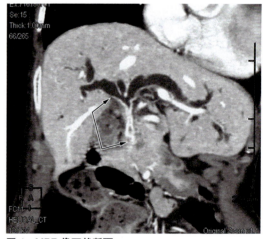

图 4　MPR 像环状断面
增强后可见从胆总管至肝门部胆管的胆管壁的肥厚（箭头）

有效的治疗方法，唯有切除才可能期待有某种程度的预后，因此对高度进展的病例不能轻易做出不适合切除的诊断，而是要充分地研究为什么不能切除、如何才能实现切除，这是非常重要的。

参考文献

1）西尾秀樹ほか：手術適応基準から考える胆道癌の読影ポイント．画像診断 26(5)：544-553, 2006

2）千田嘉毅ほか：MDCT による肝門部胆管癌における胆管内進展範囲の術前診断の検討．胆と膵 25：641-646, 2004

3）Choi, JY et al：Assessment of hilar and extrahepatic bile duct cancer using multidetector CT：value of adding multiplanar reformation to standard axial images. Eur Radiol online, 2007

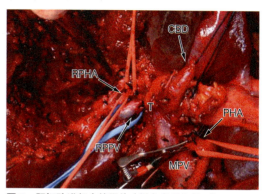

图 5　肝切除进行中的照片（引自参考文献 1）

肝固有动脉（PHA）、肝动脉右后支（RPHA）、门静脉右后支（RPPV）已悬吊。在胰上缘被切断的胆总管（CBD）被牵向头侧。正如手术前的简图所示，肿瘤（T）位于肝门部的中心，浸润门静脉、肝动脉。MPV：门静脉主干

咖啡时间

5 年生存病例的术前诊断

到 2006 年为止，在本科室切除的 392 病例肝门部胆管癌中，有 52 例的生存时间超过 5 年，相应的肿瘤的肉眼类型为：乳头型 18 例、结节型 18 例、平坦型 16 例。52 例中 21 例（40.3%）在手术前未发现黄疸。7 例为表层扩大型胆管癌（表层扩大进展超过 20mm）。在 16 例粘液生成性胆管癌中，有 7 例的生存期超过 5 年。

在这 52 例中，有 41 例在手术前实施了 PTBD，其中 20 例（38.5%）实施了 PTCS，利用胆管像及 PTCS 下活检进行胆管水平方向上的癌的进展范围诊断，以决定切除范围。其他的 11 例中 4 例仅进行了经皮经肝胆管造影、6 例仅进行了内镜逆行性胆管造影、1 例仅进行了 MRCP 以进行胆管水平方向的进展程度诊断并决定切除范围。另外，在 5 年生存病例中最近的 5 例中，除了胆管像以外还利用 MDCT 进行了进展程度的诊断。有 50 例进行了包括尾状叶在内的肝切除。对切除标本的胆管断端的组织学的检查结果为：上游侧 hm0 为 45 例、hm1 为 6 例、hm2 为 1 例。下游侧 dm0 为 51 例、dm1 为 1 例。

（伊神 刚：名古屋大学大学院医学系研究科肿瘤外科）

4. 利用超声波进行外科进展程度诊断的技巧：肝门部胆管癌的局部进展的诊断

久米明倫

[名古屋大学大学院医学系研究科腫瘍外科]

引言

由于超声检查（US）时患者的痛苦较小易于施行，因此在腹部疾病的筛选中广为应用。

近年来，随着设备的进步，与 US 同样的作为断层诊断法的 CT（尤其是 MDCT）迅速普及，在对肝转移和淋巴结肿大等的诊断能力获得飞跃性进步的同时，对癌的脉管浸润也不再利用脉管造影及脉管内镜。通过断层图像及三维图像来进行诊断的方法逐渐得到推广。

受患者条件的影响，有时即使勉强进行了 US 检查，也可能没有得到任何有益于诊断的发现，这的确是一个很大的缺点。但如果患者条件较好时，利用 US 对肿瘤的脉管浸润的诊断能力却不亚于 MDCT，由 US 决定手术方式的情况也不为少数。

本篇将介绍 US 对肝门部胆管癌的局部进展度的诊断方法及其决定手术方式的能力。

1. 利用 US 诊断肝门部胆管癌的局部进展程度的方法

在肝门部胆管癌的局部进展程度诊断中，需要对沿胆管上皮的水平方向、对胆管周围的脏器有无浸润的垂直方向的进展度进行诊断。

（1）水平方向进展程度诊断

肝门部胆管癌在初期肝内胆管不扩张，通常认为这一时期的肝门部胆管癌的临床诊断是困难的。就是说大部分的肝门部胆管癌在肝内胆管的一部分或全部扩张以后才被诊断。

为了对上游侧的癌进展情况进行诊断，首先必须扫查出扩张的肝内胆管，再从上游侧的肝表面向下游侧的肝门部分方向追踪。在超声图像上，扩张胆管首先是不规则的狭窄，稍下游处会出现与胆管连接的肿瘤及管壁肥厚的胆管（肝门部肿瘤）的图像。上游侧的进展范围可以认为是在扩张胆管的不规则的狭窄开始部，一般比肝门部肿瘤所显示的范围略为大一些。胆道引流减压后胆管不扩张，此时进行胆管的上游侧的进展程度诊断比较困难，因此必须在胆道引流之前进行 US 检查。另外，由于梗阻部位的下游胆管处于空虚状态，利用 US 对下游侧的诊断多有困难。

（2）垂直方向的进展诊断

在确认肝门部肿瘤的部位进行垂直方向的诊断。

大部分情况下肝门部的肿瘤图像呈低回声，其周围被稍高回声的纤维、脂肪层所包围。因此与附近的肝实质、门静脉和动脉之间的高回声界如果消失，即可诊断为肝内直接浸润、门静脉浸润和肝动脉浸润。

偶尔也有在表现为高回声的肝门部肿瘤图像，在此情形下对肝内直接浸润、门静脉浸润和肝动脉浸润的诊断大多较为困难。

2. 右肋间检查时探头的使用方法

对于详细观察肝门部门静脉和肝门部胆管，右肋间检查是有价值的。通常的肋间检查习惯于始终将探头与肋骨平行接触，但是为了进行精密检查，需要使探头不受与肋骨平行的约束自由地转动，同时进行扇形检查（旋转扇形检查）。

3. 体位变换的重要性

对于肝外胆管的显示，利用第2斜位进行检查的有效性已经广为人知。根据本人的经验，左侧卧位的检查对于从左右门静脉分叉部到门静脉矢状部之间的肝门部门静脉、B_2、B_3、B_4的汇合部、左右肝管汇合部、右后支胆管汇合部的显示是极为有效的。变换体位可提高超声的显示能力，在某些病例中甚至像换了一个人似的。另外有时坐位也是非常有价值的，对于US，通过不断地变换体位以努力获得最好的效果是非常重要的。

4. US 的检查步骤和窍门

1）在心窝正中部位的扫描可以观察肝的左叶。在确认肝内胆管扩张时，可以向肝门部继续追踪扫描。

以门静脉左支矢状部为标志，确认 P_2、P_3、P_4，分别显示出与之相伴行的 B_2、B_3、B_4，并向肝门方向追踪。在肝门部左右肝管汇合部若有狭窄，有可能是肝门部胆管癌。

2）在右肋间检查可以观察肝右叶，如确认肝内胆管扩张时则向肝门部位追踪扫描。

以肝右静脉为标志确定 P_7、P_8，然后再显示出与之伴随的 B_7、B_8，并追踪其直至肝门。在左右肝管汇合部如果发生狭窄，则可能是肝门部胆管癌。

3）利用右肋间检查显示门静脉左右分叉部，在其腹侧可显示肝门部的肿瘤（**图1**）。

首先在与肋骨平行的右肋间扫描，显示出门静脉左支矢状部（**图1A**），竖起探头向后下方扫描，可显示出门静脉左支横行部（**图1B**）。进一步竖起探头即可显示左右门静脉分叉部，在这里可以显示出门静脉主干（**图1C**）。再进一步竖起探头可显示出门静脉右支（**图1D**）。以左右门静脉支的分叉部为中心在水平方向上旋转探头，即可将门静脉左右分叉部和右前 / 右

后支分叉部显示在一个画面上，也显示出其腹侧的肝门部肿瘤（**图1E**）。有时显示不出肝门部肿瘤，仅能确认其上游的胆管扩张。

4）利用右肋间检查诊断左肝管和右前支胆管根部上游的癌进展程度，判断相应肝段切除的必要性和保留的可能性。另外，向下一个或两个肋间扫描，判断右后叶胆管支的走行样式（北绕型、南绕型）和右后支胆管根部上游侧的癌进展程度。

通常可诊断 B_2、B_3、B_4、B_6、B_7、B_{8a}、B_{8c} 根部的癌的进展程度（**表1**，**图2**）。

5）诊断门静脉浸润的有无及其范围。

利用肝门部肿瘤和门静脉壁之间超声波回声界线的有无诊断其范围。

6）诊断肝内直接浸润的有无及其范围。

利用肝门部肿瘤与肝实质之间超声波回声界线的有无诊断其范围。

7）诊断肝动脉浸润的有无及其部位。

因为肝右动脉横穿过肝总管的后方（偶尔为腹侧），所以可在此部位观察，根据肝右动脉壁和肝门部肿瘤间高回声界线的有无来诊断。如果在该部位发现肝右动脉周围有与肝门部肿瘤相连续的带状低回声区域时，可以作出肝右动脉周围神经受侵犯的诊断。

由于肝左动脉走行与肝门部胆管稍稍有些距离，因此受到肝门部胆管癌直接浸润的可能性较低。但是偶尔也有肝门部肿瘤较大时，肝门部肿瘤与肝左动脉壁之间的界线超声波消失，可以诊断为肝左动脉直接浸润。另外，还可以观察到肝左动脉周围神经是否受侵。

在确认有肝动脉直接浸润及周围神经侵犯、并需要切除应保留的灌流领域的肝动脉时，需要确认是否有足够长的正常肝动脉以保证能够重建。

8）诊断肝转移的有无及其部位。

观察整个肝脏寻找肿瘤。在确认有肿瘤时，确定其数量和所在位置。

9）综合上述所有情形，确定手术方式。

根据胆道系统的水平方向进展程度和沿门静脉系、动脉系、肝实质的垂直方向进展程度

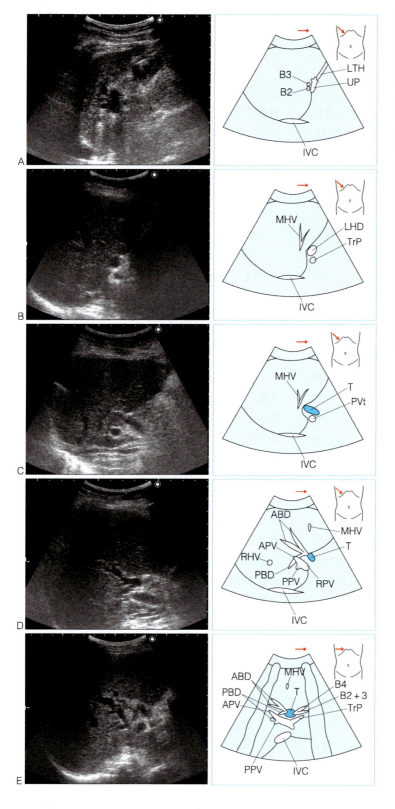

图1 利用右肋间扫描显示肝门部肿瘤的方法

A. 利用沿肋骨平行的右肋间扫描确认门静脉左支的矢状部

B. 在图1A的后下方显出门静脉左支横行部

C. 在图1B的后下方显出左右门静脉的分叉部

D. 在图1C的后下方显出门静脉右支

E. 确认图1C中的门静脉左右支分叉部后,同时转动探头进行横向扫描,使门静脉左右分叉部和腹侧的肝门部肿瘤位于同一画面

LTH: 肝圆韧带;UP: 门静脉矢状部;TrP: 门静脉左支横行部;IVC: 下腔静脉;MHV: 肝中静脉;RHV: 肝右静脉;PVt: 门静脉主干;RPV: 门静脉右支;APV: 门静脉右前叶支;PPV: 门静脉右后叶支;ABD: 胆管右前叶支;PBD: 胆管右后叶支;CHD: 肝总管;RHA: 肝右动脉;T: 肝门部肿瘤

利用超声波进行外科进展程度诊断的技巧:肝门部胆管癌的局部进展的诊断

表1　肝内区域胆管支根部的US所见和手术方案

肝内区域胆管支根部的US所见	不能保留的区域	扫描部位	图2
B_2在UP左侧开始狭窄	S_2	剑突下扫描	（A）
B_3在UP左侧开始狭窄	S_3	剑突下扫描	（A）
B_4越靠近UP越狭窄	S_4	剑突下扫描	（A）
B_{8a}与B_{8c}分别狭窄	右前叶	右肋间扫描	（B）
北绕型的胆管右后支的根部狭窄	右半肝全体[a]	右肋间扫描	（C）
胆管右后支的B_6和B_7分别狭窄	右后叶	右肋间扫描[b]	（D）

[a] 不能行左半肝切除时，则考虑左三肝切除或右半肝切除；

[b] 在下1~2个肋间的右肋间扫描。

决定肝切除方式。预定切除肝段内的肝转移部分一并切除，非切除肝段内如有肝转移，则不能切除。

5. US在决定肝门部胆管癌的手术方式时的价值

2000年4月至2004年1月期间，在名古屋大学第一外科进行了肝脏＋胆管切除术的患者，根据手术后对切除标本的详细研究确认为肝门部胆管癌的56例中，笔者在事先不知情的情况下，用前述方法检查了其中的54例，探讨US对手术方式的决定能力。其中仅凭US便能决定手术方式的为9例（16.7%）。如果单分析在实施US时未进行胆道引流的14例，有效性则为50%（7/14），即通过US推荐的手术方式和实际采取的方式相同[1]。通过上述数据可以看出，作为肝门胆管癌的手术前诊断工具，US有相当的潜力。

另外，在利用US推荐的手术方式与实际手术方式不一致的病例中，有一些是出于肝功能、预留肝储备功能等方面的考虑。决定手术方式时，与肿瘤局部进展相比，毫无疑问应优先考虑预留肝脏的大小。因此也显示出US所不能代替的那些手术前检查的重要性，包括：利用CT进行的预定切除肝体积和预留肝体积的计算、血液检查等。

小结

在对肝门部胆管癌的US检查时，重要的是检查时间应在实施胆道引流之前、熟练掌握右肋间的检查方法和适当地变换体位。在局部进展程度诊断中，显示出各肝内胆管的根部以了解水平方向的进展程度，显示出肝门部的肿瘤并了解对动脉、门静脉和肝实质的垂直方向进展程度，再考虑有无肝转移等，最终确定包括所建议手术方式在内的术前诊断。

参考文献

1）久米明倫ほか：肝門部胆管癌の進展度診断—USのみで術式は決定できるか？消化器画像 6：353-359，2004

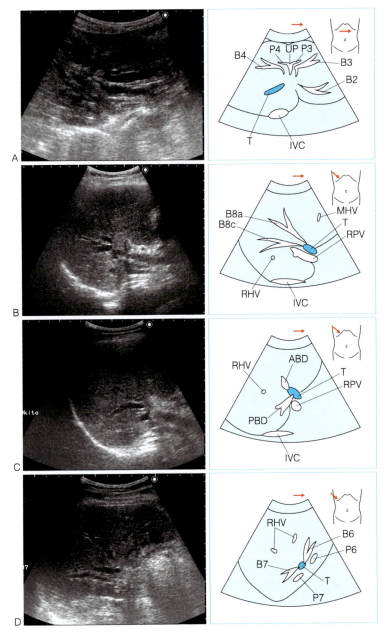

图 2　上游侧肝内胆管根部的 US 所见

A. B_2、B_3、B_4 越靠近 UP 越变窄

B. B_{8a}、B_{8c} 分别狭窄

C. 北绕型的胆管右后支的根部狭窄

D. B_6、B_7 分别狭窄

5. 中下段胆管癌进展程度的诊断

江畑智希

[名古屋大学大学院医学系研究科肿瘤外科]

引言

对于中下段胆管癌，由于采取胰头十二指肠切除（PD）为基本手术方式，切除率高但是预后不佳。在本科 2005 年前施行的 95 例中下段胆管癌的 PD 中，1 年、3 年、5 年生存率分别为 75%、47%、35%，中位生存期仅为 30 个月。预后与淋巴结转移、胰腺浸润（pancIb 以上）有关。在施行 PD 之前不需要做出胰腺浸润的诊断，并且临床实践中诊断也是困难的。另一方面，胆管是可以扩大或缩小其切除范围的脏器，因此应当重视上游侧胆管的进展范围。

1. 胆管癌的病理

胆管癌浸润的范围（管壁内和管壁外）常超出肉眼所见的肿瘤（主瘤）的边缘，浸润的范围大约 1cm，据此规定了胆管切除的安全长度。如果切缘达 1cm，就可以避开癌组织的浸润。浸润癌在向胆管内壁发展时伴有间质的纤维化。在一定的压力下进行胆管造影，纤维化程度的不同在胆管造影像上表现为胆管的扩张和狭窄。MRCP 等显示的是没有压力的胆管像，虽然可以显示肿物或狭窄性的主病灶，但是难于显示出主病灶沿管壁在壁内浸润的情况（狭小像）。肉眼所见的主病灶的真正边缘应包括向壁内浸润的部分。

另外，约有半数的胆管伴随着上皮内进展，有无上皮内进展与肿瘤的肉眼型相关，乳头型和结节局限型较多见，且多在 2cm 以内。因此若切除 2cm 的安全长度，90% 的病例中胆管断

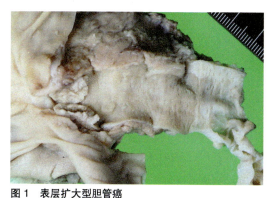

图1 表层扩大型胆管癌
在乳头型下部胆管癌的上游侧可见肥厚的表层扩大进展，即所谓的 Ⅱa 型

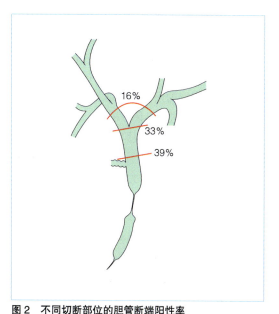

图2 不同切断部位的胆管断端阳性率
研究了本科的 132 例中下段胆管癌病例，几乎都因上皮内癌导致断端阳性

端为阴性。余下的 10% 的上皮内进展在 2cm 以上，偶尔会遇到 4cm 以上的 "表层扩大型胆管癌"（**图 1**）。在胆管癌的胆管方向的进展中，上皮内癌的进展是一个有待解决的问题。

2. 中下段胆管癌的切除线和阳性率

在临床实践中，确定由上述切除标本设定的切缘是较为困难的。因为在手术中难以测量与肿瘤的距离。胰头十二指肠切除时，胆管的切断水平大致分为 3 种：肝总管水平（1 个开口）、左右肝管汇合部水平（2 个开口）、肝门部胆管水平（3 个开口以上）。在本科的 132 例中下段胆管癌的切除标本中研究在上述三个水平内的上皮内癌的分布，结果如下：胆总管水平为 52/132（39%）、左右肝管汇合部水平为 42/128（33%）、肝门部胆管水平为 20/126（16%）（**图 2**）。

如此分类显得有点粗糙。如果以距主瘤上游缘的高度进行分类，则在局限于下段的胆管癌（n=68）中，从下到上三个水平的上皮内癌浸润的发生率分别为：14/68（21%）→11/66（17%）→5/65（8%）；肿瘤上缘累及中段胆管的胆管癌（n=44）为：22/44（50%）→16/42（38%）→6/42（14%）；肿瘤上缘累及上段胆管的胆管癌（n=20）为：16/20（80%）→15/20（75%）→9/19（47%）。尽管并不否定本科病例中包含表层扩大型较多的可能性，但是中部胆管癌的相当高的上皮内癌的阳性率还是令我们感到吃惊。如不对每例病例进行具体分析时，统一的初次胆管切除线设定如下：下段胆管癌切除至左右肝管水平，中段胆管癌切除至肝门部胆管水平。这种依据概率来设定切除线的方法比较简单明了。

3. 个体化评估

有人认为需要弄清每例病例的上皮内癌的进展范围。其目的在于确实地发现表层扩大型胆管癌，正确地诊断表层进展的范围。在诊断上皮内癌的影像诊断中，胆管造影中的胆管壁的 "立毛样表现" 最有意义（**图 3**）。这是有乳头状构造的上皮内癌（Ⅱa 型）的表现，但是

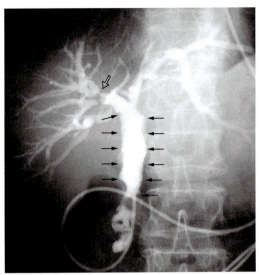

图 3　表层扩大型胆管癌的胆管像
利用插入的 ENBD 导管进行造影，确认下段胆管有乳头型肿瘤，其上游侧有大范围的 "立毛样表现"（细箭头），所以确诊为表层扩大型胆管癌。右肝管有狭窄（空箭头）。将引流变为 PTBD 以便实施 PTCS

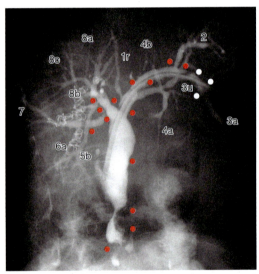

图 4　表层进展的图示
利用 PTCS 进行内镜诊断和直视下活检，将结果综合后图示。红色为癌，白色为非癌。本病例计划行右三肝 + 尾状叶 + 胰头十二指肠切除

Ⅱa 型周围为平坦型的上皮内癌（Ⅱb 型）可能性很高。因此胆管造影像虽然对于确诊上皮内癌有效，但是却不可能确切地诊断其范围。更可靠的手段是经皮经肝胆道镜检查（PTCS），

它能够清晰地区别白色光滑的正常胆管粘膜与发红的不规则的颗粒状粘膜。在直视下活检，将活检结果画成示意图，据此可以进行进展范围诊断并确定根除手术的方案（**图4**）。因为在有上皮内癌的部位切断胆管可能导致癌细胞的脱落和种植，所以最理想的是手术前正确地诊断上皮内癌的范围。

但是，在实施PTCS之前必须先进行PTBD和窦道的扩张，有费时、增加痛苦和费用的近期缺点，同时肿瘤种植（长期影响）也是不能忽视的。另外，虽然依据PTSC的正确的进展

程度诊断再进行恰当的切除在理论上很完美，但是要提醒的是实际临床中尚无预后改善的数据。目前本科对于胆管癌的PTCS的适应证为：①中段胆管原发性癌；②局限型肿瘤；③胆管像有"立毛样表现"；④打算缩小手术范围时。

参考文献

1）Sakamoto, E et al：The pattern of infiltration at the proximal border of hilar bile duct carcinoma. Ann Surg 227：405-411, 1998
2）Ebata, T et al：Pathologic appraisal of lines of resection for bile duct carcinoma. Br J Surg 89：1260-1267, 2002

咖啡时间

下段胆管癌的肝胰十二指肠切除（HPD）

当表层扩大进展累及肝内胆管时，即使是下段胆管癌也需要进行肝切除。本文记载的病例即是根据肿瘤术前浸润情况的诊断而决定行右三肝切除＋保留幽门的胰十二指肠切除。我们发现肿瘤的主瘤虽然大小才10mm，却已经合并广泛的胆管上皮内浸润生长。B_2和B_3的肝切除缘阳性（**图1**）、合并胰腺浸润（panc1b）及12b淋巴结转移（1个）。术后7个月虽因肝内转移施了肝部分切除术，患者还是第1次术后两年因肝内转移死亡。就本病例的结果来看，在也有胰腺浸润和淋巴结转移的情况下，应该重新探讨通过肝切除进行胆管上皮内癌追加切除的必要性。但是，由于术前、术中很难进行胰腺的微小浸润及淋巴结转移的诊断，所以为了尽最大可能确保患者手术的根治性，不得不采取上述手术方式。

本教研室在1991年大致确立了相应的围手术期的管理措施，从那时到2005年我们进行了44例胆管癌的HPD手术，住院死亡2例，总的5年生存率为25%。因此，就对大范围胆管癌进行HPD

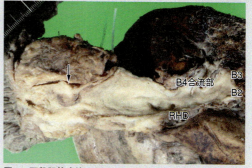

图1 下段胆管癌的HPD
在小的隆起型胆管癌（箭头所指）周围的胆管上可见颗粒状及绒毛状粘膜，属于典型的Ⅱa型图像

而言，尽管有的医院从安全性的角度考虑不进行该种手术，但是我们依然果敢地进行着挑战。

（江畑智希：名古屋大学大学院医学系研究科肿瘤外科）

6. 肝门部胆管癌进展程度的诊断

西尾秀樹

［名古屋大学大学院医学系研究科腫瘍外科］

◆ 引言

由于 MDCT 的出现，肝门部胆管癌的进展度诊断方法也发生了很大的变化。过去，主要是综合使用直接胆管造影、CT、超声检查、肝动脉造影和经皮经肝门静脉造影等的方式进行肿瘤进展度的诊断。目前可以不进行血管造影，仅采用直接胆管造影和 MDCT 即可进行诊断。

◆ 1. 肝门部胆管癌的术前诊断要有力争手术切除的信念

肝门部胆管癌位于包括左右肝管及汇合部，大部分时候即使肿瘤较小，也能够引起梗阻性黄疸的症状，因此，确诊时伴随远处转移的病例较少，切除的机会较大。而且手术切除是患者获得长期生存的治疗方法，因此即使存在淋巴结转移、门静脉侵犯等预后不良因素，只要能切除，也应该尽量争取手术切除。因此不要简单放弃，而抱有一种千方百计地设法切除、同时谨慎地进行术前进展度诊断的态度是非常重要的。为此，外科医师需要以正确的解剖知识为基础，认真进行进展度诊断，在充分了解胆管分离界限点（**图 1**）的基础上制订手术方案。在实际进行手术时，必须要具备能够按照术前确定的胆管切离线进行胆管切断的知识和技巧。

◆ 2. 肝切除术方式与胆管分离的界限点（图 1）[1]

胆管分离界限点是指肝切除术中胆管能从

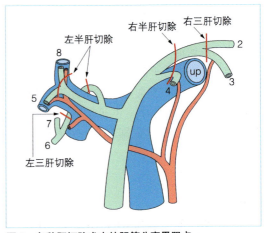

图 1　各种肝切除术中的胆管分离界限点
2. 左外叶上支；3. 左外叶下支；4. 左内叶支；5. 右前下支；6. 右后下支；7. 右后上支；8. 右前上支；UP：门静脉矢状部

并行的门静脉及肝动脉中剥离出来的极限部位，在这个界限点上游的胆管不能单独分离和切断。另外，胆管分离界限点通常由肝切除术的术式决定。肝切除术的术式与胆管分离界限点的关系是进行肝门部胆管癌的术前诊断时所必不可少的知识。需要特别注意的是右三肝切除术，经典的右三肝切除是在门静脉矢状部的右侧切除肝实质，此时胆管也只能在门静脉矢状部的右侧切断，但右半肝切除时即可将胆管在此部位切断。与此相对的是，在解剖学的右三肝切除[2]中，切断门静脉矢状部背侧的门静脉支（$P_{4\,dor}$）后，就可使门静脉矢状部与胆管剥离开，胆管可在门静脉矢状部的左侧被切断。因此，如果在门静脉矢状部的右缘切断胆管而切缘阳性时，可进行解剖学右三肝切除。因此，只要根据肿瘤进展的范围确定胆管的预计切断部位，就可以自动确定相应的最小范围肝切除的切除术式。

3. 胆管癌的肉眼分型及其特征（图2）

胆管癌的进展模式大致分为浸润型和局限型两种。浸润型一般多见于低 - 中分化腺癌，由于胆管壁内胆管腺体及纤维结缔组织增生、胆管壁内肿瘤浸润，胆管壁增厚，因此胆管造影下常表现为边缘平缓逐渐狭窄的征象。由于肿瘤可在胆管粘膜下进展，肿瘤的边界常常不甚清楚。局限型的胆管癌多为高 - 中分化腺癌，常表现为向胆管内腔突出而不伴有胆管周围浸润生长。胆管造影表现为胆管突然中断（胆管肿物向内腔突起）。30%~40% 的病例伴随周围胆管粘膜上皮的广泛受累（表层扩大进展）[3]。

4. 肝门部胆管癌术前诊断的基本思路

为便于理解，我们将术前诊断分为以下三部分：利用直接胆管造影进行的水平方向的肿瘤进展度的诊断；主要利用 MDCT 及超声检查进行的垂直方向（向肝十二指肠韧带内的直接浸润等）的进展度的诊断；淋巴结转移及肝转移等的转移诊断。

5. 水平方向进展度诊断的要点

诊断伴有梗阻性黄疸的肝门部胆管癌的时候，首先进行 MDCT 检查，根据 MDCT 诊断肿瘤主要占据的部位，再确定是进行右侧肝切除还是左侧肝切除，再通过 PTBD 或者 ENBD 对准备保留的一侧胆管进行引流，并利用引流管进行直接胆管造影。浸润癌的进展范围一般是以胆道狭窄的范围来判断，但为实施切除手术而进行诊断时，通常只要确定保留侧胆管的肿瘤浸润范围即可。

直接胆道造影时，为消除胆管支在二维画面的重叠，需要不断调整患者的体位以及球管的方向，以获得胆管狭窄起始部的图像。每次轻轻地从导管内注入少量的造影剂，不要使胆管内压力增加。造影剂比重较大，会使目标胆

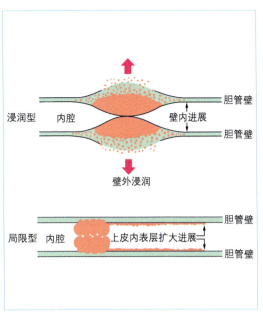

图2 胆管癌的浸润方式

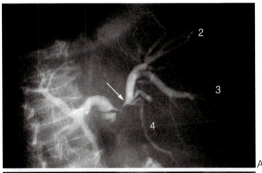

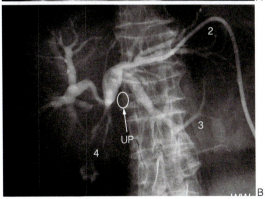

图3 行右半肝切除 + 尾叶切除术病例的直接胆管造影（头前斜位）

A. 左侧卧位。消除了 B_2、B_3、B_4 的重叠后，可清楚地看到汇合的形态（箭头指向肿瘤上缘）

B. 正面图像。B_4 汇合部因重叠而无法分辨。B_2、B_3 在门静脉矢状部（UP）的头侧呈上凸状

管处于低位。注意注入造影剂压力太高则容易引起患者造影后高热。右侧肝切除的病例，要一边注入造影剂，一边使患者向左侧方向转动，达到较大角度的右前斜位后，将管球转向头侧，即可拍到没有重叠的 B_2、B_3、B_4 的汇合情况的造影片（**图3A**）。在门静脉矢状部的头侧，由于 B_2、B_3 向上凸起，所以可以成为立体解剖的标志（**图3B**）。左侧肝切除的病例，要采用右侧卧位，向右叶的胆管注入造影剂。在右侧卧位及右前斜位拍照，右前、右后支的立体解剖就可以清晰地显示出来（**图4**）。通常为显露右前、右后支的汇合部及尾叶支的汇合部时，采用把管球转向头侧的状态拍照。因为胆管的汇合形态存在很多的变异，所以要边观看透视，根据情况随机应变很重要。

如果患者无梗阻性黄疸而没有造影途径时，一般采用 DIC-CT 进行诊断（**图5**）。由于是人工操作，所以图像不如直接胆管造影清晰。当然，患者也不是一定要进行 DIC-CT 检查，如果 MRC 的分辨率较高，也可以选择 MRC。

肿瘤在上皮内进展可导致胆管切缘阳性，是否与预后有关，是否有必要对肿瘤在上皮内的进展的情况作出诊断，对这样的问题目前意见不一。如果局限型胆管癌的精密胆道造影上显示主瘤周围存在所谓的"竖立的羽毛"图像、如果患者存在长期生存的可能，可利用 PTCS（经皮胆道镜）下胆道上皮多点采样活检来确定肿瘤的浸润范围[4]。但是，因为存在检查时间较长、肿瘤窦道种植的缺点，今后，如果需要对胆道上皮进行多点活检采样，也许可以采用经口胆道镜、胆管内超声检查和经乳头活检等方法。这些检查的诊断效能和优点还能够得到进一步评估[5]。

6. 垂直方向进展度的诊断

肿瘤垂直方向进展度诊断的主要诊断方法是 MDCT。因为可在监视器上看到清晰的动态图像，使得诊断精确度得到飞跃性的提高。MDCT 的详细情况将在其他章节中予以介绍。MDCT 不但能够直接观察到肿瘤与脉管的关系，

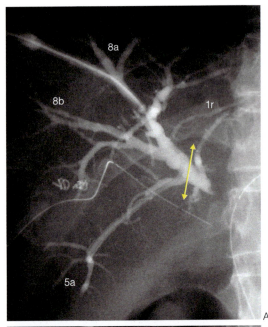
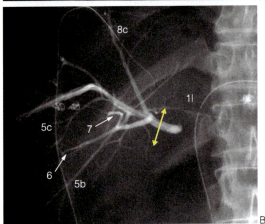

图4　行左半肝切除＋尾状叶切除术病例的直接造影
A. B_{5a+8ab}；B. $B_{5bc+6+7+8c}$
右肝的胆管汇合形态存在变异。右后叶支是南绕型，与 B_{5bc+8c} 汇合后，下游侧被癌浸润并闭塞。黄色箭头是胆管切离预定线

而且还可合成三维立体图像，因此用途广泛。除了可对肝十二指肠韧带内脉管的直接浸润进行评价，还可以进行淋巴结转移、肝转移、周围神经浸润的诊断以及术前的分级。

超声检查在很大程度上取决于仪器的精度和检测人员技能水平，并非是在任何地点、任何人都能进行高水准的检查。

◎肝门部胆管癌的诊断中,最重要的是锲而不舍的信念。
◎首先进行MDCT检查,决定是切除右侧或是切除左侧。
◎利用直接胆管造影进行水平方向的进展度诊断,利用MDCT
进行垂直方向的进展度和转移的诊断。

◆◆ 7. 手术方式的确定

　　因为肝门部胆管癌属于胆管的恶性肿瘤,所以水平方向的进展度诊断是其根本。采用直接造影等手段来确定癌在胆管内的进展范围,确定胆管切离线之后,即可自动确定所需切除范围最小的肝切除术式。再进一步通过MDCT及超声检查等方法,诊断是否需要进行门静脉的合并切除或重建以及肝动脉的合并切除或重建。对于合并肝门浸润肝内胆管癌,根据主瘤位置的不同,有时需要改变肝切除术式。而且,根据淋巴结转移、肝内转移、神经周围浸润的有无、范围等对肿瘤进行分期,并对患者的全身状态进行评估,最终决定手术方式。最重要的就是不要轻易气馁。虽然说肝切除术式越简单越好,但是当遇到肝功能不好、右三肝切除术后的残肝较小等情况,就必须考虑中肝切除及左三肝切除 + 肝动脉切除等复杂的手术方式。

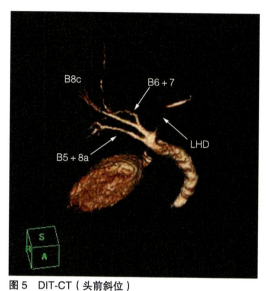

图5　DIT-CT(头前斜位)
左肝管(LHD)高度狭窄,但右肝管没有异常,汇合部形态也很清晰

参考文献
1) Nimura, Y et al : Hilar cholangiocarcinoma-surgical anatomy and curative resection. J Hepatobiliary Pancreat Surg 2 : 239-248, 1995
2) Nagino, M et al : "Anatomic" right hepatic trisectionectomy (extended right hepatectomy) with caudate lobectomy for hilar cholangiocarcinoma. Ann Surg 243 : 28-32, 2006
3) Sakamoto, E et al : The pattern of infiltration at the proximal border of hilar bile duct carcinoma. Ann Surg 227 : 405-411, 1998
4) Nimura, Y et al : Value of percutaneous transhepatic cholangioscopy (PTCS). Surg Endosc 2 : 213-219, 1988
5) Nimura, Y : Staging cholangiocarcinoma by cholangioscopy. HPB 10 : 113-115, 2008

7. 尾状叶胆管支浸润的诊断

西尾秀樹

［名古屋大学大学院医学系研究科腫瘍外科］

引言

尾状叶位于肝门的背侧,尾状叶胆管支(B_1)与肝门部胆管或者右后支汇合。因此,对于肝门部胆管癌以及病灶在胆囊颈部、可浸润到肝门的胆囊癌（肝门浸润型）,尾状叶胆管支容易受到癌组织浸润。为了提高手术的根治性效果,需要同时合并进行尾状叶的切除[1]。但是,这又存在一个很大的疑问,既然肝门部胆管癌及肝门浸润型胆囊癌需要进行尾状叶切除,那么,无论是否存在尾状叶胆管的浸润,一律进行尾状叶切除就可以了,为什么还必须要进行是否合并尾状叶胆管支浸润的诊断呢? 本文将寻找这一问题的答案,讨论对于尾状叶胆管支浸润的诊断[2]。

1. 尾状叶胆管支的外科解剖

尾状叶胆管支(B_1)分可为四组: 右支(B_{1r})、左上支(B_{1ls})、左下支(B_{1li})、突起支(B_{1c})。在多数情况下,B_{1r}不仅汇入右肝管或者右后支,还可以汇入左肝管。此外,B_{1ls}汇入左肝管、B_{1li}与B_{1r}、B_{1c}形成共干后与右后支汇合的情况很多见（第Ⅰ部分第1章图4）。

2. 诊断尾状叶胆管支癌浸润的实际操作

由于很多情况下尾状叶胆管支是于肝门部胆管的上后方汇入的,直接造影时,在头前斜位（让患者躺到透视床上,球管向头侧转20°方向）拍摄其汇合部,可拍到未与其他胆管支

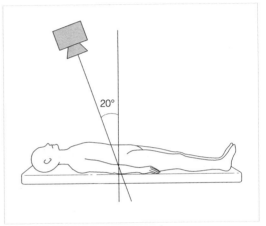

图1　头前斜位（引自参考文献2）
让患者躺到透视床上,球管偏向头侧20°

重叠的最清晰的图像（图1）。在采用这种体位获得的造影图像中,如果确认尾状叶胆管支狭窄或者尾状叶胆管支未显像时,就可以诊断该部位的尾状叶存在肿瘤浸润（图2）[3]。当尾状叶胆管支同肝门部胆管的汇合处由于肿瘤浸润而产生狭窄或梗阻时,通常的胆道引流无法引流,尾状叶胆管支仍然扩张。因此,这类患者经过充分胆道置管引流后再进行增强CT扫描,就可以确定扩张的尾状叶胆管支,这种征象称为尾状叶支征（caudate branch sign）,出现该征象则可以诊断为尾状叶胆管存在肿瘤浸润（图3）[4]。近年来,可以采用MDCT了解存在尾状叶支征的尾状叶胆管支的汇合形态。但是,由于该方法不能显示未扩张的胆管支,所以临床上通过直接胆管造影确定无扩张的（无癌浸润）尾状叶胆管支的存在与汇合状况,通过MDCT确定

有扩张的（有癌浸润的）尾状叶胆管支的存在与汇合状况。

众所周知，在胆管癌的病例中，很多情况下存在主瘤周围的上皮内的进展，我们将距主瘤2cm以上的上皮内的进展称为表层扩大进展。在有表层扩大进展的病例中，即使采用清晰的直接胆管造影，也不能全都发现。因此，即使没有尾状叶支汇合部狭窄的征象，也可能存在癌的浸润，这需要引起特别注意。要想正确地诊断表层扩大进展引起的尾状叶支的肿瘤浸润时，需要采用经皮经肝胆道镜进行内镜镜检与组织活检。

◆ 3. 可保留尾状叶的情况

如前所述，在肝门部胆管癌及肝门浸润型胆囊癌之中，肿瘤容易向尾状叶胆管支及左右肝管汇合部浸润，因此通常情况下需要合并切除尾状叶。不过如果尾状叶胆管支未出现癌的浸润，则可考虑保留[5]。因此，通过采用直接胆管造影及CT等手段进行详细的术前诊断，根据其结果准确地判断肿瘤对尾状叶胆管支的浸润范围，就可选择采取右尾状叶切除、左尾状叶切除等部分尾状叶切除术的术式。

例如，在偏左侧的肝门部胆管癌中，如果能够确定没有异常的B_{1r}、B_{1c}支汇入右肝管预计切离线的上游侧时，则没有必要切除右尾状叶和尾状突，采取左尾状叶切除即可（**图4A**）。如果有与左肝管合流的B_{1r}，则其根部已受到癌浸润，很难判断其上游侧的肿瘤进展度，因此若有可能，需要对其所支配的区域予以切除（**图4B**）。这样就需要将右尾状叶的一部分或全部进行切除。与此同理，在偏右侧的肝门部胆管癌中，如果能够确定没有异常的B_{1ls}、B_{1li}汇入左肝管预计切离线上游侧时，则能够保留左尾状叶，仅切除右尾状叶即可（**图4C**）。另外还有过这样的报告：在进行右半肝切除时，保留了有复杂汇合形态的左尾状叶的腹侧部分、切除了左尾状叶背侧部分和右尾状叶[6]。由此来看，能进行全尾状叶保留的例子很少，仅仅限

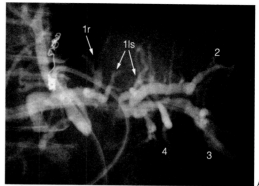

图2　直接胆管造影（引自参考文献2）
A. 右前斜位
两支1r与1ls形成共干，汇入右后支。另一支1ls汇入左肝管
B. 右前＋头前斜位
将球管偏向头侧20°拍摄，可消除胆管的重叠像，比较容易看到1li，容易了解到1ls与1li的共干汇入左肝管的情况。该汇合部存在狭窄，怀疑有癌浸润的可能。
2. 左外叶上支；3. 左外叶下支；4. 左内叶支

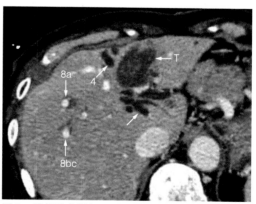

图3　尾状叶支征（caudate branch sign）（增强CT）（引自参考文献2）
引流后的右半肝的胆管支没有扩张。左内叶支（4）和B_{11}（箭头所指）扩张，怀疑存在肿瘤浸润。T：主瘤；8a：右前叶上段腹侧支；8bc：右前叶上段外侧支、背侧支

185

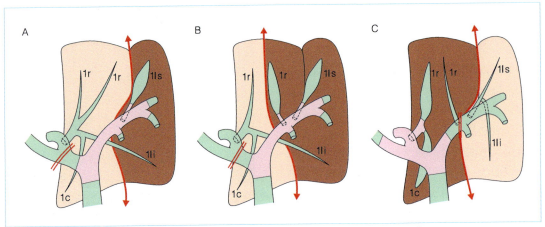

图4　尾状叶胆管支汇合形态、肿瘤浸润范围与尾状叶切除术方式的关系（引自参考文献2）

A. 偏左侧的癌。如果 B_{1r}、B_{1c} 没有肿瘤的浸润，可进行左尾状叶切除

B. 偏左侧的癌。如果在其中一支 B_{1r} 出现尾状叶征时，则存在肿瘤的浸润，要切除其所支配的区域

C. 偏右侧的癌。B_{1ls}、B_{1li} 如果没有癌的浸润，可保留左尾状叶

于所有的尾状叶胆管支均未受到肿瘤浸润的场合。

4. 全尾状叶保留的病例

在 2007 年 3 月以前所切除的 404 例的肝门部胆管癌病例中，仅有 1 个能够保留全尾状叶。

该例是一位 55 岁的男性，因为肝功能异常而在当地医院治疗。经内镜逆行胰胆管造影和腹部 CT 的检查，发现左肝管的肿瘤和 $B_{2,3,4}$ 的扩张，遂转到了我们医院。再次通过内镜逆行胰胆管造影检查，发现左肝管高度狭窄，$B_{2,3,4}$ 扩张（**图 5A**）。B_{1r}、B_{1ls}、B_{1li} 没有扩张，形成共干后与正常的右肝管汇合。通过增强 CT 检查，发现门静脉左支横部前上方有肿瘤浸润（**图 5B**）。因为没有合并黄疸，没有实施胆道引流，尾状叶支征阴性，诊断为没有合并尾状叶胆管支的肿瘤浸润。由于患者存在酒精性肝损害、尾状叶占据全肝的比例很大（为 12.8%）、尾状叶胆管支未发现肿瘤浸润的证据，我们为患者实施了全尾状叶保留的左半肝切除 + 肝外胆管切除术（**图 5C**）。在上游侧切断右胆管，保留了 B_1 的汇合部。实施手术后至今已 3 年零 5 个月，未

见复发，仍健在。

小结

以上介绍了关于尾状叶胆管支肿瘤浸润的诊断。可以说，对胆管癌伴胆管切除、肝切除的病例进行术前诊断时，只要仔细研究保留侧的胆管支即可。而对于尾状叶，因其容积较小，是否进行全切除对术后的经过影响不大，所以可以认为，对所有的病例均可无需进行详细的尾状叶胆管支的癌的浸润诊断，一律实施尾状叶全切除即可。但是，正如前面的病例那样，如果肝脏功能欠佳，为了防止出现术后肝衰竭，外科医师理所当然地应该考虑尽可能多地保留肝实质。因此，当需要保留尾状叶时，应该对尾状叶胆管支进行准确地定位，逐支分析是否存在癌的浸润，根据其结果在术前确定是全尾状叶保留还是部分切除。

参考文献

1) Nimura, Y et al：Hepatic segmentectomy with caudate lobe resection for bile duct carcinoma of the hepatic hilus. World J Surg 14：535-544, 1990

2) 西尾秀樹ほか：肝門部胆管癌手術では尾状葉切除は必須か？—尾状葉胆管断端癌陰性の場合はどうか？—．胆と膵 26：309-314, 2005

◎利用胆道引流后的胆管造影,不仅拍照正位像,也拍照头前斜位像,
诊断尾状叶支的汇合形态和肿瘤浸润。

◎CT 中见到尾状叶支征可诊断为肿瘤浸润。

◎要有尾状叶部分切除的概念。

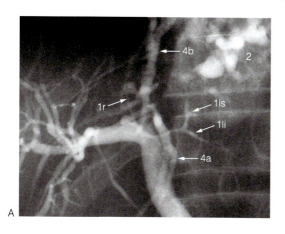

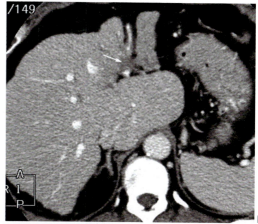

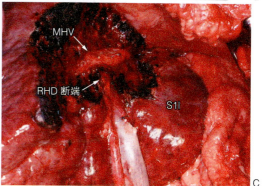

图 5 病例

A. 内镜逆行胰胆管造影

B_{1r}、B_{1ls}、B_{1li} 形成共干,与右肝管汇合。

B. 增强 CT

主瘤位于左肝管(箭头所示),左尾状叶非常大,未发
现尾状叶支征。

C. 术中照片(肝切除后)

左半肝切除 + 肝外胆管切除术后。术中没有切断尾状
叶胆管支,全尾状叶得到保留。

2. 左外叶上支;4a. 左内叶下支;4b. 左内叶上支;
MHV:肝中静脉;RHD:右肝管;S_{1l}:左尾状叶

3)深田伸二ほか:肝門部浸潤を伴った胆道癌切除例に
　おける尾状葉胆管枝造影所見の検討. 日外会誌
　92:951-956,1991

4)椰野正人ほか:肝門部胆管癌の尾状葉胆管枝への浸
　潤に関する CT の診断的意義. 日外会誌 89:889-
　897,1988

5)二村雄次ほか:尾状葉胆管枝への癌進展からみた肝
　門部胆管癌の外科治療上の問題点. 日外会誌 87:

1094-1097,1986

6)Yamamoto, H et al:Right hepatic lobectomy
　and subsegmental resection of the left caudate
　lobe for gallbladder carcinoma involving the
　hepatic hilus:Preservation of the ventral portion
　of the left caudate lobe. J Hepatobiliary Pancreat
　Surg 5:207-211, 1998

肝门部胆管癌的微转移

東島由一郎 [社会保险中京病院外科]

■ 肝门部胆管癌的 N_0 病例

对于肝门部胆管癌根治术，名古屋大学肿瘤外科自 1983 年就开始进行包括腹主动脉周围淋巴结在内的系统性扩大淋巴结清扫。结果发现，在被切除的肝门部胆管癌中，经过 HE 染色的病理检查，约有 45% 为淋巴结转移阴性（N_0）。虽然说肝门部胆管癌的淋巴结转移是切除后重要的预后因子[1]，但目前的现状是，即使是肝门部胆管癌 N_0 病例，其 5 年生存率也不过仅为 40% 左右。

■ 肝门部胆管癌的微转移不能成为预后因子

通过对接受了根治手术的肝门部胆管癌 N_0 病例进行研究（45 名患者以及 954 个淋巴结），在其中的 11 名患者（24.9%）、13 个淋巴结（1.4%）中发现微转移[2]。再对 5 年生存率进行分析，微转移阳性组为 43.6%，阴性组为 42.1%，生存率两组之间没有统计学差别（**图 1**）。

非常有意义的是，在 13 个微转移之中，11 个（84.6%）位于第 2 组淋巴结中（**图 2**）。

■ 微转移的意义

有报告显示，系统性扩大淋巴结清扫能够提高无淋巴结转移的胆囊癌的生存率[3]。在约 1/4 的肝门部胆管癌 N_0 病例中观察到微转移，且多位于第 2 组淋巴结。这一事实表明，即使是没有淋巴结转移的肝门部胆管癌，系统性扩大淋巴结清扫也有一定的意义。

参考文献

1）Kitagawa, Y et al：Lymph node metastasis from hilar cholangiocarcinoma：Audit of 110 patients who underwent regional and paraaortic node dissection. Ann Surg 233：385-392, 2001

2）Tojima, Y et al：Immunohistochemically demonstrated lymph node micrometastasis and prognosis in patients with otherwise node-negative hilar cholangiocarcinoma. Ann Surg 237：201-207, 2003

3）Boniest, S et al：Long-term results after curative resection for carcinoma of the gallbladder. Am J Surg 175：118-122, 1998

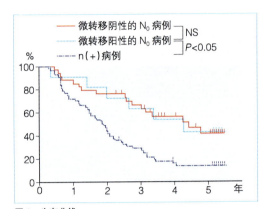

图 1　生存曲线
在肝门部胆管癌 N_0 病例中，微转移阴性组与阳性组之间未发现生存率有差异

patient	N1	N2				M1
	PC	PPo	CH	PPa	SM	PG
1		○				
2			○			
3			○			
4			○			
5				○		
6	△					○
7					△	
8		□				
9		□				
10		□				
11		□ □				

○：1 个癌细胞
△：1 个癌巢
□：大的或多个癌巢
每个符号代表 1 个淋巴结微转移
PC：胆管周围
PPo：门静脉周围
CH：肝总动脉周围
PPa：胰头后部
SM：肠系膜上动脉周围
PG：胃周围

图 2　微转移的分级与位置
肝门部胆管癌的微转移大多位于第 2 组淋巴结

胆管切除断端的病理

江畑智希 [名古屋大学大学院医学系研究科肿瘤外科]

■ 胆管切除断端对预后的影响

据称，虽然胆管断端的浸润癌阳性属于影响预后的因素，但上皮内癌导致的胆管断端阳性却不是[1]。这可能是规定的胆管癌的短期预后取决于淋巴结转移、胰腺浸润和门静脉浸润等因素的缘故。然而，上皮内癌阳性的病例如果长期生存，胆管断端会局部复发。据此可以推断，上皮内癌造成的胆管断端阳性只能在进展度较低的胆管癌中成为预后因子（**表1**）。

■ 胆管癌断端术中的快速病理诊断，送还是不送？

从概率论角度来说，为了清除局部浸润癌及上皮内浸润癌，要分别距离主瘤留出1cm、2cm的边界[2]。但是，在肝门部胆管癌中经常很难做到这一点，这是因为从解剖学角度来讲，各个区域胆管支只能切离到与其相伴动脉支所能分离的部位[3]。但是，如果一开始就从分离界限点进行切断，则不能再进行追加切除，即不影响手术方案，故可以不需要进行术中快速诊断。

■ 胆管断端阳性时，是否进行追加切除？

快速病理诊断的结果为"阳性"时，一般进行胆管的追加切除。那么，追加切除能够改善预后吗？如果研究发现追加切除缺乏改善预后的效果时，则胆管断端送术中快速病理诊断将丧失意义。

■ 病理诊断方面的问题

胆管上皮变化呈现出从轻度异型到明显的上皮内癌这样如此广泛的形态，同时，它们又有炎症异型、再生性异型等多种表现，对其判别尚缺乏实用的标准。作为将诊断标准进行标准化的步骤之一，对在伴有肝内胆管结石的慢性炎症的基础上出现的癌进行研究，对包括从炎症性、过度增生性变化到浸润癌等一系列变化进行了分类[4]。另外一个是为了明确胆管癌中胆管断端阳性病例的临床意义，制订相应的诊断标准[5]。如此努力地制订诊断标准，也表明在临床实际操作中，胆道上皮内癌的形态学

诊断存在着差异。

■ 标本中胆管断端的处理方法

标本是从下往上切开胆管后固定。胆管切开的方法有两种，一种是沿胆管轴平行方向切开的方法，另一种是沿与胆管轴垂直的方向切开的方法。前者因为易于理解与狭窄部的关系，有助于与胆管图像的对比，但也存在着胆管断端为1~2个，只能对一部分断端进行评价的缺点。后者虽然能够对胆管断端进行全面的评价，但是不利于了解切缘的长度。

表1 胆管癌的独立预后因子（根据名古屋大学肿瘤外科最近进行的研究）

肝门部胆管癌（肉眼根治切除145例）	组织分化程度、淋巴结转移、门静脉浸润
中下部胆管癌（切除95例）	组织分化程度、远隔转移、静脉受累，胰腺浸润
肝内胆管癌（切除52例）	组织分化程度、远隔转移、神经浸润、肝内转移

注意：外科切缘未成为预后因子。

参考文献

1）Wakai, T et al：Impact of ductal margin status on long-term survival in patients undergoing resection for extrahepatic cholangiocarcinoma. Cancer 103：1210-1216, 2005
2）Ebata, T et al：Pathologic appraisal of lines of resection for bile duct carcinoma. Br J Surg 89：1260-1267, 2002
3）Kondo, S et al：Forty consecutive resections of hilar cholangiocarcinoma with no postoperative mortality and no positive ductal margins. Results of a prospective study. Ann Surg 240：95-101, 2004
4）Zen, Y et al：Proposal of histological criteria for intraepithelial atypical/proliferitive biliary epithelial resions of the bile duct in hepatolithiasis with respect to cholangiocarcinoma：preliminary report based on interobserver agreement. Pathol Int 55：180-188, 2005
5）小西　大：胆道領域がんに対する合理的な術前術中進展度診断法の開発に関する研究. 厚生労働省がん研究助成金による研究報告集, 国立がんセンター編, 385-390, 2003

8. 粘液产生性胆管癌诊断的要点

伊神　刚

[名古屋大学大学院医学系研究科腫瘍外科]

引言

有的胆管癌因为粘液的产生非常明显，呈现原发部位的胆管支的囊状扩张及胆总管的扩张、粘液造成梗阻性黄疸及胆管炎等独特的临床表现[1-3]。在这样的病例中，由于胆管内充满了粘液的缘故，很多情况需要采取不同于一般胆管癌的诊断、治疗和处理方法。在临床上，我们把能够产生大量可辨认粘液的胆管癌定义为"粘液产生性胆管癌"。本章将就粘液产生性胆管癌的诊断要点及其分类进行论述。

1. 临床症状

在粘液产生性胆管癌，肿瘤产生的粘液能够引起胆汁淤积，其结果是会出现腹痛、发热和黄疸等症状，呈现出类似于胆总管结石的症状，经常会反复地自然消退、复发。

2. CT 及 US 检查结果

可观察到肝内胆管的弥漫性扩张，有的可在扩张的胆管内观察到乳头状肿瘤（**图 1A**）。另外，也有的可在肝内观察到单房性乃至多房性囊肿，在囊肿内可以观察到乳头状肿瘤（**图 1B**）。

3. 胆管造影检查结果

采用内镜胆管造影（ERC）或经皮经肝胆道造影（PTC）检查，可以观察到肝内外胆管发生弥漫性扩张，在胆管内观察到粘液形成的

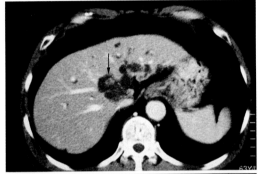
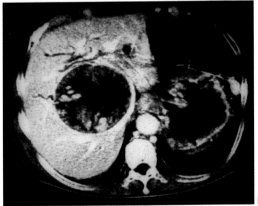

图 1　腹部 CT
A. 扩张胆管内的乳头状肿瘤（箭头所指）
B. 囊泡内的乳头状隆起

不规则透亮影像（**图 2A**）。另外，与粘液产生性胰腺肿瘤相同，也可以观察到十二指肠乳头开口部的开放及粘液的排出（**图 2B**）。

为了准确辨认肝内区域胆管支及诊断肿瘤的扩散范围，单凭 ERC 及 PTC 检查是不够的，还需要进行经皮经肝穿刺胆管引流（PTBD）。

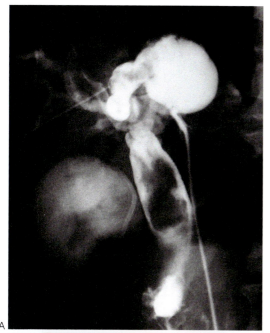

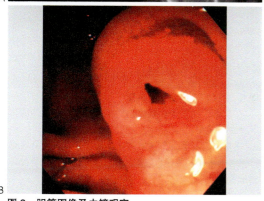

图 2　胆管图像及内镜观察

A. PTC 造影下胆总管内有粘液形成的透亮像

B. 从十二指肠乳头部有粘液排出

逐渐更换更粗的 PTBD 穿刺导管、从 PTBD 内
进行冲洗排出大量的粘液之后，就可进行胆管
图像的诊断（**图 3**）。另外，有些病例需要使用
经皮经肝胆道镜进行选择性胆管造影（**图 4**）。

4. 胆道镜观察结果

　　胆道镜检查分为经皮经肝胆道镜检查和经
口胆道镜检查两种方法，各自都有优缺点。所以，
诊断时需要充分理解各自的特性。利用胆道镜

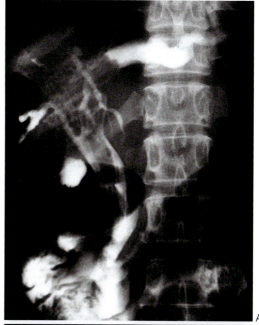

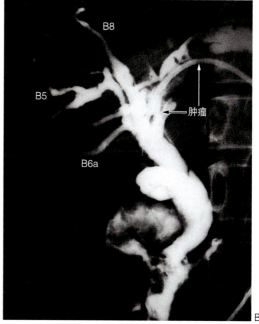

图 3　经皮经肝穿刺胆管引流

A. 由于存在大量的粘液，ERC 不能对肝内胆管分支进行
准确的定位，也不能确定肿瘤的位置

B. 放置 PTBD 后，通过清洗排出粘液后的胆管造影图像，
在左肝管观察到 2 处乳头状肿瘤，同时也能够对不规则
的右肝胆管分支进行定位

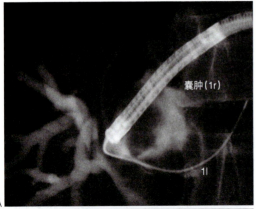

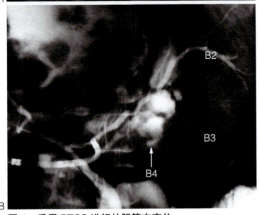

图4　采用 PTCS 进行的胆管支定位

A. 通过 PTCS 实施选择性胆管造影，确诊含有粘液的囊肿是扩张后的 B_{1r}

B. 通过 PTCS 实施胆管造影，证明 B_4 与囊肿相通（箭头所指）

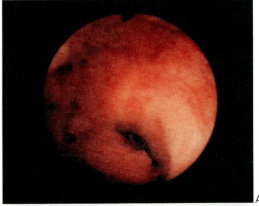

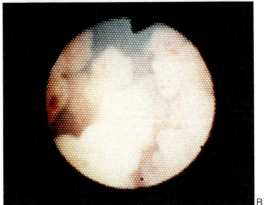

图5　PTCS 下内镜观察结果

A. 在扩张后的胆管内观察到乳头状肿瘤，通过活检证明存在癌细胞

B. 在囊肿内观察到乳头状肿瘤，通过活检证明存在癌细胞。由于囊肿内存有大量的粘液，胆道镜的视野整体呈白色雾状

观察粘液产生性胆管癌时，可观察到扩张胆管内及囊肿内的乳头状肿瘤（**图5**）。而且，如果进行仔细观察，在扩张胆管内及囊肿内还可观察到与肿瘤相连的颗粒状粘膜（**图6**）。

只有通过内镜观察与直视下活检的联合使用，才能准确地诊断肿瘤表层扩大进展的范围，再根据这一结果，确定切除术的方案[4]。

◆ 5. 治疗结果

对于粘液产生性胆管癌，只要能够准确地诊断肿瘤的扩散范围、制订合理的切除术方案、实施合适的根治切除术，其生存率要好于普通型胆管癌。这是因为粘液产生性胆管癌具有独特的临床症状，能够比较早地被发现，而且肿瘤本身是生长速度比较缓慢的肿瘤。

另外，因为癌细胞可散布于粘液产生性胆管癌的粘液中，手术操作中自然不必多说，在 PTC 操作以及更换 PTBD 的穿刺导管时，也必须充分注意防止胆汁散落到腹腔内。

最后，在粘液产生性胆管癌中，也观察到 PTBD 窦道内的复发（**图7**），因此，在实施手术的时候，对于能够切除 PTBD 窦道的病例最好一并切除。即使是不能切除的，也必须采用无水乙醇等方法处理，防止窦道内复发。

◎PTBD 后，利用充分排出粘液之后的胆管图像进行评价。

◎胆道镜可准确地诊断是否出现表层扩大进展及其范围。

◎必须考虑预防粘液散布造成的腹膜种植和PTBD 窦道部的复发。

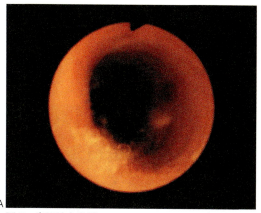
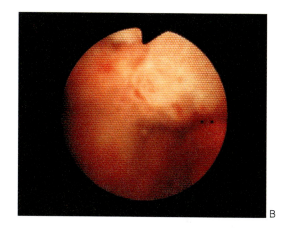

图6　表层扩大进展

A. 在胆管内观察到发红的颗粒状粘膜，活检确诊为表层扩大进展

B. 在囊肿壁内观察到发红的颗粒状粘膜，活检确诊为囊肿壁内的表层扩大进展

参考文献

1）梛野正人ほか：粘液産生胆管癌の臨床病理学的研究．日外会誌 91：695-704，1990

2）Sakamoto, E et al：Clinico-pathological studies of mucin-producing cholangiocarcinoma. J Hep Bil Pancr Surg 4：157-162, 1997

3）伊神　剛ほか：肝内胆管・胆道の粘液産生腫瘍：膵での粘液産生腫瘍との比較を含めて．肝胆膵 52：193-204，2006

4）Nimura, Y et al：Staging of biliary carcinoma：Cholangiography and cholangioscopy. Endoscopy 25：76-80, 1993

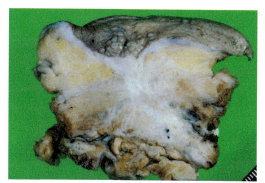

图7　PTBD 窦道复发的肿瘤切除标本

9. 较早期胆囊癌进展程度的诊断

廣岡芳樹・伊藤彰浩*

[名古屋大学医学部附属病院光学医療診療部・*名古屋大学大学院医学系研究科消化器内科学]

引言

较早期的胆囊癌包括 m 癌（粘膜内癌）、mp 癌（癌侵及固有肌层）和 ss 癌（浆膜下癌），下面将介绍采用超声内镜（EUS）诊断胆囊壁浸润深度的诊断效能。

浸润深度诊断

EUS 是目前能够最准确地进行浸润深度诊断的方法。但是，在几乎所有的病例中，能够正确诊断出 m 癌的仅限于有蒂的胆囊癌（都诊断为 m 癌）。即 EUS 能够对有蒂的胆囊癌进行诊断（图 1）。

对宽基性胆囊癌的浸润深度诊断时，需要根据 EUS 获得的胆囊壁层结构的正确解析来进行。当胆囊壁从内到外依次显示出高回声层、低回声层、高回声层的三个层面时，内侧第 1 层相当于 m 层，第 2 层相当于 mp 层，第 3 层相当于 ss+s 层（s：浆膜层）。但是，当发现第 2 层肥厚（500μ 以上）时，可解释为第 2 层包含了 ss 层[1]。当胆囊壁从内侧依次显示出低回声层、高回声层的两个层时，则内侧第 1 层相当于 m+mp 层，第 2 层相当于 ss+s 层，当在第 1 层观察到肥厚时，则可解释为第 1 层包含 ss 层（图 2）。从临床实践中来看，除了有蒂的胆囊癌，很难鉴别 m 癌和 mp 癌，当没有观察到低回声层的肥厚、外侧高回声层没有变化时，则可诊断为"m 或 mp 癌"。

在宽基性胆囊癌的浸润深度诊断中，判断最深浸润到哪一层是很重要的。我科利用彩色

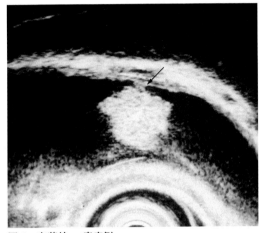

图 1 有蒂的 m 癌病例
清晰地显出蒂的基底部（箭头所指），能判断浸润深度为 m

多普勒超声检测法扫描全部基底部，将血流信号最多的部位诊断为浸润最深部[2, 3]。我们科采用上述诊断标准，在对浸润深度在 ss~mp 层的浸润深度的诊断中，符合率达到 91%。

图 3 是浸润深度 m 的胆囊癌病例。通过用彩色多普勒超声检测法，确定了在基底部的最深层。在本例中，由于低回声层没有肥厚，外侧高回声层未观察到变化，所以诊断为浸润深度"m 或 mp"。

图 4 是浸润深度 ss 的胆囊癌病例。普通超声很难判定基底部是位于胆囊床侧还是位于腹腔侧，而通过彩色多普勒超声检查发现在腹腔侧存在流入肿瘤的血流信号，所以能够诊断该部位为最深部。在本病例中，由于在低回声层观察到肥厚，而在外侧高回声层未观察到断裂

◎胆囊壁层结构的浸润深度判断取决于低回声层有无肥厚。
◎虽然超声能够对有蒂胆囊癌诊断为 m 癌，但是对于广基性胆囊癌，
　判明肿瘤浸润最深部所在的层面才是最重要的。

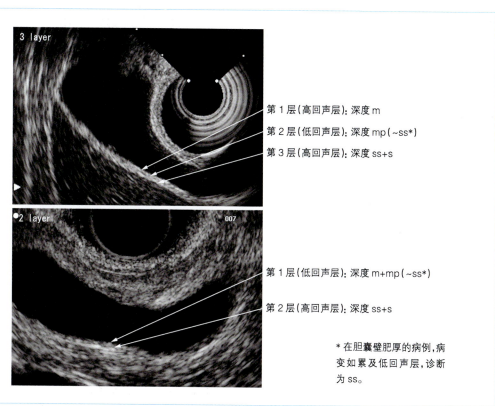

第 1 层（高回声层）：深度 m
第 2 层（低回声层）：深度 mp（~ss*）
第 3 层（高回声层）：深度 ss+s

第 1 层（低回声层）：深度 m+mp（~ss*）

第 2 层（高回声层）：深度 ss+s

* 在胆囊壁肥厚的病例，病
　变如累及低回声层，诊断
　为 ss。

图 2　胆囊壁的结构

在不同病例，超声检查可发现有时胆囊壁有从内向外依次为高回声层、低回声层、高回声层的三层结构，有时是从内向外依次为低回声层、高回声层的两层结构。当观察到低回层肥厚时，可解释为低回声层包含了 ss 层的一部分

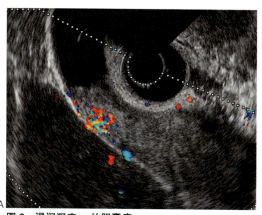

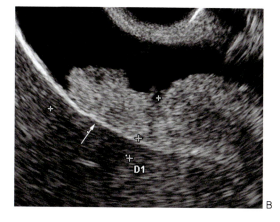

图 3　浸润深度 m 的胆囊癌

采用彩色多普勒超声检查（A）确认基底部的最深面，从而进行最深层面的诊断（B）

现象，所以诊断为浸润深度 ss。

◆◆ 小结

在电子扫描型超声内镜得到推广之后，EUS 取得了飞跃性的进步[4]，预计今后将会继续发展。另外请不要忘记，EUS 只不过是一种局部诊断方法，对于本文中提到的"较早期的胆囊癌"，通过与 CT 及 MRI 等诊断方法的联合诊断是很重要的。

参考文献

1）Watanabe, Y et al：Usefulness of intraductal ultrasonography in gallbladder disease. J Ultrasound Med 17：33-39, 1998

2）Niwa, K et al：Comparison of image quality between electronic and mechanical radial scanning echoendoscopes in pancreatic diseases. J Gastroenterol Hepatol 19：454-459, 2004

3）Ishikawa, H et al：A comparison of image quality between tissue harmonic imaging and fundamental imaging with an electronic radial scanning echoendoscope in the diagnosis of pancreatic diseases. Gastrointest Endosc 57：931-936, 2003

4）廣岡芳樹ほか：膵疾患の画像診断における最近のトピックス―膵臓疾患の超音波内視鏡診断―. 膵臓 22：95-109, 2007

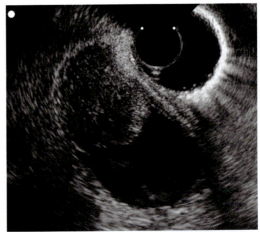

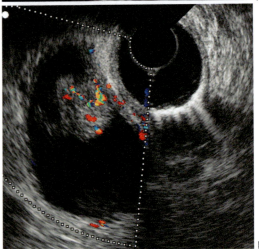

图 4　浸润深度 ss 的胆囊癌
通过普通 B 超图像（A）难以定位胆囊的基底部（最深部），而通过彩色多普勒超声检查，能够将血流信号流入胆囊的部位定位为最深部，从而能进行浸润深度的诊断（B）

胆管内胆固醇沉着病和胆管癌

金冈祐次[大垣市民病院外科]

■ 胆管胆固醇沉积的发生率

与胆囊胆固醇沉积不同，有关胆管胆固醇沉积的报道较少。神谷等报道在 87 例胆总管探查中，17% 的病例可见胆总管胆固醇沉积；64% 的先天性胆道扩张症可合并胆管胆固醇沉积。他指出特殊病态下合并胆管胆固醇沉积的频率高[1]。名古屋大学第 1 外科在施行 PTCS 检查的 106 例胆管癌中发现有 2 例（2%）合并胆管胆固醇沉积[2]。

■ 术前胆道镜检查可确认

伴表层扩大进展的胆管癌术前必须行 PTCS 检查，同时也可确认有无胆固醇结晶沉积（**图 1**）。在乳头状肿瘤的表面可见黄白色、发亮的细小颗粒。与发生在胆囊或胆道良性疾病中的胆固醇沉积相比，这种胆固醇结晶颗粒小且大小均匀一致。有无胆固醇沉积不能鉴别病变的良恶性，只是要记住这一点：恶性病变也可合并胆固醇沉积。

■ 立体显微镜观察的结果

如上所述，胆管胆固醇沉积颗粒小且大小均匀一致，用立体显微镜观察时更能清晰显示这种特性（**图 2**）。对光观察时可见胆固醇结晶如花瓣状排列在肿瘤表面。

■ 胆管癌胆固醇沉积形成的机制

在合并胆固醇沉积的肿瘤患者中可见这种现象：胆固醇沉积只出现在肿瘤部位，非癌部分的胆管未见胆固醇沉积。这表明肿瘤本身与胆固醇沉积形成有很大关系，而不是偶然因素造成的。但是，病理组织学检查发现胆固醇沉积是 foamy cell 聚集而成，与在良性病变中发现的胆固醇沉积没有任何两样。笔者认为肿瘤合并胆固醇沉积的原因可有以下几点：①胆管癌可导致胆汁淤滞，进而使胆汁中的胆固醇浓度上升；②胆管癌周围的胆管粘膜处于

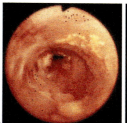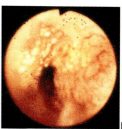

图 1　术前 PTCS 检查可见胆管癌表面的胆固醇沉积
　A. 远距离观察。右上为表层扩大进展伴胆固醇沉积。左侧深面为胆管癌
　B. 近距离观察。观察乳头状胆管癌表面的胆固醇沉积

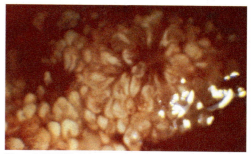

图 2　立体显微镜观察
　胆固醇结晶在乳头状胆管表面排列成花瓣状

功能亢进状态（hyperfunction state）；③肿瘤堵塞癌周围的粘膜内的淋巴管，导致胆固醇积蓄，或者由肿瘤细胞置换胆管上皮引起胆固醇积蓄；④过剩的胆固醇沉积在肿瘤性粘膜细胞内。这种假说可完全解释肿瘤合并胆固醇沉积的机制。

不管怎么说，胆管癌时可合并胆固醇沉积，特别是对伴表层扩大进展的胆管癌而言，在用胆道镜观察肿瘤浸润范围时要引起注意。

参考文献
1）神谷顺一ほか：総胆管コレステローシスの検討. 日消誌 83(2)：189-195, 1986
2）Kin, Y et al：Cholesterosis in bile duct carcinoma. Gastroint Endosc 40：92-93, 1994

10. 进展期胆囊癌进展程度的诊断

近藤　哲·田中栄一

[北海道大学大学院医学研究科腫瘍外科学]

◆ 引言

　　进展期胆囊癌有多种发展式样，能手术切除的几种式样如**图1**所示[1,2]。各个发展式样的主要进展因素都不同。重要的、共同的远隔进展因素是肝转移和肺转移，如果发生了远处转移，即使手术能完全切除，多数患者的预后生存率都在1年以内[3]。术前诊断腹膜种植很困难，但EUS和MRI（T2加权）发现少量腹水的能力强，对怀疑有腹膜转移的病例可先行腹腔镜检查。下面讲述胆囊癌特有的"局限性肝转移"。

◆ 胆囊癌特有的"局限性肝转移"

　　胆囊癌的血行肝转移常常局限在胆囊的周围，而不弥散至整个肝脏，我们将这种转移方式称为局限性肝转移（**图2**）[4]。胆囊的静脉回流有两种式样，一种是与胆囊动脉伴行，经Calot三角汇入门静脉主干，另一种是贯穿肝床直接汇入肝内的门静脉末梢。来自这种静脉的血液可灌注S_{4a}、S_5、S_{6a}等胆囊周围的部分肝实质，局限性肝转移可认为是由这种血液回流介导的血行转移（**图3**）[4]。在肝细胞癌的早期，子灶大都停留在主病灶的肝段内。同样可以认为，在胆囊癌的早期局限性肝转移也还停留在胆囊周围的肝段（亚段）内，有手术切除的指征。但是，其手术的效果在临床上还没有得到验证。

　　在影像诊断上，局限性肝转移与肝脏直接浸润类似，但局限性肝转移时，胆囊的主病灶和肝内病灶之间的界线清楚，胆囊壁结构层次

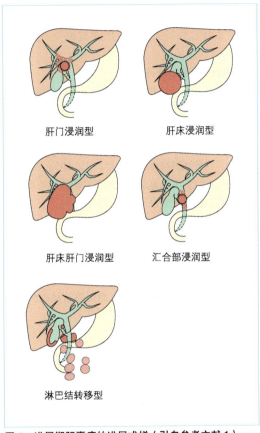

肝门浸润型　　　　　　肝床浸润型

肝床肝门浸润型　　　　汇合部浸润型

淋巴结转移型

图1　进展期胆囊癌的进展式样（引自参考文献1）

无破坏，仔细读片还是可以鉴别局限性肝转移与肝脏直接浸润的（**图4**）。局限性肝转移是血行转移，其预后远远差于肝脏直接浸润。因此，术前两者的鉴别是十分重要的。

（1）肝门浸润型胆囊癌

　　肝门浸润型胆囊癌原发于胆囊颈部，瘤体

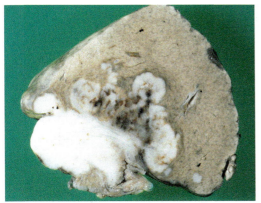

图2 胆囊癌的局限性肝转移（引自参考文献4）
初见之下，就像肿瘤直接浸润了肝脏一样。但仔细观察可发现在胆囊原发病灶与大小不一、呈聚集状的肝内转移病灶之间有清晰的境界，而且胆囊壁原来的结构层次未破坏

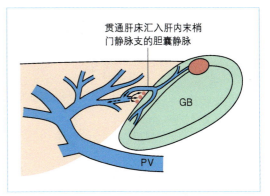

图3 局限性肝转移的发生机制（引自参考文献4）

虽然较小，但浸润倾向强，浸润于肝门部可引起梗阻性黄疸。若浸润邻近的右半肝Glisson鞘，必须作右半肝切除（**图5**）。另外，按肝门部胆管癌治疗标准加作肝外胆道切除时，也必须切除尾状叶。

典型的病例如**图6**所示。

［要点］肿瘤较小定位困难时，常常误诊为肝门部胆管癌，但胆囊癌的局部进展比肝门部胆管癌要严重得多。

（2）肝床浸润型胆囊癌

肝床浸润型胆囊癌原发于胆囊底体部。与肝门浸润型胆囊癌相比，此型胆囊癌没有梗阻性黄疸等特异性的临床表现，往往是肿瘤已长至很大、体外能触摸到或有腹痛等症状时，患者才来医院求治。若右半肝Glisson鞘未被侵犯而能保留（图5），则切除相应的、受侵的部分肝实质即可。若浸润了十二指肠、结肠等胆囊周围器官，则必须行合并切除。

典型的病例如**图7**所示。

［要点］要确定肝切除的范围，必须首先判断出肿瘤向肝内浸润的前端与右半肝Glisson鞘、右前叶Glisson鞘和左内叶Glisson鞘之间的距离，若不足1cm，则必须切除该Glisson鞘支配的肝叶。

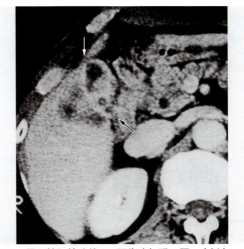

图4 局限性肝转移的CT图像（与图2同一病例）
保留了胆囊壁结构，在胆囊原发病灶与肝内转移病灶之间有清晰的境界

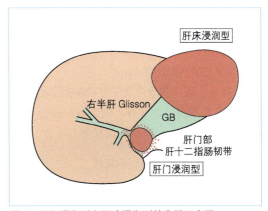

图5 肝门浸润型和肝床浸润型的发展示意图

199

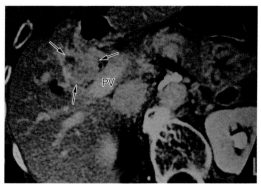

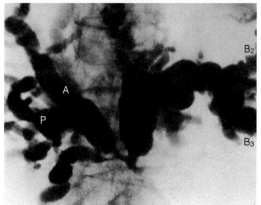

图6 肝门浸润型胆囊癌病例
肝门部可见直径 2cm 的小肿瘤（上图）。胆管造影示已浸润肝门部胆管（下图）。术后 2.5 年死于其他原因

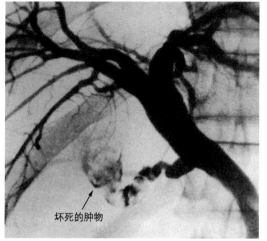

图7 肝床浸润型胆囊癌病例
可见以胆囊底为中心，直径达 10cm 的巨大肿瘤（上图）。胆管造影示肝门部胆管和胆囊颈部均未受累（下图）。术后 13 年无复发生存中

（3）肝床肝门浸润型胆囊癌

肝床肝门浸润型胆囊癌是合并肝床浸润和肝门部浸润的胆囊全体癌，常常与受侵的胆囊周围器官或转移的淋巴结一起，形成了一整块巨大的肿瘤，呈膨胀性生长。多数患者必须联合扩大右半肝切除、胰十二指肠切除和门静脉合并切除等几种手术方式才能根治性切除肿瘤，手术创伤极大[5]。

典型的病例如**图8**所示[6]。

[**要点**]能否切除取决于肝动脉造影检查结果。若支配残肝（左半肝）的动脉分支已被肿瘤包绕（encasement），则无法切除。

（4）胆囊管汇合部浸润型胆囊癌

胆囊管汇合部浸润型胆囊癌原发于胆囊管，在三管合流的部位及附近呈浸润性生长，可引起梗阻性黄疸。由于先阻塞了胆囊管，多数患者的胆囊肿大，张力高。需行胆囊切除 + 肝外胆管切除，甚至胰十二指肠切除。

[**要点**]有时与上中段胆管癌很难鉴别，但此型肿瘤都表现为胆总管单侧病变，且由外向内浸润胆管壁。这是区别两者的关键。

（5）淋巴结转移型胆囊癌

在此型肿瘤中，原发灶仍停留在胆囊内，但淋巴结转移明显。肝十二指肠韧带内，胰腺周围和腹主动脉周围等处可见肿大的淋巴结[7]。转移的淋巴结如果浸润了胆管，则需肝外胆管切除，胰十二指肠切除或门静脉合并切除。

典型的病例如**图9**所示[8]。

[**要点**]若转移的淋巴结没有浸润胆管，只是压迫了胆管时，可保留肝外胆管而清扫淋巴结，也可获得长期生存。但这种情况罕见。

◎胆囊癌能否切除取决于能否保留肝左动脉。

◎胆囊癌肝脏切除范围取决于支配的Glisson鞘是否受侵。

◎若肝内病灶和胆囊的主病灶之间界线清楚，要怀疑局限性肝转移。

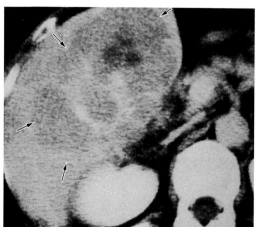

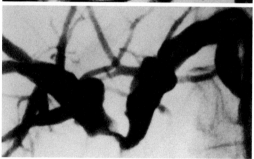

图8 肝床肝门浸润型胆囊癌病例（引自参考文献6）

直径10cm的巨大胆囊癌，占据了整个胆囊（上图）。胆管造影示肿瘤已侵及肝门部胆管（下图）。术后11年无复发生存中

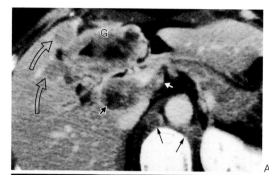

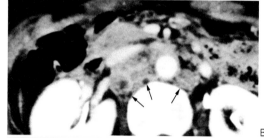

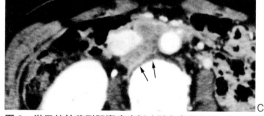

图9 淋巴结转移型胆囊癌病例（引自参考文献8）

A. 虽然胆囊的原发灶未向周围浸润，但已有局限性肝转移（中空箭头）。12b₂淋巴结（短黑箭头）和12p₂淋巴结（短白箭头）明显肿大。膈肌脚后面的16a₁·inter，latero淋巴结亦有转移（细箭头）

B，C. 可见与16b₁和16b₂连续的淋巴结转移形成块状（箭头）。本例患者保留了肝外胆管，也未行胰十二指肠切除，只彻底清扫了后腹膜腹主动脉旁淋巴结。术后已5年，生存中

参考文献

1）近藤　哲ほか：胆囊癌の進展様式と術式の選択．外科治療 75：483-488, 1996

2）Kondo, S et al：Mode of tumor spread and surgical strategy in gallbladder carcinoma. Langenbeck Arch Surg 387：222-228, 2002

3）Kondo, S et al：Factors influencing postoperative hospital mortality and long-term survival after radical resection for stage IV gallbladder carcinoma. World J Surg 27：272-277, 2003

4）近藤　哲ほか：胆囊癌に対する肝切除．胆と膵 17：145-149, 1996

5）Kondo, S et al：Extensive surgery for carcinoma of the gallbladder. Br J Surg 89：179-184, 2002

6）Kondo, S et al：Five-year survivors after aggressive surgery for stage IV gallbladder cancer. J Hepatobiliary Pancreat Surg 8：511-517, 2001

7）Kondo, S et al：Regional and para-aortic lymphadenectomy in radical surgery for advanced gallbladder carcinoma. Br J Surg 87：418-422, 2000

8）近藤　哲ほか：胆道癌における大動脈周囲リンパ節郭清と適応．手術 50：473-478, 1996

胆囊癌合并肝脏多发转移和腹主动脉周围淋巴结转移术后 14 年生存中：1 例报告

■ 关于手术适应证

我们大概都知道胆囊癌合并多发肝脏转移已无手术指征了。最近认为胆囊癌合并腹主动脉淋巴结多发转移也无手术指征、只作化疗对象。初诊时，若 CT 检查发现这两种情况都存在，则理所当然地排除手术、予以化疗。但是，所谓的绝对不能选择手术治疗的指征也是没有具体限定的。在此，我们报告 1 例"奇迹"病例。

■ 术前诊断

患者是一位 54 岁女性，主诉右上腹疼痛。CT 示胆囊有一 5cm 大的肿瘤，浸润肝床合并 S_4、S_5、S_6 多发转移，局部淋巴结以及从腹腔干水平至左右髂总动脉水平的后腹膜淋巴结可见广泛转移（**图1**）。

■ 手术、复发、再治疗

在判断肿瘤呈膨胀性生长的前提下，于 1994 年 4 月 26 日施行了中肝叶切除 + 广泛后腹膜淋巴结清扫术。术后病理示中低分化腺癌。术后 2 个月发现 S_2、S_3、S_6、S_7 多发复发，行 PEI 和 TACE 治疗后，肝内转移灶全部消失（**图2**）。1995 年 4 月发现左肾静脉后方有一拇指大小的淋巴结转移灶、右侧后腹膜有一鸡蛋大小的淋巴结转移灶并包裹了右侧髂外动静脉（**图3**）。再次手术摘除复发淋巴结合并人造血管重建右侧髂外动静脉（**图4**）。第二次术后 2 个月出现吞咽困难，CT 检查发现食管旁淋巴结转移。内镜检查示食管壁外球形肿瘤压迫和浸润，表面可见溃疡，活检病理示腺癌（**图5**）。经直线加速器（Linac：linear accelerator）给予 50Gy 体外放疗后，肿块完全消失。之后，距第一次手术的 14 年间、距放疗的 12 年间未再出现复发，患者生存且全身状态极好。

■ 小结

由于肿瘤的原发灶和转移灶都呈膨胀性生长，

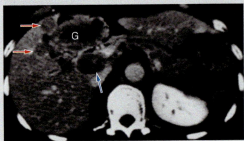
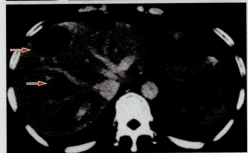
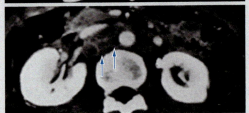
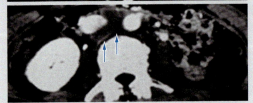

图1 初诊时 CT 图像
G：胆囊；红箭头：肝转移灶；蓝箭头：淋巴结转移

因此不论是第一次手术还是第二次手术都可切除干净。这种发育形态的肿瘤是个例外，肿瘤切除后患者可获得长期生存，因此临床上应积极手术切除。

图2 手术前后所见
左：术前所见示意
图；中：后腹膜淋巴
结广泛清扫后的术中
照片；右：术后复发
示意图
Ao：腹主动脉；
IVC：下腔静脉；
LRV：左肾静脉；
IMA：肠系膜下动脉；
RCIA：右髂总动脉

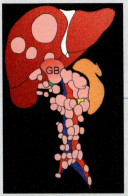
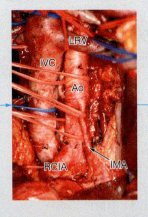
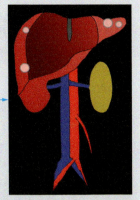

图3 复发后的 CT 图像
LRV：左肾静脉；
REIA：右侧髂外动脉；
箭头：转移的淋巴结

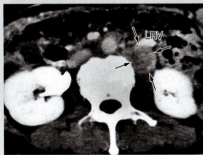
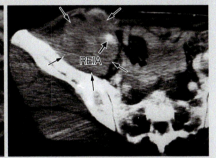

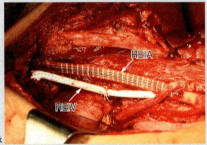

图4 右侧髂外动静脉切除合并人工血管重建
REIA：右侧髂外动脉；REIV：右侧髂外静脉

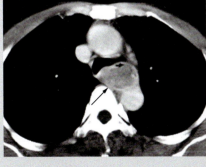
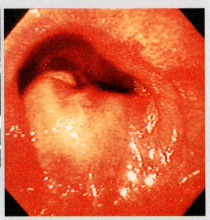

图5 食管旁淋巴结复发
左：食管严重受压
（箭头）；右：肿瘤突
出食管内

胆囊癌的微小转移

佐々木英二 [総合上飯田第一病院外科]

■ 引言

2002 年，国际抗癌联盟（international union against cancer，UICC）修订了 TNM 分期，其中对游离肿瘤细胞（isolated tumor cell，ICT）和微小转移（micrometastasis）作了补充说明，其分类和记录方式都有明确规定。距此次修订虽然经过了 5 年多，但有关微小转移的临床意义，目前仍未取得一致的意见。

■ 胆囊癌淋巴结微小转移的频率

我们以 67 位在名古屋大学肿瘤外科教研室行治愈性切除的初发胆囊癌患者为对象（pT_2 以上，腹主动脉淋巴结节转移阴性），共检查了 1 476 个淋巴结。诊断为 pN_0 的有 40 人，共有 856 个淋巴结，此组 12 人（30.0%）中的 16 个（1.9%）淋巴结可见微小转移。诊断为 pN_1 的有 27 人，共有 620 个淋巴结，此组 11 人（40.7%）中的 21 个（3.4%）淋巴结可见微小转移。从淋巴结的位置来看，发生微小转移的多数是胆总管周围淋巴结，其次是肝总动脉周围淋巴结。

■ 胆囊癌淋巴结微小转移与预后

40 位 pN_0 患者的 5 年生存率为 52.6%，而 27 位 pN_1 患者的 5 年生存率只有 22.2%，预后明显差。同样，44 位淋巴结微小转移阴性患者的 5 年生存率为 52.7%，而 23 位淋巴结微小转移阳性患者的 5 年生存率只有 17.4%，预后明显差（**图 1**）。淋巴结肉眼转移和淋巴结微小转移都阴性的共有 28 人，其 5 年生存率达 61.7%，而两者都阳性的 11 人全部于 3 年内死亡。只有淋巴结肉眼转移阳性和只有淋巴结微小转移阳性这两组患者的生存曲线相似，未见明显差异（**图 2**）。多因素分析显示神经周围浸润、淋巴结微小转移和镜检静脉侵犯这三者是独立的预后影响因子。以上结果提示：在胆囊癌中，检索淋巴结微小转移对预测预后是很有价值的。但是，在肝门部胆管癌中则完全不同（请参阅"肝门部胆管癌的微转移"）。

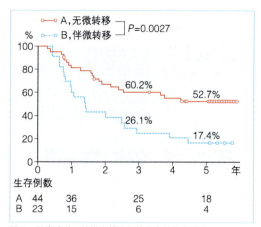

图 1 胆囊癌淋巴结微小转移阳性患者的生存曲线
淋巴结微小转移阴性患者的 5 年生存率为 52.7%，而阳性患者的 5 年生存率只有 17.4%（P=0.0027）（引自参考文献 1）

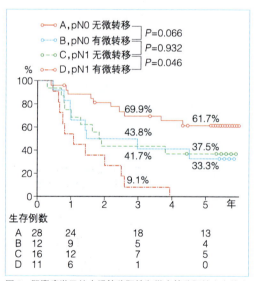

图 2 胆囊癌淋巴结肉眼转移阳性和微小转移阳性患者的生存曲线
两组患者的生存曲线相似（引自参考文献 1）

参考文献

1）Sasaki, E et al：Immunohistochemically demonstrated lymph node micrometastasis and prognosis in patients with gallbladder carcinoma. Ann Surg 244(1)：99-105, 2006

胆道活检标本的病理诊断
—所谓"描述性"病理诊断—

小田高司・長坂徹郎*[名古屋大学大学院医学系研究科腫瘍外科・*名古屋大学医学部附属病院病理部]

我们科室在胆道活检时都是在 PTCS 直视下或经胆道造影定位下进行的。胆道癌活检时，由于胆管细小、粘膜湿滑以及活检钳较小，与胃肠等消化道的活检相比，组织取材量较少。另外，在胆道活检材料的病理诊断中，特别是在粘膜内癌只有轻度细胞异型或结构异型时，或者由于炎症胆管粘膜细胞出现反应性核异型、酷似癌时，判断是不是癌在很大程度上依赖于病理医师的经验和熟悉程度。

我们医院病理科严格规定了胆管癌诊断标准，只有符合 3 项组织学诊断标准中的任意 1 项，且完全满足 5 项细胞学诊断标准，才能诊断为腺癌（adenocarcinoma）[1]。组织学诊断标准是：①明显可见肿瘤向间质浸润；②明显异型的肿瘤细胞呈乳头状生长；③脉管浸润。细胞学诊断标准：①细胞核增大；②细胞核大小不一（多形性）；③细胞间的核质浓度有差异（不光指均一的核浓染）；④细胞核与基底膜的位置和方向（细胞极性）错乱；⑤核形不整。另外，在活检标本的病理诊断时，尽量不使用"异型粘膜细胞"这一名词，而以"粘膜内可见高度异型细胞，但基底膜未见明显浸润"这一描述性诊断发送至外科。

在 1987~2007 年这 20 年中，共有 422 人在我们科室进行了胆道检查活检，合计取得 771 份活检标本。病理诊断结果如下：232 份癌阳性，27 份怀疑癌，409 份未见恶性表现，其他表现 103 份。对于判断是不是癌有困难的病例，通过病理科医师和胆道外科医师共同参与胆道镜检查及讨论，临床疑问都得以解决。

从临床医师的角度来看，判断是不是癌有困难的情况有以下几种：①取材不充分（胆管粘膜或癌细胞）；②虽然活检了从临床上判断是癌的部位，而且取材也充分，但由于细胞异型轻，仍不能判定为癌；③在临床上，切缘癌阴性关乎手术适应证和术式选择，因此术中病理有重要意义。但取材部位由于引流管等因素的影响，可有高度炎症、肉芽形成，可出现反应性异型，因此不能完全排除癌。

以上 3 种情况得到的都是描述性诊断。对于①来说，若活检部位对决定手术适应证和术式选择很重要，应立即通知临床医师重新活检。对于②或③来说，外科医师应向病理医师提供患者详细的临床资料，如胆管癌的波及范围、PTBD 情况、PTBD 引流管的性状及位置、至活检取材时活检位置的临床经过等，在此基础上委托病理医师去判断更倾向于肿瘤性病变或反应性细胞异型。

总之，不管怎么样，胆道外科医师应该记住一点：在胆道活检病理诊断中，即使再怎么要求病理医师作出"是癌，还不是癌"的答复，这种"yes or no"式的答复在许多时候也是不可能的。

参考文献

1）村田　透ほか：胆道生検の病理診断. 胆道外科の要点と盲点，第 1 版，文光堂，東京，162-163，2002

11. 内镜检查与活检的诊断价值和局限性

江畑智希

［名古屋大学大学院医学系研究科肿瘤外科］

引言

PTCS 作为术前诊断方法之一，其意义在于详细观察胆管管腔内粘膜，以便进行直视下活检。对于胆管癌而言，其在诊断上皮内进展、确定胆管切离线方面具有重要的意义。但是，PTCS 进行诊断也存在检查死角的胆管、假象和活检诊断困难等问题。所以，应该在充分了解这些问题的基础之上再进行诊断。

胆管癌的胆管壁内浸润范围的确定并不是PTCS 擅长的领域，很多情况下，即使同时进行活检也不能确定。因此，壁内浸润范围的诊断应根据胆管造影时显现的胆管狭窄、狭小及管壁硬化等改变来进行诊断。

1. 采用PTCS 进行的肝内胆管分支定位

为了充分发挥 PTCS 的优点，必须一边进行观察胆管的准确定位，一边进行检查。在进行 PTCS 之前，要详细观察胆管造影图像，提前把握胆管支的汇合形态。检查中对肝内胆管进行定位的技巧如下：①如果观察到胆管中存在气泡，就可以确定是腹侧的胆管；②如果观察到胆管支的汇合部（开口部），可将内镜头端插入该部位进行造影（选择性造影），根据造影的结果确定胆管支；③或者插入 0.035 英寸的导丝（直线型便于使用），根据其方向也可以进行胆管支的定位。在长度较长而缺乏标记的左肝管中，尾状叶分支的开口部可成为很好的标记。

进行扩散范围诊断时，建议一次完成 PTCS 检查，并把检查时间控制在 2 小时以内。因此，要以能给切除术方案造成影响的部位为检查的重点，对存在肿瘤进展的部位及不存在进展的部位进行系统性的检查。

2. PTCS 的技术局限性

PTCS 检查中存在内镜难以靠近的胆管支：从左侧胆管支进行 PTCS 检查时为左内叶支，而从右前叶胆管支进行 PTCS 检查时为右后叶支。这些胆管开口部为切线方向，有时就连发现都很困难，准确地进行活检就更困难了。

3. 假象

进行 PTCS 检查时，需要先进行 PTBD 和窦道扩张术。在进行 PTCS 检查时，不能避免遇见因导管插入胆管而形成的假象。具体地说就是导管的接触、压迫所造成的胆管粘膜损伤和导管穿透肿瘤而产生的肿瘤形态的变化，当内镜检查时，就会出现肉芽增生、溃疡形成和颗粒状粘膜等现象。

4. 活检的局限性

如果所有胆管分支都能够在直视下进行活检，那当然是最理想的了。但是有些部位由于存在内镜需要较大的拐角，一旦插入活检钳之后，拐角操作就受到了限制，有时就不能进行直视下检查。遇到这种情况时，就要根据胆管造影结果对活检部位进行定位，再进行透视引

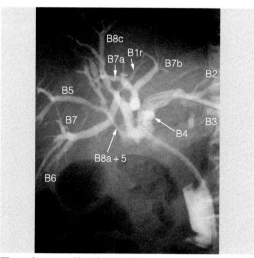

图1 有 PTCS 的适应证的病例
可见位于中上段胆管内的乳头状肿瘤。本例的患者年龄较大，为了明确胆管切除范围而进行 PTCS 检查。在希望缩小胆管切除的范围时，PTCS 是非常有效的检查方法

导下活检，而且必须提前在胆管图像上确定需要活检的部位（**图1，图2**）。另外，切线方向的活检操作容易打滑，难以采集到足够的样本。技巧是要在打开活检钳的状态下对准目的部位，通过内镜的拐角操作使其与胆管壁呈直角后，推入活检钳，采集足够的样本。对肿瘤进行的活检常常伴有出血，造成内镜检查难以继续进行，所以需要想方设法将活检放在最后进行。

胆管活检的样本很小，再加上穿刺导管的影响及胆汁导致的变性，表层进展部的细胞异型及结构异型较轻的病例较多，即使是使用石蜡包埋切片，也存在难以确定的进展范围的情况，因此诊断非常依赖病理医师的经验。不过，也有对胆道镜上观察较为平坦的部位进行活检诊断出癌阳性的例子。因此，应该将胆道镜的观察所见与活检结果互相补充、相互完善，并在此基础之上进行诊断。

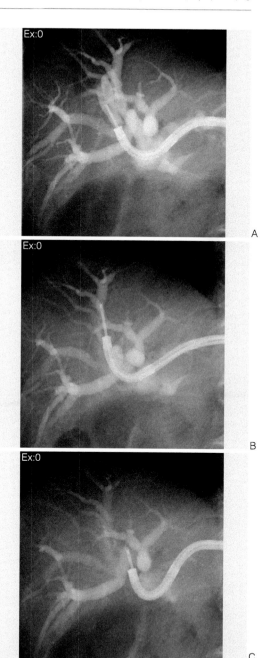

图2 PTCS 直视下活检
A. 对 B_{8a} 分支的活检
B. 对 B_{8b} 分支的活检
C. 对右后叶支汇合部的活检

IX 恶性胆道梗阻患者围手术期管理的要点与盲点

1. 经皮经肝胆道引流（PTBD）后的围手术期管理

前田敦行

[大垣市民病院外科]

 引言

对于伴有阻塞性黄疸的胆管癌的诊断与治疗，第一步是顺利进行经皮经肝胆道引流（PTBD），对留置的 PTBD 引流管及全身的管理也是决定手术成败与否的重要环节[1]。

1. 引流管的管理

（1）治疗胆管炎及改善引流不良是最重要的

及早发现因留置引流管引起的问题及引流不良，并对其进行适当的处理是最重要的。留置引流管时，如有发热，应考虑到由于引流不良引起的胆管炎，在透视下确认引流管的位置，必要时应适当调整。如发热 38℃以上并伴有寒战，应怀疑有胆管炎。尤其是黄疸消退初期，胆管扩张、肝脏肿大有所改善，引流管的相对位置容易变化。另外，若发生因引流不良而引起的区域性胆管炎，应追加新的 PTBD[2,3]。若充分引流之后还有持续的发热，应暂时给予抗生素并观察患者的情况，这一点很重要。连续几天行胆道造影很容易引起胆管炎。

（2）早期发现及预防引流管的脱出也很重要

若胆汁流出量急剧减少或混有血液，有必要怀疑发生了引流管脱出。在床边准备 1ml 左右的生理盐水，连续注入及吸出几次，洗净引流管。若抽吸不良，可在透视下行引流管造影。必要时可更换引流管。即使在腹平片上观察引流管的位置良好，有时也会因肉芽肿的形成使

侧孔堵塞，应行胆道造影观察引流的情况。

留置 PTBD 引流管几天后，有时会产生气胸、胸腔积液，不仅要拍腹平片，还要拍胸部 X 线片。若发生急剧的贫血，可能有腹腔内出血、肝被膜下血肿形成，应行腹部超声检查等加以确认。留置引流管 2 周以内窦道形成不完全，容易有引流管的脱出。这期间，应避免行肺功能、内镜和灌肠等使膈肌移动度较大的检查。若非做不可，应在检查后拍腹平片确认引流管的位置。

（3）通过排泄的胆红素推测肝功能

通过测定胆汁中胆红素的浓度来推测肝功能是非常重要的。如是完全的外引流，可以将胆汁量（dl/d）与胆红素的浓度（mg/dl）相乘，计算出一天的排出量。若留置数个 PTBD 引流管，可以分别评价预定切除的肝功能及残肝的肝功能。胆红素的排泄比与靛青绿（ICG）的排泄比大体一致。成人 1 天的胆红素总排泄量约 5mg/kg，黄疸消退顺利的时期一天大概可排出 300~500mg，若引流不良排出量会减低。

（4）不能给予过多的抗生素

留置 PTBD 引流管的过程中，无论有无胆管炎，其胆汁培养的阳性率都会有所上升，肝门部恶性梗阻的病例有 90% 以上的阳性率[2]。对术前的患者，1 周行 1 次胆汁培养及敏感性试验。对合并胆管炎等感染的患者应适当给予抗生素，对没有症状的患者，为了避免耐药菌的出现，不能给予强效抗生素。对发生胆管炎

◎胆汁流出量急剧减少时，不要犹豫，立即更换导管。
◎没有症状时不用给抗生素。
◎围手术期的抗生素选择可参考术前的细菌培养结果。
◎将胆汁还纳入消化道是术前、术后管理中不可或缺的一环。

的患者，若适当留置引流管，给予2~3天的抗生素便足够了（图1）。

（5）通过胆汁培养来计划术中、术后的抗生素使用

术后引起腹腔内感染的细菌大部分与术前胆汁中确认的细菌是相同的。事先确定术中及术后使用的抗生素也很重要。早先，引起胆道感染的细菌多是大肠埃希菌、克雷伯肺炎菌等革兰阴性杆菌，最近，多能检出屎肠球菌、阴沟肠球菌、粪肠球菌等革兰阳性球菌，并有多种耐药的倾向。有时很难选择适当的抗生素，除了感染耐甲氧西林金黄色葡萄球菌（MRSA）等特殊场合，应选择能覆盖革兰阴性杆菌的抗生素。

◆ 2. PTBD 留置过程中全身状态的管理

（1）内服胆汁，以改善术前的全身状态

胆汁不仅在食物的消化吸收方面不可或缺，对肝切除前后的肝再生也很重要。不仅是预定切除肝脏的胆管癌患者，对胰十二指肠切除患者，也要指导其内服PTBD引流管排出的胆汁。内服胆汁可促进黄疸消退、通便，并能改善食欲、营养状态、血液凝固功能（改善维生素K的吸收）和肠管屏障机制等[4]。若冷藏胆汁，大部分患者都可内服。若不能内服，可插入8F的鼻饲管直至十二指肠，还纳胆汁（图2）。有黄疸的患者多合并食欲缺乏和十二指肠溃疡，用鼻饲管输入合生素行肠内营养，可改善术前营养、预防感染[5,6]。即使胆汁细菌培养阳性（包括MRSA），也不必混用抗生素，可直接还纳入消化道。

（2）胆汁外引流时可发生脱水及肾功能减低

胆汁排泄量超过750ml/d或高龄的患者，

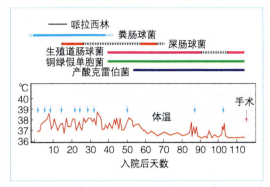

图1 这位患者虽然引流了全部的肝内胆管，但胆管炎还是反复发作，更换PTBD引流管共计11次。只在PTBD初期使用了3天哌拉西林（piperacillin，PIPC）。可见胆汁中菌群的变化

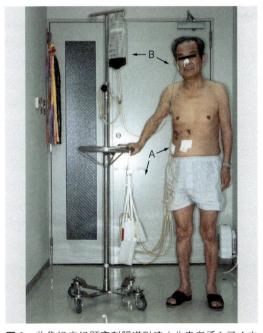

图2 收集经皮经肝穿刺胆道引流（此患者插入了4支PTBD）的胆汁（A），然后经鼻导管回输入肠道（B）

容易发生脱水，使用增强 CT、血管造影检查等可诱发肾功能不全。最近，为了对黄疸患者进行诊断及决定其治疗方针，多在入院当日即行 MDCT 检查。胆汁外引流的患者多会发生脱水，在了解血液检查结果的同时，还要注意在充分补液之后及早进行检查及治疗。留置 PTBD 的过程中，要监测水平衡，每天测量体重，必要时补液。在改善脱水这方面，前述的全量还纳胆汁也是不可或缺的。此外，术前测定肌酐清除率，了解肝功能及潜在的肾功能损害也是至关重要的。

参考文献

1) Nimura, Y et al：Technique of inserting multiple biliary drains and management. Hepatogastroenterology 42：323-331, 1995

2) Kanai, M et al：Preoperative intrahepatic segmental cholangitis in patients with advanced carcinoma involving the hepatic hilus. Surgery 119：498-504, 1996

3) Ishizawa, T et al：Selective versus total biliary drainage for obstructive jaundice caused by a hepatobiliary malignancy. Am J Surg 193：149-154, 2007

4) Kamiya, S et al：The value of bile replacement during external biliary drainage：an analysis of intestinal permeability, integrity, and microflora. Ann Surg 239：510-517, 2004

5) Kanazawa, H et al：Synbiotics reduce postoperative infectious complications：a randomized controlled trial in biliary cancer patients undergoing hepatectomy. Langenbecks Arch Surg 390：104-113, 2005

6) Sugawara, G et al：Perioperative synbiotic treatment to prevent postoperative infectious complications in biliary cancer surgery：a randomized controlled trial. Ann Surg 244：706-714, 2006

胆汁引流和肝再生

鈴木秀昭［半田市立半田病院外科］

■ 胆汁引流对残肝再生有影响吗？

在对伴梗阻性黄疸的肝门部胆管癌患者施行大量肝切除时，残肝再生是否正常对肝胆外科医师是一个极其重要的问题。在过去20年的文献中，有的学者认为梗阻性黄疸对肝切除后的残肝再生有抑制作用，也有学者持相反的意见。但是在这些评价肝再生的研究中，肝切除后胆道梗阻仍在持续，这与临床的情况不相符。模仿临床情况，通过大鼠的动物实验（肝切除＋胆汁引流动物模型）研究胆汁引流对伴梗阻性黄疸肝再生影响时发现，胆道梗阻5天未抑制肝再生。但是胆道梗阻7天或14天时，残肝再生明显低下。这些结果都表明长时间的梗阻性黄疸很有可能抑制肝切除后残肝再生。另外，在梗阻性黄疸时肝细胞的线粒体功能显著低下，经胆汁引流后，肝细胞的线粒体功能才慢慢恢复。综上所述，针对梗阻性黄疸而言，尽管目前有无胆汁引流对肝再生的影响尚不明确，但梗阻性黄疸的患者行肝切除前有必要进行胆汁引流。

■ 胆汁外引流和内引流，哪个对残肝再生有利？

梗阻性黄疸时，引流胆汁的方法分为：将胆汁引流至体外的外引流和将胆汁引入消化道的内引流。我们将大鼠分为外引流组和内引流组，夹闭胆管5天制作梗阻性黄疸模型。在外引流组中，哪怕是将胆汁外引流1天，部分肝切除后的残肝再生能力也显著下降。但在内引流组中，残肝再生能力保持良好（**图1**）[1]。夹闭胆管7天也得到同样的结果。故从残肝再生这方面来看，梗阻性黄疸时内引流比外引流有利。

■ 肝预定切除部分的胆汁引流对残肝再生有何影响？

对伴梗阻性黄疸的肝门部胆管癌患者而言，主要目标是促使预定保留的残肝肥大和代偿性功

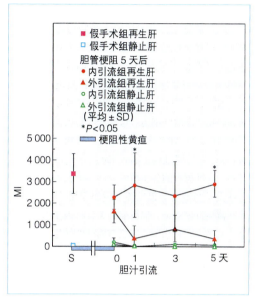

图1　胆汁引流和有丝分裂指数

能亢进。因此，也有医院对有胆汁淤滞的预定切除侧肝脏不行胆汁引流。但有实验报道，长时间的局部胆汁淤滞，不但可损伤胆汁淤滞局部肝脏的线粒体功能，而且还可损伤无胆汁淤滞部分的线粒体功能[2]。预定切除侧肝脏胆汁淤滞可能会引起残肝再生不良。因此，除了区域性胆管炎以外，为保证良好的肝脏功能，有时对预定切除侧肝脏也要行胆汁引流。

参考文献

1）Suzuki, H et al：Internal biliary drainage, unlike external biliary drainage, does not suppress the regeneration of cholestatic rat liver after partial hepatectomy. Hepatology 20：1318-1322, 1994

2）Kanai, M et al：Mitochondrial dysfunction in the non-obstructed lobe of rat liver after selective biliary obstruction. Hepatogastroenterology 39：385-391, 1992

梗阻性黄疸与肝再生

横山幸浩［名古屋大学大学院医学系研究科腫瘍外科］

■ 肝再生机制

门静脉分支栓塞术后或大量肝切除术后，门静脉血流就全部流入非栓塞肝叶或残肝内，这对门静脉系统产生了强大的切应力（shear stress）。这些刺激激活门静脉血管内皮细胞释放出炎性细胞因子如 IL-6、TNF-α 等，启动（priming）了原本处于静息状态的肝细胞。这样肝细胞内的核转录因子如 NF-κB、AP-1 等就被活化，导致 *c-fos*、*c-jun* 和 *c-myc* 等早期基因（immediate early gene）转录。另外，在肝再生的各步骤中，许多生长因子、血管活性因子和激素等都发挥了重要作用（**图 1**）。虽然肝再生过程复杂，但目前有关各种因子影响肝再生的基础研究和临床研究已有明确的结论。代表性的有糖尿病、营养障碍、高龄、感染、慢性酒精中毒和胆管阻塞等。

■ 胆管阻塞与肝再生

胆管有无阻塞对肝脏再生能力有很大的影响。对合并梗阻性黄疸的胆道疾病、又必须施行大量肝切除时，所面临的是一个重大问题。那么，为什么胆管一旦处于堵塞状态，肝脏再生能力就下降了呢？主要有以下几个原因。

1）门静脉血流量减少：胆管堵塞可引起胆管扩张，压迫处于同一 Glisson 鞘内的门静脉，这样就使门静脉血流量减少了。肝脏容积是依赖于门静脉血流量的，门静脉血流量减少的结果就导致了肝脏再生能力的低下。

2）抑制了肝再生相关因子的产生：在胆管堵塞状态下，作为细胞增殖因子或肝再生促动因子的炎性细胞因子的产生就受到了抑制。

3）促进肝细胞凋亡：在正常肝脏中，肝细胞虽然也重复着凋亡，但在肝再生的肝脏中，肝细胞的增殖是占优势的，凋亡被抑制在最低限度。但是在胆管堵塞的状态下，肝细胞内的有害物质如胆汁酸发生积蓄，这可促进肝细胞凋亡，因此肝再生的效率就低下。

4）肝肠循环被阻断：胆汁流入肠道对维持肝

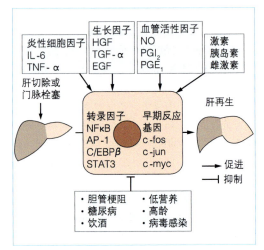

图 1　肝再生机制和相关的影响因子
IL-6：白介素 -6；TNF-α：肿瘤坏死因子 α；HGF：肝细胞生长因子；TGF-α：转化生长因子 -α；EGF：表皮生长因子；NO：一氧化氮；PGI$_2$：前列环素 I$_2$；PGE$_1$：前列腺素 E$_1$；NF-κB：核因子 -κB；AP-1：激活蛋白 -1；C/EBP：CCAAT- 强化连接蛋白；STAT：信号转导和转录的活化

肠循环有重要作用。胆管堵塞时，流入肠道的胆汁自然减少，因此肝肠循环障碍明显。

■ 临床处理措施

临床上，对胆管堵塞常用处理方法是胆道引流，但实际上，胆汁的外引流和内引流对肝脏再生能力有很大的影响。以前我们就通过动物实验比较了外引流和内引流对肝脏再生能力的影响。结果表明：在胆汁外引流组（胆汁不流入肠道）中，部分肝切除后肝细胞的 DNA 合成率明显低于内引流组。另外，同一实验还表明：肝脏再生能力与胆汁流量和胆汁内脂肪的排泄量明显相关。

在以上所述的胆管堵塞时肝脏再生能力下降的原因中，外科医师最易理解、最有感触的大概就是第 1 和第 4 项了吧。因此，在胆管堵塞时，尽可能行胆道引流减压以维持充足的门静脉血流，而且引流的胆汁要尽可能地返回肠道以维持正常的肝再生，这两点都是十分重要的。

梗阻性黄疸与肝脏血流

横山幸浩［名古屋大学大学院医学系研究科肿瘤瘤外科］

　　门静脉血流和肝动脉血流可被所谓的肝动脉缓冲效应（hepatic arterial buffer response，HABR）所调节，即门静脉血流减少时肝动脉血流就增加；相反地，门静脉血流增加时肝动脉血流就减少。梗阻性黄疸时门静脉血流减少，因此根据 HABR，肝动脉血流相应增加。据称 HABR 与组织代谢产物和具血管扩张作用的腺苷（adenosine）有关。正常状态下，组织代谢产物和腺苷通常被释放到 Glisson 鞘中（space of mall），门静脉血流充足时，这些产物通常被门静脉血流冲刷掉。门静脉血流一旦减少，其冲刷作用减弱，从而导致腺苷积蓄。腺苷与肝动脉上的腺苷受体结合引起血管扩张。这就是 20 世纪 80 年代由 Lautt，WW 提出的假说[1]。

　　正常的胆道内压为 5~20cmH_2O，正常的门静脉压为 10~15cmH_2O。虽然测定末梢肝动脉压是十分困难的，但不难想象，与胆道内压和门静脉压相比，末梢肝动脉压要高出很多。在肝内，此 3 种脉管都聚集在 Glisson 鞘内的限定空间中（即所谓的 space of mall）。梗阻性黄疸时，胆管明显扩张，可致胆道内压上升，胆道内压高于门静脉压，位于同一 Glisson 鞘内的门静脉受到压迫，门静脉血流因此减少。若门静脉血流减少，根据 HABR，肝动脉血流则增加（**图 1**）。

　　我们教研室的 Kanda 等人在以狗为模型的动物实验中验证了此假说。一旦完全闭塞狗的胆管，门静脉血流立即减少、肝动脉血流立即增加。另外，虽然在最初的 2 小时内全肝血流量有所增加，但之后全肝血流量也慢慢下降，至闭塞后 2 周已低于闭塞前水平。胆管闭塞一旦解除，门静脉血流立即增加、肝动脉血流立即减少。即使在胆管闭塞已经 2 周的动物中，也能观察到这种变化（**图 2**）。

　　在结扎胆管的动物实验中，除了以上的那些变化外，还能观察到肝窦内皮细胞的肿胀、白细胞

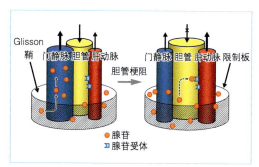

图 1　胆管梗阻引起肝脏血流动态变化（假说）

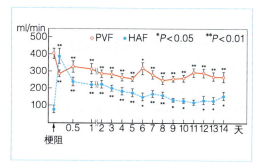

图 2　胆管梗阻对肝脏血流的影响

粘附、来源于 Kupffer 细胞的血管收缩物质或活性氧自由基产生增加等现象，这些都可引起肝脏微循环障碍，是肝损害的原因。同理，在梗阻性黄疸时，肝脏的循环和微循环两方面都遭受损害，可严重影响肝脏的功能。

参考文献

1）Lautt, WW：Mechanism and role of intrinsic regulation of hepatic arterial blood flow：hepatic arterial buffer response. Am J Physiol 249（5 Pt 1）：G 549-556, 1985

2）Kanda, H et al：Hepatic blood flow after acute biliary obstruction and drainage in conscious dogs. Hepatogastroenterology 43（7）：235-240, 1996

2. 伴有肝脏损害病例的处理对策

金井道夫

［春日井市民病院外科］

◆ 引言

与肝细胞癌不同，胆道癌合并病毒性肝损害的患者少见，但时常伴有长期梗阻性黄疸或胆汁淤滞带来的肝脏损害。肝线粒体产生的能量在肝切除后的肝再生过程中起到中心作用，而在梗阻性黄疸或胆汁淤滞时，线粒体能量产生能力都表现低下[1-4]，经胆道引流减黄后可逐渐恢复[5,6]。若梗阻性黄疸或胆汁淤滞时间过长，即使进行了胆道引流，线粒体功能恢复也需要一段时间[5]。本章就介绍肝门部胆管癌所特有的肝损害（长期胆汁淤滞导致区域性肝损害）[4]和肝硬化的术前处理。

◆ 1. 胆汁淤滞导致区域性肝损害

在中下段胆管癌中，肿瘤生长阻塞了胆管，立即会出现梗阻性黄疸，数天（最迟也不过数周）就能确诊，胆道引流前的胆汁淤滞时间较短。但在肝门部胆管癌中，即使半肝已有胆汁淤滞，多数患者也无临床症状。直到肿瘤向肝门部浸润堵塞了肝总管、对侧肝管或最后剩下的肝叶胆管时，才出现黄疸，才被明确诊断，这样的情况很常见。在这种情况下，黄疸出现之前刚刚被堵塞的肝叶、肝段胆管，其引流区域的胆汁淤滞时间还较短，但汇合于肿瘤原发位置附近的肝叶、肝段胆管，可能早就被肿瘤堵塞了，其引流区域的胆汁淤滞也有相当长的一段时间。因此，在肝门部胆管癌时，各肝叶、肝段内的胆汁淤滞时间长短不一。

的确，汇合于肿瘤原发位置附近的肝叶、

肝段胆管最早被肿瘤浸润，但按肝内胆管正常的汇合形态，这些胆管多被划分到预定切除侧。但是，对具体的病例来说，由于肿瘤浸润范围和肝门部胆管合流形态都不尽相同，也有病例要求将靠近原发灶的区域作为术后唯一能保留的残肝部分，不论该区域有无胆汁淤滞或胆汁淤滞时间的长短。

图1A和B都是原发于左肝管的胆管癌的示意图。A1和A2所示的都是常见的胆管汇合形态，即右后叶胆管与右前叶胆管汇合，之后形成右肝管。B1和B2所示的是右后叶胆管（P）汇合于左肝管（L）的变异型。在通常型（**图1A**）中，左肝管的肿瘤在发展到肝门部之前，是不会引起右后叶胆汁淤滞的（**图1A1**）。若右肝管被肿瘤侵犯引起狭窄，导致了右后叶胆管中的胆汁淤滞，才出现梗阻性黄疸（**图1A2**）。另一方面，在变异型（**图1B**）中，在肿瘤尚局限于左肝管的无黄疸期，右后叶胆管（P）就已经被堵塞了（**图1B1**）。待肿瘤浸润至肝门部，引起右前叶胆管狭窄，才开始出现黄疸。这样在出现黄疸、病情被确诊之前，右后叶内的胆汁淤滞已持续了相当长的一段时间（**图1B2**）。对A2和B2来说，若考虑手术，一般都选择根治性的左三肝切除。虽说A2和B2都是左肝管癌，但各自具体的病态是不相同的。若应用ICG来评估残肝（右后叶）功能、在CT片上计算残肝（右后叶）体积，A2和B2的结果肯定不相同，而且两者之间的差别还较大。因此，一旦忽视了肝内区域性胆汁淤滞时间的长短，就有误判病情的危险。

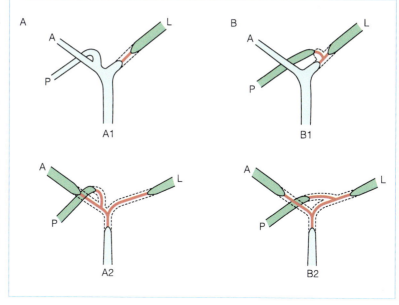

图1 胆管汇合形态和局部胆汁淤滞的时间（左肝管癌）

A. 右后叶胆管 - 右前叶胆管汇合型

A1. 右后叶无胆汁淤滞

A2. 右肝管被肿瘤侵犯而狭窄，引起右后叶胆管中胆汁淤滞，出现梗阻性黄疸

B. 右后叶胆管 - 左肝管汇合型

B1. 肿瘤尚局限于左肝管，右后叶胆管已被堵塞

B2. 待肿瘤浸润至肝门部，引起右前叶胆管狭窄，才开始出现黄疸。在出现黄疸、病情被确诊之前，右后叶内的胆汁淤滞已持续了相当长的一段时间

L：左肝管；P：右后叶胆管；A：右前叶胆管

病例1（**图2A，B，C**）是位66岁男性患者，因梗阻性黄疸在外院施行了经右侧肝内胆管的PTBD，诊断为肝门部胆管癌。PTBD后2个月，黄疸一直未退，因要求手术，遂转入名古屋大学第1外科。入院时的胆管造影发现，虽然右前叶胆管已有引流，但右后叶胆管只有上段胆管（B_7）显影，说明整个右后叶处于胆汁淤滞状态。紧接着在右后叶胆管中进行了选择性PTBD，但从发病到右后叶得到引流，这之间已白白浪费了2个月时间。

综合各种影像学检查结果，诊断为原发于左肝管的肝门部胆管癌，需行根治性的左三肝切除。**图2C**所示的是病例1的胆管汇合形态和肿瘤进展范围。在此例患者中，虽然肿瘤原发于左肝管，但由于右后叶胆管汇合于左肝管，右后叶胆管可能很早就被堵塞了。出现黄疸的时候，肿瘤进展已更进一步，堵塞了右前叶胆。由于从出现黄疸到右后叶得到引流已有2个月时间，推测右后叶内的胆汁淤滞应该持续了更长的一段时间。因此，在此患者中，残肝（右后叶）功能要想达到耐受手术的水平，至少也需3个月的胆汁引流才能使其恢复。

2. 肝硬化

虽然合并率低，但还是有部分肝门部胆管癌合并病毒性肝损害。术前经皮肝穿刺门静脉分支栓塞和选择性PTBD控制肝内区域性胆管炎使广范围肝脏切除手术的安全性得到了飞跃性提高[7]，但还是有部分肝硬化的患者，由于肝硬化程度重，不得不放弃根治性的大范围肝切除手术。对这样的病例，可试着加作预定切除肝叶的动脉栓塞（TAE）[8]或在预定切除肝叶的胆管内注射无水乙醇[9,10]，促使其萎缩和残肝肥大。

病例2是位54岁女性患者，主诉黄疸，初诊时T-Bil为24.5mg/dl。合并HCV感染。自左肝管插入PTBD行胆汁引流，胆汁胆红素浓度低，为10mg/dl，但胆汁引流量大，1日可达2 000~3 000ml。伴大量腹水，肝功能损害严重，减黄就花去了2个月的时间。减黄后重测K-ICG仍较低，仅为0.051，说明此患者伴有严重的肝硬化。要想根治性切除，必须切除右半肝，于是经门静脉右支行PTPE，使左半肝代偿性肥大。PTPE后20天，再行TAE，超选右侧肝内动脉，

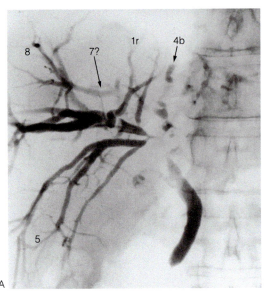

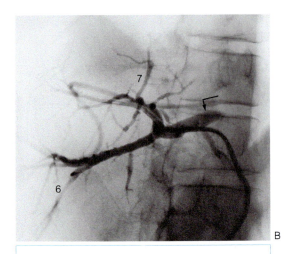

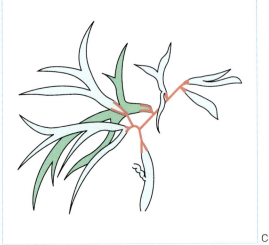

图 2 病例 1：左肝管癌

A. 经右前叶胆管 PTBD

只有右后叶上段胆管（B₇）显影，整个右后叶处于胆汁淤滞状态

B. 经右后叶胆管 PTBD

肿瘤浸润右后叶胆管达直角箭头处

C. 胆管汇合形态和肿瘤进展范围示意图

右后叶胆管汇合于左肝管，右后叶胆管被堵的时间可能比黄疸时间要长得多

4b. 左内叶上段胆管；5. 右前叶下段胆管；6. 右后叶下段胆管；7. 右后叶上段胆管；8. 右前叶上段胆管；1r. 右侧尾状叶胆管

用 17ml 的无水乙醇栓塞数支动脉分支，使栓塞的区域约占右半肝的 50%（**图 3**）。

TAE 后，右后叶出现了肝脓肿（**图 4** 箭头所示），经穿刺引流后，恢复顺利。此时，左半肝体积从 TAE 前的 649cm³ 已增加到 789cm³，已达全肝体积的 68%（**图 4**）。K-ICG 也慢慢上升，至 TAE 后 82 天已达 0.119，肝功能显著提高。于 PTBD 后的第 173 天，施行了右半肝切除＋尾状叶全切除，获得了根治性手术，而且术后恢复也很顺利。至今，已健康、无复发生存了 54 个月。对像这样的肝功能损害严重的患者，联合门静脉和肝动脉栓塞可取得良好的结果。

另外，有这样的临床经验：在胆管内注入无水乙醇可治疗术后胆漏[9,10]。其中的道理是，通过无水乙醇毁损同一肝段内的肝实质而达到治愈胆漏[9]。向肝段胆管内注入无水乙醇的目的就是要废除发生胆漏肝段的功能。在大鼠实验中，可观察到在胆管内注入无水乙醇，其引流区域就发生萎缩，而对侧则出现代偿性肥大。胆管内注入无水乙醇的安全性也得到了证明[10]。选择性胆管内注射无水乙醇可成为肝功能损害患者术前的一项处置，若联合门静脉分支栓塞，则可扩大广范围肝切除的手术指征，期待着今后广泛应用于临床。

◆ 小结

总之，肝门部胆管癌合并一种应该称之为

局部胆汁淤滞性肝功能损害的、特有的肝损伤。在判明了肿瘤的原发部位和清楚了肝内胆管汇合形态之后，如果认为预定保留的那部分肝脏已有长时间的胆汁淤滞，这时要想到可能已合并了局部胆汁淤滞性肝功能损害，从减黄到手术必须有足够的时间以供残肝恢复功能。同时，有关局部胆汁淤滞性肝功能损害的基础研究[4]、残肝功能评估方法的研发[7]、或更有效的改善残肝功能的方法[8-10]等都是有待于今后研究的课题。

参考文献

1) Ernster, L et al：Bilirubin, an uncoupler of oxidative phosphorylation in isolated mitochondria. Nature 178：1335-1337, 1956

2) Nishimura, D et al：Mechanism of liver mitochondrial dysfunction associated with bile duct obstruction. Arzneimittelforschung 35：1427-1430, 1985

3) Kanai, M et al：Mechanism of adaptive increase of respiratory enzymes in rat liver mitochondria during obstructive jaundice. Biochem Int 23：1165-1173, 1991

4) Kanai, M et al：Mitochondrial dysfunction in the non-obstructed lobe of rat liver after selective biliary obstruction. Hepatogastroenterology 39：385-391, 1992

5) Miyata, K：Delayed recovery of mitochondrial function in rat liver after releasing biliary obstruction. Nagoya J Med Sci 45：97-105, 1983

6) Kato, S et al：Hepatic recovery after biliary drainage in experimental obstructive jaundice complicated by biliary infection. Hepato-Gastroenterology 41：217, 1994

7) Uesaka, K et al：Changes in hepatic lobar function after right portal vein embolization：An appraisal by biliary indocyanine green excretion. Ann Surg 223：77, 1996

8) Nagino, M et al：Portal and arterial embolization before extensive liver resection in patients with markedly poor functional reserve. JVIR 11：1063, 2000

9) Kyokane, T et al：Ethanol ablation for segmental bile duct leakage after hepatobiliary secretion. Surgery 131：111, 2002

10) Kyokane, T et al：An experimental study of selective intrahepatic biliary ablation with ethanol. J Surg Res 96：188, 2001

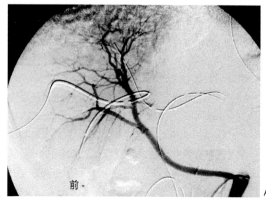

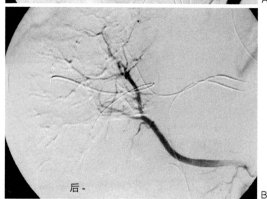

图3　病例2：肝右动脉造影
A. 栓塞前；B. 栓塞后

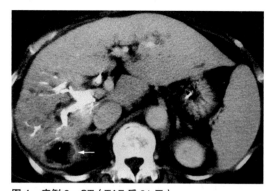

图4　病例2：CT（TAE后21天）
右后叶内可见脓肿（箭头）。右半肝显著萎缩，左半肝肥大

减黄不良的病理机制

横山幸浩 [名古屋大学大学院医学系研究科肿瘤外科]

■ 梗阻性黄疸时胆汁排泄泵活性受到影响

　　向胆汁中排泄胆红素主要是通过依赖 ATP 的多药耐药相关蛋白 2（multidrug resistance protein2：MRP2）来完成的。MRP2 定位于肝细胞的毛细胆管侧，担负着向胆汁中排泄结合胆红素的作用。已知在结扎胆管制作梗阻性黄疸的大鼠模型中 MRP2 表达下降[1]。虽然大鼠动物实验与临床上的梗阻性黄疸有些相异，但我们在胆管癌病例中发现：有胆管堵塞的肝脏与大鼠动物实验一样，其 MRP2 表达也下降。而且 MRP2 的表达量与肝切除术后高胆红素血症明显相关[2]（图1）。在迁延性胆管堵塞的病例中，尽管施行了确实可靠的胆道引流，减黄不良的病例仍时常遇到。我们推测：在这样的病例中，肝细胞毛细胆管侧的 MRP2 表达下降，恢复排泄结合胆红素功能可能需要一段时间。

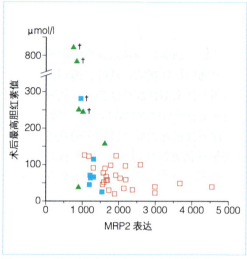

图1　MRP2 的表达与术后血清胆红素浓度最高值的关系
　　†：死于肝功不全者；□：MRP2 高表达；▲：MRP2 中度表达；■：MRP2 低表达。术后血清胆红素浓度最高值与 MRP2 的表达量明显相关

■ 药物可促进减黄

　　在迁延性胆管堵塞的病例中，尽管施行了确实可靠的胆道引流，但有时黄疸仍持续，对这样的病例有什么好的药物可以治疗呢？我们对这样的病例都给予中药茵陈蒿汤。茵陈蒿汤由茵陈蒿、山参、大黄组方，临床上常用于治疗慢性肝炎、黄疸、自律性神经失调和便秘等。正田等经动物实验证明茵陈蒿汤可使肝细胞毛细胆管侧的 MRP2 表达增加[3,4]。在此，我们探讨了茵陈蒿汤对临床上减黄不良的肝脏是否有效。将因胆管癌合并梗阻性黄疸、施行了 PTBD 或 ENBD 胆道引流的患者随机分成茵陈蒿汤给药组和非给药组，结果发现：给药后不久，茵陈蒿汤给药组胆汁中总胆红素和胆汁酸浓度都上升（图2A,B）。另外，肝脏免疫组化研究发现茵陈蒿汤给药组的 MRP2 表达增加（图3）。也就是说，正田等人的动物实验结果在人体内也得到了证明。现在，对胆管癌术前施行胆道引流中的患者，我们也积极推荐口服茵陈蒿汤。

参考文献

1）Trauner, M et al：The rat canalicular conjugate export pump(Mrp2)is down-regulated in intrahepatic and obstructive cholestasis. Gastroenterology 113：255-264, 1997

2）Yamada, T et al：Impaired expression of hepatic multidrug resistance protein 2 is associated with posthepatectomy hyperbilirubinemia in patients with biliary cancer. Langenbecks Arch Surg 390：421-429, 2005

3）Shoda, J et al：Genipin enhances Mrp2(Abcc2)-mediated bile formation and organic anion transport in rat liver. Hepatology 39：167-178, 2004

4）Okada, K et al：Inchinkoto, a herbal medicine, and its ingredients dually exert Mrp2/MRP2-mediated choleresis and Nrf2-mediated antioxidative action in rat livers. Am J Physiol Gastrointest Liver Physiol 292：G1450-1463, 2007

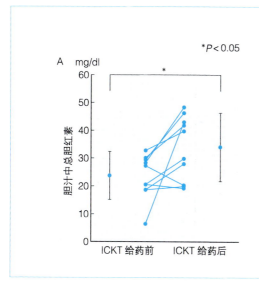
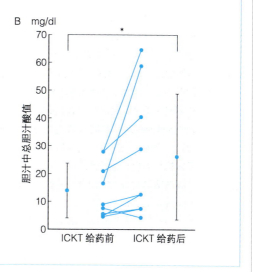

图2 茵陈蒿汤（ICKT）给药后的胆汁排泄变化
　　A. 茵陈蒿汤（ICKT）给药前、后的胆汁中总胆红素浓度
　　B. 茵陈蒿汤（ICKT）给药前、后的胆汁中胆汁酸浓度

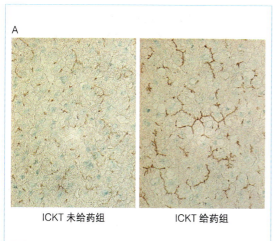
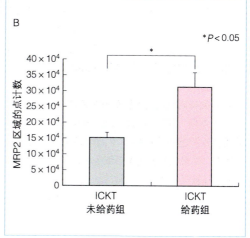

图3 茵陈蒿汤（ICKT）给药组和非给药组肝脏内的 MRP2 表达
　　A. 免疫组化染色
　　B. MRP2 表达的定量分析

胆汁回输的意义

神谷 諭 [豊田厚生病院外科]

■ 引言

梗阻性黄疸患者容易引起肠内细菌增殖和细菌移位（bacterial translocation），其结果是产生过多的细胞因子，极易并发系统性炎症反应综合征（SIRS）或败血症。因此，对梗阻性黄疸患者，首先应予以胆道引流。但是，PTBD 等胆汁外引流的方法使胆汁不流入肠道。胆汁中含有具有抗菌作用的 IgA、保护粘膜的粘液、抑制细菌生长的胆汁酸和抗氧化的胆红素等。因此，失去这些物质，就会出现合并肠道粘膜炎症和通透性增加、革兰阴性菌过度增殖的肠道菌群失调，继而容易招致肠道细菌移位（bacterial translocation）[1]。

我们对 25 例梗阻性黄疸患者施行了 PTBD 胆道外引流合并胆汁回输，并通过以下 3 方面评估胆汁回输前、后的肠道变化：①以乳果糖 - 甘露醇试验（lactulose-mannitol test）检测肠道通透性；②检测血二氨氧化酶（diamine oxidase，DAO）评估肠道粘膜的完整性；③检查大便细菌反映肠道菌群的变化。胆汁经口服或经鼻留置在十二指肠的8F 导管全量回输[2]。由于部分患者在其他医院已行PTBD 胆道引流，PTBD 引流至胆汁回输的间隔期为 21.3 天 ± 19.7 天，胆汁回输时间为 20.7 天 ± 9.6天。胆道外引流每日的平均胆汁量为 714ml。胆汁回输后，胆汁中胆汁酸浓度和磷脂浓度明显增加。

■ 胆汁回输后肠道粘膜屏障有明显改善

乳果糖 - 甘露醇试验（lactulose-mannitol test）是通过检测糖吸收的两个不同途径来评估肠道的通透性。乳果糖是通过粘膜细胞间的紧密连接即细胞旁途径被吸收的。在正常的肠道中，乳果糖几乎都不被吸收。另一方面，甘露醇是通过细胞膜上的水溶性小孔即经细胞途径被吸收的。肠道有损伤时，粘膜细胞间的紧密连接被破坏，乳果糖吸收增加，因此乳果糖 / 甘露醇的比值（L/M）就上升。正常情况下，L/M 的比值在 0.035 以下。我们测得的结果如下：胆汁回输前，L/M 为 0.063 ± 0.060；胆汁回输后，L/M 为 0.038 ± 0.032，两者差别显著（$P<0.05$）。这提示胆汁回输可降低肠管粘膜的通透

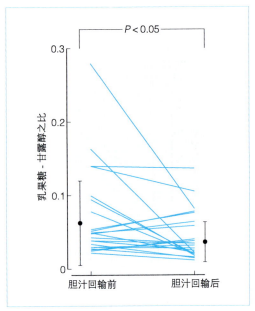

图 1　乳果糖（lactulose）- 甘露醇（mannitol）比值 L/M 从回输前的 0.063 降至回输后的 0.038，肠道通透性明显改善（$P<0.05$）

性，改善肠道粘膜屏障的功能。

DAO 大部分位于肠道微绒毛顶部的粘膜细胞质中，已知血 DAO 水平与小肠内 DAO 水平明显相关，是反映肠道粘膜完整性的一个良好指标。有报告健康人血 DAO 的平均水平为 4.9U/L。我们的研究结果是：与胆汁回输前的 3.9U/L ± 1.4 U/L 相比，胆汁回输后的血 DAO 为 5.1U/L ± 1.6U/L，两者差别显著（$P<0.005$）（图 2）。而且血 DAO 的变化与胆汁回输时间明显相关（$r=0.483$，$P<0.05$）。这些结果提示肠道内有胆汁存在是维持肠道正常功能所不可或缺的。

另外，按胆道引流时间将患者分成两组，A组：胆道外引流时间超过 30 天，共 8 例；B 组：胆道外引流时间少于 30 天，共 17 例。并分析了两组之间 L/M 和血 DAO 的差异（表 1）。胆汁回输前，L/M 比值或血 DAO 与 PTBD 至胆汁回输的时间长短都不相关，在减黄效果良好、胆红素浓度已下降的 A 组患者中，L/M 比值或血 DAO 也显示异常。

胆汁回输后，两组的 L/M 比值或血 DAO 都有改善。以上事实表明：只行胆道引流而不回输胆汁，肠道粘膜屏障功能的损伤是得不到改善的。

■ 胆汁与肠道内菌群的关系

在我们的研究中，粪便中的细菌总数、细菌种类及其数量在胆汁回输前后未见明显差别。作为细菌代谢产物的有机酸浓度在胆汁回输前后亦未见明显差别。以啮齿动物为对象的几个研究报告：一旦堵塞胆管或改变胆汁流出道，盲肠内的细菌就发生增殖，继而容易引起肠道细菌移位（bacterial translocation）。胆汁回输可使胆汁酸的肝肠循环恢复正常、促进胆汁酸与细菌的相互作用、使肠道内菌群正常化。我们在研究中虽然未发现粪便中的菌群于胆汁回输前后有差异，但在人体内，肠道内菌群真的没有变化吗？这些问题有必要进一步研究。

■ 术前胆汁回输意义重大

为了改善梗阻性黄疸患者低下的肠道粘膜屏障功能，将胆汁回输肠道是十分重要的。另外，胆汁回输不但补回了对消化吸收不可或缺的消化液，而且在防止电解质、水丢失方面亦具重要的生理作用。胆汁回输可通过维持胆汁酸的肝肠循环来促进肝脏功能的恢复和肠道菌群的正常化。亦有研究报告胆汁回输对肝切除术后的肝再生有重要意义[3]。因此，术前胆汁回输意义重大。我们对胆道癌拟行肝切除的患者，都让其口服或经鼻导管将胆道外引流的胆汁回输肠内。肝门部恶性病变合并肝切除时仍然是高风险的手术，术前应该积极地将胆汁回输肠内，以图改善患者的全身状态。

参考文献

1）Nehéz, L et al：Compromise of immune function in obstructive jaundice. Eur J Sug 168：315-328, 2002
2）Kamiya, S et al：The value of bile replacement during external biliary drainage. Ann Surg 239：510-517, 2004
3）Suzuki, H et al：Internal biliary drainage, unlike external drainage, does not suppress the regeneration of cholestatic rat liver after partial hepatectomy. Hepatology 20：1318-1322, 1994

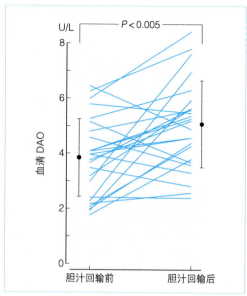

图 2　血清 DAO 浓度
从回输前的 3.9U/L 上升至回输后的 5.1U/L，肠道粘膜完整性明显改善（P<0.005）

表 1　PTBD 至胆汁回输的间隔与 L/M 比值或血 DAO 的关系

	A 组（8 例）	B 组（17 例）	P
胆道外引流至胆汁回输的间隔（天）	44.1 ± 15.2	10.5 ± 9.7	< 0.0001
胆汁回输的时间（天）	18.5 ± 5.0	21.8 ± 11.1	0.43
血清总胆红素浓度（mg/dl）			
PTBD 施行时	11.7 ± 5.6	11.6 ± 6.8	0.96
胆汁回输前	1.6 ± 1.1	5.4 ± 4.1	< 0.05
胆汁回输后	0.9 ± 0.4	1.1 ± 0.7	0.35
乳果糖 - 甘露醇比值			
胆汁回输前	0.069 ± 0.087	0.060 ± 0.046	0.74
胆汁回输后	0.040 ± 0.026	0.037 ± 0.035	0.85
血 DAO（U/L）			
胆汁回输前	4.0 ± 1.2	3.8 ± 1.6	0.78
胆汁回输后	44 ± 1.2	5.3 ± 1.7	0.11

A 组：胆道外引流至胆汁回输的间隔超过 30 天。
B 组：胆道外引流至胆汁回输的间隔少于 30 天。
在减黄效果良好、胆红素浓度已下降的 A 组患者中，L/M 比值或血 DAO 也显示异常。胆汁回输后，两组的 L/M 比值或血 DAO 都有改善。

胆汁分泌的机制：CO（一氧化碳）的作用

佐野 力・末松 誠*〔愛知県がんセンター中央病院消化器外科・*慶應義塾大学医学部医化学教室〕

■ 引言

胆汁是肝细胞合成、并由肝细胞分泌至毛细胆管（bile canaliculi，BC）中产生的。胆汁的主要成分有水、电解质、胆汁酸、胆固醇、磷脂和胆色素。通常，成人每天的胆汁分泌量为700~800ml。胆汁中的电解质浓度与血浆中的电解质浓度大致相当，但 Na^+、K^+、Ca^{2+} 和 HCO_3^- 稍高，Cl^- 稍低。这样的差异影响了胆汁的 pH，使胆汁呈碱性。本篇就概述胆汁分泌的机制。

■ 胆汁酸与胆汁分泌

胆汁酸是肝细胞内的主要阴性离子，在肝细胞主动将胆汁酸分泌到毛细胆管中的过程中，细胞膜的内外就形成了渗透压，驱动水和电解质流动。因此，胆汁分泌是靠渗透压来实现的。向毛细胆管的胆汁分泌可分两部分：胆汁酸依赖性胆汁分泌（BADF）和非胆汁酸依赖性胆汁分泌（BAIDF）。胆汁酸依赖性胆汁分泌就是靠肝细胞向毛细胆管中主动运输胆汁酸而形成的那部分，与肝细胞排泄胆汁酸的能力有关。胆汁酸排泄不仅决定了胆汁分泌量的多少，也是影响经胆汁排泄胆红素[1]、脂质，或靛青绿（ICG）、BSP 等有机阴离子的主要因素。非胆汁酸依赖性胆汁分泌的机制至今仍不完全清楚。另外，毛细胆管本身存在生理周期性的节律性收缩[2]，这种收缩运动也可能与胆汁分泌有关。

胆汁酸在肝细胞内运送和向毛细胆管内排泌的过程可分为3个阶段，即肝窦侧肝细胞膜摄取胆汁酸、胆汁酸在肝细胞内的运送和胆汁酸从肝细胞毛细胆管侧细胞膜上的分泌。已经确认摄取胆汁酸的肝窦侧肝细胞膜上和分泌胆汁酸的毛细胆管侧肝细胞膜上都有相应的载体存在。胆汁酸在肝细胞内的运送过程还有许多未明确的地方，可能与肝细胞胞质中的胆汁酸结合蛋白和肝内的膜泡转运（vesicular transport）有关。

1）可与胞质中胆汁酸特异性结合的蛋白已明确有3种：谷胱甘肽 S- 转肽酶（Y 蛋白）、3- α 羟基类固醇脱氢酶（Y' 蛋白）和脂肪酸结合蛋白（Z 蛋白）。

2）已知肝细胞内有沿着一定方向运送蛋白等物质的膜泡转运系统。包括高尔基体和滑面内质网在内的膜泡转运系统在胆汁酸肝细胞内的运送过程中有重要作用。另外，微管对细胞内的膜泡转运系统也很重要，阻断微管形成的秋水仙碱（colchicine）可引起胆汁排泄障碍[3]。

■ 肝脏微循环与胆汁分泌

一旦阻断肝脏血流，胆汁分泌就立即停止。不言而喻，肝脏血流和肝脏微循环对胆汁分泌有重要作用。下面简要讲述笔者最近进行的有关肝脏血流和胆汁分泌的研究结果[4]。

以前就有报告：肝细胞内的血红素加氧酶（heme oxygenase，HO）将血色素（heme）分解并产生胆色素的过程中可产生 CO，这种内源性的 CO 可松弛肝窦，起到了微循环调节因子的作用[5]。给予 $1\mu mol/L$ 的 HO 抑制剂锌原卟啉Ⅳ（zine protoporphyrin Ⅳ，ZnPPⅣ）阻断内源性 CO，10 分钟后就发现胆汁分泌量比对照组增加 20%。这种增加发生时，门静脉血中的牛磺胆酸仍为生理浓度。因此，可认为增加的是胆汁酸依赖性胆汁分泌。另外，随着胆汁分泌量的增加，胆汁中的总胆汁酸和磷脂含量也比对照组增加 30%，这是 cGMP 或 CO 被抑制的结果。经门静脉给予辣根过氧化物酶（horseradish peroxidase，HRP），然后测定其在胆汁中的浓度，可反映膜泡转运系统的功能。给予辣根过氧化物酶再添加 ZnPP 后可发现，与对照组相比，第 1 峰值变化不明显，但第 2 峰值增加了 40%。第 1 峰值反映的经紧密连接的细胞旁路转运（transcellular transport），第 2 峰值反映的经细胞内的膜泡转运。一旦 CO 发挥作用，第 2 峰值就被抑制到对照组水平。若先给予抑制膜泡转运秋水仙碱，即使再添加 ZnPP，也见不到第 2 峰值增加。给予 ZnPP 后，肝组织中的 cGMP 可降低 35%，单独给予秋水仙碱，对肝组织中 cGMP 无影响，合并给予 $2.5\mu mol/L$ 的 CO 后，cGMP 可恢复至对照组水平[4]。

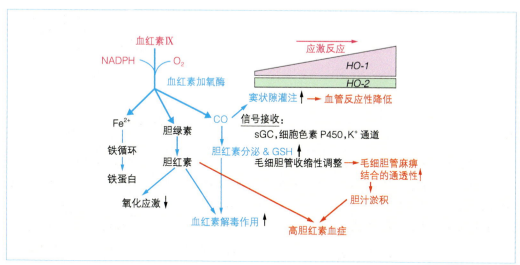

图1　HO-CO 调节胆汁分泌的机制
　　　GSH：谷胱甘肽 S- 转移酶；sGC：可溶性的鸟苷酸环化酶

■ 结果分析

　　已知肾上腺素、白三烯 C_4（leukotrene C_4）和高浓度的内皮素 -1 等血管收缩物质可使门静脉灌注压上升，抑制胆汁排泄。因此，作为肝窦松弛因子的 CO 可抑制肝窦的收缩，即使这时门静脉灌注压增加，也能促进胆汁排泄，这是一种很特异的现象。门静脉灌注压上升和胆汁排泄增加，这一相互矛盾的结果可以这样来解释：肝窦一旦缩小，灌注的血流就变得缓慢，增加了肝细胞摄取胆汁酸的时间，于是就产生了胆汁酸依赖性利胆作用。这一结果也提示，在正常的生理状态下，通过抑制 CO 而产生利胆作用的细胞内信号转导机制与通过鸟苷酸环化酶（guanylate cyclase）调节的 cGMP 浓度密切相关。

　　在肝脏中，HO 表达时，必须经 NADPH 细胞色素 P450 还原酶介导，从 NADPH 上获得电子。在胆汁酸合成或药物代谢的过程中，由于细胞色素 P450 的作用，肝内的 NADPH 消耗剧增，从而导致 CO 产生下降，因此也就促进了与胆汁酸合成或药物代谢有关的胆汁排泄。与此相反，有报道

在肝脏发生缺血再灌注损伤或内毒素血症时，HO 表达增加。在这样的情况下，CO 的产生增加，造成过剩，也可能就变成了内源性的胆汁淤滞因子（图1）[6]。

参考文献

1）Yamaguchi, T et al：Taurocholate induces directional transport of bilirubin into bile in the perfused rat liver. Am J Physiol 270：G1028-1032, 1996

2）Oshio, C et al：Contractility of bile canaliculi；Implication for liver function. Science 212：1041-1042, 1981

3）Dubin, M et al：Influence of colchicine and phaloidin on bile secretion and hepatic ultrastructure in the rat；Possible interaction between microtubles and microfilaments. Gastroenterology 79：646-654, 1980

4）Sano, T et al：Endogenous carbon monoxide suppression stimulates bile acid-dependent biliary transport in perfused rat liver. Am J Physiol 272：G1268-1275, 1997

5）Suematsu, M et al：Carbon monoxide：An endogenous modulator of sinusoidal tone in the perfused rat liver. J Clin Invest 96：2431-2437, 1995

6）Suematsu, M et al：The heme oxygenase-carbon monoxide system：A regulator of hepatobiliary function. Hepatology 31：3-6, 2000

3. 抗生素的使用方法

馬場尚志

［名古屋大学医学部附属病院難治感染症部］

引言

正常的皮肤及解剖学结构是最重要的防御感染的屏障。外科手术瓦解了这道屏障，增加了感染的危险性。为了降低这种危险性，下面对围手术期抗生素的用药加以概述。

1. 围手术期给予抗生素的目的

围手术期给予抗生素的目的是，"降低手术造成的解剖学结构破坏引起的细菌感染，使后者不超过宿主的感染防御能力"[1]。

在围手术期使用抗生素时，要考虑手术部位相关微生物中可威胁到感染防御能力的细菌的种类和数量，找出其中的目标细菌；要意识到这种防御能力最薄弱的时期是手术过程中（手术开始后 2~3 小时）。据此给予适当的药物便非常重要。

2. 围手术期抗生素的选择

预防性给予抗生素时，要选择对目标细菌具有很强抗菌能力的药物。相反，没有根据地给予广谱抗生素，易引起菌群紊乱及耐药性的产生，应严格使用指征。同时还要根据药物的安全性和价格来选择（**表 1**）。

（1）术前胆汁培养未见细菌的情况

因皮肤、胆管和消化道内存有细菌，在胆系手术的手术操作部位可能留有细菌。但是，原本的胆汁中是没有细菌的，十二指肠等上消化道内也几乎没有细菌。对术前的胆汁检查中

表 1　抗生素的半衰期及价格

药物	半衰期（小时） （肾功能正常者）	药价
头孢唑啉	2.46	467 日元 /1g
头孢替安	约 1.1	953 日元 /1g
头孢美唑	约 1.2	603 日元 /1g
氟氧头孢	0.82	1 607 日元 /1g
头孢哌酮 / 舒巴坦	1.56/1.22	1 214 日元 /1g
万古霉素	5.23	6 822 日元 /1g

译者注：药价为日本价格，仅供参考价格的高低。

没有发现什么大问题的病例，抗菌谱、半衰期及药物价格上都有优势的头孢唑啉便是首选药。

（2）术前胆汁培养存在细菌的情况

在行经皮经肝胆道引流的病例，胆汁中经常会滋生细菌，这时应针对分离细菌的种类及数量确定必要的抗生素。评价细菌数量的正确指标是培养前的涂片检查细菌计数（革兰染色），而不是已增殖的培养后的结果。

在判断头孢唑啉以外的抗生素是否必要时，要避免不必要地扩大抗菌谱。另外，要选择对金黄色葡萄球菌有效的药物并且使用万古霉素时，有必要合用对革兰阴性菌有效的药物。

3. 围手术期抗生素的给药方法

（1）术前首剂的给药时间

围手术期抗生素需要在皮肤切开时（最初的解剖学结构被破坏）达到能充分发挥作用

◎抗生素应在皮肤切开的 30 分钟前开始给予，皮肤切开时便结束。

◎手术时间较长时，要根据药物的半衰期追加给药。

◎与"术后给药到什么时候"相比，"手术当日如何恰当给药"更为重要。

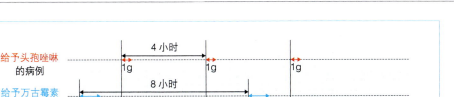
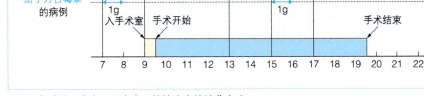

图 1　肾功能正常者，手术当天的抗生素的给药方法
（上午 9 点入手术室，手术时间 10 小时）

的浓度。因此，一般的抗生素应在皮肤切开的 30~60 分钟前开始给予，皮肤切开时便结束。较为特殊的是使用万古霉素的时候，为了预防该药的血管扩张作用，要输注 1 小时以上。另外在说明书中提到，它与全麻药物之间有一定的相互作用，应在麻醉导入前 1 小时结束输注。我院是在麻醉导入前 2 小时开始，输注 1 小时（**图 1**）。

（2）术中追加给药的必要性

术前给予的抗生素会因半衰期、出血量等的影响使浓度减低，另一方面，术中常会发生引起细菌感染的情况，另外关腹操作也是细菌污染危险率很高的操作。因此，有必要在术中及关腹 2~3 小时后将抗生素浓度维持至杀菌水平。

一般情况下，追加给予的间隔时间是所使用药物半衰期的 1~2 倍[2]。头孢唑啉的半衰期约 2.5 小时，是头孢类药物中比较长的（**表 1**）。从这一点看，对长时间的手术来说是很有效

的药物，但实际上，要每 4 小时追加给药 1 次（**图 1**）。

4. 围手术期抗生素的给药时间

目前尽管已探讨了多种手术的给药时间，但包括肝移植手术在内，术后 48 小时以后继续给药的价值尚不明确[2]，对胆系肿瘤的病例还是建议短时间给药。

结语

围手术期有效使用抗生素的关键不是抗菌谱广、也不是给药时间长，主要是在手术当日手术开始前及进行中恰当地给药。

参考文献

1）Mangram, AJ et al：Guideline for prevention of surgical site infection, 1999．Infect Control Hosp Epidemiol 20：247-278, 1999

2）Bratzler, DW et al：Antimicrobial Prophylaxis for Surgery：An Advisory Statement from the National Surgical Infection Prevention Project. Clin Infect Dis 38：1706-1715, 2004

细菌感染和胆汁分泌

新井利幸 [安城更生病院外科]

■ 细菌感染和胆汁淤滞

　　在消化外科领域中很早就知道，重症感染（腹膜炎、腹腔内脓肿等）或创伤较大的手术（食管癌手术等）后的患者可能会出现轻度的黄疸。并且，在胆管癌肝切除术后出现高胆红素血症的患者，其胆汁淤滞有时与感染并发症（血浆 CRP 值）有相关关系（图 1）。伴有较重的炎症甚至重症感染症的胆汁淤滞推测是由炎性细胞因子、活性氧等介导的，但肝细胞内的相关机制还不太明确。近年来，逐渐确定了一些转运蛋白，它们与胆汁成分从肝窦向肝细胞内的转运及向毛细胆管的分泌有关。在结合性胆红素的分泌中，多药耐药蛋白 2（MRP2）起到了非常重要的作用（图 2）。

■ 细菌感染导致胆汁淤滞的机制

　　给动物输注 LPS，像谷胱甘肽那样的非胆汁酸依赖性胆汁的分泌就会减少。LPS 诱导的胆汁流量减少主要是因为通过 TNF-α 的介导、在炎性细胞因子的作用下，位于毛细胆管膜的 MRP2 蛋白的减少，这是已经通过动物实验被证明了的。并且现已明确，这种 MRP2 的减少是因为毛细胆管膜上的 MRP2 分子向肝细胞的细胞质内移动造成的[1]。现推测这种现象的生物学意义在于：这样可以抑制肝细胞内的抗氧化物质谷胱甘肽、胆红素的流出，阻止因败血症造成的肝细胞氧化以保护肝细胞。

■ 胆管癌患者 MRP2 的表达与术后高胆红素血症

　　现已被证实，因有胆道梗阻，动物及胆管癌患者的 MRP2 的表达会有所减少[2]。有些胆管癌肝切除术后的患者会出现胆红素大于 10mg/dl 的高胆红素血症，手术开腹时的预定残肝组织的活检发现 MRP2 表达下降（图 3）。并且发现，MRP2 减少的患者术前多合并有胆管炎[2]。之前一直认为，术前发生胆管炎是肝门部胆管癌肝切除术后发生肝功能不全的危险因素[3]，现推测，因胆道梗阻而受损的肝细胞中的 MRP2 减少是胆管炎造成肝功能进一步恶化的原因所在。

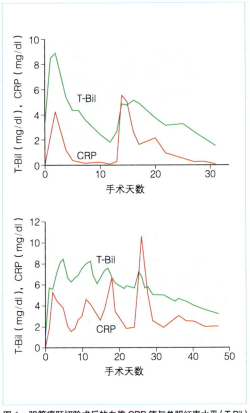

图 1　胆管癌肝切除术后的血浆 CRP 值与总胆红素水平（T-Bil）的变化
胆红素（胆汁淤滞）与 CPR（感染）两者的变动有相关关系

■ 胆管癌肝切除术后高胆红素血症的预防

　　在胆管癌肝切除术后的病例，有的因术后的感染性并发症而发生胆汁淤滞性肝功能不全，其肝组织的特征是肝细胞内有胆色素的沉积及毛细胆管内胆汁栓的存在（图 4）。这种胆汁淤滞不仅与 MRP2 等转运蛋白减少有关，还与肝细胞线粒体的氧化磷酸化能力减低、毛细胆管收缩不全和肝细胞紧密连接的通透性亢进等多种机制相关。也就是说，胆管癌患者因术前发生胆道梗阻、胆管炎，可有不同程度的胆汁分泌功能减低。肝切除术后的胆汁淤滞（高胆红素血症）一旦发生，目前还无法进行有效的治疗。特别是胆系梗阻的病例，应在术前

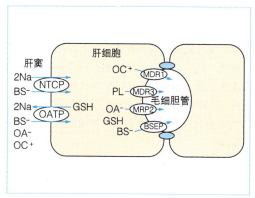

图2 肝细胞膜的转运蛋白
　　结合性胆红素、谷胱甘肽通过 MRP2 排泄
　　BS：胆盐；OA：有机阴离子；OC：有机阳离子；
　　PL：磷脂；GSH：谷胱甘肽

进行必要的术前处理，如行胆道引流、将外引流的
胆汁还纳入消化道、门静脉栓塞术等，以提高肝脏
及消化道的应激能力[4]。

参考文献

1) Trauner, M et al : Molecular pathogenesis of cholestasis. N Engl J Med 339：1217-1227, 1997
2) Yamada, T et al : Impaired expression of hepatic multidrug resistance protein 2 is associated with posthepatectomy hyperbilirubinemia in patients with biliary cancer. Langenbecks Arch Surg 390：421-429, 2005
3) Nagino, M et al : Logistic regression and discriminant analyses of hepatic failure after liver resection for carcinoma of the biliary tract. World J Surg 17：250-255, 1993
4) 新井利幸ほか：肝切除後肝不全の病態と対策—黄疸肝—．日外会誌 105：664-668, 2004

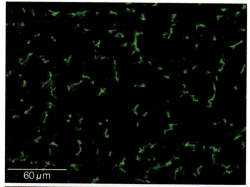

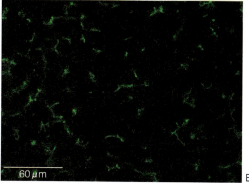

图3 胆管癌肝切除病例中预定残肝的 MRP2 的表达
　　术后发生高胆红素血症的病例（B）与未发生高胆红素
　　血症的病例相比（A），MRP2 的表达降低，且不局限
　　于毛细胆管膜

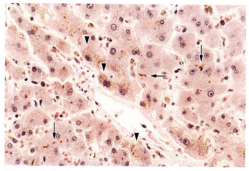

图4 胆管癌肝切除术后胆汁淤滞的组织学表现（尸检病例）：
　　特点是肝细胞内胆色素的沉着（箭头）及毛细胆管内
　　的胆汁栓形成（箭标）

关于胆汁中细菌的基础知识

馬場尚志［名古屋大学医学部附属病院難治感染症部］

■ 胆系疾病与胆汁中细菌的存在

正常人的胆汁中原本不存在细菌，但是现在发现，当有胆囊结石、胆管结石或因胆道系恶性肿瘤导致胆汁流出障碍等问题时，胆汁中也会有细菌。并且，老年人（特别是 70 岁以上）较年轻人、胆红素结石者较胆固醇结石者、胆管结石者较胆囊结石者的胆汁中更易出现细菌。

■ 胆汁中细菌的种类

胆汁中的细菌是通过消化管上行至胆道中的，菌群的种类也与消化管的菌群一致。也就是说，主要是大肠埃希菌、克雷伯菌属等肠内细菌和肠球菌属，还有类杆菌属、梭状芽胞杆菌属等厌氧菌。

■ 胆汁中的细菌及抗生素的选择

胆道感染主要是上述的肠内细菌属、肠球菌和类杆菌属等厌氧性细菌引起的。这些菌种的药物敏感性方面有如下说法，如"头孢类药物对肠球菌无效"、"类杆菌属因产生 β - 内酰胺酶而容易出现耐药性"。因此，作为经验性治疗，对上述有所覆盖的话，多使用配有 β - 内酰胺酶抑制剂的青霉素类药物氨苄西林 / 舒巴坦、哌拉西林 / 他唑巴坦，如是重症患者可选用碳青霉烯类。这些药物的半衰期很短，要注意使用的次数。头孢哌酮 / 舒巴坦因在胆汁中浓度较高而使用较多，但要注意它属于头孢类药物，对肠球菌无效。

■ 胆汁中的细菌和细菌检查

早期治疗选择药物时掌握一定的胆汁细菌基础知识非常重要。为了选择较适宜的抗生素，有必要根据细菌检查确定感染细菌，通过细菌培养确定菌种、药物敏感性，缺点是要几天之后才会有结果，革兰染色尽管不能确定细菌的种类，但相对较快。例如，选择抗菌药物的一个关键是确认有无肠球菌，根据特征性的涂片检查结果可以很快地加以推测。另外，通过与培养结果的综合比较，革兰染色对致病菌和常驻菌的鉴别也能提供有益的帮助。

此外，约半数的胆管炎患者有菌血症，故不仅要对胆汁进行检查，在给抗生素前进行血液培养有价值且非常重要。

■ 经皮经肝胆道引流对胆汁中细菌的影响

在经皮经肝胆道引流（PTBD）病例，细菌不仅通过消化管途径进入胆汁，此外还可通过引流管从皮肤及周围环境等侵入，情况有很大的不同。因此，分离的细菌不仅包括上述的菌种，还有皮肤上存在的葡萄球菌属、铜绿假单胞菌等葡萄糖非发酵革兰阴性杆菌，及肠内细菌科属的肠杆菌属、沙雷菌属等广泛存在于周围环境中的细菌。这些细菌原本对药物敏感性就低，同时胆道引流后多给予抗菌药物，故有时还能分离出耐甲氧西林金黄色葡萄球菌（MRSA）等耐药菌。

为了防止这些耐药菌的定植及感染，不仅要避免给予不必要的抗生素，更重要的是注意引流管的清洁操作及精心管理。

对 PTBD 病例怀疑有胆系感染时，因可能与上述的多种细菌有关，除了要参考先前的胆汁培养结果，还要尽快进行适当的细菌检查（胆汁涂片镜检、培养及血液培养）以确定致病菌。

4. 围手术期合生素的使用

菅原　元

[名古屋大学大学院医学系研究科肿瘤外科]

❖ 引言

胆管癌术后发生感染并发症的原因之一是肠内细菌的移位（bacterial translocation，BT）。笔者为了预防这种感染的发生，采取下列措施：①围手术期将外引流胆汁还纳入肠管内；②术后早期开始经肠营养；③对胆管癌手术病例，围手术期给予合生素。在此将概述围手术期合生素的使用。

1. 什么是合生素（synbiotics）

乳酸菌、双歧杆菌等因能改善肠内细菌的平衡，是对生物体有用的细菌，称为益生菌（probiotics），能使其增殖的物质（寡糖、纤维）称为益生元（prebiotics），两者合称为合生素（synbiotics）。益生菌（probiotics）这一名词是相对于抗生素（antibiotics）而言的，来源于生物间的共生关系（probiosis），其最大的特征是安全可靠，包括直接食用。

2. 合生素的给予方法

胆管癌术前患者，作为益生菌，每天给一支 Yakult 400 及 Bifiel，作为益生元，每天给 15ml 寡糖，持续 2 周以上。

Yakult 400 中含有 400 亿个干酪乳杆菌菌株（lactobacillus casei strain shirota），Bifiel 中含有 100 亿个短双歧杆菌菌株（Bifidobacterium breve strain Yakult）。笔者使用的寡糖主要成分是半乳糖，它还能用作甜味料。所有的食品都有很高的安全性，且相对廉价，日本人对此比较熟悉，

故患者口服的顺应性很高，几乎没有副作用。

我院对入院患者提供的饮食中包括这些饮料，插入 PTBD 引流管者若出现胆汁外引流，有必要将胆汁口服[1]。作为清口的食品，这些饮料就很适用。

术后第二天，我们便通过术中安插的营养管开始行经肠营养。这时，作为益生菌，每天给 3 包 Yakult BL 肠营养药；作为益生元，每天经营养管给 15ml 寡糖。1 包 BL 肠营养药中含有 1 亿个干酪乳杆菌菌株 Shirota 及短双歧杆菌菌株 Yakult。

对没有发生并发症的病例，术后 2 周可拔除营养管，在拔除之前持续给予合生素。

3. 合生素的功效

给予合生素有如下功效：①增强免疫力；②减轻炎症反应；③保持良好的肠内环境。

分别测定只在胆管癌术后给予合生素的术后给予组及术前术后都给予合生素的术前术后给予组的 NK 活性,IL-6 水平的变化如**图 1** 所示，粪便中有用菌的变化如**图 2** 所示。

NK 活性是免疫力的指标，IL-6 是炎症反应的指标，术前给予合生素，NK 活性上升，IL-6 减低。另外，即使是健康人，给予合生素之后其 NK 活性也会上升。

因为有梗阻性黄疸，大多数胆管癌患者的肠管粘膜的通透性亢进，肠内菌群紊乱[3]。若术前给予合生素，粪便中的有用菌增殖增加，有害菌减少，且肠道内的有机酸会有所增加，便于纠正肠内菌群的紊乱。术前保持肠内的良好

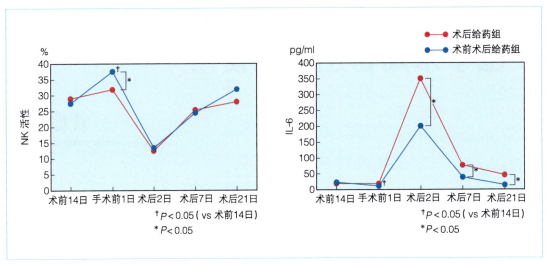

图1　术前术后给予合生素病例的血清NK活性、Il-6水平的变化

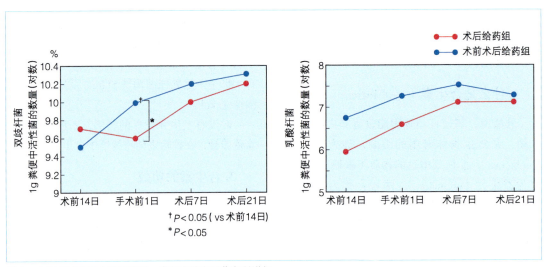

图2　术前术后给予合生素病例，粪便中的有用菌有所增加

环境，可预防术后BT的发生。

4.胆管癌术后感染并发症的预防效果

将患者分为：①围手术期不给予合生素的非给予组及术后给予组；②术后给予组及术前术后给予组。**图3、图4**示胆管癌术后感染并发症的比较结果（两者比较的时间不同）。只在术后给予合生素，一定程度上可预防感染并发

症的发生，若术前术后均给予合生素，预防感染并发症的效果更好。

◆ 小结

如上所述，给予合生素可预防胆管癌术后发生感染并发症，在此强调一下，合生素作为食品，与药品比较，其摄入更简便、安全且廉价。

◎合生素术前作为食品口服，术后经空肠营养管注入肠道。

◎给予合生素有预防术后感染性并发症的可能。

◎使用合生素是安全、简便、廉价的治疗方法。

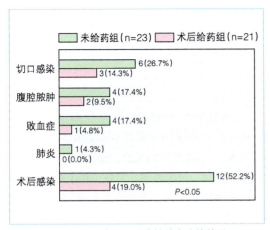

图3　术后给予合生素预防感染性并发症的效果

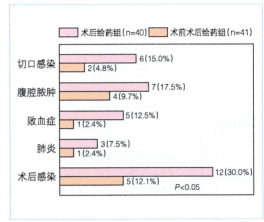

图4　术前术后给予合生素预防感染性并发症的效果

参考文献

1) Kamiya, S et al : The value of bile replacement during external biliary drainage : an analysis of intestinal permeability, integrity, and microflora. Ann Surg 239 : 510-517, 2004

2) Sugawara, G et al : Perioperative synbiotic treatment to prevent postoperative infectious compli-

cations in biliary cancer surgery : a randomized controlled trial. Ann Surg 244 : 706-714, 2006

3) Kanazawa, H et al : Synbiotics reduce postoperative infectious complications : a randomized controlled trial in biliary cancer patients undergoing hepatectomy. Langenbecks Arch Surg 390 : 104-113, 2005

5. 根据 ICG 检查评价肝脏的储备功能

椰野正人

[名古屋大学大学院医学系研究科肿瘤外科]

引言

吲哚氰绿（indocyanine green，ICG）是由 Brooker 合成的、Fox 等推广的三碳氰染料（tri-carbocyanine），分子量为 924.49[1]。吲哚氰绿有以下几个特性：①血管内注射后，迅速并完全与血浆蛋白结合，选择性地被肝细胞摄取，在血中很快消失；②不向肝外排泄，只被分泌到胆汁中，经胆汁快速排泄；③有肝肠循环，但不进入肝淋巴系统；④吸光系数大，可定量测定出相当低的浓度。由于有这些优点，ICG 对评估肝脏排泄功能和肝脏血流量极为有效，广泛应用于基础、药理和临床研究，其临床价值在日本已得到确立。本章就以伴梗阻性黄疸的胆道癌患者为例，重点讲述肝切除前肝功能检查的意义和注意点。

1. 应用 ICG 的注意事项

首先讲述 ICG 检查的一般注意事项。

1）通常，ICG 注射负荷量为 0.5mg/kg。按 1kg 体重相当于 50ml 的循环血浆量计算，注射结束后的血 ICG 浓度应为 1.0mg/dl。以此时的贮留率为 100%，求出 15 分钟时的贮留率。但在明显肥胖、消瘦或有腹水的患者中，最好从标准体重计算出负荷量。

2）血清浑浊或乳糜血清是影响测定的主要因素，因此检查时必须空腹。另外，ICG 的清除率受肝脏血流量的影响较大，检查时必须安静卧床，因为站立时肝血流量减少，进食后肝血流量增加。

3）必须在 30 秒内推注完 ICG。实际采血时间与规定时间的相差最好不超过 10 秒（在 ±10 秒以内）。规定外时间采血，按实际采血时间的测得值作图，求出斜率。另外，在半对数图上，三点的坐标若不在一条直线上（通常是 5、10、15 分钟），必须重新检查。

4）ICG 基本上不受溶血的影响，但悬浮的红细胞可影响读数，因此血清分离必须可靠、完全。另外，ICG 畏光，标本应避免阳光直接照射，采血后应快速分离血清，快速测定。

5）年龄可影响测得值，随着年龄的增加，ICG 清除率下降，贮留率上升。但是，即使在 70 岁以上的高龄患者中，超出了正常范围（15 分钟的贮留率应低于 10%、清除率应大于 0.15）的结果还是有问题的。

2. 黄疸与 ICG 检查

ICG 的最大吸收波长出现在与蛋白结合后，为 805nm。但这也不会与胆红素的吸收波长重叠，因此，可以认为血清中的胆红素对 ICG 的测定完全没有影响。但是，众所周知，在黄疸时检查 ICG 会出现很大的偏差。这是因为在 ICG 从肝窦中被肝细胞摄取直到分泌至毛细胆管内的过程中，即 ICG 在肝细胞内运送的过程中，和胆红素共用一个载体，两者之间存在竞争性结合。同样的某些药物，例如在服用利福平的患者中检查 ICG 也会出现同样的问题。在给狗注射胆红素后再检查 ICG 就发现贮留率显著上升，清除率显著下降。有报道在人体中血

◎梗阻性黄疸时必须完全减黄后才能进行 ICG 检查。

◎间隔一段时间，重复检查 1 次，再次评估。

◎即使减黄后血清胆红素已正常，也不能说肝功能就完全恢复了。

清总胆红素达到 3mg/dl 时，ICG 的清除率就下降了 10%~20%。

3. 梗阻性黄疸患者的 ICG 检查

由上可知，在黄疸时胆红素和 ICG 存在竞争机制，ICG 检查对肝功能的评估都过小。因此，对梗阻性黄疸患者，必须在完全减黄后才能进行 ICG 检查。但是，肝功能最重要的指标是线粒体功能，动物实验表明在胆红素降至正常后，线粒体功能的恢复还需要相当长的日数[2]。通常情况下，我们在胆红素降至 1.5mg/dl 前后行 ICG 检查，若还要施行门静脉分支栓塞术，要在术后 10~14 天再次检查 ICG。在减黄后的患者中，不管有无施行门静脉分支栓塞术，随着时间的推移，都可见肝功能有所改善（**图 1**），这提示即使胆红素降至正常，肝功能恢复也还需要一段时间[3]。

图 2 所示的是 1 例肝门部胆管癌完整的术前处理过程，从胆红素减至正常到手术用了极长的一段时间。此患者 HCV 抗体阳性，入院时伴大量腹水，血清胆红素高达 24.5mg/dl。分别穿刺左肝管，右前叶胆管和右后叶胆管行 PTBD，积极减黄，约 2 个月后胆红素降至 2.0mg/dl。此时检查 ICG，ICG 清除率仅为 0.051，提示肝功能极差。接着，为了能手术，施行了门静脉右支栓塞术，栓塞前测定的门静脉压高达 38cmH$_2$O。之后，ICG 清除率逐渐升高，至入院后 5 个月时，已恢复至 0.119。在门静脉右支栓塞术后又栓塞了肝右动脉的几支分支[4]，使左半肝得到充分的代偿性肥大，然后施行了右半肝切除＋尾状叶全切除术。术后恢复顺利，至今已健康生存了 10 年 9 个月。

肝功能恢复所需的时间取决于：①患者原来的肝功能状态；②黄疸的程度和胆汁淤滞的时间；③是否进行了确实有效的减黄。在日常

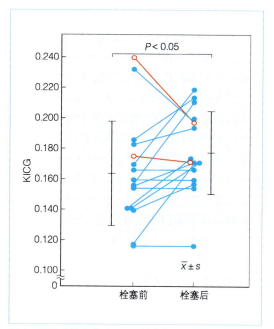

图 1　门静脉栓塞前后 KICG 的变化
多数梗阻性黄疸患者 KICG 有明显改善。红圈：无黄疸病例；绿圈：梗阻性黄疸病例
（引自参考文献 3）

临床实践中，梗阻性黄疸患者在黄疸出现之前，其肝功能状态是不明确的，因此，不得不说黄疸造成的肝功能损伤，在减黄后何时已完全恢复也是不清楚的，即不能判断具体需要多少时间。但是，像上述病例一样，肝功能本来就很差，又合并重度黄疸时，即使进行了确实有效的减黄，肝功能的恢复还是需要相当长的一段时间。对肝硬化的患者来说，肝功能损伤至少已经历好几年的时间，在术前这段极短的时间内，可认为肝功能是处于稳定的安静状态。另外，在梗阻性黄疸患者的减黄过程中，其肝功能是处于动态的变化之中，因此不得不说要想在某一具体的时间位点上准确地评估肝功能，那是困难重重。虽然从简便性和可靠性方面来讲 ICG 检查是评估肝功能的最好方法，但在应用于梗

阻性黄疸时要注意以下两点：①完全减黄后才行 ICG 检查；②初次检查不正常时，应在 1~2 周以后，有时可能需 1 个月以后，重复检查 1 次，再次评估。

◆ 4. ICG 最大清除率（ICGR-max）

　　自从 Paumgarther[5] 提倡测定 ICGR-max 评估肝功能以来，多数报道都认为 R-max 表示的是有功能的肝细胞总量，是肝功能检查最好的方法。当 R-max 负荷量无限大时，可消除掉肝脏血流的影响，只表现为肝细胞排泄色素的能力。因此，从理论上讲，比清除率或贮留率都优越。但是，为了能计算出可靠的 ICGR-max，就得在病情变化不大的短时间内，要进行至少 3 次 ICG 负荷检查，操作烦琐。除此之外，也不能无视给患者带来的痛苦和负担。另外，有报道指出，计算 R-max 的基本条件是 $K_1 > K_2 > K_3$（K 为 ICG 血浆清除率），但以 0.5mg/kg、1.0mg/kg、3.0mg/kg 负荷量检测时，在近半数的患者中，不是 $K_1 > K_2 > K_3$ 这个顺序[6]。虽然将负荷量增至 0.5mg/kg、2.0mg/kg、4.0mg/kg 或 0.5mg/kg、3.0mg/kg、5.0mg/kg 时可明显改善上述情况，但在已有损害的肝脏中给予这样大量的 ICG 又引出了安全性的问题。也有报道在梗阻性黄疸时，以 ICGR-max 评估肝功能很有价值。但是，从检查操作的烦琐，结果的可靠性，患者的负担和检查的安全性等方面来看，加上先前已作说明的在减黄的过程中肝功能处于动态变化之中，笔者个人认为：以 ICGR-max 评估梗阻性黄疸减黄过程中的肝功能在临床上没有多大的意义。

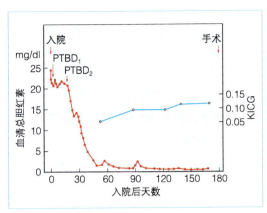

图 2　肝门部胆管癌伴严重黄疸病例血清胆红素和 KICG 的变化曲线

PTBD$_1$：穿刺左肝管插入的 PTBD；PTBD$_2$：穿刺右肝管插入的 PTBD

参考文献

1）Fox, IJ et al：New dyes for continuous recording of dilution curves in whole blood independent of variations in blood oxygen saturation. Am J Physiol 187：599, 1956

2）Koyama, K et al：Experimental and clinical studies on the effect of biliary drainage in obstructive jaundice. Am J Surg 142：293-299, 1981

3）Nagino, M et al：Changes in hepatic lobe volume in biliary tract cancer patients after right portal vein embolization. Hepatology 21：434-439, 1995

4）Nagino, M et al：Portal plus arterial embolization before extensive liver resection in patients with markedly poor functional reserve. J Vasc Interv Radiol 11：1063-1068, 2000

5）Paumgarther, G et al：Kinetics of indocyanine green removal from the blood. Ann NY Acad Sci 170：134-147, 1970

6）加藤年啓ほか：ICGR-max 測定上の問題点とその臨床的意義. 日消外会誌 26：984-991, 1993

7）野口　孝：閉塞性黄疸における肝予備能と肝切除限界の研究. 日外会誌 80：931-940, 1979

6. 各种肝脏储备功能评价法的意义和局限性

椰野正人

[名古屋大学大学院医学系研究科肿瘤外科]

引言

肝功能的检查方法有多种多样（**表1**），从外科角度来看，为了能正确判断出肝脏储备功能状况，首先必须对每种检查方法的意义和可靠性有充分的认识。本章讲述肝功能检查有代表性的几种负荷试验（ICG 检查除外，见前章）。

1. 从糖代谢方面来评估肝功能的负荷试验

（1）葡萄糖负荷试验

葡萄糖负荷后（75gOGTT）的血糖曲线间接反映了肝脏线粒体 ATP 的产生能力，可用于评估肝功能。血糖曲线可分成抛物线型和直线型 2 种，前者指 2 小时的血糖值低于 2 小时内的最高值，后者指 2 小时的血糖值高于 2 小时内的最高值型。抛物线型表示肝脏线粒体有代偿功能[1]。但是，在梗阻性黄疸时，胰腺分泌胰岛素功能受到抑制，因此必须在完全减黄后才能用葡萄糖负荷试验来评估肝功能[2]。

血糖变化曲线简单明了，但只能粗略反映肝功能的一个大致情况，不能对其进行详细的评估。对此加以改进的方法是氧化还原耐量试验（redox tolerance test）[3]，即在葡萄糖负荷时，测定动脉血中酮体比（AKBR），酮体增加与血糖增加的比值称为氧化还原耐受指数（redox tolerance index，RTI），以此比值量化肝功能。但是，AKBR 理论依据本身有疑问[4]，RTI 的临床意义一直没有得到承认。

表1　肝功能评价法

1. 色素负荷试验 　 ICG 负荷试验 　 BSP 负荷试验	3. 微粒体功能试验 　 氨基比林呼吸试验 　 安替比林负荷试验 　 利多卡因负荷试验[+]
2. 糖代谢试验 　 葡萄糖负荷试验 　 氧化还原负荷试验[+] 　 半乳糖负荷试验 　 果糖负荷试验 　 胰高血糖素负荷试验	4. 其他 　 去唾液酸糖蛋白显像[+] 　 消胆胺酯负荷试验 　 ^{11}C- 蛋氨酸 PET 　 $^{15}CO_2$PET

[+] 对黄疸肝的评价有效?

（2）半乳糖负荷试验

血中原本不含半乳糖（galactose），静注后，大部分半乳糖在肝脏内被转化为葡萄糖而代谢掉。实际检查时，静注 350~500mg/kg 的半乳糖，在 1 小时内每隔 5~10 分钟采血 1 次，测定血半乳糖浓度。有报道称血半乳糖半衰期和清除率能很好地反映肝细胞功能的总量。

肝细胞摄取半乳糖不受胰岛素或胆汁排泄的影响，因此本负荷试验也可适应于糖尿病或黄疸患者。另外，半乳糖是生理性物质，可安全用药。因此，也可用于减黄后或术后恢复期肝功能的评估[5]。

（3）胰高血糖素负荷试验

胰高血糖素（glucagon）可被位于肝细胞膜上的腺苷酸环化酶催化生成 cAMP，胰高血糖素负荷试验根据给予胰高血糖素后产生的 cAMP 高低来评估肝功能。有报道胰高血糖素负荷前

◎肝功能检查方法有多种，对每种检查方法的意义和可靠性要有充分的认识。
◎肝功能检查的基本方法是 ICG 检查，到目前为止还没有一种
检查方法在可靠性和简便性上能超过它。
◎半乳糖负荷试验、利多卡因负荷试验、半乳糖人血白蛋白
对评估黄疸肝脏的肝功能可能有效。

后血 cAMP 的最大比值与 ICGR-max 有良好的相关性。但是，有关胰高血糖素的负荷量及对试验结果的解释还没有一个统一的标准，因此，在外科临床上很少应用。

2. 从微粒体功能来评估肝功能的负荷试验

（1）氨基比林呼吸试验

给予 ^{14}C 标记的氨基比林（aminopyrine），然后测定呼气中 $^{14}CO_2$ 含量，通过了解肝脏微粒体功能来评估肝功能。本试验由于要使用稳定性放射性核素，费用高，还有口服给药时消化道吸收对结果影响大，因此基本上不可行。

（2）安替比林负荷试验

安替比林（antipyrine）是氨基比林的代谢产物。口服安替比林后，然后测定其血中的半衰期，通过了解肝脏微粒体功能来评估肝功能。消化道粘膜可将安替比林快速吸收入血，在肝脏中代谢。若其代谢速度越慢，其血中的半衰期就越长。因此，安替比林在肝脏中代谢虽然不受肝脏血流量的影响，但检查所需的时间长，这也是至今仍未临床普及应用的难点。

（3）利多卡因负荷试验

给予利多卡因后，测定其代谢产物 mono-ethylglycinexylidine（MEGX），通过了解肝脏微粒体功能来评估肝功能。利多卡因负荷试验已开始应用于肝移植，有报道在评估供肝肝功能、预测受体预后方面发挥了良好的作用[6]。另外，也有报道，在梗阻性黄疸时，减黄前本试验的测定结果与减黄率有良好的相关性，认为利多

卡因负荷试验对评估黄疸肝脏的肝功能也很有价值[7]。今后的问题是利多卡因负荷试验能否成为肝功能检查的一般性方法。

3. 半乳糖人血白蛋白

^{99m}锝 - 半乳糖人血白蛋白（^{99m}Tc-galactosyl-human serum albumin，GSA）可与肝细胞膜上所特有的去唾液酸糖蛋白受体（asialoglycoprotein-binding protein，ASGPR）相结合。在肝脏发生疾病时，肝细胞膜上的这种受体减少，通过测定结合在细胞膜上的 ^{99m}Tc-GSA 就可评估肝功能。通常以 ^{99m}Tc-GSA 在肝脏中的聚集率 LHL_{15} 来表示。有报道 LHL_{15} 是确定肝脏切除范围的一个有价值指标。将 ^{99m}Tc-GSA 放射性核素显像与单光子发射型计算机断层显像（single photon emissions computed tomography，SPECT）技术相结合，可计算出肝脏功能切除率，画出预定术式的切肝线，已在很多医院得到使用。

参考文献

1）Ozawa, K et al：Significance of glucose tolerance as prognostic sign in hepatectomized patients. Am J Surg 131：541-546, 1976
2）Nagino, M et al：Insulin metabolism after relief of obstructive jaundice. Surgery 119：445-451, 1996
3）Mori, K et al：Response of hepatic mitochondrial redox state to oral glucose load. Ann Surg 211：438-446, 1990
4）Matsushita, K et al：Arterial ketone body ratio in liver surgery. Hepatology 20：331-335, 1994
5）海保 隆ほか：Galactose 負荷試験よりみた肝切除前後の肝機能の推移. 日消外会誌 23：2064-2073, 1990
6）Oellerich, M et al：Lignocaine metabolite formation as a measure of pre-transplant liver function. Lancet I：640-642, 1989
7）貝沼 修ほか：塩酸リドカイン代謝産物 mono-ethylglycinexylidine 測定による肝機能評価. 日消外会誌 24：2354-2357, 1991

X 门静脉支栓塞术的要点与盲点

1. 经皮经肝入路的实际操作
（健侧穿刺法）

田中 宏・久保正二*

[東住吉森本病院外科・*大阪市立大学大学院肝胆膵外科]

◆ 引言

经皮肝穿刺门静脉分支栓塞（percutaneous transhepatic portal vein embolization，PTPE）的主要目的是提高肝脏胆道系统恶性肿瘤手术切除的安全性，也是肝细胞癌综合治疗的一个有效方法[1]。

有关 PTPE 的适应证和禁忌证请参见其他章节[2]。在肝细胞癌时，由于肿瘤的位置或门静脉癌栓的影响，有时候不能穿刺肿瘤侧门静脉分支，此时多从健侧肝脏穿刺。本文就介绍健侧穿刺、注入纤维蛋白胶的具体操作。

◆ 1. 术前处理

自前 1 天晚餐开始禁食。术前 30 分钟肌注硫酸阿托品 0.5mg，地西泮 5mg。左前臂留置静脉通路，穿刺前静注 5mg 喷他佐辛。

◆ 2. 穿刺门静脉

在超声引导下，以 17G PTBD 针穿刺。要想栓塞门静脉右支时，穿刺左门静脉矢状部。要想栓塞门静脉左支时，穿刺右前叶门静脉分支（**图 1**）。穿刺左门静脉矢状部时，取仰卧位，平静吸气，穿刺针不接触肋弓，尽可能垂直于皮肤进针。肝脏较硬有阻力时，也可用 21G 或 22G 针分两次穿刺。穿刺右前叶门静脉分支时，取左侧卧位，从右侧胸壁进针，朝右前叶门静脉和右后叶门静脉的分叉部附近穿刺，此时要注意避免损伤右前叶门静脉根部的胆管。穿刺右前叶门静脉分支时，感觉针尖阻力要比穿刺

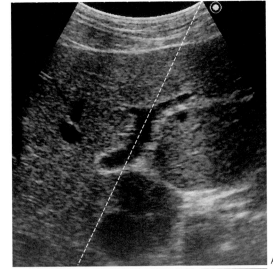
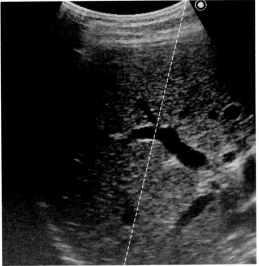

图 1 超声引导下门静脉穿刺方向
A. 左门静脉矢状部；B. 右前叶门静脉分支

◎健侧穿刺法的优点是穿刺针道上没有肿瘤妨碍，栓塞后门静脉造影和门静脉测压也很容易。
◎健侧穿刺法的缺点是在胆管扩张的患者中，容易合并胆管损伤而导致胆道出血或胆管炎。

矢状部时小，容易穿刺。此时要注意不能穿破肺实质。

◆ 3. 门静脉造影和向目标门静脉分支插入导管

首先将造影用导管插至门静脉主干，行门静脉测压和门静脉造影（**图2A**），然后沿造影导管插入导鞘，再利用导鞘将气囊导管诱导入目标门静脉分支内。事先可将导鞘和气囊导管的头端浸泡在热水内使其弯曲，然后利用此弯曲插入目标门静脉分支内。插管困难时，可利用导丝（**图3**）。另外，如果测得的门静脉压力在 30cmH$_2$O 以上时，PTPE 可增加食管静脉曲张破裂出血或肝切除后肝功能不全的发生率[3]，原则上无 PTPE 指征。

◆ 4. 栓塞

充分扩张气囊，导鞘进至气囊处，这样推注栓塞物质的压力就不会压在气囊导管上。栓塞至气囊导管无血液回流，说明栓塞完全。从目标门静脉分支试验造影的造影剂剂量可大致推测出所需栓塞物质的量[4]。

栓塞物质为纤维蛋白原液（A液）和凝血酶溶液（通常浓度的两倍）与 Lipiodol 的混合液（B液）。分别自两个管腔同时注入门静脉，使之在血管内反应发生凝固[4]。

◆ 5. 栓塞后处理

等待5分钟，待胶完全凝固后气囊放气。将气囊导管换成造影用导管，留置在门静脉主干内，再次门静脉测压和栓塞后门静脉造影（**图2B**）。拔除导管前要变换患者体位，使肝脏穿刺方向与X线垂直。即从左门静脉矢状部穿刺时，在右前斜位至右侧位上拔管，从右前叶门静脉分支穿刺时，在轻度左前斜位上拔管。拔

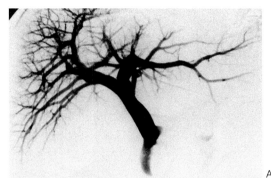

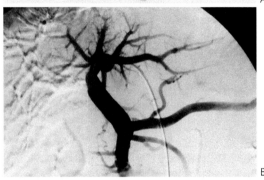

图2 PTPE 前的门静脉造影图像（A），门静脉右支栓塞后的门静脉造影图像（B）

除导鞘时，先将其退至肝包膜下，然后塞入明胶海绵或注入栓塞物质封堵针道，最后拔除导鞘。

◆ 6. 术后经过与并发症

禁食至第二天，安静卧床。之后允许进食和下地活动是没有问题的。诉轻度腹痛时，可给予吲哚美辛栓或肌注安定对症处理。我们科室最近13年间的门静脉右支 PTPE 的并发症如**表1**所示。实行健侧穿刺法的病例中，门静脉内膜损伤有2例（5%）。尽管通过保守治疗病情改善、预定的肝切除得以进行，但这是本穿刺法应该注意的并发症。另外，对患侧胆管未引流的梗阻性黄疸的病例，患侧穿刺可发生胆漏和胆管炎。这是穿刺时损伤了扩张胆管引起的并发症，对这样的病例，健侧穿刺法比较安全[5]。

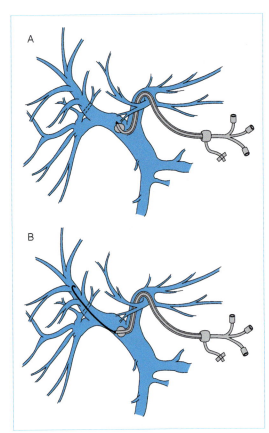

图3　从左门静脉矢状部穿刺插管至门静脉右支
A. 导管头端弯曲法；B. 导丝法

◆ 小结

　　进行 PTPE 时，要充分理解健侧、患侧穿

表1　与门静脉右支 PTPE 操作方法相关的并发症

穿刺法	同侧穿刺	健侧穿刺
总患者数	12	37
栓塞物质向对侧的脱落	1（8%）	1（3%）
门静脉内膜损伤	0（0%）	2（5%）
胆道出血	1（8%）	1（3%）
胆管炎	1（8%）	0（0%）
胆漏	2（17%）	0（0%）

（1993.1—2005.3 大阪市立大学肝胆胰外科）。

刺法各自的特点，针对每个病例的不同特点选择合适的方法，这是非常重要的。

参考文献
1）Kinoshita, H et al：Preoperative portal vein embolization for hepatocellular carcinoma. World J Surg 10：803-808, 1986
2）田中　宏ほか：肝切除前門脈塞栓療法の適応と意義. 臨床外科 53：1435-1439, 1998
3）田中　宏ほか：術前経皮経肝門脈枝塞栓術による肝切除の適応拡大と安全性の向上. 日外会誌 93：1317-1323, 1992
4）田中　宏ほか：経皮経肝門脈枝塞栓術. 消化器疾患のIVR，メジカルビュー社，東京，138-145, 1999
5）田中　宏ほか：肝門部胆管癌に対する経皮経肝門脈枝塞栓術（PTPE）. 消化器外科 26：1859-1865, 2003

各种栓塞物质的长处和短处

梛野正人［名古屋大学大学院医学系研究科肿瘤外科］

■ 明胶粉

通常使用的栓塞物质是用 0.5~1.0g 明胶粉（gelfoam powder，Upjohn 公司）和 2 500~5 000U 凝血酶（thrombin）混合于 10~20ml 的 60% 泛影葡胺（Urografin），虽然比较粘稠，但还是可以容易地自细导管注入。也可将一张明胶海绵剪成 1mm 见方的小块后使用。明胶粉安全性好，易操作，而且价格便宜，但其缺点是容易被吸收，可过早地导致门静脉再开通。在临床上，应用这种栓塞物质后，到底有多少比例的患者出现门静脉再开通还没有详细的报道，但动物实验表明应用这种栓塞物质，在栓塞后的 1 周内门静脉再开通的比例是相当高的。

■ 纤维蛋白胶

纤维蛋白胶是一种安全、容易操作的栓塞物质。在球囊堵住的情况下若注入了足够的栓塞剂，可取得完全栓塞的效果（**图 1**），而且基本上都不出现疼痛或发热等副作用，组织学检查也发现炎症反应极轻。另外，我们在栓塞后每日行超声 Doppler 检查，发现在栓塞后的 2 周内门静脉再开通的比例在 10% 以下。再开通的病例往往都因为栓塞物质注入的剂量不够。

■ 氰基丙烯酸乙酯

氰基丙烯酸乙酯（cyanoacrylate）的栓塞效果确实可靠，可形成半永久性的栓塞。为了有不透 X 线效果，通常与 Lipiodol 混合后使用。笔者没有使用这种粘合胶的经验，但据报道使用后有轻度腹痛或发热等症状。这种粘合胶可瞬时损伤血管内膜，炎症反应也极强。因此，一旦注入过量，化学性炎症反应就可波及肝门部，可以想象为手术时的分离操作带来了许多困难。使用这种粘合胶栓塞门静脉分支多见于欧美报道，大部分是应用于转移性肝癌的患者。对需要仔细分离肝门部的胆道癌患者，考

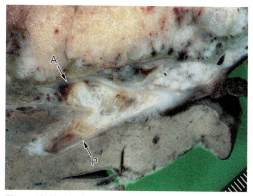

图 1 以纤维蛋白胶＋碘油栓塞后的切除标本剖面
右前叶门静脉分支（A）和右后叶门静脉分支（P）被完全栓塞

虑不宜使用。

■ 无水乙醇

无水乙醇的优点是非常便宜，有蛋白凝固作用，可引起血管内膜损伤，有与氰基丙烯酸乙酯同样的半永久栓塞效果。其最大的缺点是注入时可产生相当强烈的疼痛和不适感。另外，无水乙醇是有毒物质，可损伤肝细胞，栓塞后可见 GOT 或 GPT 等肝脏酶类显著上升。但是，被栓塞的肝叶可发生严重的变性反应，与明胶粉或纤维蛋白胶相比，非栓塞肝叶的代偿性肥大较为充分。

■ 钢圈

钢圈（steel coil）栓塞后不能再开通，也不能栓塞末梢血管，因此其栓塞效果比不上其他栓塞物质。

笔者爱用纤维蛋白胶＋碘油的栓塞物，但因为价格较高，保险不予报销，故从大约 8 年前开始采用无水酒精＋钢圈的组合。

2. 经皮经肝入路的实际操作（同侧穿刺法）

梛野正人

［名古屋大学大学院医学系研究科肿瘤外科］

引言

作为提高大范围肝切除术安全性的术前处理，门静脉栓塞近年来正迅速普及。此方法有两种：①全麻下开腹，经回结肠静脉插管法（transileocolic portal vein embolization，TIPE）；②超声引导下经皮经肝门静脉穿刺法（percutaneous transhepatic portal vein embolization；PTPE）[1,2]。从给患者带来创伤和经费等各方面问题来看，后者无疑应优先考虑。PTPE 先前是从非栓塞侧肝叶穿刺的方法（对侧穿刺法 contralateral approach）[1,2]，笔者设计了穿刺栓塞叶门静脉支的方法（同侧穿刺法 ipsilateral approach），已在临床得到广泛使用[3-7]。

1. 同侧穿刺法的优点

进行大范围肝切除术时，预定切除肝体积在 50% 以上是门静脉栓塞术的适应证，包括右半肝切除、扩大右半肝切除、右三肝切除和左三肝切除。用同侧穿刺法穿刺的门静脉支通常是右前上支（P_8），右前叶是上述各种肝切除术式中都要切除的区域，即属于预定栓塞的肝叶。本法的优点是：第一，因穿刺预切除的部分，即使因穿刺引起肝内动脉或胆管损伤，也不会达到变更术式的严重程度。而且，穿刺的门静脉支也被栓塞，能在栓塞结束的同时拔管，因此就没有术后出血的危险。第二，P_8 是在超声引导下最易穿刺的门静脉支，而

且从 P_8 到门静脉主干没有像从左支水平部到矢状部之间的弯曲（left portal elbow），因此导鞘的插入以及之后导管的操作就容易进行。第三，可以进行同时栓塞门静脉右支和左内侧支（P_4）的右三叶门静脉栓塞术，或栓塞门静脉左支和右前支的左三叶门静脉栓塞术。这样一来同侧穿刺法能既安全又简便，而且能扩大 PTPE 适用范围，现在大部分医院都采用本法。

2. 同侧穿刺法的实际操作

以前是将纤维蛋白胶注入特殊的三腔球囊导管进行栓塞[3-5]。大约 8 年前开始，使用酒精和钢圈进行栓塞术，接下来就后者进行说明。

在超声引导下，用 18G 穿刺针经右肋间穿刺 P_8。如果患者体胖、门静脉右前支难以观察，这时最好将右上肢置于头顶，同时在肩部和腰部放置枕垫，略呈右前斜位进行穿刺。注入少量的造影剂，确认穿刺针在门静脉支内后，将 Ragifox 导丝（0.035 英寸）送入至肠系膜上静脉，然后插入 5F 导鞘至门静脉主干。首先，用 5F 的导管行门静脉造影。造影剂按 5ml/s 的速度注入 10ml，造影时有三种体位：仰卧位、右前斜位（右前 30°~40°）和右前斜位＋尾前斜位（右前 30°~40°＋尾前 20°~30°）。右前斜位像有利于确认左右门静脉分叉部有无肿瘤浸润，右前斜位＋尾前斜位像有利于了解门静脉右前

支、右后支的分支样式。欲栓塞右三叶门静脉支时，了解门静脉左内侧支的分支样式是很重要的，此时适于用右前斜位＋头前斜位（右前30°~40°＋头前20°~30°）进行造影。另外，在门静脉左右支分叉部确认有门静脉高度浸润时，多用侧位像进行观察。经以上的门静脉造影充分掌握了门静脉支的分支样式后再施行栓塞术。

栓塞时常用门静脉造影中使用过的5F单腔导管。栓塞门静脉右支时，先插管入右后支栓塞（**图1**）。将导管头端用蒸汽制成弯曲状（如**图2A**所示），在门静脉主干内慢慢将导管拔出时，这个形状能使其比较容易插入右后支中。确定导管正确插入后，缓慢注入2ml乙醇。因乙醇注入会伴有较强的疼痛感，有必要用喷他佐辛＋咪达唑仑进行充分的镇痛、镇静。注入2ml乙醇后，用少量的造影剂确认"栓塞情况"，如果栓塞不充分则重复该操作。多数情况下会使用6~10ml乙醇。用乙醇行部分栓塞之后，在右后支根部留置几个钢圈。钢圈直径有3mm、5mm、6mm、7mm、8mm、10mm，应选用与门静脉直径相当的钢圈。右后下支（P_6）和右后上支（P_7）立即分叉、右后支主干较短时，将它们分别栓塞。右后支栓塞结束后，拔去导管，就用蒸汽使导管头端改变成如**图2B**所示形状。此时，在门静脉主干内慢慢将导管拔出时，这种形状使其能比较容易插入右前支中。将乙醇以每次2ml、分数次注入栓塞右前支，乙醇的使用量和栓塞右后支时一样为6~10ml。部分栓塞后，将导管从导鞘中拔出，将其头端变直，在右前支根部留置钢圈。右前下支（P_5）、右前上腹侧支（P_{8a}）、右前上背侧支（P_{8c}）分叉较早时，将它们分别栓塞。有目的地栓塞门静脉支后，将导鞘和导管拔出至肝实质内，留置1~2个3~5mm的钢圈，再将导鞘和导管一起拔出。静卧2~3小时后可下床活动。

行右三叶门静脉栓塞术时（**图3**），开始先

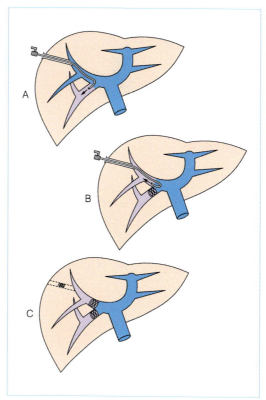

图1　门脉右支栓塞术
首先栓塞右后支（A），接着栓塞右前支（B，C）

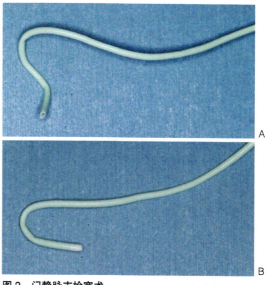

图2　门静脉支栓塞术
考虑到门静脉支的分支形态，改变导管形状后再使用

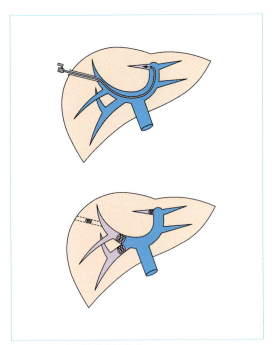

图3　右三叶门静脉支栓塞术
首先栓塞左内支，接着栓塞右支

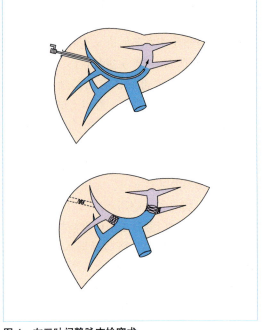

图4　左三叶门静脉支栓塞术
首先栓塞门静脉左支，接着栓塞右前支

栓塞左内支。这时也如前所述，用蒸汽将导管头端变成与左内支形状相吻合的弯曲状。左内支通常能辨认出2~3支，将其一支一支小心栓塞。因分支较细，每支注入酒精1~2ml则足矣，使用钢圈的直径为3~5mm。考虑到手术时能方便结扎和切断，因此留置钢圈时留有一定的距离至关重要。行左三叶门静脉栓塞术时（**图4，图5**），首先栓塞门静脉左支，接着栓塞右前支。左三叶栓塞中，穿刺门静脉左支矢状部也是同侧穿刺法，因此在用超声难以看到右前支的病例中，经此途径也比较好。

◆ 3. 应注意的地方

不管怎么说，门静脉栓塞术是大范围肝切除术的术前处理，应安全实施。不能以完全栓塞为目的而牺牲安全性。

手法上应特别注意的是，尽可能在远离肝门的部位注入乙醇和留置钢圈。在右后支主干及右前支主干短小的病例，应分别栓塞相应的肝段支（**图5**）。

参考文献

1) Makuuchi, M et al：Preoperative portal vein embolization to increase safety of major hepatectomy for hilar bile duct carcinoma：A preliminary report. Surgery 107：521-527, 1990

2) Kinoshita, H et al：Preoperative portal vein embolization for hepatocellular carcinoma. World J Surg 10：803-808, 1986

3) Nagino, M et al：Percutaneous transhepatic portal embolization using newly devised catheters：Preliminary report. World J Surg 17：520-524, 1993

4) Nagino, M et al：Right or left trisegment portal vein embolization before hepatic trisegmentectomy for hilar bile duct carcinoma. Sur-

◎门静脉造影时要充分了解门静脉分支模式，重建肝内门静脉支的三维结构。

◎将导管头端用蒸汽制成适合目标门静脉分支形态的弯曲度。

◎每次少量缓慢注入酒精。

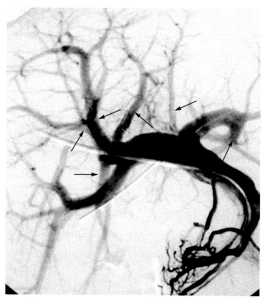 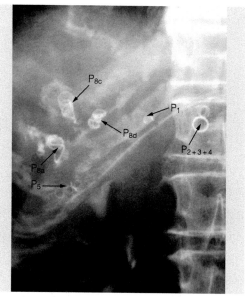

图5 门静脉支栓塞术

施行左三叶门静脉支栓塞术的病例。在此病例中，将6支门静脉支分别栓塞

gery 117：677-681, 1995

5）Nagino, M et al：Selective percutaneous transhepatic embolization of the portal vein in preparation for extensive liver resection：The ipsilateral approach. Radiology 200：559-563, 1996

6）Nagino, M et al：Right trisegment portal vein embolization for biliary tract carcinoma：technique and clinical utility. Surgery 127：155-160, 2000

7）Nagino, M et al：Two hundred forty consecutive portal vein embolizations for before extended hepatectomy for biliary cancer；surgical outcome and long-term follow-up. Ann Surg 243：364-372, 2006

3. 栓塞术后肝脏再生的评价方法

横山幸浩

[名古屋大学大学院医学系研究科腫瘍外科]

1. 门静脉栓塞术后肝脏再生及残肝储备能的评价方法

门静脉支栓塞术（portal vein embolization, PVE）后一般用 CT 测量预定剩余肝脏的体积。非栓塞叶的再生率一般用它占全肝体积的比例来计算，即栓塞后非栓塞叶占全肝体积的比例 - 栓塞前非栓塞叶占全肝体积的比例，大约 10%。但这里必须要注意的是，CT 体积测量只测定肝体积，因此不能直接反映残留肝的储备功能。大量肝切除前残留肝储备功能的重要评价方法必须要从"体积"和"功能"两方面来进行。

吲哚氰绿试验（Indocyanine green test, ICG 试验）作为评价肝功能的简便方法，是临床上最常用的。我们常规将 CT 体积测量和 ICG 试验联合来评价 PVE 后残留肝脏的储备功能。这样不仅能评价肝脏体积，还能评价肝功能的储备能力。ICG 检查常将 ICGR15 值和 ICGK 值作为结果报告出来。ICGR15 值的正常值在 10% 以下。由注射 15 分钟后的血清 ICG 浓度（mg/dl）求出滞留率（%）。但是此方法的缺点则是相当于 1kg 体重的循环血浆量因患者脱水、水肿或肥胖等不同状态而有个体差异。一方面，ICGK 值用在血中 ICG 消失率 $K=0.693/t_{1/2}$ 来计算，正常值在 0.13~0.14 以上。ICG 半衰期具体的计算方法是，以给药 5 分钟、10 分钟、15 分钟后血中 ICG 的浓度为点绘制半对数图，取 ICG 浓度降到初始浓度一半时的时间为半衰期（**图 1**）。进行 ICG 试验时，不能只看报告结果，

常常需要确认图上的各点，保证其都在直线上排列，这非常重要。如果没有在直线上排列，不再进行一次 ICG 试验就会根据错误的肝功能去考虑手术方式。

肝功能评价的时候，使用 ICGR15 分值还是 ICGK 值呢？不同医院使用不同的指标。我们使用残肝储备能的评价方法是将预留残肝体积的比率和 ICGK 值相乘得出"残肝 ICGK 值"，这是对残肝从"体积"和"功能"两方面进行综合评价的一个尝试。以我们科室 240 例术前行 PVE 的胆管癌病例为对象进行研究发现，术后在医院死亡的病例与生存的病例相比，PVE 后残肝 ICGK 的平均值较低，统计学上有明显差别。预定残肝 ICGK 值（ICGK 值 × 残肝体积比）不足 0.05 的病例与超过 0.05 的病例相比，前者死亡率较高（预留残肝 ICGK 值不足 0.05 的住院死亡率 28.6%，超过 0.05 的住院死亡率 5.5%，$P<0.001$）（**图 2**）[1]。因此在我们科室，所测预留残肝 ICGK 值不足 0.05 时，多暂缓手术，延期以待功能改善。

2. ICG 试验评价预留残肝储备功能时的问题点

ICG 清除率受肝血流、肝细胞代谢能力和胆管的梗阻状态影响很大。门静脉栓塞后，尽管栓塞叶动脉血流增加，但与非栓塞叶相比，总的血流量减少。因此，栓塞叶的 ICG 清除率不及非栓塞叶。另外，胆管癌等造成肝脏区域性梗阻以后，梗阻部位的 ICG 清除率下降。即根据肝脏状态的不同，ICG 的清除效率在肝脏

◎必须要从功能和体积两个方面来评价预留残肝的储备功能。

◎预留残肝的 ICGK 值不足 0.05 的病例的术后死亡率较高。

◎胆管梗阻的肝区域的 ICG 清除率下降。

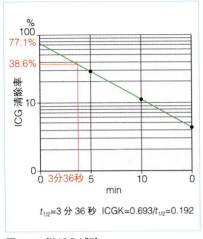

图1　一例 ICG 试验

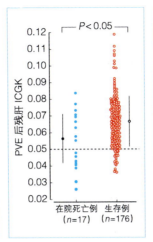

图2　残肝 ICGK 值和住院死亡率的关系

（引自参考文献 1 ）

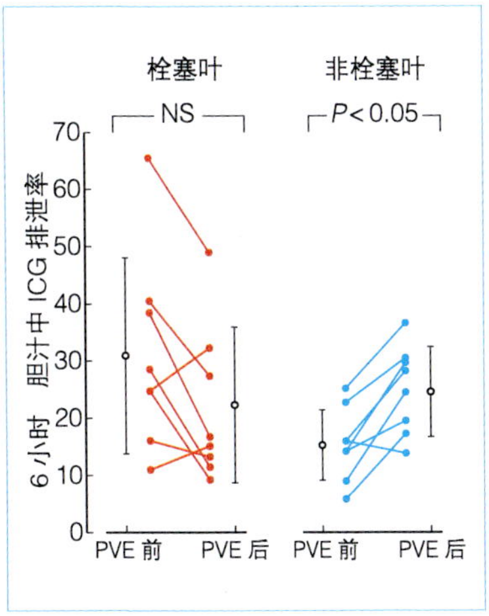

图3　门静脉栓塞后，栓塞叶和非栓塞叶 ICG 排泄的变化

（引自参考文献 2 ）

各部分并不是完全一致的。

如前所述，PVE 后栓塞叶门静脉血流中断，相反非栓塞叶门静脉血流增加，很容易想象两者在 ICG 排泄效率上的差异。我们科室的 Uesaka 等对栓塞叶和非栓塞叶分别进行了胆管引流的病例进行了研究。在 PVE 后，用 CT 计算肝脏体积，行 ICG 试验，并测定胆汁引流液中的 ICG 排泄量[2]。非栓塞叶的体积增加率平均为 8.3%，而 ICG 排泄量平均升高了 20.1%（**图3**）。这提示非栓塞叶功能的上升超过了体积的增加，反之栓塞叶功能的下降超过了体积的减少。如果这样的话可以推测，在施行了 PVE 的病例，残肝真正的 ICGK 值大于仅根据预定残肝体积比与 ICGK 值相乘所得出的 ICGK 值。计算残肝真正的 ICGK 值时应该如何加以修正，或是应该采用其他的什么方法？这些都是值得进一步研究的问题。

参考文献

1 ）Nagino, M et al：Two hundred forty consecutive portal vein embolizations before extended hepatectomy for biliary cancer：Surgical outcome and long-term follow-up. Ann Surg 243 (3)：364-372, 2006

2 ）Uesaka K et al：Changes in hepatic lobar function after right portal vein embolization. An appraisal by biliary indocyanine green excretion. Ann Surg 223 (1)：77-83, 1996

门静脉支结扎与肝线粒体功能

清水泰博・二村雄次* [愛知県がんセンター中央病院消化器外科・*愛知県がんセンター]

■ 未结扎侧肝脏线粒体功能有何变化？

在临床上，术前已应用经皮肝穿刺门静脉分支栓塞术（PTPE）来预防肝切除后肝功能不全。我们在结扎了门静脉分支的大鼠模型中，通过动态测定未结扎侧肝脏线粒体 DNA（mtDNA）和 mRNA（mt mRNA）来阐明 PTPE 后门静脉血流未阻断侧肝再生的发生机制[1]。

■ 实验方法

1. 动物实验　结扎大鼠门静脉左支，其支配约70%的肝实质。然后分别于术后12小时、24小时、48小时、96小时、168小时摘出肝脏。

2. DNA 分离和 Southern Blot Analysis　以 ^{32}P 标记作为 mtDNA 的一部分、来源于细胞核的细胞色素 C_1 cDNA 作为探针，进行 Southern Blot。测定阳性条带的放射性核素放射剂量，动态分析 mtDNA 的变化。

3. RNA 分离和 Northern Blot Analysis　以 ^{32}P 标记来源于 mtDNA 的、糖酵解酶 GAPDH（glyceraldehyde 3 phosphate dehydrogenase）cDNA 作为探针，进行 Northern Blot。动态分析 mt mRNA 的变化。

■ mtDNA 的复制和转录加速

单一拷贝的细胞色素 C_1 基因是反映核内基因变化的一个指标，与细胞色素 C_1DNA 相比，mtDNA 在术后12小时就有明显增加，24小时达到术前的390%，之后也一直维持在较高水平（**图1**）。来源于 mtDNA 的电子传递系统蛋白的 mRNA 在术后12小时已达术前的240%，至24小时仍明显增加。对照组的 GAPDH mRNA 无变化（**图2**）。

在门静脉分支结扎的早期，mtDNA 和 mt mRNA 就显著增加。这表明，为了给未结扎侧肝叶肝再生提供能量，负责编码线粒体电子传递系统蛋白的细胞核基因和 mt 基因的转录活性有协同性增加。

■ 预防肝切除后肝功能不全

通过门静脉分支结扎，可发现未结扎侧肝叶

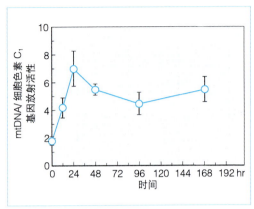

图1　mtDNA 的变化（引自参考文献1）

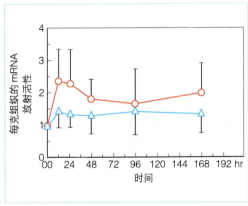

图2　mt mRNA 的变化（引自参考文献1）

的 mtDNA 复制和转录加速。这表明未结扎侧肝叶肝再生旺盛，也就意味着应用于临床的 PTPE 能减少肝切除后肝功能不全的发生。

参考文献
1）Shimizu, Y et al：Elevated mitochondrial gene expression during rat liver regeneration after portal vein ligation. Hepatology 22：1222-1229, 1995

门静脉分支结扎与肝再生（1）

竹内英司 [名古屋第一赤十字病院外科]

■ **门静脉分支结扎后，未结扎侧肝脏的变化是肝脏再生还是肝脏肿大？**

　　自从 Rous 和 Larimore 报道结扎门静脉分支后未结扎侧肝脏发生代偿性肥大以来，有关未结扎侧肝脏的变化是因为肝脏再生，还是因充血等原因引起的肝脏肿大，有过多种说法。我们试图从 DNA 复制的角度来阐明这种变化的本质，即如果是肝脏再生，那么在肝脏重量增加的同时，总 DNA 量也应该增加。在**图1**中，红线表示大鼠 70% 肝切除后，残肝重量的变化。结扎支配 70% 肝脏的门静脉分支后，蓝线和绿线分别表示未结扎侧和结扎侧肝脏重量的变化。结果显示未结扎侧肝脏重量的增加与肝切除术后残肝重量的增加基本是一样的。进一步，请注意未结扎侧肝脏总 DNA 量的变化（**图2**），未结扎侧肝脏总 DNA 的增加与残肝 DNA 的增加也是一样的。根据以上结果，可以断定未结扎侧肝脏的代偿性肥大是肝脏再生的结果。

■ 未结扎侧肝脏肝再生的机制

　　与 DNA 复制有关的 3 种酶是 DNA 聚合酶 α，δ 和 ε。为了阐明门静脉分支结扎诱导肝脏再生的机制，我们在未结扎侧肝脏与 70% 肝切除后残肝中比较了这 3 种酶的变化。结扎了支配 70% 肝脏的门静脉分支后，未结扎侧肝脏中 3 种聚合酶的变化如**图3A** 所示。70% 肝切除后残肝中 3 种聚合酶的变化如**图3B** 所示。在此两者中，DNA 复制所需 3 种酶的表达方式基本相同。因此，从 DNA 复制的角度来看，门静脉分支结扎术后的肝脏再生与肝切除术后的肝脏再生也是同样的。由此可知，术前经皮肝穿刺门静脉分支栓塞术可诱导预定保留的残肝发生与肝切除术后同样的肝再生，临床上应该提倡这种术前处置。

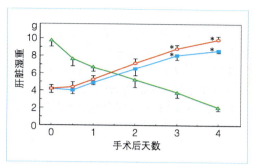

图 1　大鼠肝脏湿重的变化（$\bar{x} \pm s$）
红色：部分肝切除后的残肝；蓝色：未结扎侧肝脏；
绿色：结扎侧肝脏
* 部分肝切除术与门静脉分支结扎术之间差异显著（$P<0.05$，t 检验）

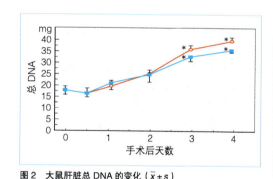

图 2　大鼠肝脏总 DNA 的变化（$\bar{x} \pm s$）
红色表示部分肝切除后的残肝，蓝色表示未结扎侧肝脏
* 部分肝切除术与门静脉分支结扎术之间差异显著（$P<0.05$，t 检验）

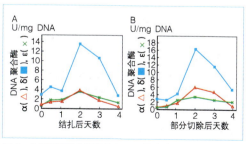

图 3　大鼠肝脏低盐提取物中 DNA 聚合酶 α，δ 和 ε 活性的变化（unit/mg DNA）
A. 未结扎侧肝脏；B. 部分肝切除后的残肝
红色：DNA 聚合酶 α；蓝色：DNA 聚合酶 δ；绿色：DNA 聚合酶 ε

门静脉分支结扎与肝再生（2）

小林　聪〔名古屋通信病院外科〕

■ 引言

　　肝脏具有再生能力自古就被认为是一种生理现象，最早可追溯至希腊神话。近年来随着分子生物学的不断进步，肝脏再生的发生机制也已逐渐明了。虽然部分肝切除、病毒或药物所致的肝损伤可作为诱因使处于静止期的肝细胞启动肝再生（即细胞分裂或未成熟细胞的分化），但门静脉血流的变化也是肝再生的一个刺激因素。在结扎门静脉分支的大鼠模型中，结扎侧的肝重可从70%萎缩减少至20%，而未结扎侧的肝重可从30%增加至80%。实际上，临床上广泛应用的经皮经肝门静脉穿刺门静脉分支栓塞术就是以这个试验结果为依据的。

■ 肝再生的信号转导

　　肝再生可以说就是通过刺激使静止期（G0）肝细胞进入第1期（G1），然后在各种增殖因子（HGF、EGF、TGF-α 等）的作用下进入细胞周期。在此过程中，多条细胞内信号转导通路都参与其中，并组成了复杂的信号转导网络。因此，即使阻断了其中的一条通路（如基因敲除），肝再生也照样继续进行。已知炎性细胞因子如 IL-6、TGF-α 在这些通路的早期阶段（G0→G1）中发挥了重要作用。

■ 门静脉分支结扎的一种新的动物模型

　　经皮经肝穿刺门静脉分支栓塞术（PTPE），由于不开腹、完全没有因外科创伤而带来的炎性细胞因子的影响，是研究单纯门静脉血流变化时肝再生发生机制的最好模型。为了再现 PTPE 所致的肝脏再生，我们制作了一种新的动物模型。方法如下：大鼠开腹手术，从拟结扎的门静脉分支下带过结扎线，但不结扎，将此线的两端从腹壁两侧引出，然后关腹。术后第7天，待开腹手术创伤影响消失后，再拉紧腹壁两侧的线完成门静脉分支结扎（图1）。用此模型亦可重现与原来模型一样的肝重量的变化。

■ 在新动物模型上的肝再生研究

　　通常都认为作为肝再生触发器的炎性细胞因

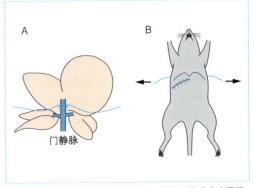

图1　开腹手术，将支配大鼠70%肝脏的门静脉分支带线，但不结扎，引出体外（A）
　　　待开腹手术创伤影响消失后，再拉紧腹壁两侧的线完成门静脉分支结扎（B）

子主要来源于肝内 Kupffer 细胞，但在这个新的模型中，肝再生触发器可认为是门静脉血流变化刺激肝窦内皮细胞（伸长刺激、应切力等）而产生的 IL-6。理由是：IL-6 主要集中在 Glisson 鞘周围（zone Ⅰ）的肝窦内皮细胞，而中心静脉周围（zone Ⅲ）的肝窦内皮细胞几乎不分泌 IL-6，这个结果提示肝再生始于 zone Ⅰ。另外，在肝再生的基因表达方面，这个新的模型有与原来模型不一样的基因表达谱，特别是在新模型中发现 MMP-2（gelatinase）基因、血小板活化因子受体（platelet activating factor receptor）基因和降钙素受体（calcitonin receptor）基因等高表达[2]。今后可用这个新模型进一步阐明门静脉血流变化引发肝再生的信号转导机制，并期待着进一步提高 PTPE 后的肝再生效率，以便更好地预防术后肝功能不全的发生。

参考文献

1) Kobayashi, S et al：Evaluation of hepatic interleukin-6 secretion following portal vein ligation using a minimal surgical stress model. J Surg Res 135：27-33, 2006
2) Yokoyama, S et al：Biphasic activation of liver regeneration-associated signals in an early stage after portal vein branch ligation. Biochem Biophys Res Commun 349：732-739, 2006

门静脉支结扎与梗阻性黄疸时的肝再生

水野伸一[静冈厚生病院外科]

近年来，为了预防肝切除术后肝功能不全，盛行术前门静脉分支栓塞术。但是，大部分的肝门部恶性肿瘤患者都伴有梗阻性黄疸，在伴有梗阻性黄疸的肝脏中，门静脉分支栓塞术能否诱导如发生在无黄疸肝脏中一样的肝再生，我们通过动物实验来说明[1]。

■ 在伴有梗阻性黄疸的肝脏中也能诱导肝细胞再生！

结扎大鼠胆管，制作梗阻性黄疸的动物模型，然后阻断部分门静脉血流，观察肝细胞增殖能力的变化。结扎支配70%肝脏的门静脉分支，测定未结扎侧肝脏中的DNA聚合酶α活性和肝细胞分裂指数，以此来判定未结扎侧肝脏的肝细胞增殖能力。

即使在梗阻性黄疸的肝脏中，结扎门静脉分支后，未结扎侧肝脏中的DNA聚合酶α活性和肝细胞分裂指数也一直增加，达到与正常肝脏同一水平的峰值（**图1A，B**）。这表明门静脉分支结扎后，梗阻性黄疸肝脏的未结扎侧肝细胞增殖能力与正常肝脏的未结扎侧肝细胞增殖能力是同等的。

■ 门静脉分支结扎术后的肝细胞增殖与胆汁外漏

接下来的一个问题是胆汁外引流对门静脉分支结扎术后的肝细胞增殖能力有何影响。我们在一组大鼠中，于结扎胆管后第5天同时行胆汁外引流和门静脉分支结扎。在另一组大鼠中，于结扎胆管后第5天先行胆汁外引流，待血清胆红素降至正常后，再结扎门静脉分支。然后比较两组的未结扎侧肝细胞增殖能力。结果如下：术后第2天，两组的未结扎侧肝脏DNA聚合酶α活性都显著上升，未见明显差异（**图2**）。两组的肝细胞分裂指数也有同样的变化。另外可见同时行胆汁外引流和门静脉分支结扎大鼠组的血清胆红素下降较快。

■ 可望缩短术前准备时间

在临床上，对伴有梗阻性黄疸的患者，通常是先行胆道引流，待血清胆红素下降到接近正常时，才行门静脉分支栓塞术。上述结果表明，即使不等

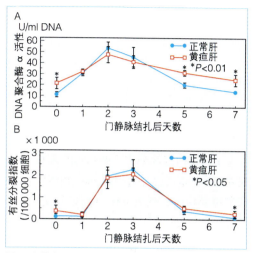

图1 门静脉分支结扎术后未结扎侧肝脏的变化（引自参考文献1）
A. DNA聚合酶α活性；B. 肝细胞分裂指数

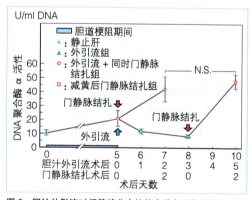

图2 胆汁外引流对门静脉分支结扎术后未结扎侧肝脏DNA聚合酶α活性的影响（引自参考文献1）

黄疸减轻就行门静脉分支栓塞术，对减黄速度也没有什么大的影响，而且同样能诱导未栓塞侧肝脏的肝再生。虽然不能将这种做法原封不动地照搬在人体中，但至少可以认为，对胆道引流后减黄情况良好的患者，在血清胆红素至正常之前就行门静脉分支栓塞术是安全、有效的，不会引起某些特别的问题。

参考文献
1）Mizuno, S et al：Portal vein branch occlusion induces cell proliferation of cholestatic rat liver. Journal of Surgical Research 60：249-257, 1996

4. 栓塞术后多普勒超声检查的意义

後藤康友

[名古屋第一赤十字病院外科]

◆ 引言

为了确认门静脉分支栓塞术的效果和早期发现并发症，术后要定期行 Doppler 超声检查[1]。栓塞前也要检查，观察肝内门静脉分支形态，并测定门静脉的血流速度。

1. 栓塞后正常的 Doppler 表现

栓塞区域内见不到门静脉血流波形，被栓塞的门静脉分支内充满着栓塞物。伴行的肝动脉波形被突出显示[2]（**图 1**）。

在栓塞后早期，未栓塞区域的门静脉血流有所增加。我们自己的观察结果是，在栓塞了右半肝或右三肝门静脉的患者中，PTPE 后第 1 天，其左门静脉矢状部的血流速度明显增加，之后逐渐下降，但即使至 PTPE 后 14 天，此处的血流速度与 PTPE 前相比，仍表现为明显加快（**图 2**）。

2. 确认栓塞完全

即使施行门静脉分支栓塞时完全栓塞了预定的门静脉分支，之后也有再开通的可能，必须定期行 Doppler 超声检查。

在常规的 B 超图像上，栓塞物表现为实性回声。即使门静脉分支内充满了栓塞物质，用 Doppler 检查时，还是可见少量血流信号。这时如果在栓塞区域的末梢侧未见稳定的门静脉血流信号，可认为栓塞是完全的。

3. 早期发现并发症

到目前为止，直接源于门静脉分支栓塞术

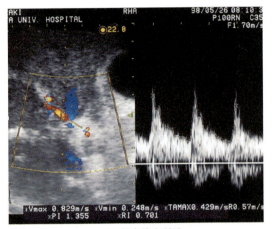

图 1　PTPE 后 Doppler 超声检查所见

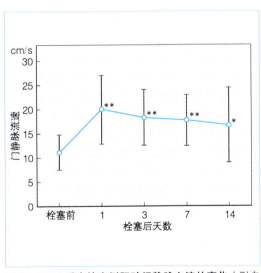

图 2　PTPE 后未栓塞侧肝脏门静脉血流的变化（引自参考文献 1）

◎ 对比栓塞前、后 Doppler 超声检查结果，易于发现异常情况。

◎ 在栓塞后早期，未栓塞区域的门静脉血流有所增加，之后逐渐下降。

◎ PTPE 后门静脉血流的变化与未栓塞侧肝脏代偿性肥大有相关性。

的并发症还未见报道，但因栓塞物脱落而阻塞门静脉主干或预留侧肝脏门静脉分支的可能性还是存在的。因此，千万不能忘记检查未栓塞侧肝脏的门静脉血流波形及门静脉分支的开通情况（**图 3**）。

栓塞术前有必要进行多普勒检查鉴别瘤栓、血栓和栓塞物质脱落。

4. 未栓塞侧肝脏代偿性肥大的评估

我们研究了 21 例 PTPE 患者的未栓塞侧肝脏代偿性肥大情况，发现代偿性肥大率与门静脉血流速度增加率（PTPE 后第 1 天门静脉血流速度 -PTPE 前门静脉血流速度 / PTPE 前门静脉血流速度）明显相关（$r=0.775$，$P<0.0001$，**图 4**）。虽然代偿性肥大率与 PTPE 后第 1 天门静脉血流速度也呈正相关，但相关程度低。未栓塞侧肝脏代偿性肥大率与 PTPE 后第 3、7、14 天的门静脉血流速度以及其他临床数据均无相关性。

小结

总之，门静脉分支栓塞术后定期检查门静脉血流有极为重要的作用。从门静脉血流速度增加率可预测未栓塞侧肝脏的代偿性肥大率，术后第 1 天 Doppler 超声是一个简便的无创检查方法。

参考文献

1) Goto, Y et al：Doppler estimation of portal blood flow after percutaneous transhepatic portal vein enbolization. Ann Surg 228：209-213, 1998

2) Nagino, M et al：Immediate increase in arterial blood flow in embolized hepatic segments after portal vein embolization：CT demonstration. AJR 171：1037-1039, 1998

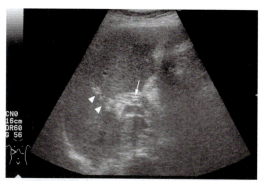

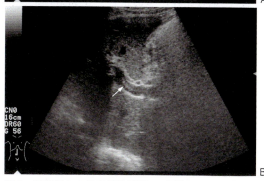

图 3　门静脉右支栓塞后的普通 US 图像

A. 典型表现。右前叶门静脉分支内可见呈实性回声的栓塞物（三角箭头）。长箭头表示胆管引流管

B. 栓塞物脱落。门静脉左支内可见实性回声（长箭头），虽然有栓塞物脱落，但还没有阻碍左半肝的门静脉血流

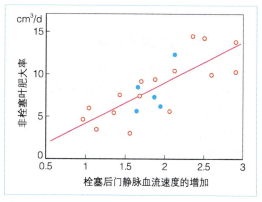

图 4　PTPE 后门静脉血流速度增加率与未栓塞侧肝脏肥大率相关（引自参考文献 1）

红色表示栓塞门静脉右支的病例，蓝色表示栓塞门静脉右支 + 左内叶分支的病例

5. 门静脉支栓塞术后的并发症

梛野正人

［名古屋大学大学院医学系研究科腫瘍外科］

1. 文献报告的并发症

门静脉栓塞（PVE）的并发症大多比较轻微，但也有比较严重的报告：在 Imamura 等报告的 84 例 PVE 中，2 例使用经回结肠静脉法的病例出现了肠梗阻，其中 1 例须再次开腹[1]。在 Azoulay 等报告的 30 例中，使用同侧法的 1 例在穿刺时损伤了肝动脉而形成了肝脓肿，后行经皮脓肿引流[2]。Madoff 等使用同侧法施行了 44 例 PVE（右支 +P$_4$），有 2 例出现了严重的并发症。1 例是血栓形成，范围从门静脉主干直到左支，但经血栓去除 + 溶栓治疗后可进行预定的肝切除术。另 1 例出现了食管静脉曲张，必须施行 TIPS，其原因不详，不得不放弃肝切除术[3]。Di Stefano 等回顾分析了 5 家医院的 188 例 PVE（都是使用对侧法）的情况，有 12 例（6.4%）出现了并发症，其中有 1 例门静脉全长血栓形成，无法进行肝切除而施行了肝脏移植[4]。

2. 本科室发生的并发症

到目前为止，我们科室共施行 PVE 约 350 例（90% 以上为胆管癌），还没出现过需要输血或需要外科、放射科治疗的病例。

有 2 例出现了特殊的并发症，故加以介绍。1 例为肝门部胆管癌，PVE 后出现脾功能亢进和脾大。该病例经门静脉造影可见左支显著狭窄，因肝右动脉广泛受侵而有必要切除肝右叶，栓塞门静脉右支（图 1A，B）。患者栓塞后无不适症状，但白细胞和血小板逐渐降低，术后第 14 天 CT 示大量腹水并脾脏肿大（图 1C）。考

虑到除手术之外无其他改善方法，即施行预定的右半肝切除 + 尾状叶切除 + 门静脉切除（图 1D，E）。术后情况良好，3 年零 1 个月后因癌性腹膜炎死亡[5]。

另外 1 例是进展期胆囊癌，门静脉右支栓塞后，从肠系膜上静脉到门静脉左支有大范围血栓形成。因患者无不适症状，术后第 14 天 CT 才发现血栓，之后经检查诊断为蛋白质 S 缺乏症。经溶栓后施行了手术，但因无法切除于 1 年后死亡[6]。

另外，手术时应该注意的是栓塞部位形成的血栓可延续到相应门静脉支的根部。此时应先将门静脉阻断，在不损伤门静脉的内膜的情况下除去血栓，而后将断端缝合闭锁（图 2）。

参考文献
1）Imamura, H et al：Preoperative portal vein embolization：An audit of 84 patients. Hepatology 29：1099-1105, 1999
2）Azoulay, D et al：Resection of nonresectable liver metastases from colorectal cancer after percutaneous portal vein embolization. Ann Surg 231：480-486, 2000
3）Madoff, DC et al：Transhepatic ipsilateral right portal vein embolization extended to segment IV：Improving hypertrophy and resection outcomes with spherical particles and coils. J Vasc Intervent Radiol 16：215-225, 2005
4）Di Stefano, DR et al：Preoperative percutaneous portal vein embolization：Evaluation of adverse events in 188 patients. Radiology 234：625-630, 2005
5）Nagino, M et al：Acute hypersplenism with splenomegaly after portal vein embolization. Surgery 131：695, 2002
6）Ohkubo, M et al：Portal and mesenteric vein thrombosis after portal vein embolization in a patient with protein S deficiency. J Hepatobiliary Pancreat Surg 11：338-341, 2004

◎门静脉栓塞术只是术前处理，应首先确保安全。

◎栓塞术后定期用超声检查门静脉血流情况。

◎须注意蛋白质 S、蛋白质 C、AT- Ⅲ 缺乏症。

图 1　肝门部胆管癌病例，因门静脉右支栓塞引起脾功亢进（脾大）

A. 经皮经肝门静脉造影

门静脉左支显著狭窄（箭头），但因肝右动脉受侵，故栓塞门静脉右支

B. 栓塞术后不久的 CT

C. 栓塞术后第 14 天的 CT

示腹水明显、脾脏肿大

D，E. 术中图片

右半肝切除 + 尾状叶切除 + 门静脉切除

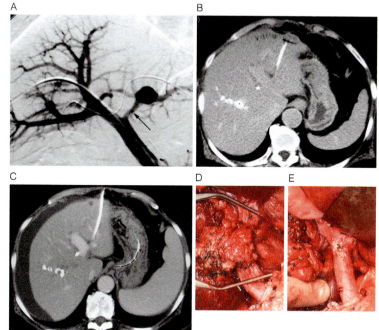

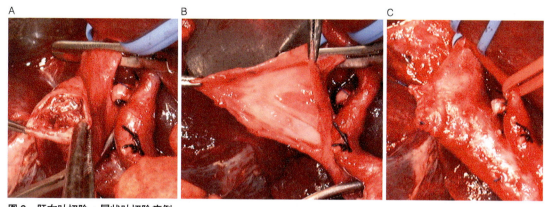

图 2　肝右叶切除 + 尾状叶切除病例

栓塞后形成的血栓延续到门静脉右支的根部（A），将其完全切除后（B），断端缝合闭锁（C）

门静脉支结扎和扩大肝切除术

加藤岳人[豊橋市民病院外科]

■ 门静脉分支结扎术的安全性

1920 年 Rous 等[1]就采用门静脉分支结扎来研究门静脉血流对肝功能的影响，现在门静脉分支结扎已成为研究门静脉分支栓塞术的经典动物模型。手法简便、安全，在正常大鼠中，即使结扎支配90% 肝脏的门静脉分支也不会出现问题[2]。在临床上，1975 年 Honjo 等[3]在不能切除的肝癌患者中施行了门静脉分支结扎术，以期有抗肿瘤效果。所有施行的患者无一例死亡，且术后并发症亦轻微。

■ 门静脉分支结扎术的结果——保留门静脉血流侧肝脏发生再生

结扎大鼠门静脉分支后，阻断了门静脉血流区域（结扎侧肝脏）和保留了门静脉血流区域（未结扎侧肝脏）的肝脏重量出现显著变化。在结扎支配70% 肝脏门静脉分支的模型中，结扎侧肝脏可从占全肝的70% 萎缩到20%，相反，未结扎侧肝脏可从占全肝的30% 肥大到80%（**图1**）。结扎侧肝脏的肝细胞数量剧减，而未结扎侧肝脏，伴随着总 DNA 含量增加和线粒体功能亢进，发生肝脏再生[4]。在临床患者中，门静脉分支栓塞后，两侧肝脏的变化虽然没有大鼠肝脏那样显著，但基本的过程是一样的[5]。

■ 门静脉分支结扎术的好处——提高了扩大肝切除手术的安全性

在大鼠模型中，一组先结扎支配70% 肝脏的门静脉分支，然后施行大量肝切除（二期肝切除），另一组事先不结扎门静脉分支，直接施行肝切除术（一期肝切除），然后比较两组的术后生存情况。结果如**图2**所示，二期肝切除组的生存率为51%，远远高于一期肝切除组的9%[4]。Li 等报道[2]，在结扎支配90% 肝脏的门静脉分支的大鼠模型中，二期肝切除的优点更加突出。一期切除90% 肝脏的大鼠2 天内全部死亡，与此相对照，结扎门静脉分支后2 周再切除90% 肝脏，术后生存率达80%。

以上这些结果意味着门静脉分支结扎术的大鼠可以耐受原本危险的大量肝切除。其主要原因是，阻断部分肝脏的门静脉血流后，未阻断侧肝脏门静脉血流

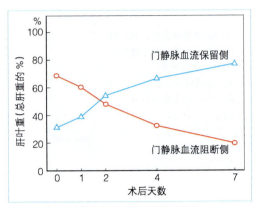

图1 门静脉分支结扎术后两侧肝脏重量的变化
Occluded lobe：门静脉血流阻断侧；non-occluded lobe：门静脉血流保留侧

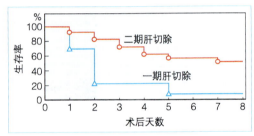

图2 肝切除术后的生存曲线

增加，引起肝再生，结果使残肝体积增大。在临床上，门静脉分支栓塞术的作用已被验证。有待于今后进一步研究的问题是门静脉分支栓塞术对已有肝功能损伤的肝脏是否有用，以及二期肝切除的最适时间等。

参考文献
1) Rous, P et al：Relation of the portal blood to liver maintenance. J Exper Med 31：609-630, 1920
2) Li, B et al：Prior ligation of portal branches improves survival after a 90% portal hepatectomy in the rat. Eur Surg Res 29：273-279, 1996
3) Honjo, I et al：Ligation of a branch of the portal vein for carcinoma of the liver. Am J Surg 130：296-302, 1975
4) Katoh, T et al：Enhancement of rat liver mitochondrial function by portal branch ligation secures subsequent extended hepatectomy. Biochemistry International 24：107-116, 1991
5) Harada, H et al：Fate of the human liver after hemihepatic portal vein embolization：cell kinetic and morphometric study. Hepatology 26(5)：1162-1170, 1997

XI 中下段胆管癌的胰十二指肠切除术的要点与盲点

1. 肝十二指肠韧带廓清的要点

早川直和

[国家公务员共济组合连合会东海病院外科]

引言

胰腺、胆道恶性肿瘤合并周围神经浸润的发生率高，因此不仅仅要清扫淋巴结，廓清血管周围的神经丛也是十分重要的。肝十二指肠韧带廓清的要点是分离、悬吊肝动脉和门静脉主干后，连同胆管一起，整块切除肝动脉和门静脉之外的肝十二指肠韧带内组织（skeletonization）。本章介绍此手术主要步骤及要点。

1. 游离胰头和十二指肠

在施行肝十二指肠韧带廓清之前，必须充分游离胰头和十二指肠。自横结肠附着处切断大网膜，然后分离切断横结肠系膜前叶和十二指肠结肠系膜，接着在结肠系膜和胰头的前面，切断与十二指肠之间的组织。这步操作要朝向十二指肠降部外侧的后腹膜，移行为 Kocher 手法。钝性分离胰头后面，显露下方的下腔静脉、左肾静脉直至腹主动脉左缘。然后从右后面切断 Treitz 韧带，显露肠系膜下静脉。上方分离至包裹了腹腔干的腹腔神经丛，显露肠系膜上动脉根部的右侧缘，进一步向上分离，显露出右侧腹腔神经节，充分分离直达腹腔干上方的正中弓状韧带平面。在分离面的左下方，显露左侧睾丸（卵巢）静脉和肠系膜下静脉。接着从下方将肝十二指肠韧带后面腹膜与后腹膜移行处向上推开，剪开 Winslow 孔，充分敞开。通过这些分离操作后，可将胰头和肝十二指肠韧带完全从后腹膜上游离出来，术者可舒服地将其握在手中。这样，之后在廓清肝十二指肠韧带、腹腔干周围和肠系膜上动脉周围时，操作很方便。

2. 分离、悬吊肝动脉

术者右手示指插入 Winslow 孔，握住胰头和肝十二指肠韧带并向下牵开，在幽门上方分离切断进入胃和十二指肠的细小动静脉，切开肝十二指肠韧带下端的前面。然后靠近肝脏，剪开小网膜，进入网膜囊，向右继续切开小网膜至肝门附近，接着剪开肝门板表面的浆膜，一直延续到胆囊浆膜。分离出胆囊动脉，结扎切断，从肝床上分离出胆囊。将胆囊牵向右下方，在肝总管的左侧触诊肝左动脉并将其分离显露出来，然后在肝总管左侧纵行剪开肝十二指肠韧带，沿着肝左动脉左缘向下分离直至显露肝固有动脉，接着分离显露出肝左动脉右缘，将其悬吊（图1）。沿着肝固有动脉向其末梢追踪，分离显露出胃右动脉，于其根部结扎切断。向肝固有动脉上方追踪，分离显露出左右肝动脉分叉处，在肝右动脉根部将其悬吊。从左右肝动脉分叉处开始，进一步分离肝左动脉右缘直至矢状部附近，完全显露出肝左动脉，廓清其周围组织。肝右动脉周围廓清要待胆管切断以后，所以在这一步只行根部悬吊。

3. 肝固有动脉周围廓清

悬吊肝固有动脉，轻轻将其向左右牵开，紧贴动脉分离切断其周围组织。稍向末梢追踪，分离显露出胃十二指肠动脉和肝总动脉，分别将其悬吊。检查各动脉分支无误后，结扎切断

◎实质上就是将肝十二指肠韧带骨骼化，完整切除主要保留血管之外的全部组织。

◎用电刀沿着血管外膜切离。

◎悬吊血管，使分离面有适度的张力。

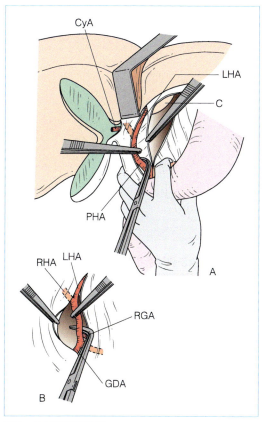

图1　悬吊肝固有动脉

纵行剪开肝十二指肠韧带的左侧缘，分离显露出肝左动脉和肝固有动脉的左侧壁，按 A → B 的顺序悬吊肝固有动脉

PHA：肝固有动脉；LHA：肝左动脉；RHA：肝右动脉；CyA：胆囊动脉；RGA：胃右动脉；GDA：胃十二指肠动脉；C：尾状叶

胃十二指肠动脉（**图2**）。

4. 门静脉前方及右侧廓清

　　将已悬吊的肝固有动脉和肝总动脉轻轻牵向左上方，将胆囊及胆管周围组织牵向右侧，稍向深面分离，局部显露出门静脉前壁，然后顺着门静脉走行，沿门静脉左侧壁纵行剪开其周围组织，充分分离显露门静脉前壁，然后再

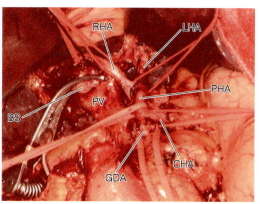

图2　结扎切断胃十二指肠动脉

分离显露并悬吊肝总动脉、肝固有动脉和胃十二指肠动脉。再次确认后结扎切断胃十二指肠动脉

R（L）HA：右（左）肝动脉；BS：胆管断端；PV：门静脉；PHA：肝固有动脉；CHA：肝总动脉；GDA：胃十二指肠动脉

　　尽量长地显露出门静脉和门静脉左支的左侧壁。下端分离显露至超过胰腺上缘少许即可，这样，之后在"隧道式"分离胰腺后面以及切断胰腺时就容易操作。要注意在胰腺上缘附近的门静脉左侧壁常有直径 1~1.5mm 的粗大的胃左静脉汇入，应顺着门静脉左侧壁仔细分离，将其结扎切断。接着，紧贴门静脉壁分离显露出其右侧壁，将门静脉与胆总管之间的结缔组织全部保留在胆管侧。然后将肝动脉牵向左上方，从门静脉前面将左侧、后方的组织从左侧向后方牵开，辨清门静脉左侧壁后，自此悬吊门静脉。接着，沿着门静脉壁向上方追踪分离，直至左右门静脉分叉部（**图3**）。

5. 肝十二指肠韧带左侧及后面廓清

　　将肝固有动脉的吊带牵向左侧，肝总动脉吊带牵向上方，门静脉吊带牵向右侧，使动脉与门静脉之间的组织有张力，然后分离门静脉的左侧壁和后壁，全程显露出肝十二指肠韧带内的门静脉。这样，与最初在门静脉右侧的分

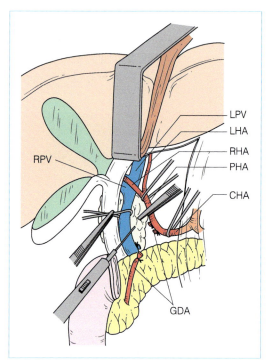

图3　门静脉肝动脉周围廓清

先分离显露门静脉左右两侧壁，将其悬吊并作牵引，使门静脉周围组织有适度张力，然后用电刀挑起后切断

CHA：肝总动脉；PHA：肝固有动脉；R（L）HA：右（左）肝动脉；GDA：胃十二指肠动脉；R（L）PV：门静脉右（左）支

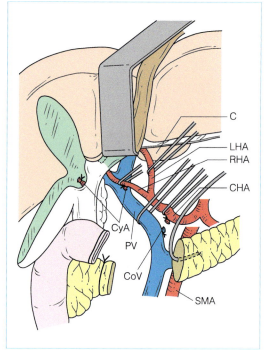

图4　肝十二指肠韧带廓清结束时示意图

除门静脉、肝动脉和肝门部胆管外，肝十二指肠韧带内的其他组织全部被切除

PV：门静脉；CoV：胃左静脉中枢侧断端；CHA：肝总动脉；SMA：肠系膜上动脉；R（L）HA：右（左）肝动脉；CyA：胆囊动脉；C：尾状叶

离面相连接，就像从肝十二指肠韧带前面打开两扇门一样廓清了门静脉周围的结缔组织。上缘切离线超过左右门静脉分叉部，下缘切离线在门静脉前壁要向下超过胰腺上缘1cm左右达胰实质内并看清脾静脉汇合处，然后切断胰腺。以肝动脉和门静脉为分离目标，整个廓清范围的上端浅层达左右肝管汇合部的上缘，上端深层达左右门静脉分叉部，整块切除包括肝外胆管在内的肝十二指肠韧带内结缔组织，直达肝门部胆管（**图4，图5**）。

◆ 小结

　　肝十二指肠韧带廓清术就是将其骨骼化（skeletonization），即将应该保留的主要血管之外的组织全部切除。基本的操作方法是悬吊各血管，方便向各方向牵开，使血管周围组织有

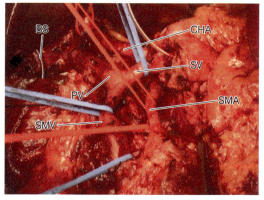

图5　肝十二指肠韧带廓清，肠系膜上动脉周围廓清完了时示意图

BS：胆管断端；CHA：肝总动脉；PV：门静脉；SV：脾静脉；SMA（V）：肠系膜上动脉（静脉）

适度的张力，然后用电刀沿着血管外膜将其挑起后切断。

2. 上段胆管的显露和切断的要点

早川直和

［国家公務員共済組合連合会東海病院外科］

引言

中下段胆管癌手术时，因肿瘤向上浸润的程度不同，胆管上端的切断位置也各不相同。本章介绍达左右肝管汇合部的肝总管的分离显露方法。胆管癌手术的原则是在分离切断的最后阶段才切断胆管。

1. 胆管切断的时机

在上一章中已介绍了肝十二指肠韧带廓清术。在肝右动脉、肝左动脉、肝固有动脉和门静脉完全骨骼化后，切断十二指肠。然后再次确定肝总动脉、胃十二指肠动脉和肝固有动脉分叉部，结扎切断胃十二指肠动脉。之后切断胰腺（见下一章）和近端空肠，廓清肠系膜上动脉周围神经丛（见下两章），这样包括胰头在内的切除侧标本只与上段胆管、左右门静脉分叉部和左右肝动脉周围的组织相连接。这时才分离显露出上段胆管并切断（**图1A，B**）。

2. 左右肝动脉周围的廓清

将胆囊牵向右侧，将肝固有动脉吊带牵向左侧，继续向肝门方向骨骼化肝固有动脉。牵开已局部悬吊的左、右肝动脉，使其周围组织有适度的张力，然后朝肝门方向分离切断。通常使用电刀切断。正常情况下，肝右动脉走行在肝总管和门静脉之间，要将胆管提向右上方，分离显露肝右动脉直至超过胆管预定切线。途中有胆囊动脉发出，可于其根部切断，近端双重结扎。肝左动脉要全程分离显露至门

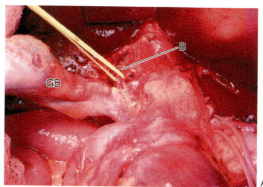

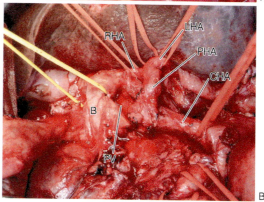

图1　上段胆管的分离显露和血管悬吊
B: 肝总管；GB: 胆囊；R（L）HA: 右（左）肝动脉；PHA: 肝固有动脉；CHA: 肝总动脉；PV: 门静脉

静脉矢状部左侧的入肝处，其周围组织旷置于切除侧（**图2**）。

3. 显露门静脉分叉部

将肝十二指肠韧带内已廓清的门静脉周围组织顺着门静脉继续向肝门部追踪，显露出左右门静脉分叉部。进一步向左侧，在门静脉左

支横部与左肝管之间分离。向右侧，紧贴门静脉壁分离，从门静脉右支上完全分离出胆管周围组织，显露出门静脉右支前壁。在骨骼化左、右门静脉一级分支时，要特别小心不要损伤从左右门静脉分叉部、门静脉右支和门静脉左支直接发出的尾状叶门静脉分支（图1，图2）。

4. 血管的牵引方法

在肝门部分离胆管或廓清血管周围时，要将血管朝各个方向牵开，使要切开的组织有适度的张力。此时，如果不爱护裸露的血管，操作粗暴，术后很容易发生血管狭窄或栓塞。严禁镊子或血管钳直接钳夹血管！应以适当的力提起血管吊带，牵向目标方向。这时也不是直接牵引夹持吊带的血管钳，正确的方法是用镊子靠近血管夹住吊带，轻轻牵开（图3）。最好使用以硅胶材料制成的吊带，布质吊带的平滑感差，易损伤如肝动脉粗细的中小血管的外膜，术后发生肝动脉狭窄或栓塞的风险大，应该注意这些细节。

5. 显露胆管切断部位

如在前一章肝十二指肠韧带廓清术中所讲的那样，首先靠近肝脏附着处剪开小网膜，打开网膜囊。然后顺着小网膜的切线向右延长，剪开肝十二指肠韧带前面（肝门部）的浆膜，将其内的结缔组织向下推开，显露出左右肝管汇合部的上方。再从这里向下分离胆管，显露出左右肝管汇合部直下的肝总管前壁，在此水平分离胆管一周，并悬吊（图4~6）。

6. 切断胆管

通常情况是在左右肝管汇合部直下切断肝总管，但术中根据肿瘤进展程度，有时也不得不分别切断左、右肝管。在分别切断左、右肝管时，要注意不能损伤汇合于肝门部附近的尾状叶胆管，这就要求在术前必须通过影像学检查明确尾状叶胆管的位置。切断胆管时要尽量避免胆汁漏出污染手术野。在需切除肝外胆管的患者中，多数带有从左肝管插向肝总管

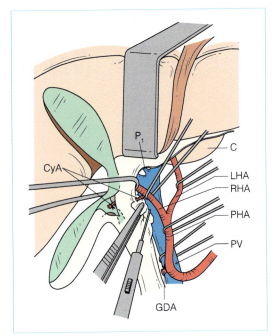

图2　上段胆管周围骨骼化
R（L）HA: 右（左）肝动脉；PHA: 肝固有动脉；PV: 门静脉；P1: 尾状叶门静脉分支；C: 尾状叶；CyA: 胆囊动脉；GDA: 胃十二指肠动脉

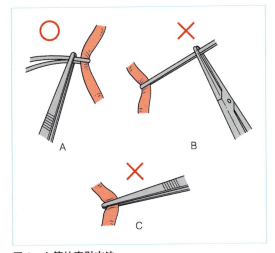

图3　血管的牵引方法
A. 用镊子靠近血管夹住吊带，轻轻牵开
B. 不能离血管太远夹住吊带牵引
C. 严禁镊子直接钳夹血管牵引

的 PTBD 引流管，可通过触诊确认肝总管内的 PTBD 管，切开胆管，吸尽胆汁。将 PTBD 引流

◎在胆管切断部位的上游，不得过度分离胆管周围组织。

◎尽量避免胆汁漏出污染手术野，先切开胆管，吸尽胆汁，然后将其横断。

◎分离门静脉分叉部时，要特别小心不要损伤尾状叶门静脉分支。

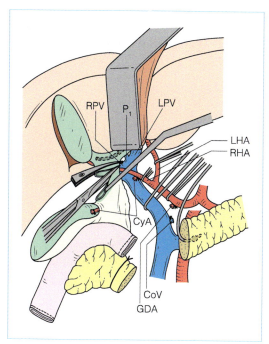

图4 胆管切断的正确方法

在所有分离操作的最后阶段切断胆管。吸尽胆汁，尽量避免胆汁污染手术野

R（L）PV：门静脉右（左）支；R（L）HA：右（左）肝动脉；CyA：胆囊动脉；P₁：尾状叶门静脉分支；GDA：胃十二指肠动脉；CoV：胃左静脉中枢端

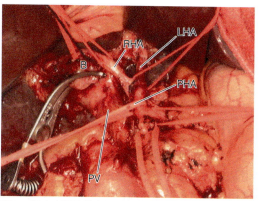

图5 肝动脉周围骨骼化和胆管切断

B：肝总管；R（L）HA：右（左）肝动脉；PHA：肝固有动脉；PV：门静脉

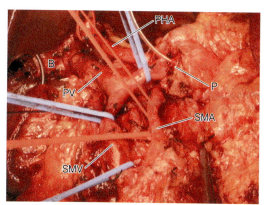

图6 门静脉周围廓清和胆管切断

B：肝总管；P：胰腺断端；PHA：肝固有动脉；PV：门静脉；SMA（V）：肠系膜上动（静）脉

管下端剪短，置于右肝管内，然后在左右肝管汇合部直下上哈巴狗（Bulldog）血管钳，夹闭肝总管，于其下方切断（**图4~6**）。

3. 切断胰腺的要点

早川直和

[国家公务員共済組合連合会東海病院外科]

引言

无论在何种情况下，切断胰腺最重要的事情是确认主胰管并予可靠的处理。因此，切断胰腺时的要点是保持断面无出血。本章就介绍对胆管癌施行 PPPD 时，在门静脉上方切断胰腺颈体部的具体方法。

1. 胰腺切断前胰腺和门静脉的分离

胰腺切断前最重要的准备工作是分离门静脉的前壁和胰腺颈体部的后面。应用 Kocher 手法将胰头和十二指肠从后腹膜上充分游离出来，切断十二指肠结肠系膜，于根部结扎切断胃网膜右静脉，分离显露出胃结肠静脉干（Helen 干）的前壁。然后顺着此静脉干向中枢侧稍作分离即可显露出肠系膜上静脉（SMV）主干。此处宜多作一些分离，显露出一段长的 SMV，应在 SMV 的左侧，将胰腺下缘从后腹膜上游离出来。这样之后在分离门静脉前壁时，就有足够的空间。另外，在胰 - 肠吻合时，也方便后壁缝合。这时要注意直接汇入 SMV 左侧壁的引流胰腺的细小静脉分支或汇入结肠中静脉的细小静脉分支，应逐一将其结扎切断。分离时要特别小心，一旦撕裂这样细小的静脉分支，出血量可相当大，而且止血也束手无策（**图 1**）。接着，将胰腺下缘向前上方牵起，分离 SMV 的前壁，即所谓的"隧道式"分离。最好能从胰腺下缘看到脾静脉与 SMV 汇合处。由于在这段 SMV 前壁和门静脉前壁都没有引流胰腺的静脉汇入，因此可顺着门静脉前壁插入 Cooper 剪刀或钝头

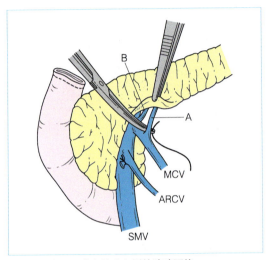

图 1 分离肠系膜上静脉左侧的胰腺下缘
要特别小心地结扎切断汇入 SMV 或 MCV 的 A、B 细小静脉分支
SMV：肠系膜上静脉；MCV：结肠中静脉；ARCV：副结肠中静脉

Péan 血管钳钝性分离，从胰腺上缘露出。也就是说，与刚才廓清肝十二指肠韧带时，在胰腺上缘显露的门静脉前壁的分离层面相贯通。门静脉右侧壁深陷胰实质中或门静脉后壁有细小静脉分支汇入时，待切断胰腺后再行分离或将其结扎切断（**图 2**）。

2. 切断胰腺，断面止血

切断胰腺时的要点有：①清楚找到主胰管；②不必为了止血对拢缝合胰腺残端创面；③断面上出血只结扎较粗动脉，其他的出血电凝即可。这样操作简便，保持术野干净。对胰管不

◎为了确认主胰管，必须保持断面无出血。

◎为了防止断面缺血坏死，不必对拢缝合残胰创面。

◎残胰胰管内留置引流管。

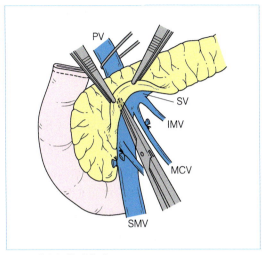

图 2　分离门静脉前壁

PV: 门静脉；SMV: 肠系膜上静脉；SV: 脾静脉；MCV: 结肠中静脉；IMV: 肠系膜下静脉

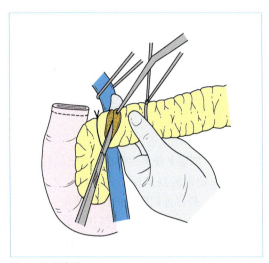

图 3　切断胰腺

扩张的胰腺，切断前靠近胰头侧用 5~6 号丝线扎紧，这样不但容易辨认出主胰管，对胰头侧断面也起到止血作用。用粗的血管吊带轻轻捆扎残胰侧，防止残端创面出血。切胰时正确的做法是，在胰颈体的后方穿过 Cooper 剪刀或助手插入示指，轻轻将胰腺向前方顶起，保持良好的视野，然后用电刀慢慢切开胰腺实质，发现实质内动脉时将其结扎切断。若见动脉性出血，将拇指置于胰腺前方，与插在胰腺后方的示指轻轻对捏即可止血，看清出血的动脉后，用蚊式钳钳夹，结扎切断，可靠止血（**图 3**）。

3. 插入胰管引流管

　　确认主胰管后，将其从周围的胰腺组织中分离出少许（5~6mm 长）。胆管癌行胰头切除时，由于不必那么担心肿瘤浸润了胰管断端，也可先靠胰头侧找到胰管，然后将其显露出来。插入胰管引流管，用 3-0 丝线在胰管外轻轻结扎

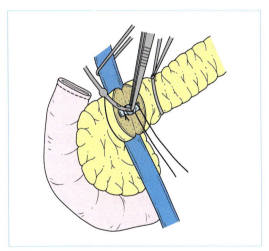

图 4　插入胰管引流管

一道，固定胰管引流管，以免在胰-肠吻合时脱落。胰头侧胰管丝线结扎，线结留长，作为术后在切除标本上行胰管造影的标记。之后，切断胰管下方残存的胰腺组织（**图 4**）。切断胰腺后除去血管吊带，断面电凝仔细止血。

4. 肠系膜上动脉周围神经丛廓清的要点

早川直和

[国家公務員共済組合連合会東海病院外科]

引言

胰腺、胆道系统恶性肿瘤除淋巴结转移外，还有一个特别的现象就是神经浸润的发生率高。因此，最好连同附近的淋巴结在一起，整块切除动脉周围的自主性神经丛。如同廓清肝十二指肠韧带时一样，在廓清肠系膜上动脉周围神经丛时，也是先分离显露并悬吊动脉和门静脉，然后连同血管周围组织在一起，整块切除动脉周围神经丛。本章就介绍其具体的操作方法。

1. 分离显露门静脉（PV）和肠系膜上静脉（SMV）

在门静脉上方切断胰腺后，将汇入胰头部 PV 或 SMV 左右两侧的细小静脉分支，从上胰十二指肠上静脉到第一空肠静脉，仔细逐支结扎切断，将 PV 和 SMV 完全从胰头部游离出来。这些静脉分支都很细小，自出胰腺实质到汇入 PV 的距离很短，有的甚至与胰腺实质紧贴在一起，因此结扎切断时，操作一定要小心、轻柔。这时可顺着 PV 壁，用尖细的分离钳（Spencer 血管钳等）从其下方通过，带过细丝线，两侧都结扎后于当中用手术刀切断。实在没有距离行两侧结扎时，可先结扎门静脉侧，留长切断后，胰腺侧缝合止血。在还没有结扎切断动脉的阶段，切除侧胰腺断面的出血量相当大，导致视野不清，影响下一步操作。因此，切除侧胰腺断面也要可靠止血。

2. 分离显露肠系膜上动脉（SMA）根部

从胰头部游离出 PV 和 SMV 后，就可见胰腺钩突通过胰头神经丛 I 部和 II 部与 SMA 周围神经丛、肝总动脉周围神经丛和腹腔干周围神经丛连接在一起。在手术第一步游离胰头和十二指肠时，如果能在左肾静脉的上方确认 SMA 根部，也可连同周围神经丛一起，将其悬吊。尽可能将 SMA 根部的周围神经丛全周分离，显露出动脉外膜，将其悬吊。无论如何，最终目标是廓清 SMA 起始部的周围神经丛。

3. 切断空肠系膜

充分游离十二指肠第 3 段和第 4 段，在其左后方确认肠系膜下静脉走行，然后从肠系膜下静脉的右后方分次切断 Treitz 韧带。这几步操作也可在 SMA 的右侧完成，但分离时的方向感很差，最好还是从 Treitz 韧带的左侧进行分离。将上段空肠和十二指肠从 SMA 的下方穿过，拉至右侧，确认第一、第二空肠动脉与 SMA 的解剖关系后，切断空肠。在切断 Treitz 韧带时，若能在横结肠系膜与靠近第一空肠动脉的空肠系膜之间充分切开，就很容易将上段空肠拉至右侧。

切断空肠时，先行透光试验，看清小肠系膜内血管走行，然后避开血管直接用电刀切开。为了能彻底廓清第 1 空肠动脉周围组织，应靠近第二空肠动脉切开肠系膜直达 SMA，显露 SMA 外膜，并将其悬吊。之后于根部切断第一

◎在要切除的SMA周围神经丛的上下端分别悬吊SMA，然后沿着动脉外膜切除其右侧神经丛。

◎从SMA前面发出的动脉分支少，应先从SMA前面纵行剪开神经丛。

◎在切断腹膜后神经丛时，残留端必须一一结扎，防止术后乳糜漏。

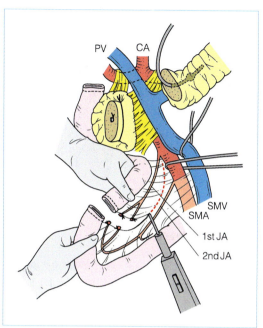

图1　切断空肠系膜
PV：门静脉；SMA（V）：肠系膜上动脉（静脉）；CA：腹腔干；1stJA：第一空肠动脉；2ndJA：第二空肠动脉

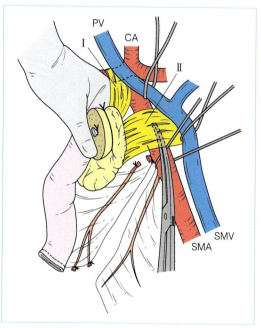

图2　纵行剪开肠系膜上动脉周围神经丛
PV：门静脉；SMA（V）：肠系膜上动脉（静脉）；CA：腹腔干；Ⅰ（Ⅱ）：胰头神经丛第Ⅰ（Ⅱ）部

空肠动脉，自此朝中枢侧廓清SMA周围的淋巴结和神经丛（**图1**）。

4. 纵行剪开SMA周围神经丛

切断第一空肠动脉后，自动脉断端附近向上纵向剪开SMA周围神经丛。将PV或SMV牵向左侧，正面显露出包裹在神经丛中的SMA前面。在SMA的正前方，用Spencer血管钳从神经丛和动脉外膜之间穿过，平行于血管用电刀切开，显露出SMA前壁（**图2**）。然后进一步显露出SMA的右侧壁。要注意的是，在这段SMA的右侧壁有2~3支发向胰腺的动脉分支，其代表就是胰十二指肠下动脉，应仔细分离，逐支结扎。另外，异位肝右动脉也是从这段SMA上直接发出的，要特别注意其走行，防

止损伤。多数情况下不是完整切除SMA周围神经丛一周，而是只将SMA右侧的神经丛连同胰头整块切除。切断SMA右侧神经丛后，就显示出胰头通过胰头神经丛Ⅰ部和腹腔神经丛与腹腔干根部和右侧腹腔神经节相连接的状态。在切断SMA周围神经丛时，残留端必须一一结扎，防止术后乳糜漏（**图3**）。

5. 切除腹腔神经节

沿着SMA右缘，切断胰头神经丛Ⅰ部，直达腹腔干根部，显露出其右侧的神经丛。这样就进一步清楚地显示出胰头通过胰头神经丛Ⅰ部和腹腔神经丛的右侧与右侧腹腔神经节相连接的状态。接着，先紧贴腹主动脉右侧壁，切断右侧腹腔神经节，然后在左肾动脉的上方，

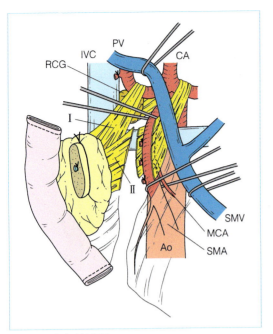

图3 切除胰头神经丛

Ao: 腹主动脉；IVC: 下腔静脉；SMA（Ⅴ）: 肠系膜上动脉（静脉）；CA: 腹腔干；Ⅰ（Ⅱ）: 胰头神经丛第Ⅰ（Ⅱ）部；RCG: 右侧腹腔神经节；PV: 门静脉

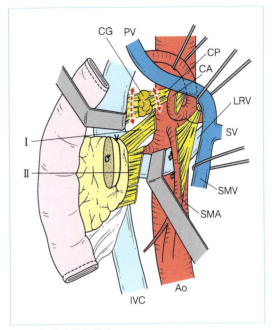

图4 切除腹腔神经节

红线示切断线

IVC: 下腔静脉；Ao: 腹主动脉；PV: 门静脉；SV: 脾静脉；SMA（Ⅴ）: 肠系膜上动脉（静脉）；CA: 腹腔干；Ⅰ（Ⅱ）: 胰头神经丛第Ⅰ（Ⅱ）部；CG: 腹腔神经节；CP: 腹腔神经丛；LRV: 左肾静脉

廓清位于右侧腹腔神经节下方的腹主动脉周围淋巴结（No.16a$_2$int 和 No.16b$_1$int）。在切除右侧腹腔神经节时，将左肾静脉牵向下方，将下腔静脉牵向右侧，然后在下腔静脉和腹主动脉之间，自左右两侧从神经节后面穿过 Kelly 血管钳，将其挑起，带线结扎后切断腹主动脉周围的神经纤维组织。这时一定要注意看清右肾动脉，避免损伤。正常情况下，腹主动脉在左肾静脉水平、于左肾静脉后方发出右肾动脉，应先将横跨的左肾静脉与腹主动脉分离出来，清楚地显示左肾静脉后面和腹主动脉前面，在左肾静脉水平、腹主动脉的右侧就很容易找到右肾动脉。在切除腹腔神经节时，残留端也必须一一结扎（**图4，图5**）。

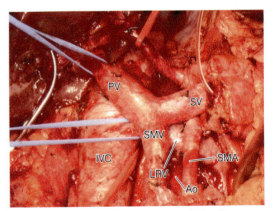

图5 肠系膜上动脉周围神经丛廓清结束时照片

PV: 门静脉；SV: 脾静脉；IVC: 下腔静脉；SMA（Ⅴ）: 肠系膜上动脉（静脉）；LRV: 左肾静脉；Ao: 腹主动脉

血管钳和内膜损害

錦見尚道 [名古屋第一赤十字病院血管外科]

■ 选择对血管内膜损伤小的血管钳

　　动脉钳根据锯齿形状可分为 2 个类型：犬牙交错、相互啮合的 DeBakey 钳，和齿对齿、空隙对空隙的 Cooly 钳。与 DeBakey 钳相比，Cooly 钳对血管内膜的损伤小，但容易滑脱。与处理突发性大动脉损伤不同，在胆道外科中需要阻断的动脉的最大直径也只不过在 8mm 左右，因此原则上建议使用 Cooly 钳。Forgarty 钳自身没有齿，钳头的衬垫由光面塑料、毛面塑料和硅胶垫等组合而成。Forgarty 钳稍宽，如不影响操作，使用时可进一步减少内膜的损伤。分支动脉的阻断经常使用哈巴狗钳，所谓的哈巴狗钳（Bulldog）其实阻断压力极大，使用前应确认一下。戴着手套用它夹一下手背的皮肤，如果感到疼痛则表明压力过高。在实际使用之前一定调整旋钮，使阻断力不能过强。分离细小血管时，有人喜欢使用医疗器械市场上销售的顶端尖细的血管镊子。用这种镊子夹持血管，就等于把整个把持力都集中在很小的一点上，很容易损伤血管内膜。因此，不是特别需要，还是不使用这种血管镊子为好。Mill 的头端环型（ring）镊子（**图 1**）不仅能很好地夹住血管，且镊子尖不会损伤血管壁，可作为血管重建的工具之一。

■ 阻断血管时不得一下子夹紧

　　阻断中枢侧动脉时，要缓缓地、每次少许加力地夹闭，直至末梢侧动脉搏动消失。不检查末梢侧动脉搏动，一下子夹紧，可对动脉内膜造成不必要的损伤。确认末梢侧动脉搏动消失后，再上一齿（ratchet）就能防止滑脱。阻断末梢侧动脉时，由于无需对抗动脉压，只需轻轻钳夹即可完全阻断。我们常使用阻断压为 $40\sim120g/mm^2$、大小型号齐全的显微外科阻断钳（Bear disposable vascular clip）（**图 2**），或者是神经外科用的 Sugita temporally clip。尽可能将预定阻断的动脉一次性就分离至末梢，在分叉处阻断时，一把小钳子就可阻断 2 支动

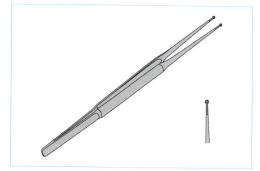

图 1　Mill 的头端环型（ring）镊子

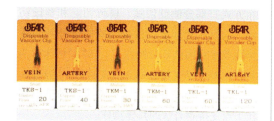

图 2　Bear disposable vascular clip
　　　　阻断压为 $40\sim120g/mm^2$，大小型号齐全

脉。另外，尽量远离操作点放置阻断钳，这样方便之后的动脉吻合或修补。

■ 血管分离过程中也可损伤血管内膜

　　除阻断钳外，还有几种情况可引起血管内膜损伤。最主要的是，在分离血管时，一心只专注于展开视野，用力牵引悬吊血管的细吊带，结果损伤动脉，可造成动脉内膜解离，导致壁内血肿形成。如果末梢动脉搏动良好，壁内血肿可待其自然吸收，不必过多处理。但是，有时壁内血肿闭塞了管腔，就必须重新吻合动脉了。因此，不能过度牵引血管吊带。另外，必须注意不能使用太细的吊带。

5. 联合门静脉切除重建的适应证和要点

早川直和

[国家公務員共済組合連合会東海病院外科]

引言

由于解剖位置的关系，胆管癌容易侵犯门静脉。为了提高手术的根治性，有必要合并切除门静脉。根据被浸润的位置和范围，门静脉切除方式有部分侧壁切除、楔形切除和整段切除等，切除后重建也有从单纯侧壁修补到间置自身静脉血管移植等种种方式[1]。整段切除后的吻合方法有 1 点支持法和 2 点支持法[2,3]等许多形式。本章就介绍我们科室通常采用的整段切除和 1 点支持吻合法的具体操作。

1. 手术指征

如果术前通过门静脉造影怀疑门静脉受侵，手术时就应该另准备一套消毒好的血管切除、重建用的手术器械。但是，仅凭影像学检查是不能决定是否需要合并切除门静脉的。只有在术中探查肉眼发现肿瘤已侵及门静脉、术中快速病理检查发现有肿瘤浸润或癌性粘连严重时才有合并切除门静脉的指征。特别是在局灶型肿瘤中，时常可遇到这样的情况，由于肿瘤压迫，在门静脉造影时，可见门静脉已明显变形，但在手术时却能容易地从门静脉壁上分离出肿瘤。因此，我们科室的处理原则是不能仅仅根据影像学检查结果而作预防性的门静脉合并切除。

2. 切除门静脉

通常是切除门静脉后，紧接着就应吻合重建。因此，切断门静脉应放在分离、切除的最后阶段。先分离、切断周围其他脏器和组织，使切除侧标本仅通过肿瘤浸润部位连接在门静脉上，然后在肿瘤浸润部位的上下端显露出足够长的门静脉，以备钳夹阻断时有足够的空间，吻合时有足够的缝合边距。切除门静脉前冲洗腹腔，整理器械台，覆盖干净无菌台布后打开血管器械包。门静脉切断前要考虑到上下断端是否有口径差，门静脉切除范围以及能否端-端吻合，慎重设计切断线。为了便于吻合时助手把持阻断钳，Satinsky 钳应从左向右钳夹血管，上好后一次性切断门静脉，移去标本。

3. 重建方式（1 点支持端 - 端吻合）

①使用带双针的 5-0 Prolene 缝线，先在上下断端的左右两侧各缝 1 针作牵引，进针方向都是腔内→腔外。然后将左侧牵引线打结，右侧牵引线不打结，缝合时提起作牵引，吻合结束时撤除。②左侧牵引线打结后，用其中的 1 根针刺入腔内，准备腔内连续缝合后壁（**图 1A，B**）；③从左向右腔内连续缝合后壁，至右侧牵引线时刺出腔外，准备连续缝合前壁（**图 2A，B**）；④用缝合后壁的同一根线从右向左连续缝合前壁，至左侧线结时结束，然后撤除右侧牵引线。松开上游阻断钳，使吻合口膨胀。接着松开下游阻断钳，确认吻合口充分膨胀后，缓缓收紧缝线至不漏血即可，慢慢打结（**图 3A，B**）。

4. 门静脉吻合的注意事项

①缝合边距（bite）不能过小和过大，针

◎认真仔细设计门静脉切断线。

◎保持一定的缝合边距和针距。

◎采用1点支持法缝合结束时，要松开阻断钳，使吻合口充分膨胀，然后慢慢打结。

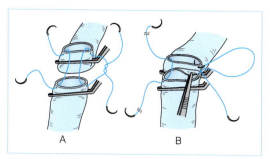

图1　1点支持缝合法

A. 只将左侧牵引线打结，右侧的作为临时牵引线

B. 以左侧打结后的一根针线刺入内腔

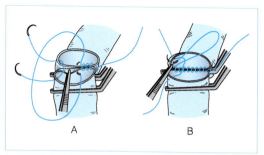

图2　后壁缝合

A. 从左→右缝合

B. 在右侧牵引线处穿出腔外

距（pitch）也不能过密和过疏，两者都保持在1~2mm即可，均匀缝合；②采用1点支持缝合时，在打最后一个结之前，松开阻断钳，使吻合口充分膨胀，缓缓收紧缝线至不漏血即可打结，这样可不需留生长因子。但是，采用2点支持缝合时，后壁要留2~3mm的生长因子，前壁在松开阻断钳后，使吻合口充分膨胀，缓缓收紧缝线至不漏血时打结。③不需全身肝素化。只需在缝合的过程中用肝素生理盐水（500单位/500毫升）不断地冲洗门静脉内腔，不残留血凝块即可。最后打结前必须松开阻断钳让血凝块随血液冲出（图4）。

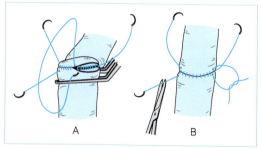

图3　前壁缝合

A. 缝合前壁

B. 最后一针打结。剪断右侧牵引线，松开阻断钳，充分膨胀吻合口

参考文献

1）Nimura,Y et al：Combined portal vein and liver resection for carcinoma of the biliary tract. Br J Surg 78：727-731, 1991

2）早川直和ほか：前立ちからみた消化器外科手術 (7) 胆道悪性疾患手術における前立ちの基本操作. 臨外 46：1393-1399, 1991

3）早川直和ほか：前立ちからみた消化器外科手術(14) 肝胆膵疾患での血管合併切除，再建における前立ちの基本操作. 臨外 47：799-805, 1992

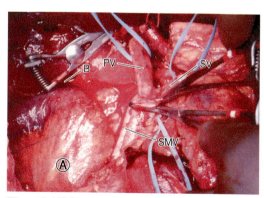

图4　后壁缝合结束时的术中照片

PV: 门静脉；SV: 脾静脉；SMV: 肠系膜上静脉；A: 临时牵引线；B: 后壁缝合线

6. 胰胃吻合的要点

長谷川 洋

[名古屋第二赤十字病院外科]

1. 胰胃吻合的特点

胰胃吻合的优点有：①胃壁厚，易于吻合；②胃壁血运丰富；③解剖位置靠近，易于缝合等。最近胰胃吻合的这些优点已得到重新认识，许多医院已开始应用了[1,2]。今后值得研究的问题是胰管开口是否能长期开通。有关具体的手术方式，主要是切开胃后壁，将胰腺断端插入胃腔内，但最近为了弥补这种方式的缺点，已有各种改进方法（图1）。以下就介绍我们自己设计的胰胃吻合（粘膜袋成形法）的手术手技及其注意点。

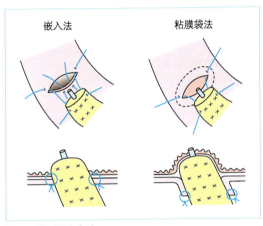

图1 胰-胃吻合法

2. 术式

（1）胰腺的切断和游离

电刀切断胰腺。断端不必切成鱼口状（fish-mouth），也无须对拢缝合，只行止血即可。通常只需缝合止血 2~3 针，就看不到断端出血了。胰管残留稍长，插入引流管后固定，宜选择比胰管直径大一号的导管。尽量将尾侧残胰从脾动静脉上游离出来，特别重要的是，要将其从脾动脉上充分游离出来。在这步分离过程中，自胰腺直接汇入脾静脉的细小血管特别容易被扯断或撕裂而出血，应该尽量仔细分离，一一结扎切断。

［**要点**］尽可能将尾侧残胰充分游离。

（2）选定胃壁的吻合部位及切开

胃壁吻合口应选在胰胃吻合完成后使胃稍稍牵向下方的位置。一般情况下，应选择胃体中部至下部的后壁，呈自然状态的吻合位置。选定吻合位置后，在其四周缝合4针作牵引，提起牵引线，于当中切开胃壁浆肌层，切口略小于胰断端直径，如此术后比较放心（图2）。

［**要点**］胃壁切开略小于胰断端直径。

（3）制作粘膜袋

切开胃壁浆肌层后，用手术刀或Cooper剪刀向四周分离粘膜下层。多数情况下，这步剥离有些难度，容易出血，要不嫌麻烦地止血、仔细分离。要注意千万不能分破粘膜进入胃腔。向四周分离 1~1.5cm 即可，范围太小不能将胰腺完全嵌入。粘膜袋形成后，将胰管引流管自粘膜袋中心刺入胃腔，继而贯穿前壁引出（图3）。

［**要点**］制作粘膜袋时要仔细分离，范围要

◎本法的关键是制作足够大的粘膜袋，充分游离尾侧胰腺。

◎千万不能分破粘膜进入胃腔。

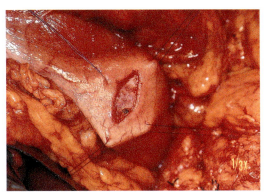

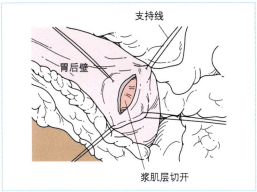

图2　切开胃壁吻合部位

切口略小于胰断端直径

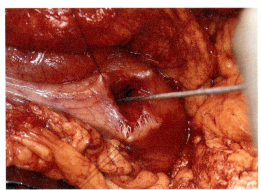

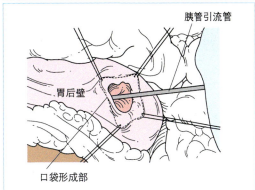

图3A　以胰管引流管穿刺

将胰管引流管自粘膜袋中心刺入胃腔

足够，决不能穿破粘膜。

（4）吻合

　　应用 4-0 的 Prolene 缝线。先缝合口侧的胃壁浆肌层与胰腺断端的前缘，多数情况下有良好的视野。距胰腺断端约 1.5cm 处进针，全部缝合后按顺序逐一打结。接着，将胰管引流管贯穿胃粘膜的地方与胰腺断端固定缝合 2~3 针。固定后牵引胰管引流管，将胰腺断端嵌入粘膜袋内。如果制作的粘膜袋足够大，尾侧胰腺游离充分，那么就很容易嵌入。之后缝合尾侧的胃壁浆肌层与胰腺断端的后缘。该步骤也有良好的视野，缝很容易（**图4**）。

　　［要点］如果制作的粘膜袋足够大，就很容

易嵌入胰腺。

（5）胰管引流管的处理

　　剪断自胃前壁穿出的胰管引流管，残留一段在胃腔内。胃前壁穿刺处缝合 1 针闭锁即可。

（6）吻合部引流

　　在吻合部周围留置 2 根直径 12mm 的 Penrose引流管。

3. 本法的优点

　　本法最大的优点是，从手术手技上来讲，剥离粘膜下层制作粘膜袋和将胰管引流管贯穿胃壁，对谁来说都是很简单的操作。另一优点

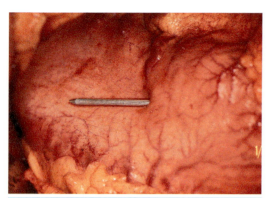

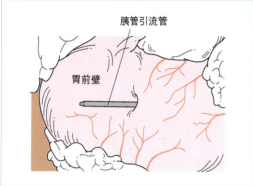

图 3B 贯穿胃前壁引出

胰管引流管
胃前壁

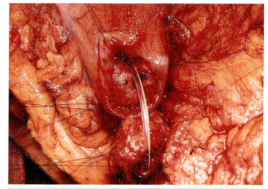

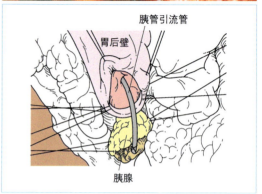

图 4 胰 - 胃吻合

胰管引流管
胃后壁
胰腺

是胰 - 胃吻合没有张力，即使是正常的胰腺，也不用担心撕裂胰腺，可安全地缝合。另外，从术后恢复方面来讲，将胰腺断端包埋在血运丰富的胃粘膜下层，围着厚厚的胃壁肌层也有利于胰腺创面愈合。

参考文献
1）秋山　洋ほか：膵頭十二指腸切除における膵胃吻合．手術 39：237-242, 1985
2）長谷川　洋ほか：粘膜ポケット法による膵胃吻合．手術 50：1887-1893, 1996

大网膜瓣法

前田敦行 ［大垣市民病院外科］

■ 胰头十二指肠切除（PD）的致命并发症：出血和腹腔内感染

PD 术后致命性并发症是出血或腹腔感染，其原因几乎都是胰肠缝合不全或胰漏。肠液或因感染活化的胰酶能腐蚀周围组织，使廓清后裸露的血管以及切断后的血管残端破裂出血。

■ PD 中用大网膜瓣（omental flap，OF）覆盖的实际操作

OF 是用保留下来的幽门侧的大网膜制成。手术早期注意将大网膜沿横结肠充分切开，保留大部分的大网膜。OF 以靠近胃网膜右动静脉的部分为蒂部，为确保血流供应，应保留有 1~2 根大网膜血管分支。将网膜蒂部切开 3~5cm 宽，远端（横结肠侧）切开 8~10cm 宽。OF 蒂部应较细，这样稍后将网膜瓣向上翻卷通过肠系膜上静脉、门静脉和胰肠吻合口之间时，可减轻对血管的压迫（**图 1**）。

关腹前提起 OF。穿过胃的背侧后，将其从肠系膜上静脉、门静脉前面和胰肠吻合口之间穿过，覆盖在肝动脉前面并贴着肝脏。此时，要注意操作要轻柔，避免损伤血管和胰肠吻合口。为充分覆盖肝动脉，应尽量将 OF 展开。为防止其移位，将其与小网膜和肝门部结缔组织适当缝合固定（**图 2**）。

胰肠吻合口位于 OF 腹侧，血管位于背侧，彼此隔开。无须将胰肠吻合口四周全包裹上 OF，保证吻合口前方有良好的引流即可。

OF 固定后，必须要用超声多普勒确认肝内门静脉的血流情况，并且还需确定大网膜翻转后未发生胃扭转。

■ 困难时的办法和要点

不能充分将 OF 向上翻卷时，尽量向左侧切开大网膜的横结肠附着部以增加其活动度。切断数根胃网膜右动静脉的胃支，可能会使蒂部变长。

胃切除后无大网膜时，利用肝圆韧带（以及

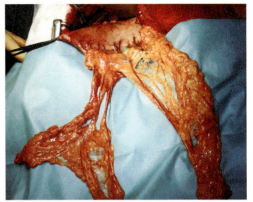

图 1 为确保网膜瓣的血流供应，应保留有 1~2 支大网膜血管分支。将切开大网膜，蒂部（胃侧）3~5cm 宽，远端（横结肠侧）8~10cm 宽。理想形状是中间细两头粗

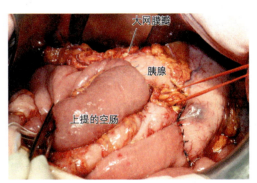

图 2 将大网膜瓣穿过胃后方，然后再穿过胰肠吻合口背侧。注意不要使胃扭转

周围的结缔组织）比较方便。开腹时就应该留心保留足够长的肝圆韧带，以便能将肝动脉包裹在肝圆韧带里加以保护。

参考文献
1）Maeda, A et al：Omental flap in pancreaticoduodenectomy for protection of splanchnic vessels. World J Surg 29：1122-1126, 2005
2）Moriura, S et al：The inclusion of an omental flap in pancreatoduodenectomy. Surg Today 24：940-941, 1994

7. 胰空肠吻合的要点

江畑智希

[名古屋大学大学院医学系研究科腫瘍外科]

引言

消化道重建术中最易引起缝合不全的是胰空肠吻合术，一旦发生，就会因腹腔内脓肿而引起主要动脉的破裂出血等，有时会致命。特别是胆管癌的胰头十二指肠切除术，因为需要重建的是正常胰腺，所以发生率很高。在此介绍现在作为标准手术的胰空肠吻合术（胰管空肠粘膜吻合＋柿田式胰空肠紧贴吻合）。

1. 柿田式胰空肠紧贴吻合

设想距上提空肠残端约5cm的位置为预定吻合部位，用电刀标记胰腺上缘、胰腺下缘、胰管预定吻合部位。切开少许浆膜层，轻轻牵出粘膜并切开。吻合操作中，因空肠孔径会扩大，切忌不能过大。从上提空肠残端插入竹节样胰管导管（中间有一膨大结节），从该孔处引出备用。剥离胰腺断端的后方至少1cm。将4-0的Prolene SH-1针（直径26mm）稍稍弄直成J字形。从胰腺腹侧向背侧贯穿缝合，接着由深至浅缝合空肠的浆膜层。胰腺侧缝合的边距为1cm左右（相当于胰腺的厚度）。

用空肠将胰腺断端完全覆盖是很重要的，因此空肠侧缝合的宽度应该是胰腺厚度的1.5倍以上或空肠壁的小半周。首先在插着胰管导管的情况下紧贴主胰管的上下缘进针，而后拔去胰管导管，确认没有缝到胰管导管，否则拆

掉重新缝合。要注意胰腺断端的上下缘很容易没有被肠壁覆盖到而露在外面。有时针孔会有出血，可压迫止血。柿田式吻合时，线的间隔为7mm，多数时候会用到4~6根，但如果胰腺断端能被完全覆盖，针数最好少一点。缝合结束时，将线左右分别放好（**图**1）。

2. 胰管空肠粘膜吻合

吻合时使用5-0 PDSII TF针（直径为12mm单针），镊子使用心脏外科用的Machiaran镊子。一般缝8针，全层缝合。胰管侧要连同周围的胰腺实质、空肠侧要在直视下带着粘膜一同缝合。首先在胰管前壁中央由外向内挂一根牵引线后牵开，这样就比较容易看到胰管。接着在胰管上下端缝合，然后在后壁按内外—外内的顺序缝上3针。依次结扎后壁的缝线，用力要适度，防止用力过度引起胰腺实质撕裂。后壁结扎完之后，插入胰管导管，用后壁中央的缝线固定。前壁缝合时，用反手行针，从空肠侧开始按外内-内外的顺序操作就容易得多。仅在前壁中央用先前留置的牵引线按由内向外的顺序缝合空肠壁。前壁缝完3针之后依次结扎（**图**2）。

3. 柿田式缝合后的结扎

顺次结扎时，让助手捏起肠壁盖着胰腺断端。注意手法要轻柔（**图**3）。结扎的松紧度以胰肠之间大概能插入薄刃的剪刀为准。

◎将胰管（连同胰腺实质）和空肠全层紧密缝合，针数为 8 针。

◎结扎时注意不要将胰腺撕裂。

◎用空肠将胰腺断端完全覆盖是要点。

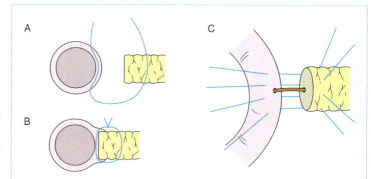

图 1　柿田式胰空肠紧贴吻合

A. 结扎线的断面

B. 挂完结扎线。胰腺残端完全被肠壁覆盖是柿田式缝合的关键之处

C. 有 4~6 针缝线。考虑到从针孔会有胰液渗出的危险以及胰腺残端的血运，针数少一点为好

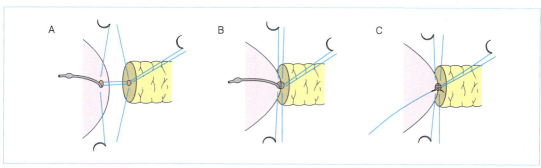

图 2　胰管空肠粘膜吻合

A. 胰管不要留得过长。胰管的前壁挂上一针之后，其后就比较容易看清胰管。首先在前壁挂上 3 针也可以

B. 后壁已结扎。用中间的一根缝线（PDS）将胰管导管固定

C. 前壁缝合从空肠侧反手行针则比较容易。如果使用两头针就能增加手法上的自由度

参考文献

1）Kakita, A et al：A simpler and more reliable technique of pancreatojejunal anastomosis. Surg Today 26：532-535, 1996

2）Kakita, A et al：History of pancreaticojejunostomy in pancreaticoduodenectomy：development of a more reliable anastomosis technique. J Hepatobiliary Pancreat Surg 8：230-237, 2001

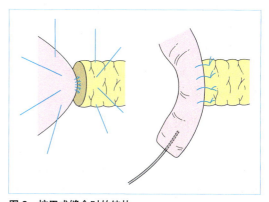

图 3　柿田式缝合时的结扎

多可满足胰腺断端的颜色比较好、周围无白色皂化、完全被肠壁覆盖，线没有深深地陷入胰腺等条件

8. 胆管空肠吻合术

江畑智希

[名古屋大学大学院医学系研究科肿瘤外科]

❖ 引言

胆管癌行胰头十二指肠切除（PD）时，切断的基本上是肝总管。其直径约 1cm 并多伴管壁增厚，视野也比较好，胆肠吻合的技术难度并不高。其基本注意事项与本书中另外介绍的肝门部胆管癌、肝内胆管结石的肝内胆管空肠吻合基本相同。在此介绍我们科室采用的连续缝合的方法，间断缝合时也可加以参照。

❖ 1.胆管的切断

通常在肝总管水平切断。一般以胆囊管上游或肝右动脉作为术中标记。从胆管血运和手术操作来讲，胆管断端靠近胰腺无太大意义。一口气锐性切断胆管，此时一定要注意胆管残端（多于 3 点、9 点处）有无动脉出血和胆汁的性状。没有动脉出血要追加切除。若有脓性胆汁要冲洗胆管。之后，用电凝或缝合进行最小限度的止血。即便手术视野较深，胆管背侧剥离 5mm 就足够了，进一步的剥离可能会影响胆管的血运。使用不影响视野的钳子（哈巴狗钳等）夹住断端，防止胆汁污染视野。间断加以开放，防止术后肝功能障碍。

❖ 2.空肠的准备

将空肠断端从结肠后方上提，注意不能有张力。有时会出现小肠系膜紧绷从而影响上提空肠的静脉回流的情况。在这种情况下，随着时间的增加，上提空肠会出现水肿，继而难以吻合，这点值得注意。特别是在保留第一空肠动静脉（即保留了空肠系膜起始部）且牺牲的空肠太短的情况下容易发生。

吻合操作术中，空肠的口径经常会扩大，因此空肠的开口应比胆管口径要小。尽管可以直线切开，但粘膜向外翻出，吻合的时候比较麻烦。笔者喜欢使用将空肠壁全层椭圆形切除的方法（图 1）。另外，可用 6-0 的 PDS 线全层缝合数针加以固定空肠前壁，这种方法也很有效。

❖ 3.胆管空肠后壁吻合

缝合线用 5-0 PDSII，针用 C-1（13mm）的双头针。缝合的边距大致为胆管侧 2mm，空肠侧 3mm；针距约 2mm。注意进针要均匀，并保证缝合了胆管全层和空肠全层。为扩大吻合操作空间，可用 S 拉钩将肝门部挡开，并通过弯血管钳将其固定在悬吊拉钩上。这样可解放第二助手，便于适时吸引、使用镊子帮助显露视野等。第一助手使用镊子显露视野以方便术者运针，同时配合提线。

从胆管左侧（对术者而言是深部）开始。手术线的一端用钳子夹住作为支持线，然后由胆管向空肠侧运针（外内 - 内外）。这一针缝完后，仅挨着它由外向内进针（缝胆管后壁）。原本圆形的胆管被牵拉变形，保持这样的状态从左侧开始小心缝 3 针左右。这是最难缝合的地方，此时胆管和空肠相分离，空肠侧按由内向外的顺序运针，胆管侧则是按由外向内的顺序运针。约 3 针后，一边使空肠和胆管相互贴近，一边牵拉缝线使之有张力。如果张力不够就会

◎ 应最小限度进行胆管剥离。

◎ 缝合时提起胆管全层和肠管全层。

◎ 边距及针距都在 2mm 左右，均匀行针。

◎ 为避免缝合不全，将后壁缝得稍微密一点也无可厚非。

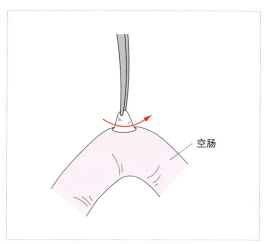

图1　肠壁的切开

在空肠浆膜层呈直线切开，其口径应比胆管小些，向上提起粘膜并切除少许，使其和开口大小一致，防止操作过程中粘膜翻露影响视野。文中椭圆形切开，也这样处理粘膜

松弛，之后再来补救就很困难。然后按通常的方法，从空肠的内外向胆管运针（**图2**）。从左侧（深部）开始向右侧（眼前）均匀运针，同时密切观察胆管和空肠的口径差，微调间距，这样缝到右壁时口径差就没有了。到胆管右侧边缘时运针比较困难，按胆管外 - 内向空肠内 - 外的顺序运针，在直视下（观察管腔）缝过右侧缘。此时将缝线从空肠外引出后再次收紧，并用钳子夹好，借其重量牵开备用。

4.肝管空肠前壁吻合

下一步将从胆管左侧边缘向外引出的针线进行缝合。正手操作，按从空肠向胆管的顺序即外内 - 内外用针，朝向胆管右侧。最后 1~2 针因难以观察腔内，操作时可不用提起后壁。与右侧缘的缝线结扎，完成吻合。只使用一根线、

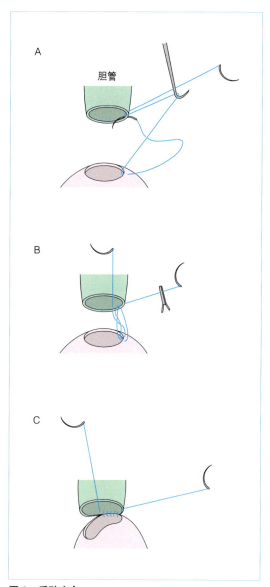

图2　后壁吻合

A. 在本法中，左侧（深部）是最难缝的。在此按血管外科领域中常用的降落伞式的缝合方法可靠地运针

B. 缝合约 3 针后使胆管和空肠紧贴。适度收紧以避免缝合不全，这是非常重要的

C. 按通常的从空肠向胆管的顺序运针

结扎一次便完成了吻合（**图 3**）。

　　为帮助均匀运针，可在右端挂一支持线，便于胆管、空肠的进针点和出针点。后壁缝合后可与该支持线结扎。缝合时在吻合口正后方放置一纱布，若有明显的胆汁沾染，必须在后壁追加缝合。胰肠吻合前先吻合胆管时，可将空肠向左右或向上翻转，在直视下观察后壁。现在一般都不在胆管内插入导管。

小结

　　即使是 5mm 的正常胆管也可使用本方法，可以说是适用范围较广的手法。在连续缝合和间断缝合效果相同的今天，前者费用低、省时省力，具有明显的优势。

参考文献

1）Kelemen, D et al：Experiences with single-layer biliodigestive anastomosis. Hepatogastroenterology 52：683-685, 2005

2）Moriura, S et al：Continuous vertical hemimattress suture for biliary-enteric anastomosis. J Hepatobiliary Pancreat Surg 12：467-469, 2005

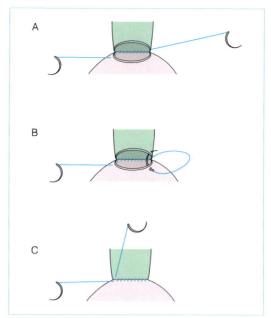

图 3　前壁吻合

A. 缝合后壁时，最后将线向空肠外引出，夹上钳子牵引备用

B. 用左端的支持线由空肠向胆管行针

C. 缝合前壁时，最后将线向胆管外引出，和后壁的线进行结扎，吻合结束

保留胃右动脉的 PPPD 的术式和意义

清水泰博・二村雄次*［愛知県がんセンター中央病院消化器外科・*愛知県がんセンター］

■ 保留迷走神经幽门支

在施行适应于早期十二指肠乳头部癌和下段胆管癌的 PPPD 术时，为了能确实保留迷走神经幽门支，应尽量不去分离胃右动脉和打开小网膜。

1）进腹后，先从横结肠上分离出大网膜及横结肠系膜前叶，然后在胰腺下缘分离显露出肠系膜上静脉并悬吊，在此处稍作分离，显露出胃结肠静脉干（Helen 干），于其根部结扎切断。接着，在幽门环下方结扎切断胃网膜右动静脉，保留两血管发向幽门的分支。

2）切除胆囊，在三管（肝总管，胆囊管和胆总管）汇合部上方切断胆管，廓清位于门静脉右侧及后面的 No.12p$_2$ 淋巴结。在胃右动脉的右侧，纵行剪开肝十二指肠韧带前面的浆膜，直至幽门环上方，与距幽门环约 4cm 处切断十二指肠。不必廓清 No.5、No.12a$_1$、No.12b$_2$ 和 No.12p$_1$ 淋巴结。

3）切断十二指肠后，将胃向左上方翻起，分离显露出肝固有动脉和肝总动脉，一一悬吊。于根部结扎切断胃十二指肠动脉。廓清 No.12a$_2$、No.8a 和 No.8p 淋巴结。将刚才分离的 No.12p$_2$ 淋巴结及其周围组织绕过门静脉后面牵向左侧，廓清门静脉的左侧。淋巴结廓清结束（**图 1**）。

4）切断胰腺后，采用改良 Child 法重建消化道（**图 2**）。

■ 术后尽快恢复消化道功能

我们对 88 例胰头癌、胆管癌、十二指肠乳头癌或粘液产生性胰腺癌施行了 PD 术或 PPPD 术，其中 41 例施行了 PD 术，47 例施行了 PPPD 术，比较了两者的胃肠道功能恢复时间。发现 PD 组需胃肠减压时间为 4.2 天，术后开始饮水、进流质和进半流质的时间分别在术后 8.2 天、15.2 天和 20.5 天。而 PPPD 组需胃肠减压时间为 15.2 天，术后开始饮水、进流质和进半流质的时间分别在术后 16.1 天、19.3 天和 30.9 天。哪种饮食的开始进食时间在 PPPD 组都明显延长。另外，又将施行了 PPPD 术的 47 例细分为 2 组：胃右动脉保留组 22 例和不保留组 27 例，但这两组的进食时间无明显差异。

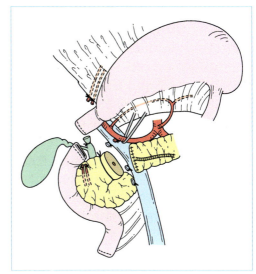

图 1　PPPD 的切除范围和廓清范围

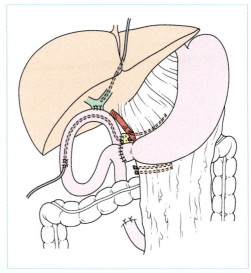

图 2　PPPD 的消化道重建后

■ 阐明 PPPD 术后胃潴留的原因是今后的课题之一

术后一过性胃潴留不仅仅与迷走神经幽门支有关，还可能与十二指肠侧残留的长度和消化道重建的方式也有关。

消化道重建和消化道激素

安井章裕［愛知県済生会病院外科］

■ 引言

　　胰头十二指肠区域不但是胃肠道激素（消化性器官和神经分泌的多肽）的宝库，也与维持正常生理功能所需的胃肠 - 胰岛轴（entero-insular axis）有重要的关系。为根治中下段胆管癌而施行的胰头十二指肠切除术（PD）恰恰需要切除此区域中分泌胃肠道激素的大部分器官，而且根据病情需要，有的还要施行肠系膜上动脉廓清术，这样就容易导致术后消化吸收功能障碍或营养不良，使患者的 QOL 明显降低。但是，自开展保留幽门的胰头十二指肠切除术（PPPD）以来，术后有关消化不良的反应减少，患者的 QOL 也得到明显改善。本篇就从胃肠道激素改变来介绍胃肠道各种重建方法的优缺点。

■ 胃和十二指肠切除范围对胃肠道激素的影响

　　长期以来，为了预防胰头十二指肠切除术（PD）后的胃 - 空肠吻合口溃疡，都行远端胃大部切除和迷走神经切断。但事实上，那是在 1941 年，Whipple 在施行 PD 术时切了远端胃大部分。当时他是根据 1923 年在狗身上所作的动物实验结果来决定的。即在狗身上，将其幽门部与 Roux-en-Y 空肠袢吻合制作所谓的 Mann-Williamson 手术模型，结果几乎 100% 狗术后都发生了吻合口溃疡。之后，在施行 PD 术时要切除远端胃大部分也就作为通例，一直延续下来。但自 1930 年 Kosaka 和 Lim 发现 "enterogastrone（肠抑胃素）" 以来，现已明确，进食后十二指肠球部和十二指肠可产生多种强烈抑制胃酸分泌的胃肠道激素，enterogastrone 只是其中的一种。1977 年 Traverso 提出了保留幽门的胰头十二指肠切除术（PPPD）的设想，1986 年 Braasch 将 PPPD 正式应用于临床。临床结果证实只需保留幽门环以远约 4cm 的十二指肠，即可保留 enterogastrone 抑制胃酸的作用[1]〔到目前为止，enterogastrone 到底是何物质仍不明，可能是促胰液泌素（secretin）、胆囊收缩素（CCK）或肠抑胃肽（GIP），说法不一〕。与 PD 相比，PPPD 术后胃肠道激素分泌（胰泌素、胃泌素和 CCK）接近对照

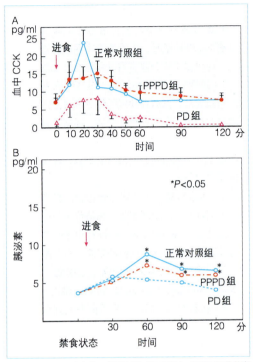

图 1　保留幽门胰头十二指肠切除（PPPD）术后胃肠道激素的变化
A. PPPD 和 PD 术后，食物刺激后血胆囊收缩素的变化（引自参考文献 3）
B. PPPD 和 PD 术后，食物刺激后血胰泌素的变化（引自参考文献 2）

的正常人群（图 1）[2,3]。另外，PPPD 术后的残胰外分泌功能也比 PD 良好，这也使人想到十二指肠球部分泌的胃肠道激素有强烈的促胰作用。临床事实表明，PPPD 术后患者体重和营养状态比 PD 术后有显著改善。

　　另一方面，近年来在日本，提倡选择性近位迷走神经切断 + 保留全（次）胃的胰头十二指肠切除术，也取得了良好的结果[4]。此术式与 PPPD 比较，有以下 2 个优点：①淋巴结廓清不受影响，手术适应证广；②胃排空障碍少等。但是，与 PPPD 相比，切断了迷走神经，势必降低了抑制胃酸分泌的胃肠道激素。今后随着这种手术患者的增加，可望阐明术后胃肠道激素的动态变化。另外，显得多余的一

句话是，口服质子泵抑制剂也可抑制胃酸分泌，并可引起高胃泌素血症。但有实验表明这种高胃泌素血症有意外的促胰作用。这也是意想不到的好处。

■ 胃-空肠吻合采用 Billroth Ⅰ 还是 Billroth Ⅱ（图2）

在原型的 Whipple 术中，采用 Billroth Ⅱ式重建胃肠道，其目的是将进食通道与胆-肠吻合口和胰-肠吻合口分开，便于控制严重的缝合不全或胆道逆行性感染，因此广泛应用于临床。但是采用 Billroth Ⅰ式吻合，可扩大食物与肠道的接触面积，能使食物与胰液和胆汁充分混合，继而促进胃肠道激素的分泌，这是其优点。到底是采用 Billroth Ⅰ还是 Billroth Ⅱ，说白了就是着重考虑短期预后的安全还是长期预后的胃肠道功能恢复，这完全取决于外科医师所奉行的哲学思想和患者当时的状态。临床上，比较了这两种吻合法后的胃肠道激素分泌水平[5]，结果表明：①与对照的正常人群相比，两组的 CCK 分泌都明显减少，但仍保持在一定的水平；② Billroth Ⅰ组的 CCK 分泌明显好于 Billroth Ⅱ组；③虽然 Billroth Ⅱ组的 CCK 分泌降低，但足以促使残胰合成充足的外分泌蛋白（图3）。

■ 小结

保留幽门的胰头十二指肠切除术（PPPD）可减少术后消化不良或营养不良的发生，大大改善了患者的 QOL。说到其中所包含的消化道生理学知识，人们不得不佩服 Longmire、Traverso 等人的敏锐洞察力，是他们将保留幽门胰头十二指肠切除术（PPPD）正式应用于临床的。这次我们只提到 PPPD 可改善患者 QOL 的早期成绩，今后将从胃肠道激素和残胰内、外分泌功能等方面来验证 PPPD 的优越性。

参考文献
1）安井章裕ほか：消化管と胆との相関—外科的立場より—. Frontiers in Gastroenterology 2(3)：68-75, 1997
2）Takada, T et al：Postprandial plasma gastrin and secretin concentrations after a pancreatoduodenectomy. Ann Surg 210(1)：47-51, 1989
3）Tangoku, A et al：Plasma gastrin and cholecystokinin response after pyrolus-preserving pancreatoduodenectomy with Billroth-I-type of reconstruction. Ann Surg 213(1)：56-60, 1991
4）渡部洋三ほか：膵頭領域疾患に対する選択的近位迷走神経切離術兼全胃温存膵頭十二指腸切除術. 日消外会誌 23(5)：1102-1108, 1990
5）Inoue, K et al：Plasma cholecystokinin and pancreatic polypeptide response after radical pancreatoduodenectomy with Billroth I and Billroth II type of reconstruction. Ann Surg 206(2)：148-154, 1987

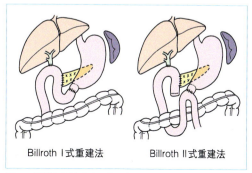

Billroth Ⅰ式重建法　　Billroth Ⅱ式重建法

图2　保留幽门胰头十二指肠切除（PPPD）时 Billroth Ⅰ 和 Billroth Ⅱ 重建示意图

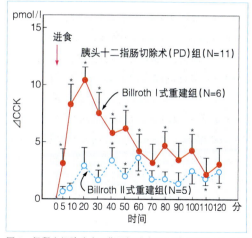

图3　保留幽门胰头十二指肠切除（PPPD）时 Billroth Ⅰ 和 Billroth Ⅱ 重建，食物刺激后血 CCK 的变化

9. 各种重建方法的长处和短处

早川直和

[国家公务员共济组合连合会東海病院外科]

引言

自从 1935 年 Whipple[1] 对壶腹部癌施行首例胰头十二指肠切除术（PD）以来，许多外科前辈尝试过各种各样的胃肠道重建方法。其中具有代表性的就有，以 Billroth Ⅱ 式完成胃 - 空肠吻合的 Whipple 法和 Child 法[2]，和以 Billroth Ⅰ 式完成胃 - 空肠吻合的 Cattell 法[3] 和今永法[4]。重建方法的主要问题是胆管 - 空肠、胰 - 空肠和胃 - 空肠的吻合顺序。从手术操作的简便性、术后并发症、术后消化吸收功能和术后患者 QOL 等方面对各种重建方法的优缺点已经讨论了 60 多年。另外，有关残胰与胃肠道的吻合，又有胰腺 - 空肠吻合（再分端 - 端吻合法和端 - 侧吻合法）、胰管 - 空肠粘膜吻合和胰腺 - 胃吻合。每个医院都有自己的改进，术式可谓千差万别，对其优缺点一直争论不休。本章就介绍各种吻合方法的特点。

1. 胰头十二指肠切除术后消化道重建术式的分类

胆道癌处理规约只将胰头十二指肠切除术记作 PD，但附录中记载了胃肠道重建方式的具体名称。胰腺癌处理规约对胃肠道重建方式作出了详细的分类，按空肠由近及远与胰腺、胆管和胃吻合的顺序分成 4 型。

（1）Ⅰ型或 PD-I

空肠由近及远与胆管→胰腺→胃吻合，即 Whipple 法。

（2）Ⅱ型或 PD-Ⅱ

空肠由近及远与胰腺→胆管→胃吻合，即 Child 法。

（3）Ⅲ型或 PD-Ⅲ

空肠由近及远与胃→胰腺→胆管吻合，即 Cattell 法或今永法。

（4）Ⅳ型或 PD-Ⅳ

胰腺 - 胃吻合，与上述哪种方式都不类似[5,6]。

进一步根据胰腺 - 空肠的吻合方式，将胰腺 - 空肠粘膜缝合记作 A，胰腺嵌入空肠记作 B，胃 - 胰吻合记作 C。综合起来，以 PD-Ⅰ A、PD-Ⅱ B 等方式表示每种具体术式。除此之外，最近也开始施行保留幽门的 PD（PPPD）[7] 和切除幽门的次全胃保留的 PD（SSPPD），PPPD 术的重建方式也按上述规定记录，如 PPPD-Ⅳ C 等（图 1）。

2. 各种吻合顺序的优缺点

（1）B-Ⅰ式与 B-Ⅱ式的比较

B-Ⅱ式重建的优点有：①可预防 PD 后危重并发症，如胰或胰管 - 空肠吻合口和胆管 - 空肠吻合口的缝合不全；②可防止肠道内容物逆流入胆管引起的逆行性感染；③即使发生了胰 - 空肠吻合口或胆管 - 空肠吻合口的缝合不全，由于胃内容物不经过缝合不全的部位，防止了危重并发症的发生，也促进了缝合不全的愈合。由于这些优点，在日本多应用 Child 法。

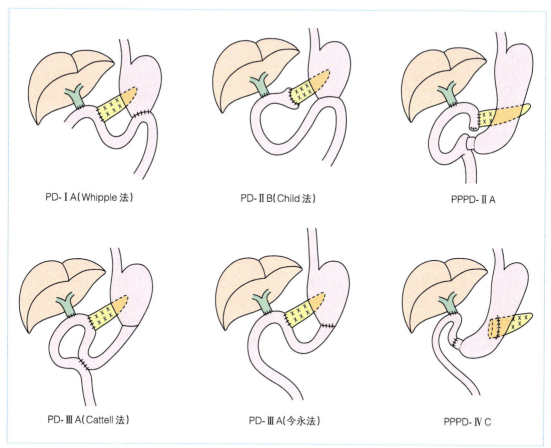

图1　PD（PPPD）术有代表性的消化道重建方式

另一方面，在以 B-Ⅰ式重建的今永法中，由于食物经过了上段空肠，可促进胃肠道激素的分泌。在空肠中，消化吸收功能最旺盛的就属上段空肠。没有将其旷置，这与 PD 术后有良好的消化吸收功能有直接关系。在此法中，3 个吻合口附近都不会出现食物滞留，这可促进胰液和胆汁分泌，因此逆行性感染也少。与 B-Ⅱ式重建相比，食物与胆汁和胰液得到了更充分的混合，比较符合生理。以上都是 B-Ⅰ式重建的优点。另外，此法术后易于用内镜观察胆管、胰管 - 空肠吻合口，还可行胆管造影和胰管造影等检查，这也是其优点之一。

（2）Cattell 法或今永法的比较

Cattell 法在胰腺癌处理规约中属 PD-Ⅲ，和今永法同属于一类，都是以 B-Ⅰ式为基础。胃 - 空肠吻合→胰 - 空肠吻合→胆管 - 空肠吻合的顺序与今永法一样。但胃 - 空肠吻合口到胰 - 空肠吻合口的距离较长，其间加作了 Brown 侧 - 侧吻合。这样一来，食物通道、术后消化吸收以及术后发生缝合不全时有关的创伤愈合都以 Child 法为基准。因此，应该将 Cattell 法划为别的吻合方法，而不能记作 PDⅢ。

3. 各种胰 - 胃肠道吻合的优缺点

胰 - 胃肠道吻合可分胰 - 空肠吻合和胰 - 胃吻合 [5,6]。前者又有胰 - 空肠端端吻合、胰 - 空肠端侧吻合、重积法 [8]、胰断端套入法、切开空肠只插入胰管的胰管嵌入法以及胰管 - 空肠粘膜吻合等方法。后者也有胰胃内套入法和胰管 -

胃粘膜吻合等方法。胰 - 空肠吻合与胰 - 胃吻合之间的争论，如同 B-Ⅰ式与 B-Ⅱ式重建的问题一样，难以得出一个明确的结果。

（1）胰断端套入法、重积法与胰管嵌入法、胰管 - 空肠粘膜吻合法的比较

从手术操作上讲，胰断端套入法、重积法比较简单，容易掌握。对粗大的胰断端，可考虑楔形切除部分胰实质或端侧套入。自胰断端漏出的胰液全部流入肠管内，发生缝合不全的机会少。但另一方面，被套的肠管容易发生水肿，创伤愈合延迟。本法的缺点是，残胰断端没有空肠粘膜等覆盖，胰液和胆汁直接在缝合部位相混合，激活的胰酶腐蚀吻合部位容易导致缝合不全，腐蚀残胰断面可导致术后大出血等。胰管嵌入法、胰管 - 空肠粘膜吻合法[9]的手术手技虽然有些繁琐，但由于空肠开口不大，即使发生了缝合不全，也不会大量漏出。因此，胰管 - 空肠粘膜吻合的缝合不全很少是致命的，这也是其优点之一。

（2）胰 - 胃吻合与胰 - 空肠吻合的比较

从解剖学上讲，胰和胃相互接近，不会给吻合部位带来张力。与小肠壁相比，胃壁肌层肥厚，血运丰富。不管残胰断端有多粗，都能容易地套入。套入后胰液分泌至胃腔，胰酶不能被激活，吻合部位不会暴露于激活的消化液。以上这些都是主张胰 - 胃吻合的理由，认为比胰 - 空肠吻合更安全可靠。但其缺点是，万一发生了缝合不全，则必须长期禁食和留置胃管。另一个问题是，术后短期内残胰断面可被再生的胃粘膜覆盖，会产生胰管能否长期保持通畅等问题。

◆ 4. 本科室 PD 术式的变迁

名古屋大学肿瘤外科（原第一外科）从 1975 年到 2007 年 5 月已成功施行了 642 例胰头十二指肠切除术，一贯采用 Child 法或改良 Child 法。1986 年 12 月以前，都采用胰 - 空肠端端吻合（梶谷式重积法[8]），共施行了 113 例。

之后改为胰 - 空肠端侧吻合法[10]。由于自结肠后上提的空肠袢常出现通过障碍，从 1985 年起改为结肠前。从 1989 年 6 月起将保留幽门胰头十二指肠切除术（PPPD）定为基本术式。胰 - 空肠吻合从改为端侧吻合时起就行端侧套入法。大约从 1988 年起将胰管嵌入法定为基本方法（图 2）。另外，在行胰 - 空肠端侧吻合时，如果胰管粗大，也行胰管 - 空肠粘膜吻合。1996 年以后，除胰管极细时行胰管嵌入法之外，目前对包括不扩张的胰管都行胰管 - 空肠粘膜吻合，并作为基本方法。从 2003 年 9 月开始，主要施行胰 - 空肠紧贴吻合术[11]。与其他医院一样，几经变迁才形成了如今的术式。确实降低了以胰 - 空肠吻合口缝合不全为首的术后并发症的发生，摄食量或食物通过等消化道功能也表现良好，提高了 PD 的安全性和患者术后的 QOL。

◆ 小结

胰十二指肠切除后的消化道重建方法千差万别，还没有定型，存在许多优劣难取舍的地方。目前统一的术式是以良好的成绩为基础的，但其中还有可以改良的余地。不要拘泥于一个术式，根据情况可灵活对术式进行改进。

参考文献

1）Whipple, AO et al：Treatment of carcinoma of the ampulla of vater. Ann Surg 102：763, 1935

2）Child, CG Ⅲ：Carcinoma of duodenum. Onestage radical pancreaticoduodenectomy, perserving the external pancreatic secretion. Ann Surg 118：838, 1943

3）Cattell, RB：Resection of the pancreas：Discussion of special problems. Surg Clin North Am 23：753, 1943

4）Imanaga, H：A new method of pancreaticoduodenectomy designed to preserve liver and pancreatic function. Surgery 47：577, 1960

5）Waugh, JM et al：Resection of the duodenum and head of the pancreas for carcinoma. An analysis of thirty cases. Surgery 20：224-232, 1946

6）秋山　洋ほか：膵頭十二指腸切除術における膵胃吻合術．手術 39：237-242, 1985

各种重建方法的长处和短处

◎几经变迁才形成了现在的 Child 法＋胰管‐空肠粘膜吻合。

◎消化管没有大切口的吻合法即使发生了缝合不全，也易于处理。

◎术式改良应以同一术式取得的成绩为基础。

7 ）Traverso, LW et al：Preservation of the pylorus in pancreatoduodenectomy. Surg Gynecol Obstet 146：956-962, 1978

8 ）梶谷 鐶ほか：新しい膵頭十二指腸切除術—楔状膵切除による重積様膵空腸吻合法（梶谷法）. 手術 30：1237-1243, 1976

9 ）天野穂高ほか：膵・膵管と消化管吻合. 日外会誌 98：622-627, 1997

10）早川直和ほか：膵頭十二指腸切除後の消化管再建術式—われわれの Child 変法を中心に. 手術 43：261-266, 1989

11）Kakita, A et al：History of pancreaticoduodenectomy：Development of a more reliable anastomosis technique. J Hepatobiliary Pancreat Surg 8：230-237, 2001

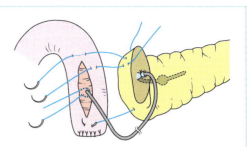

A 剥除空肠浆膜后，中央行荷包缝合，插入胰管导管。后壁的线全部挂上后使两者相互贴近。

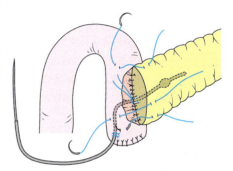

B 后壁全部结扎后，结扎先前的荷包缝合线。在前壁挂上缝线。

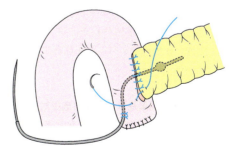

C 结扎前壁的缝线。行 Witzel 式包埋后缝合完成。

图 2　胰‐空肠吻合的胰管嵌入法

消化道功能检查方法

宫地正彦[愛知医科大学外科]

■ 胃肠道有哪些功能

胃肠道是负责消化吸收的器官，主要有4种功能：运动功能（运送内容物、混合内容物），分泌功能（消化液、粘液、胃肠道激素），吸收功能（营养、水）和免疫防御功能，四者之间相互关联。本节着重介绍其运动功能，但要想到因受其他三种功能的影响，在评估时要特别引起注意。

胃肠道运动功能的测定方法见**表1**。以下具体叙述。

■ 检查目的要明确，作针对性检查

在计划测定术后，特别是胰头十二指肠切除（PD）术后的胃肠道功能时，要知道检查的目的，作何种检查。例如，想知道进食开始时间，或者想了解胃排空障碍的机制，就应检查胃的运动功能、胃排空功能的恢复情况和吻合口的通过状态。如果检查目的不明确，那么就不能选择适当的检查方法，设定的对照值也不适当，应该排除的影响因子设定也不完全。

■ 检查结果的解释

检查者必须明确测定得到的数据用于何种目的。如果想了解某个具体患者的恢复状态和异常的程度，就必须选择有对照数据的检查方法，否则很难解释检查的结果。除此之外，还应检索相关的参考文献。与此不同，在多病例的临床研究中，在制订研究计划时要仔细选择检查方法、规定检查条件。另外，在形成论文时，要注意有的检查结果在欧美是不被认可的。

■ 影响运动的因素是什么？如何选择对照？

影响胃肠道运动功能的因素见**表2**，检查时对多数因素应设置对照。不能24小时动态检测时，在各种条件一致的情况下测得的结果也是有意义的。

■ 哪种检查更适合测定胃排空功能？

在测定不同食物对胃排空功能影响时，最重

表1 PD术后胃肠道运动功能及检查方法

运送内容物：1）胃排空功能：乙酰氨基酚法、SMZ法、放射性核素法、^{13}C呼吸试验、不透放射线标记法、超声多普勒、透视
2）小肠、大肠运动功能：不透放射线标记法、透视
收缩运动：1）*内压*、透视，2）胃电图、阻抗
运动的协调性—逆流的评价：食管—胃—十二指肠：*pH动态监控*、*24小时胆汁监测*、超声多普勒
其他：大肠运动和知觉试验

注：有下划线的是在欧美已得到认证的检查方法，斜体字是要求24小时测定的检查方法。

表2 影响胃肠道运动的因素

所吃食物、和进食的时间关系、体位、药物、年龄、合并疾病（糖尿病、中枢神经障碍、咽下困难）
术后天数、吻合口狭窄、胆汁漏、胰液漏、胃瘘、术式（重建方法、廓清范围、神经廓清范围）

注：有下划线的是应该有对照的因素。

要的选择适当的检查方法。我们的研究已表明，保留幽门胰头十二指肠切除术（PPPD）进食半固态或固态食物可发生胃排空障碍，液态食物反而能促进胃排空（**图1**）。因此，如果不同时测定液态和固态食物的胃排空状况，就不能反映真实的胃排空功能。

最简便的测定乙酰氨基酚（acetaminophen），方法确定，结果也容易判断，可检测任何液态食物的胃排空功能。由于PD术后的胃排空障碍主要发生在进食固态食物时，因此，可用复方磺胺甲噁唑（SMZ）法或放射性核素法，最近也可用^{13}C呼吸试验或不透放射线标记法。日本的大多数医院现在都可同时行乙酰氨基酚法、复方磺胺甲噁唑法和不透放射线标记法这3种检查，可测定液态和固态食物的胃排空功能。各种疾病时的检查结果在日本都已公开发表，但在向英文杂志投稿时，要注意许多国家不采用这些检查方法，论文可能不被采用。有意向欧美杂志投稿时，最好使用放射性核素法和^{13}C呼吸试验结果。另外，许多医院也用超声Doppler检查，但要得到良好的重复性，必须有熟练的操作技术。

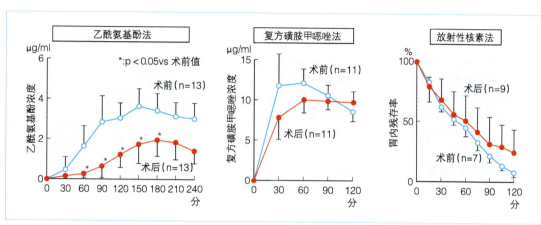

图 1　PPPD 手术前后胃排空功能的变化

■ 检查胃肠道运动的协调性

要想了解食管和胃，胃和小肠运动的协调性，必须行 24 小时动态监测。pH 动态监测是目前医保范围内的胃肠道运动功能检查法之一。若同时测定胆汁，即可测出胃酸和肠液的流量。在欧美也作这种检查，期待今后有更多的检查结果报告。pH 动态监测评估胃液分泌功能有价值，但必须有基础胃

酸分泌量和最大胃酸分泌量。另外，pH 动态监测可同时测定内压，能对胃肠道功能作出更为详细的检查。

以上所讲的主要是胃肠道运动功能，短时间内仅 1 次进食很难正确评估胃肠道生理功能。最好是在术后恢复的过程中，制订检查计划，反复测定数次，这样才能作出正确的评估。

引流法

早川直和 [国家公务员共济组合连合会东海病院外科]

PPPD 术后必要的引流包括胆汁、胰液引流，肠道引流和腹腔内引流。下面我们将对此进行阐述。

■ 胆汁引流①

如果术前已有 PTBD 引流管，仍沿用此引流通道。因为瘘管已牢靠形成，可换为较细的聚乙烯导管。引流管的头端位于胆管内，不要伸入肠管。引流管的肝内部分不留侧孔。术前如果未进行 PTBD，原则上不用胆汁引流管。

■ 胰液引流管（胰管 - 空肠粘膜吻合）②

也有术者不放置胰管支撑管或用短支撑管将胰液导入肠道，我们都采用 Witzel 式外瘘，将胰液完全引流出体外。胰管 - 空肠粘膜缝合时，将后壁中点的结线固定引流管。为了以后引流管出现问题时便于处理，不必固定过紧，这样可使部分胰液流入空肠，形成胰液内外引流。在距胆管 - 空肠吻合口 10cm 左右的以远引出，加作 Witzel 包埋。

■ 胃造瘘管、肠造瘘管③

术后营养管理的原则是早期经肠营养，故插入了空肠造瘘管。经空肠断端插入或从胃（十二指肠）- 空肠吻合口远端、经后腹膜途径插入。不放置针对胃排空障碍的胃造瘘管。

■ 腹腔引流

一旦进行了广范围的淋巴结廓清，即使仔细结扎了保留侧，术后还是有相当多的淋巴液漏出。因此，腹腔引流不充分，就有可能成为腹腔内脓肿形成或膈下脓肿形成的原因，必须予以注意。

我们的做法是，④1 根 Penrose 引流管留置在尾状叶后面，经胰 - 空肠吻合口的前面引出；⑤1 根 Penrose 引流管留置在胆管 - 空肠吻合口的后面。⑥1 根 Penrose 引流管留置在十二指肠 - 空肠吻合口的前面。虽说可在已骨骼化的肝总动脉或门静脉等主要血管附近留置柔软的 Penrose 引流管，但开放

性引流时唯恐引起逆行性感染。原则上我们使用封闭式低压持续吸引。现在以使用 DEVOR 扁平式引流为主，有的部位也使用 Penrose 引流管（**图 1，图 2**）。

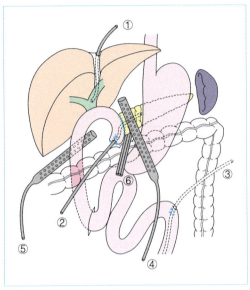

图 1　PPPD 后腹腔引流示意图

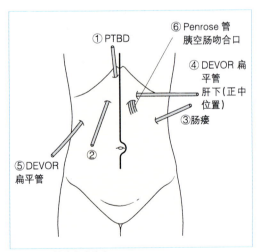

图 2　引流管的皮肤戳孔

292

XII 肝门部胆管癌手术的要点与盲点

1. 肝十二指肠韧带廓清的要点

金冈祐次

［大垣市民病院外科］

引言

肝十二指肠韧带的界限并不是一句话就能说得清楚的。要完全廓清肝十二指肠韧带，必须行肝切除＋肝十二指肠韧带联合切除＋胰头十二指肠切除（即所谓的 HLPD）[1, 2]，本章所讲的是保留脏器和血管的肝十二指肠韧带廓清术。通常所说的肝十二指肠韧带廓清是指保留肝动脉和门静脉，整块切除包含淋巴结的结缔组织和肝外胆道[3]。对肝门部胆管癌或侵犯了肝外胆管的胆囊癌来说，从胰头后面至下腔静脉周围的后腹膜是其术后复发的好发部位，也必须对此部位进行仔细的廓清。

廓清的顺序

1）剪开小网膜，以 Kocher 手法游离胰头和十二指肠，探查肿瘤有无侵及浆膜和淋巴结转移情况。首先，从 No.8a 淋巴结开始廓清。触诊后，分离显露出肝总动脉（CHA）、肝固有动脉（PHA）、胃十二指肠动脉（GDA）的分叉部，分别将其悬吊。然后沿着 CHA 向中枢侧廓清 No.8ap，直至显露出腹腔干右缘，廓清 No.9。特别是在廓清 No.8p 时，要看清术野。将 No.8a 从胰腺和 CHA 上廓清后，将 CHA 轻轻牵向上方，分离切断与胰腺上缘之间的纤维组织，直至看清脾静脉汇入门静脉处。结扎切断途中遇到的胃冠状静脉。分离动脉时，显露出动脉外膜即可。在胆管癌时，肿瘤常浸润动脉周围的神经丛，此时要特别注意不能损伤动脉外膜，将其周围

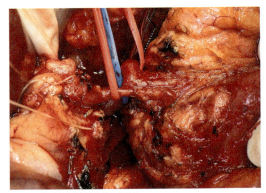

图 1　胰腺侧廓清结束时照片
肝总动脉、肝固有动脉和门静脉已分别悬吊

的神经丛完全剥离（skeletonization）[4]。

2）从左侧显露和悬吊门静脉。沿着 GDA 向右侧廓清，将自十二指肠球部到胃右动脉第 1 分支进入胃壁处的这段胃十二指肠从肝十二指肠韧带上分离出来。廓清 No.13a 时，宜用儿科 Kelly 钳等小血管钳，一点一点地仔细结扎切断，不能损伤胰腺。接着悬吊下段胆管，向胰内追踪分离出 1cm 左右，将其切断（断端送冷冻病理）。胰内胆管断端以 3-0 可吸收线缝扎，然后以 4-0 Prolene 线对拢缝合其周围的胰腺组织，包埋胆管残端。肝十二指肠韧带下端（胰腺侧）的分离至此结束（**图 1**）。笔者从淋巴引流的角度出发，为了能整块廓清 No.16a$_2$ 和 No.16b$_1$，必须从 No.9 连续廓清至 No.16a$_2$（含右侧腹腔神经节），然后从 No.13a 连续廓清至 No.16b$_1$。但 No.16 廓清留至肝切除后亦可。

◎动脉骨骼化（skeletonization）就是沿着显露动脉外膜的层面分离，且不能损伤动脉。

◎要注意廓清 No.13a 时，容易损伤胰腺和发生出血。

◎廓清肝十二指肠韧带时，不能靠近胆管。

◎注意保护肝动脉。

◎肝脏侧不得残留脂肪组织。

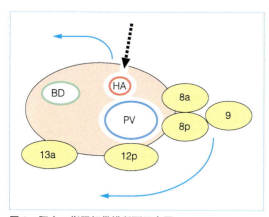

图 2　肝十二指肠韧带横断面示意图

BD（肝外胆管），HA（肝动脉），PV（门静脉）。在肝动脉前面切开（点线箭头），先分离显露肝动脉和门静脉的左侧，廓清 No.9、No.8ap 和 No.12p 淋巴结，然后将整块组织自门静脉后面穿过，牵向右侧

3）接着从下向上廓清肝十二指肠韧带。沿着肝动脉的前面（或左前）纵行剪开，分离时不能靠近胆管，要将淋巴结和结缔组织附着在胆管周围整块切除廓清（**图 2**）。沿着 PHA 向末梢继续分离，于其根部结扎切断胃右动脉。显露出左右肝动脉分叉处后，分别将其悬吊，轻轻牵开，廓清动脉周围组织。这时切忌过度牵引动脉吊带。因为显露出外膜的动脉变得很脆弱，过度用力可损伤内膜，甚至扯断动脉。途中遇到的尾状叶动脉分支或胆囊动脉予以结扎切断（**图 3**）。结扎切断切除侧肝动脉后，进一步向肝门分离肝动脉，显露出门静脉左右支分叉部，继而分离显露出门静脉左、右支主干（若是施行左侧肝切除，还应显露出右前叶和右后叶门静脉分支），一一悬吊。仔细结扎切断从左、右门静脉主干及其分叉部发出的尾状叶门静脉分支，分离出一段将要切除侧肝脏的

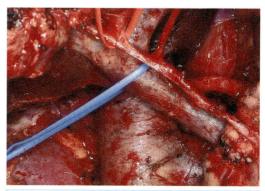

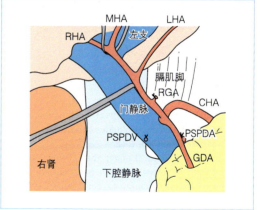

图 3　肝十二指肠韧带内肝动脉和门静脉骨骼化（skeletonization）结束时照片及示意图

RHA：肝右动脉；MHA：肝中动脉；LHA：肝左动脉；RGA：胃右动脉；CHA：肝总动脉；PSPDV：胰十二指肠上后静脉；PSPDA：胰十二指肠上后动脉；GDA：胃十二指肠动脉

门静脉干。通常门静脉切断后，中枢侧断端双重结扎即可（其中 1 道以 4-0 Prolene 线缝扎），但在被肿瘤浸润时，门静脉干短缩，不宜勉强钳夹阻断，应在切断后以 6-0 Prolene 线连续缝合闭锁断端。

4）最后廓清 No.12h。若是施行右侧肝切除，则要追踪分离显露肝左动脉至其入肝处，

将门静脉左支横部至矢状部左侧的周围结缔组织彻底剥离干净。若是施行左侧肝切除，则要完全剥离右后叶门静脉分支入肝处（Rouviere沟）周围的结缔组织，通常右后叶肝动脉分支走行在伴行门静脉的下方，廓清时要注意避免损伤。在此处廓清时，为了不损伤残肝，也可残留少许组织，但要做到真正意义上的肝十二指肠韧带廓清，应将其完全剥离（**图4**）。

结语

想特别强调的一点就是，虽然肝十二指肠韧带廓清注重于肝动脉和门静脉的骨骼化（skeletonization），但其要点是如何确定胰腺侧和肝脏侧的廓清界线，如何在保留实性脏器的同时彻底廓清肝十二指肠韧带。胰腺侧廓清的关键是清楚地分离显露出胰、胃十二指肠、肝总动脉，肝脏侧廓清则必须将血管以外的包括脂肪组织在内的所有结缔组织从肝包膜上完全剥离切除。

参考文献
1）Kaneoka, Y et al：Intraportal stent placement combined with right portal vein embolization against advanced gallbladder carcinoma. Surgery Today 28：862-865, 1998
2）Kaneoka, Y et al：Longer than 3-year survival following hepato-ligamento-pancreatoduodenectomy for hilar cholangiocarcinoma with vascular involvement：Report of a case. Surgery Today 33：772-776, 2003
3）二村雄次：肝門部胆管癌に対する手術. 外科治療 70：642-653, 1994
4）早川直和ほか：前立ちからみた消化器外科手術，医学書院，東京，170-173, 1995

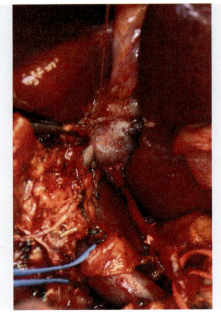

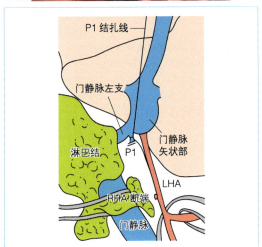

图4 扩大右半肝切除时的左侧肝门廓清结束时照片及示意图

廓清至门静脉矢状部左侧、肝左动脉入肝处。显示结扎 P_1

胆汁引流管的术中管理

佐野　力・二村雄次*［愛知県がんセンター中央病院消化器外科・*愛知県がんセンター］

■ 引言

几乎所有的肝门胆管癌患者都伴有梗阻性黄疸，术前需行 PTBD 引流胆汁。施行根治性切除之前，需要长时间的胆汁引流，而且术后胆汁引流状态对患者术后恢复有很大的影响，因此，胆汁引流管的管理是十分重要的。应注意以下 3 点：①无需特殊操作，胆汁引流管位置保持不变；②注意胆汁引流量；③防止胆汁污染手术野。

■ 术中胆汁引流管的处理原则和注意事项

1. 手术操作开始之前

术前，胆汁引流管就应该留置在正确的位置上。进腹探查时，不能使引流管移位，然后将引流管在腹壁外切断拉入腹内，直接固定在肝表面上（**图 1**）。断端接延长管，包入无菌手套，作术中临时引流（**图 2**）。千万不能使胆汁漏出污染术野，这不仅仅是为了减少术后腹腔内感染，更重要的是不能使浮游在胆汁中的癌细胞播散在术野中。

2. 分离切除操作中

助手要不时检查胆汁排出量。不仅必须确认预定保留侧肝脏有胆汁流出，明确预定切除侧肝脏有胆汁流出也是很重要的。因为切除侧肝脏在手术操作中要受到外在压力，比保留侧肝脏更容易向血液中释放胆汁。

3. 切除结束时

胆道重建时，原则上所有重建的胆管都应留置引流管。直接利用 PTBD 窦道时，应将引流管固定在肝表面适当的位置上，然后以直线距离引出体外，注意在通过腹壁或胸壁时，不能使引流管屈曲。引流管若有屈曲，不但引流效果差，而且术后胆管 - 空肠吻合口万一需要一些处理时，如更换引流管，操作就很困难。

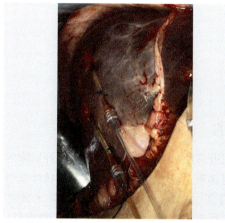

图 1 预定施行左三肝切除 + 尾状叶全切除的病例，将术前插入的 3 根 PTBD 引流管移至腹内，固定在肝表面上

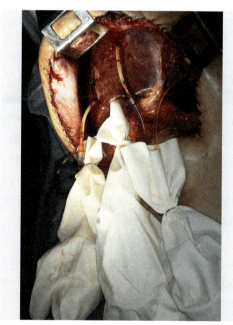

图 2 将固定在肝表面上的每根引流管包入无菌手套，作术中临时胆汁引流

2. 右半肝切除 + 尾状叶切除的要点

梛野正人

[名古屋大学大学院医学系研究科肿瘤外科]

引言

对肝门部胆管癌来说，需要施行肝切除的术式有多种，适于行右半肝切除 + 尾状叶全切除的病例也较多，是最定型的肝切除术式之一[1]。本术式是整块（en bloc）切除右半肝、全尾状叶和整个肝外胆道，但全长保留肝中静脉。

1. 手术指征

本术式最好的指征是肝门部肿瘤浸润了右肝管，甚至是波及了右前叶胆管和右后叶胆管。若偏右侧的肝门部胆管癌进展范围广，侵及了左内叶胆管的根部，这样的病例，原则上要施行右三肝切除 + 尾状叶全切除（参见下一章）。对原发于上段胆管至分叉部胆管的肿瘤来说，在选择术式上有不少困惑。遇到这种情况时，若胆管造影高度怀疑结节型或浸润型肿瘤，而且肝功能良好，从手术根治性角度考虑，应该选择右半肝切除 + 尾状叶全切除。

一般情况下，若 ICG-K 值在 0.13 以上，施行本手术是安全的。但由于右半肝 + 尾状叶的体积要占全肝体积的 65%~70%，为了手术的安全性，术前应该行门静脉右支栓塞术。若 ICG-K 值在 0.10~0.13 之间，经门静脉分支栓塞等处理使左半肝充分肥大后，肝切除量在 50% 以下时，也有施行本手术的指征。

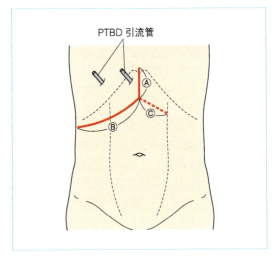

图 1 切口
右肋缘下斜切口Ⓑ + 正中切口Ⓐ。若视野仍不良，可追加左肋缘下斜切口Ⓒ

2. 手术手技

（1）切口

常规采用正中切口 + 右肋缘下斜切口。右侧切口要延至腋后线，充分切开。若视野仍不良，可追加左肋缘下斜切口（**图 1**）。于中部切断 PTBD 引流管，断端拉入腹腔，固定在肝表面上。接着，接续一段延长管，将其包在无菌手套中，制作术中临时胆汁引流。这样，既可保证术中胆汁得到持续引流，又可防止胆汁污染术野。

（2）肝十二指肠韧带廓清和肝门部操作

结扎切断胃右动脉后，剪开小网膜，悬吊肝总动脉，廓清 No.5、No.7、No.8 和 No.9（仅右侧）淋巴结以及肝总动脉周围神经丛。接着，以 Kocher 手法游离胰头和十二指肠，廓清胰头后面的 No.13a 淋巴结。然后向下追踪分离胆总管至胰腺内，尽量靠下将其结扎切断。胆总管断端送术中快速病理检查。将切断的胆总管牵向前上方，悬吊肝固有动脉和门静脉主干，从下向上骨骼化肝十二指肠韧带，廓清其中的 No.12 淋巴结。分离显露出肝右动脉，于根部将其结扎切断。由于在施行本手术之前已栓塞了门静脉右支，因此在切断肝右动脉后，肝表面上就可出现左、右半肝的分界线（demarcation line）。继续追踪分离显露肝左动脉，直至位于左门静脉矢状部左侧的入肝处（罕见位于左门静脉矢状部右侧），完全廓清其周围神经丛（**图 2**）。

将从左右门静脉分叉部后面和门静脉左支横部后面发出的数支细小尾状叶门静脉分支仔细地逐一结扎切断，充分游离出门静脉左支横部。血管钳阻断门静脉右支后，将其切断，中枢侧断端以 5-0 Prolene 线连续缝合闭锁。若左右门静脉分叉部被肿瘤浸润，则需行门静脉切除 + 血管吻合。门静脉切除 + 血管吻合也可待肝切除结束后进行，但尽可能在此步骤完成，因为这样不但能获得更好的根治性，而且也方便之后的操作（具体方法请参见"合并门静脉切除 + 重建"）。

（3）切断 Arantius 管（静脉韧带）

以肝脏拉钩将左外叶向前上方翻起，就能很好地显露出左尾状叶（Spiegel 叶）。Arantius 管走行在小网膜肝附着缘的深面，其上端（或末梢侧）连接在下腔静脉左侧壁或肝左静脉汇入下腔静脉处，于其上端结扎切断（**图 3**）。不

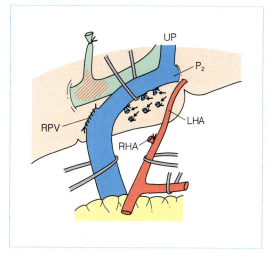

图 2　肝十二指肠韧带廓清和切断肝右动脉（RHA）、门静脉右支（RPV）

全部切断从门静脉左支发出的尾状叶门静脉支（P₁）。小箭头示已结扎切断的 P₁

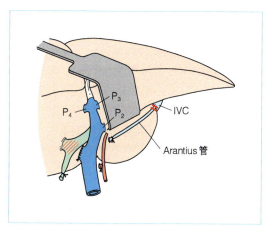

图 3　切断 Arantius 管

切断 Arantius 管，就不能完全游离左尾状叶。

（4）游离右半肝和结扎切断肝右静脉

将右半肝压向下方，切断右侧冠状韧带和三角韧带，充分分离第二肝门，显露出三支肝静脉汇入下腔静脉处。接着，切断肝肾韧带，游离肝裸区，将肝肾韧带的切口向后向下延至刚才 Kocher 手法游离胰头和十二指肠时显露的

下腔静脉右侧壁。接着，从下向上顺次结扎切断汇合于下腔静脉前壁的肝短静脉。切断下腔静脉韧带，充分显露出肝右静脉根部，然后血管钳小心钳夹阻断，予以切断，中枢侧断端以 4-0 Prolene 线连续缝合闭锁。一旦切断了肝右静脉，就可更大限度地将右半肝向左侧翻起。进一步分离显露出肝中静脉的右侧壁，从右向左顺次结扎切断下腔静脉前壁剩余的肝短静脉，将尾状叶完全从下腔静脉上游离出来（图 4）。

在上述一系列的操作中，可引起左半肝意想不到的缺血，因此一定要掌握好右半肝游离的程度和时机。也可通过监测肝左静脉氧饱和度（SvO_2）来了解左半肝有无缺血。

（5）肝切除

首先在膈面，从下向上沿着 Cantlie 线切开肝实质。沿着肝门板（就是覆盖在左右肝管前上的、作为与肝实质分界线的一层膜样纤维组织）上方约 1cm（外科切缘）切开 S_{4a} 的肝实质（图 5）。因此，有一小部分的 S_{4a} 连同右半肝一并被切除。根据每个具体病例的肝脏浸润（Hinf）和胆管浸润（Binf）程度，可适当调整 S_{4a} 切线，但不必全切除 S_{4a}。

分离显露出一支引流 S_5（有时是 S_{5+6}）的肝中静脉分支，顺着此静脉找到肝中静脉主干的右侧壁，然后沿着肝中静脉右侧壁，从下向上进一步切开肝实质，小心地逐一结扎汇入肝中静脉右侧壁的引流 S_5 和 S_8 静脉分支，全程显露出肝中静脉右侧壁。之后沿着由肝中静脉后壁与 Arantius 管形成的平面切肝。接着从显露的肝中静脉右侧壁进一步分离显露出肝中静脉后壁，此时的切肝方向要朝向 Arantius 管正上方（图 6）。仔细地逐一结扎切断汇入肝中静脉后壁、引流尾状叶的几支细小静脉分支，这样就将尾状叶完整地留在了切除侧。

（6）切断胆管

最后在矢状部的右侧切断胆管。切断左肝管时最重要的事情就是要完全切断尾状叶

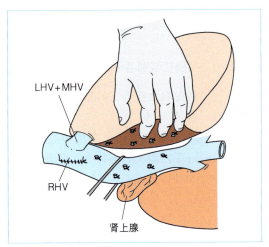

图 4　游离右半肝
除外肝中静脉和肝左静脉，将引流肝脏的、汇入下腔静脉的所有静脉分支全部结扎切断

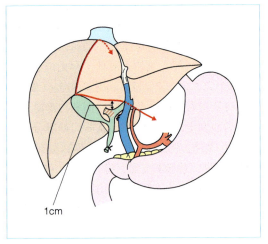

图 5　切肝线
基本上沿着 Cantlie 线切开肝实质，但在肝门板的上方留 1cm 左右的外科切缘

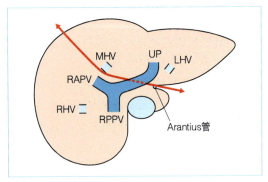

图 6　切肝线示意图

◎能保证 S_{4a} 切线距肝门板有约 1cm 的外科切缘即可。

◎完全显露出肝中静脉的右侧壁和后壁，切开肝实质。

◎切断左肝管时，要将尾状叶 Glisson 分支完全纳入切除侧。

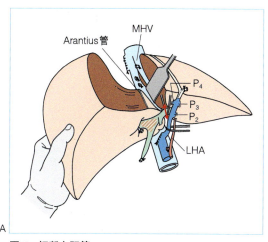

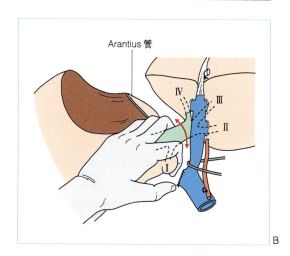

图7 切断左肝管

要点是将尾状叶 Glisson 分支全部留在切除侧

Glisson 分支，这时术者左手抓住连在一起的右半肝和 Spiegel 叶，向右侧牵引，在一定的张力下切断左肝管即可（**图7**）。但是过度牵拉的话，就有可能在过于末梢侧切断残肝的肝内胆管（特别是 B_3），这样的话重建时很费劲，因此需要十分注意。经过以上操作，就整块（en bloc）切除右半肝、部分 S_{4a}、全尾状叶和整个肝外胆道（**图8**）。

（7）腹主动脉旁淋巴结廓清

以前从肠系膜下动脉根部至腹腔干上方这段腹主动脉周围的淋巴结连同右侧腹腔神经节整块切除[2]。但现在对廓清的效果有疑问，最近只是在开腹后马上取一些淋巴结送冷冻切片病理检查。另外，以前还要廓清腹腔干和肠系膜上动脉右侧的神经丛[3]，最近已经不进行了。

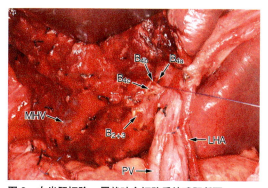

图8 右半肝切除 + 尾状叶全切除后的残肝断面

该病例确认有 4 支胆管断端，保留了肝中静脉

参考文献

1）Nimura, Y et al：Hepatic segmentectomy with caudate lobe resection for bile duct carcinoma of the hepatic hilus. World J Surg 14：535-544, 1990

2）Kitagawa, Y et al：Lymph node metastasis from hilar cholangiocarcinoma. Ann Surg 233：385-392, 2001

3）Bhuiya, MMR et al：Clinicopathological studies on perineural invasion of bile duct carcinoma. Ann Surg 215：344-349, 1992

3. 右三肝切除 + 尾状叶切除的要点

梛野正人

［名古屋大学大学院医学系研究科肿瘤外科］

引言

从肝脏解剖学上讲，右三肝切除 + 尾状叶全切除是肝切除术中切除范围最广的一种，但另一方面所要切开的肝断面也最小。肝门部胆管癌施行右三肝切除 + 尾状叶全切除术时的要点是完全分离显露门静脉矢状部和切断残肝肝内胆管（B_2 和 B_3）。要想完成此术式，必须精通肝脏解剖学知识，并掌握了熟练的手术手技。

1. 手术指征

偏右侧的肝门部胆管癌向左肝管浸润发展，已明显浸润了左内叶胆管（B_4）的根部，是本术式最好的指征。对这样的进展期肿瘤，若在门静脉矢状部的右侧切断胆管行右半肝切除，势必很难获得足够的切缘，因此必须在门静脉矢状部的左侧切断胆管施行右三肝切除（**图 1**）[1]。在左内叶胆管（B_4）汇入左右肝管汇合部或肝总管的变异时，即使施行右半肝切除，也可根治性切除肝门部胆管癌。

右三肝切除 + 尾状叶全切除时，需切除的右半肝、左内叶和尾状叶要占全肝体积的 80% 左右，术前必须行门静脉分支栓塞术。此时，若按常规方法只栓塞门静脉右支，那么要切除的左内叶也有肥大，因此最好是同时栓塞门静脉右支和左内叶门静脉分支，即施行右三肝门静脉分支栓塞术[2]。

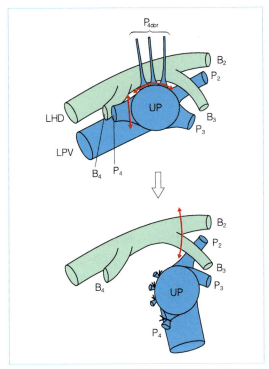

图 1 在矢状部左侧切断胆管的右三肝切除 + 尾状叶全切除示意图

2. 手术手技

（1）切口

同前一章的右半肝切除 + 尾状叶切除。

（2）肝十二指肠韧带廓清和肝门部操作

同前一章的右半肝切除 + 尾状叶切除。若有肝中动脉，将其结扎切断。

◎对肝门部胆管癌施行的右三肝切除是指那些在 UP 囊部背后或 UP 左侧切断胆管的术式。

◎将矢状部完全从脐静脉板中分离出来。

◎门静脉矢状部 Glisson 鞘内脉管排列方式是：由浅入深依次是门静脉、肝动脉和胆管。

（3）切断 Arantius 管（静脉韧带）

同前一章的右半肝切除 + 尾状叶切除。在本术式中，也可在切开肝实质、切断肝中静脉后，从前方切断 Arantius 管。在左外叶明显增生肥大时，处理很容易。

（4）游离右半肝和结扎切断肝右静脉

同前一章的右半肝切除 + 尾状叶切除。

（5）分离显露左门静脉矢状部

向上提起肝圆韧带，显露出门静脉矢状部正面。然后纵行剪开其左侧浆膜，充分显露出矢状部（UP）。从下到上分离显露出发向方叶的左内叶门静脉分支（P$_4$）及数支细小门静脉分支，将其一一结扎切断。P$_4$ 通常有 1~3 支，最好术前通过门静脉造影就确定 P$_4$ 分支形态。结扎 P$_4$ 的结线暂不剪断，将切除侧的结线全部牵向右侧，将保留侧的结线和门静脉左支横部的吊带一起牵向左侧，展开术野。将从 UP 囊部（末端）发向 S$_4$ 和 S$_3$ 交界处的数支细小门静脉分支（即所谓的 P$_{4dor}$，在 Takayasu 的原著中又将其命名为 P$_{5dor}^3$）顺次一一结扎切断。笔者的经验是这些细小门静脉分支有 5~6 支之多。接着，将从门静脉左支横部向 UP 移行处（portal elbow）的后上方发出的 Arantius 管，靠近门静脉结扎切断。经过以上操作，UP 就完全从脐静脉板上分离出来。将分离的 UP 牵向左侧，显露出左外叶上段门静脉分支 P$_2$ 和下段门静脉分支 P$_3$ 根部。在 P$_2$ 和 P$_3$ 根部正下方的 Glisson 鞘中走行着肝左动脉，仔细将其与胆管分离开来（**图 2**）。有从肝左动脉发出左内叶肝动脉分支（A$_4$）时，于此处结扎切断。

通常肝左动脉在 UP 下端（中枢侧）左侧进入矢状部，在通过 P$_2$ 背后时发出左外叶上

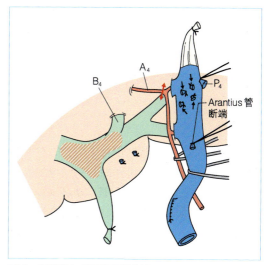

图 2　门静脉矢状部囊部的分离
小箭头所表示的为 P$_{4dor}$ 细小门静脉分支

段分支（A$_2$），然后沿着 UP 左缘上行，在 UP 囊部的背后分成左外叶下段分支（A$_3$）和左内叶分支（A$_4$）。因此，在 UP 囊部的左侧，由浅入深顺次排列着门静脉、肝动脉和胆管。确实掌握这些脉管的立体位置关系是本手术的要点。

（6）肝切除

门静脉矢状部分离一结束，在镰状韧带左侧的肝表面上就出现分界线（demarcation line）（**图 3**）。沿着此分界线的右侧，从下向上切开肝脏。切肝方向几乎是垂直向下，朝向 Arantius 管。在切肝过程中，若发现有汇入肝中、肝左静脉合干或肝左静脉的粗大静脉分支（裂静脉：fissural vein），应尽量保留此静脉。最好在切肝前用术中超声检查，明确有无脐裂存在。分离显露至肝中静脉根部后，上血管钳阻断，切断肝中静脉，中枢侧断端以 4-0 Prolene 线连续

缝合闭锁（**图4**）。

（7）切断胆管

在 UP 左侧切断残肝肝内胆管时，要注意千万不能损伤肝动脉。若能明确判断出有足够的外科切缘，也可在 UP 囊部的背后切断胆管。在残肝断面上，从前向后依次排列着左外叶下段胆管 B_3 和上段胆管 B_2（**图5**）。至此，已整块（en bloc）切除右三肝、全尾状叶和整个肝外胆道。

◆ 小结

与通常的沿着镰状韧带右缘切肝的右三肝切除有所不同，本章所述的右三肝切除应该称之为扩大右三肝切除[4]。但是，从肝脏解剖学的观点来讲，如果将肝镰状韧带所覆盖的那部分区域划归 S_4，那么本章所讲述的右三肝切除才是真正的右三肝切除，而将通常的沿着镰状韧带右缘切肝的右三肝切除称为缩小的右三肝切除也未尝不可。

无论怎样，若在 UP 右侧切断胆管，施行右半肝切除或扩大右半肝切除就已足够。因此，对肝门部胆管癌施行的右三肝切除应该特指那些在 UP 囊部背后或 UP 左侧切断胆管的术式。若不是这样，就没有必要施行右三肝切除术了。

参考文献

1）Nagino, M et al：Anatomic right hepatic trisectionectomy with caudate lobectomy for hilar cholangiocarcinoma. Ann Surg 243：28-32, 2006

2）Nagino, M et al：Left or right trisegment portal vein embolization before hepatic trisegmentectomy for hilar bile duct carcinoma. Surgery 117：677-681, 1995

3）Takayasu, K et al：Intrahepatic portal vein branches studied by percutaneous transhepatic portography. Radiology 154：31-36, 1985

4）Noie, T et al：Extended right trisegmentectomy for hilar bile duct carcinoma. Hepatogastroenterology 44：998-1001, 1997

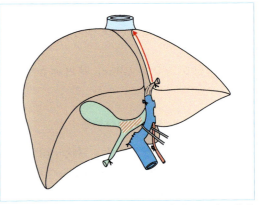

图3 肝表面的分界线出现在镰状韧带左侧，应沿着此线切开肝实质

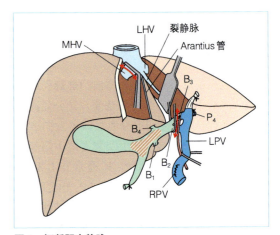

图4 切断肝中静脉
之后才切断胆管

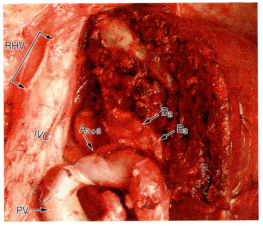

图5 右三肝切除＋尾状叶全切除结束时的术中照片
在矢状部的左侧切断 B_2、B_3

切断肝短静脉的要点

金冈祐次 [大垣市民病院外科]

■ 最重要的是有良好的视野

多数情况下，肝短静脉处理是在第一肝门入肝血管处理完成后，切断右侧肝周韧带，将肝脏向左侧翻起后才开始。切断左、右侧下腔静脉韧带后，沿着下腔静脉，从下向上分离，此时最重要的是保持清楚的视野，直视下处理。长谷川等[1]推崇的方法是，升高手术台，术者坐在椅子上，视线与下腔静脉保持平衡，这样自然地坐稳后，才开始小心地处理肝短静脉。

■ 肝短静脉的解剖

肝短静脉（short hepatic veins）就是直径在 1mm以上的、Nakamura 称之为 dorsal hepatic veins 的细小静脉[2]，尸检报告平均有 7 支。但是，实际手术时，需要结扎切断的有时多达 10~15 支。肝短静脉在下腔静脉上的分布没有一定的规律，其中也包括了直径在 5mm 以上的尾状叶静脉[3]。

■ 3 种显露方法

根据对肝脏游离的范围不同，可分为：①交替将两侧肝脏向对侧翻起，从两侧来处理；②只游离一侧肝脏，只从一侧处理；③不游离肝脏，在第一肝门左右两侧，从尾状叶下缘的 IVC 前壁开始处理。一般来说，方法 1 比较安全可靠，方法 3只限于尾状叶单独切除时，但操作空间狭小，视野差，不值得推崇。笔者常用方法 2（**图 1**）。因为考虑到保留侧肝脏的静脉引流，只游离切除侧肝脏处理肝短静脉是最理想的。不管采用哪种方法游离肝脏，都要注意尽量避免过度翻转肝脏和翻转时间过长，因为这样可影响保留侧肝脏的血供，造成肝细胞功能障碍。特别是从右侧向左翻转肝脏（游离右半肝）时，一定要注意不能拧转门静脉左支和肝左动脉，避免意想不到的肝缺血。

■ 分离结扎肝短静脉

肝短静脉细短，处理时严禁粗暴操作。正确的方法是，使用 Metzenbaum 剪刀尖，紧贴 IVC 壁，锐性剪断肝短静脉根部周围疏松的纤维组织，清楚

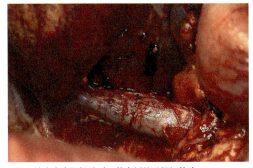

图 1　扩大右半肝切除时，从右侧处理肝短静脉
完全不游离左半肝，只从右侧分离显露肝短静脉，然后结扎切断

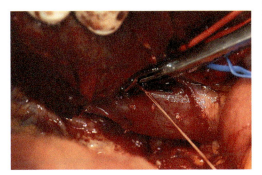

图 2　结扎切断肝短静脉
IVC 侧以 3-0 丝线结扎，肝侧上止血夹

地显露出肝短静脉根部。对直径在 3mm 以下的肝短静脉，IVC 侧用 3-0 丝线结扎，肝脏侧上止血夹后切断（**图 2**）。对直径在 5mm 左右的肝短静脉，IVC 侧断端应以 4-0 或 5-0 Prolene 线缝扎 1 道。对更粗的肝短静脉，应该以血管钳阻断 IVC 侧，切断后断端以 5-0 Prolene 线连续缝合闭锁，不要嫌麻烦，这样才是安全的处理方法。

参考文献

1）長谷川 博：肝切除のテクニックと患者管理，医学書院，1985

2）Nakamura, S et al：Surgical anatomy of the hepatic veins and the inferior vena cava. Surg Gynecol Obstet 152：43-50, 1981

3）Healey, JE Jr：Clinical anatomic aspects of radical hepatic surgery. J Int Coll Surg 22：542-550, 1954

4. 左半肝切除 + 尾状叶切除的要点

梛野正人

[名古屋大学大学院医学系研究科腫瘍外科]

引言

与右半肝切除 + 尾状叶全切除一样，左半肝切除 + 尾状叶全切除也是肝门部胆管癌根治术伴肝切除时最定型的术式之一[1]。本术式的要点是切断肝内胆管，特别是切断右前叶胆管，必须掌握有关的肝内解剖学知识。

1. 手术指征

偏左的肝门部胆管癌明显浸润了左肝管是本术式最好的指征。但根据肝内胆管的汇合形态，若肿瘤浸润了右前叶上段胆管（B_8）和右前叶下段胆管（B_5）的汇合部时，最好施行扩大左半肝切除（见下章）。另外，在本术式中，右后叶胆管（B_{6+7}）最多只能分离出 1cm 左右的长度，若必须切除 1cm 以上的右后叶胆管（B_{6+7}），只得施行左三肝切除了。但是，如果右后叶胆管（B_{6+7}）走行在门静脉右支的下方（即所谓的南绕型[2]），就不受此限制，可行左半肝切除，而用不着施行左三肝切除。

左半肝切除 + 尾状叶约占全肝体积的 30%，因此，本手术术后极少发生肝功能衰竭，几乎所有的病例术前都无需门静脉分支栓塞。一般情况下，若 ICG-K 值在 0.10 以上，都可安全施本手术。

2. 手术手技

（1）切口

同右半肝切除 + 尾状叶切除。

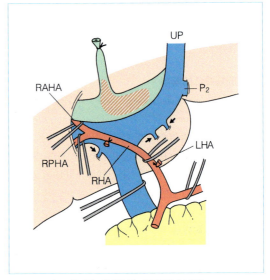

图1 肝十二指肠韧带廓清，切断肝左动脉
小箭头表示尾状叶门静脉分支 P_1

（2）肝十二指肠韧带廓清和肝门处理

结扎切断胃右动脉后，剪开小网膜，悬吊肝总动脉，廓清 No.5、No.7、No.8 和 No.9（仅右侧）淋巴结以及肝总动脉周围神经丛。接着，Kocher 手法游离胰头和十二指肠，廓清胰头后面的 No.13a 淋巴结。然后向下追踪分离胆总管至胰腺内，尽量靠下将其结扎切断。胆总管断端送术中快速病理检查。将切断的胆总管牵向前上方，悬吊肝固有动脉和门静脉主干，从下向上骨骼化（skeletonization）肝十二指肠韧带，廓清其中的 No.12 淋巴结。

　　于根部结扎切断肝左动脉。轻轻向前下方牵开肝固有动脉吊带，向末梢侧廓清肝右动脉周围神经丛。途中遇到胆囊动脉，于根部将其结扎切断。追踪分离显露出右前叶动脉分支（A_{5+8}）和右后叶动脉分支（A_{6+7}），一一悬吊（**图 1**）。

　　仔细结扎切断自左右门静脉分叉部后面和门静脉右支后面发出的数支细小的尾状叶门静脉分支，悬吊门静脉右支。将门静脉右支吊带和门静脉主干吊带牵向右侧，血管钳阻断门静脉左支后切断，中枢侧以 5-0 Prolene 线连续缝合闭锁（**图 2**）。若肿瘤浸润了门静脉需合并切除重建门静脉右支时，比从右侧切肝、合并切除重建门静脉左支难度大。因此，通常是待肝切除结束时、切断右侧胆管之后进行（参见"合并门静脉切除 + 重建"）。

（3）游离左半肝

　　充分分离第二肝门，显露出 3 支肝静脉汇入下腔静脉处。向下牵开左外叶，切断左冠状韧带和三角韧带（**图 3**）。将左外叶向右侧翻起，于 Arantius 管上端（末梢侧）附着于肝左静脉后侧壁或下腔静脉侧壁处，将其结扎切断。仔细一点一点地切断肝中静脉和肝左静脉之间的肝实质，若能清楚地显露出肝左静脉根部，可将其结扎切断。但是，大多数情况下，肝左静脉和肝中静脉的合干位于肝实质内，在切肝的最后阶段切断肝左静脉也是未尝不可的。

　　在左尾状叶（Spiegel 叶）的左侧，纵行剪开与下腔静脉相延续的浆膜，并向右侧掀起，从下向上沿着下腔静脉壁，仔细地顺次结扎切断汇入下腔静脉前壁的肝短静脉，直达下腔静脉右侧壁，将尾状叶从下腔静脉上分离出来。至此已全部结扎切断了除外 3 支主要肝静脉的细小肝短静脉分支。但是，有的病例存在肝右下静脉，应予以保留。以结扎切断的最靠右后侧的肝短静脉为目标，平行于下腔静脉右侧壁，

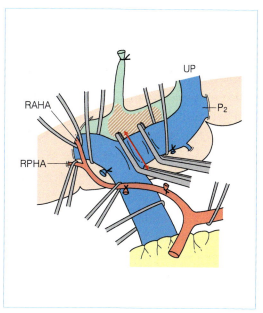

图 2　结扎切断门静脉左支

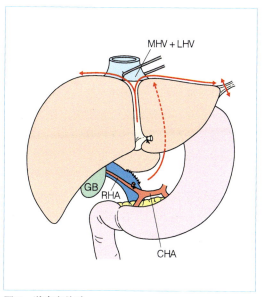

图 3　游离左外叶
悬吊肝中、肝左静脉合干

用电刀在肝后面上标记出切肝线（**图 4**）。由于在右尾状叶（腔静脉旁部）和右后叶之间不存在一个标记性血管可作为区别两者的界线，笔者就以上述连线作为右尾状叶和右后叶的界线切断肝实质。

（4）肝切除

　　肝切除前要行术中超声检查，了解清楚肝中静脉走行及其分支状态。肝膈面的切线沿着缺血线（demarcation line），脏面的切线沿着胆囊床中线左侧，自下向上开始切肝。顺着肝断面上露出的肝中静脉分支，找到肝中静脉主干，然后全程显露出其左侧壁，从下向上切开肝实质。在下端肝断面的深部，显露出右前叶 Glisson 鞘后（就在肝中静脉的正后方），切肝方向就应朝向右后方，充分分离显露出肝中静脉的左侧壁和后壁。继续向上切断肝实质，到达肝中静脉和肝左静脉汇合部时，血管钳阻断后，切断肝左静脉（图5，图6）。

　　切断肝左静脉后，肝断面上端就能充分张开。然后沿着已标记的右尾状叶（腔静脉旁部）和右后叶之间的界线，在肝中静脉的下方，从上向下切开肝实质（图6）。在肝断面的下端，要十分小心肝切面不能超过标记线偏向右后，因为向后方切入过深很容易损伤 S_7 的 Glisson鞘。接着从前向后，在尾状突和右后叶之间切开肝实质，在门静脉右支的左后方与刚才的切面相贯通。一般情况下，在尾状突和右后叶之间可见分界线（demarcation line），若此线不明显时，可以右后叶门静脉分支根部的左缘为目标，直接切开其下后方的肝实质。肝实质完全切断后，就呈现出左、右半肝仅通过肝门部连接在一起的状态（图7）。

（5）切断胆管

　　将右前叶动脉分支（A_{5+8}）轻轻牵向下方，在此支动脉与胆管之间，紧贴动脉向末梢分离，越过右前叶胆管（B_{5+8}）预定切断位置即可。接着，紧贴门静脉壁，分离出右前叶胆管（B_{5+8}）正后方的右前叶门静脉分支（P_{5+8}），然后切断右前叶胆管（B_{5+8}）。最后，在门静脉右支的上方切断右后叶胆管（B_{6+7}）（图8）。根据右前叶胆管（B_5 和 B_8）汇合形态，在肝断面上，以右前叶门静脉分支（P_{5+8}）为中心，按顺时针方向依

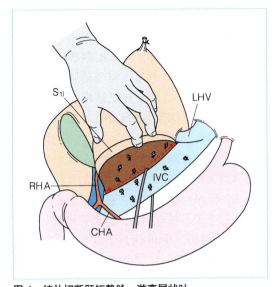

图4　结扎切断肝短静脉，游离尾状叶

以最靠右侧的肝短静脉为目标，电刀如图标记切肝线（红色点线）

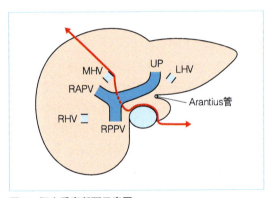

图5　肝实质离断面示意图

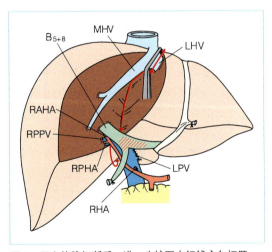

图6　肝左静脉切断后，进一步按图中红线方向切肝

左半肝切除+尾状叶切除的要点

◎尽快找到肝中静脉，沿其左侧壁和后壁切肝。

◎以肝短静脉为目标，确定右后叶与右尾状叶之间的分界。

◎切断右前叶胆管之前，要充分分离出其正后方的右前叶门静脉分支。

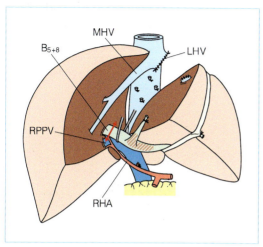

图7 肝实质离断结束，只待切断胆管

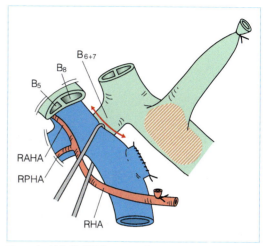

图8 切断右前叶胆管后，只待切断右后叶胆管

次排列着 B_5、B_8 和 B_{6+7}（图9）。

小结

　　总之，在右前叶、右后叶与右尾状叶之间没有清楚的分界标记线，即使应用对染法（counterstaining 法[3]），也很难确定肝实质内两者的界线。因此，在本章所述的手术中，也不敢断言就完整切除了右侧尾状叶。但是，对肝门部胆管癌来说，确实切除尾状叶 Glisson 鞘根部周围是十分重要的，可以说即使残留了尾状叶末梢部分肝实质，也不会影响到手术的根治性。要记住在切除尾状叶时千万不能损伤其近旁的重要脉管。

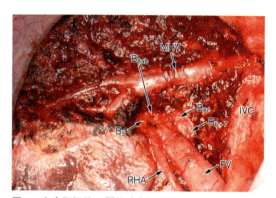

图9 左半肝切除＋尾状叶全切除结束时的术中照片
保留了肝中静脉

参考文献

1）Nimura, Y et al：Hepatic segmentectomy with caudate lobe resection for bile duct carcinoma of the hepatic hilus. World J Surg 14：535-544, 1990

2）公文正光ほか：肝鋳型標本による肝門部と尾状葉の解剖. 胆と膵 10：1417-1422, 1989

3）Takayama, T et al：A new method for mapping hepatic segment：Counterstaining identification technique. Surgery 109：226-229, 1991

5. 扩大左半肝切除 + 尾状叶切除的要点

梛野正人

[名古屋大学大学院医学系研究科腫瘍外科]

引言

扩大左半肝切除 + 尾状叶全切除就是整块（en bloc）切除左半肝，连同肝中静脉的部分右前叶和尾状叶。本手术与前一章所讲的左半肝切除 + 尾状叶全切除术在手术手技和操作顺序方面有许多相似之处。本章就讲述两者在肝切除范围上的不同点。

1. 手术指征

偏左的肝门部胆管癌也向右侧发展，明显浸润了右前叶上段胆管（B_8）和右前叶下段胆管（B_5）的汇合部，原则上都要施行扩大左半肝切除 + 尾状叶全切除。无论是扩大左半肝切除还是左半肝切除，右后叶胆管的切断位点都是一样的，因此，究竟选择哪种术式要根据肿瘤浸润右前叶胆管的范围，以及肝中静脉与 B_8 和 B_5 的汇合部位置关系来综合判断。另外，原发于靠近 Arantius 管的尾状叶内肝门型肝内胆管癌很容易浸润肝中、肝左静脉，是施行此手术的最好指征。

除了肿瘤的进展范围，肝中静脉的发达程度也是在选择本手术时要重点考虑的问题之一。若肝中静脉粗大，引流范围极广，那么完全切除肝中静脉后，右前叶残留的大部分势必得不到引流。这时可改为左三肝切除术，但术前要栓塞门静脉左支和右前叶门静脉分支，即左三肝门静脉分支栓塞术。虽然这样的病例罕见，但从肿瘤切除的根治性和手术安全性两方面来考虑，都必须慎重地选择手术方式。

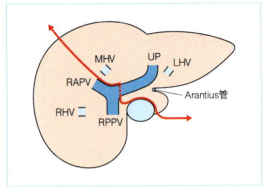

图 1　肝脏离断面示意图

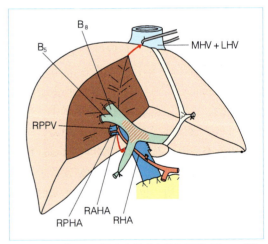

图 2　切肝时，要显露出右前叶上段和下段 Glisson 鞘

2. 手术手技

（1）切口

同右半肝切除 + 尾状叶切除。

◎在切肝的后半程切断肝中静脉。

◎切肝时要显露出右前叶上段和下段 Glisson 鞘的前壁。

◎切断右前叶胆管之前，要仔细分离出右前叶的肝动脉分支和门静脉分支。

（2）肝十二指肠韧带廓清和肝门处理

同左半肝切除 + 尾状叶切除。

（3）游离左半肝

左半肝切除 + 尾状叶切除时，只切断肝左静脉，而且多数情况下肝外处理肝左静脉很困难。另一方面，本手术需切断肝中静脉，最好在肝外一并处理肝中、肝左静脉，通常是比较容易的。但是，若在肝实质离断前就切断肝中静脉，右前叶就出现淤血，导致切肝时肝断面出血增加，因此最好在切肝的后半程才切断肝静脉。这时，已完全显露出了肝中、肝左静脉合干，将其悬吊后轻轻牵开，之后的手术操作就同左半肝切除 + 尾状叶切除一样。

（4）肝切除

膈面的切肝线沿着左右半肝间缺血线（demarcation line）的右缘，脏面的切肝线沿着胆囊床中线的右缘。术中超声检查在肝表面上描出肝中静脉走行，确认将其置于切除侧，然后在此线的右侧切开肝实质（**图 1**）。从下向上切肝，先到达右后叶 Glisson 鞘，接着找到右前叶 Glisson 鞘，朝肝门方向分离，显露出右前叶 Glisson 鞘的上壁和下壁，直至完全显露两者汇合部（**图 2**）。接着，沿着肝后已作标记的右后叶与右尾叶之间的交界线，朝肝右静脉根部切肝。最后切断尾状突与右后叶之间的肝实质，在右半肝 Glisson 鞘的后方与先前的肝切面贯通[1]。

（5）切断胆管

与左半肝切除相比，本手术要求在更末梢侧切断右前叶胆管。因此，必须进一步分离右前叶肝动脉分支 A_{5+8} 和右前叶门静脉分支 P_{5+8}，

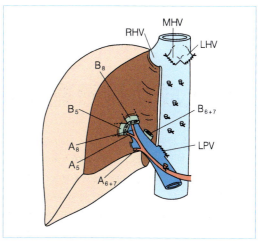

图 3　肝切除结束时的示意图

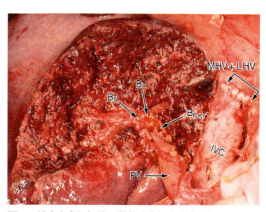

图 4　扩大左半肝切除 + 尾状叶全切除结束时的残肝断面
在离断面显露出右前叶的 Glisson 支

直至胆管的预定切断位点。在此位置上，肝动脉已变得很细，很难与胆管壁区别开来，因此此处的分离必须要求十分精细的操作。继肝动脉之后，还要将门静脉前壁与胆管分离出来，然后分别悬吊右前叶上段胆管（B_8）和右前叶下段胆管（B_5），轻轻提起，确认其后壁与门静脉前壁已完全分离开来后，小心地切断胆管。在切断胆管后壁时，若不小心，就很容易损伤

门静脉前壁。接着，在门静脉右支的上方，切断右后叶胆管（B$_{6+7}$）。因右前叶胆管属支个数及其组合方式不同，残肝断面上留下的胆管断端开口个数亦不同。多数情况下，有 2 个开口（B$_{5a}$和 B$_{5b+c}$）属右前叶下段胆管，2 个开口（B$_{8a}$ 和 B$_{8b+c}$）属右前叶上段胆管，右前叶共留下 4 个胆管开口（**图 3**，**图 4**）。

参考文献
1）二村雄次ほか：肝門部胆管癌に対する根治的切除術式．胆と膵 5：1507-1515，1984

咖啡时间

首次成功切除尾状叶

笔者首次对胆道癌合并切除尾状叶是在 1979 年的 9 月 27 日。患者是一位 43 岁的女性，诊断为左肝内胆管癌，并侵犯了肝门部，为其施行了扩大左半肝切除＋尾状叶切除。在切下的标本上行胆管造影示尾状叶全长显影，这表明几乎完整地切除了尾状叶。但是，从当时的手术记录及附图上看，也可能残留了部分右尾状叶。虽然后来这个病例报告发表在《日本消化器外科学会杂志》上（1981，14：1241-1245），但对有关尾状叶切除的各方面没有进行一点讨论（**图 1**）。之后又施行过几例尾状叶切除，由于当时尚不清楚尾状叶胆管的局部解剖，更无肝门部胆管癌须合并切除尾状叶的理论基础，因此自感这几例尾状叶切除都是十分不完整的。

肝门部胆管癌常侵及尾状叶胆管，要想根治性切除肿瘤，就必须合并切除全尾状叶。现在这都是常识性问题，但在 1980 年前后，几乎没有一家医院为了根治性切除肿瘤而合并切除尾状叶。在 1982 年的日本消化器外科学会总会上，国立癌症中心的长谷川博先生作了题为"肝管癌合并整块次全切除尾状叶"的讲演并播放了手术录像。笔者深受启发，意识到合并切除尾状叶的重要性。明确地以追求手术根治性为目的而合并完整切除尾状叶，笔者在 1982 年 6 月 1 日首次施行了右三肝切除＋尾状叶切除，在 1982 年 10 月 22 日首次施行了扩大左半肝切除＋尾状叶切除（发表在《日本消化器外科学会杂志》，1984，17：2059-2062）（**图 2**）。

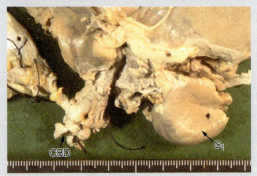

图 1 首次对肝内胆管癌施行的扩大左半肝切除＋尾状叶切除
S$_1$：尾状叶；CBD：胆总管

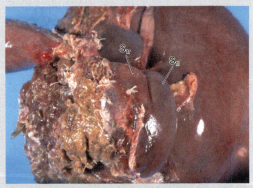

图 2 对肝门部胆管癌施行的扩大左半肝切除＋尾状叶全切除
S$_{1l}$：左尾状叶；S$_{1r}$：右尾状叶

（二村雄次：爱知县癌中心）

切断尾状叶门静脉支的要点

金冈祐次［大垣市民病院外科］

■ 尾状叶门静脉分支的解剖

公文先生已对尾状叶的门静脉分支作了详细研究，发现平均有 4~5 支，最多的有 6 支[2]。发自门静脉右支、经其下后方走行支配尾状突的 P_{1c} 最容易确认，其他的分支（P_{1r}，P_{1l}），可将切断的胆总管向前上方提起，从肝门部门静脉的下后方朝上后方分离，可一一显露出来。P_{1l} 发自门静脉左支横部或门静脉右支。P_{1r} 不仅可发自门静脉右支或右后叶门静脉支，也可发自门静脉左支横部（图 1）[1]。

■ 具体操作方法

廓清肝十二指肠韧带后，继续向肝门部的左、右门静脉主干分离。原则上，在肝门处理阶段就应结扎切断所有的尾状叶门静脉分支。尾状叶门静脉分支细短（如同肝短静脉），应锐性分离其周围薄薄的纤维组织，中枢侧以 3-0 丝线结扎，肝侧上血管夹，然后切断。

右侧肝切除时，为了防止门静脉分叉部意外的出血，要全部结扎切断需 P_{1r} 和 P_{1c}[3]，有时还需处理 P_{1l}（也包括部分 P_{1r}）。牵开门静脉左支横部，显露其上后方或下后方，然后结扎切断 P_{1l}（图 2）。在门静脉左支矢状部起始处的后方分离出 Arantius 管，于根部结扎切断。这样，门静脉左支矢状部就与尾状叶分离开来。

左侧切肝时，与右侧肝切除时一样，结扎切断靠近门静脉分叉部的 P_{1r}、P_{1c} 和 P_{1li}，但在处理从门静脉右支末梢发出的尾状叶门静脉分支时要注意。将已悬吊的门静脉右支牵开，继续向末梢侧分离，直至显露出右前叶和右后叶门静脉。特别是要充分游离分开右前叶 Glisson 中的胆管后壁与门静脉前壁，走行在两者之间的肝动脉分支也应分离出来并悬吊（这样是为了在切断右前叶胆管时避免损伤肝动脉和门静脉[2]）。分别悬吊右前叶和右后叶的门静脉并向前上方牵开，结扎切断发自右后叶门静脉、走向上后方的 P_{1r}。

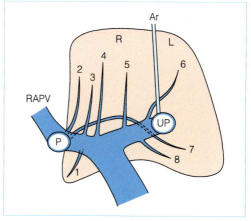

图 1　尾状叶门静脉支的分支形态
R：右尾状叶；L：左尾状叶；RAPV：门静脉右前支；
P：P 点；UP：矢状部；Ar：Arantius 管
1. P_{1c}（尾状突起支）；2~5. P_{1r}（下腔静脉旁支）；
6. P_{1ls}（左尾状叶上支）；7，8. P_{1li}（左尾状叶下支）

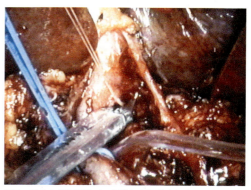

图 2　扩大右半肝切除时，结扎切断门静脉左支下后方的 P_{1li}

参考文献
1）公文正光：肝铸型標本とその臨床応用—尾状葉の門脈枝と胆道枝—. 肝臓 26：1193-1199, 1985
2）Nimura, Y et al：Hilar cholangiocarcinoma-surgical anatomy and curative resection. J Hep Bil Pancr Surg 2：239-248, 1995
3）二村雄次ほか：肝門部胆管癌に対する根治的肝区域切除術. 手術 42：1337-1345, 1988

6. 左三肝切除 + 尾状叶切除的要点

梛野正人

[名古屋大学大学院医学系研究科肿瘤外科]

引言

左三肝切除 + 尾状叶全切除要切除整块(en bloc)左半肝、右前叶和尾状叶。适于本手术的肝门部胆管癌患者比较少,其中多数是相当晚期的肿瘤,需合并切除门静脉[1]。

1. 手术指征

偏左的肝门部胆管癌广泛浸润,已明显侵犯了右前叶胆管,若切断右前叶胆管已不可能重建,则有本手术的指征。另外,肝门型的肝内胆管细胞癌不但高度浸润了门静脉左支,而且也侵及右前叶门静脉分支与右后叶门静脉分支的分叉部时,只有合并切除门静脉的左三肝切除 + 尾状叶全切除是唯一的根治性切除手术。

左半肝 + 右前叶 + 尾状叶要占全肝体积的 65%~70%,可认为本式的肝切除率与右半肝切除 + 尾状叶切除的肝切除率是相等的。因此,术前应该同时栓塞门静脉左支和右前叶门静脉分支,即施行左三肝门静脉分支栓塞术[2]。通常情况下,ICG-K 值在 0.13 以上时,可安全施行本手术。ICG-K 值不足 0.13 时,要应用门静脉分支栓塞等方法使右后叶充分增生肥大,只要肝切除率不超过50%,有些患者还是有本手术指征的。

2. 手术手技

(1)切口

同右半肝切除 + 尾状叶切除。

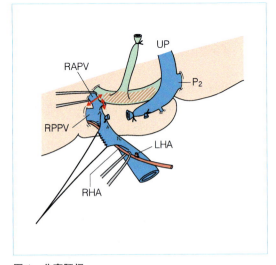

图 1　分离肝门
切断门静脉左支后,继续向右侧分离显露出右前叶和右后叶门静脉分支,然后切断右前叶门静脉分支

(2)肝十二指肠韧带廓清和肝门处理

方法同左半肝切除 + 尾状叶切除时一样,但向末梢廓清肝右动脉周围神经丛时,到达了右前叶动脉和右后叶动脉的分叉部后,结扎切断右前叶动脉。如果术前施行了左三肝门静脉分支栓塞术,那么在右后叶与右前叶之间就出现明显的分界线(demarcation line)。紧贴门静脉壁向肝门方向分离,分别悬吊门静脉左支和门静脉右支后,于根部结扎切断门静脉左支。结扎切断自门静脉右支上后方发出的数支尾状叶门静脉分支后,继续向末梢分离门静脉。分

◎尽快找到肝右静脉主干，然后沿着其前壁向上切肝。

◎在肝中静脉引流 S_6 或有优势肝右下静脉时，注意不能偏离切肝面。

◎分开切断 B_6 和 B_7 时，注意不能损伤其后方的肝动脉和门静脉。

别悬吊右前叶门静脉分支和右后叶门静脉分支后，于根部结扎切断右前叶门静脉分支（**图1**）。由于已经切断了门静脉左支，因此分离门静脉右支和切断右前叶门静脉分支显得很容易。若术中发现肿瘤已侵及了门静脉分叉部，应尽可能地分离出门静脉主干，然后待肝切除结束时，行门静脉切除和右侧门静脉重建（参见"门静脉合并切除和重建"）。

（3）游离左半肝

同扩大左半肝切除＋尾状叶切除一样，本手术也要切除肝中静脉，因此可在肝外一并处理肝中、肝左静脉。游离左外叶，切断 Arantius 管，充分分离显露出肝中、肝左静脉合干，用 Endocut 切断（**图2**）。之后的游离操作同左半肝切除＋尾状叶切除一样。

（4）肝切除

沿着右前叶和右后叶之间出现的分界线（demarcation line），从下缘开始，朝着右前叶和右后叶门静脉分叉部切肝（**图3**）。顺着肝断面上显露的肝右静脉分支，找到肝右静脉主干，边显露肝右静脉前壁边继续向上切开肝实质。

有时肝中静脉有引流 S_6 的肝静脉分支，在顺着静脉分支寻找静脉主干的过程中，很容易将肝断面上显露的肝中静脉误认为是肝右静脉分支，如果这样的话，肝切面就错入了右前叶（切除范围过小）。另外，在优势肝右下静脉（引流 S_6 的肝右下静脉比肝右静脉还要粗大，在 S_6 Glisson 鞘背侧呈平行走行）的病例中，不要在肝切面的下端寻找肝右静脉分支，如果这样的话，肝切面就错入了右后叶（切除范围过大）。术前增强 CT 或肝静脉造影、术中超声检查都可发这些特殊的肝静脉，便于切肝中掌握正确的切面。

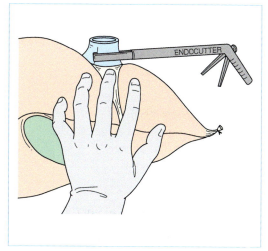

图2 在肝外切断肝中、肝左静脉

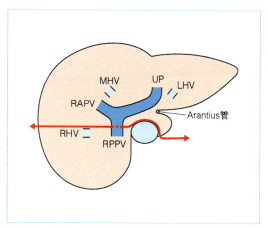

图3 肝实质离断面示意图

切肝至肝右静脉根部后，沿着在游离左半肝时、于肝脏后面标记的右尾状叶和右后叶之间的界线，从上向下切肝，直至右后叶胆管上方（**图4**）。接着从前向后，切开尾状突与右后叶之间的肝实质，至右后叶 Glisson 鞘的左后方，与先前的肝切面贯通。

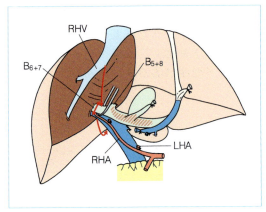

图 4　边显露肝右静脉边切肝

（5）切断胆管

　　若在右后叶上段胆管（B₇）和下段胆管（B₆）汇合部的下游（肝门侧）切断胆管时，肝实质完全切断后，比较容易地完全分离出胆管、门静脉和肝动脉，这样在预定切断位置切断胆管即可。但是，若要在右后叶上段胆管（B₇）和下段胆管（B₆）汇合部的末梢切断胆管时，就必须进一步小心分离出胆管和肝动脉。右后叶肝动脉在分出 A₆ 之后移行为 A₇，多数情况下，A₇ 在 B₆ 和 P₆ 之间向上方走行。如果没有将 A₇分离出来，在切断胆管时很容易将其一起切断，要引起充分注意（图5，图6）。

参考文献

1）Nimura, Y et al：Hepatic segmentectomy with caudate lobe resection for bile duct carcinoma of the hepatic hilus. World J Surg 14：535-544, 1990
2）Nagino, M et al：Left or right trisegment portal vein embolization before hepatic trisegmentectomy for hilar bile duct carcinoma. Surgery 117：677-681, 1995

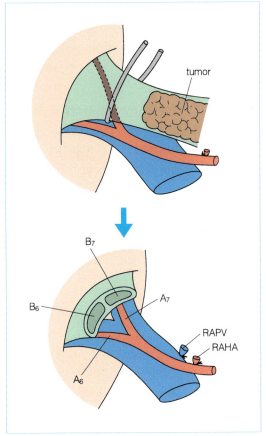

图 5　分别切断 B₇ 和 B₆ 时，不能损伤其后方的肝动脉

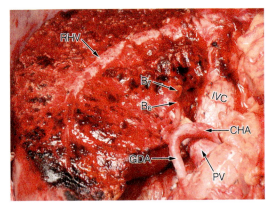

图 6　左三肝切除＋尾状叶全切除结束时的残肝断面

在离断面显露出肝右静脉全长。该病例的肝动脉和门静脉都进行了切除重建

7. 中肝叶切除 + 尾状叶切除的要点

梛野正人

［名古屋大学大学院医学系研究科肿瘤外科］

引言

与因肝细胞癌或转移性肝癌而施行的中肝叶切除（保留左、右肝管和尾状叶胆管）相比，中肝叶切除 + 尾状叶切除在手术手技上要复杂得多，是左、右三肝切除和尾状叶切除的组合。因此，之前左、右三肝切除和尾状叶切除方式的理解是十分重要的。

1. 手术指征

本手术最好的指征是原发于右前叶或左内叶的浸润了肝中静脉的肝门型肝内胆管细胞癌（**图 1**）[1]。另外，对肝门部胆管癌来说，如果能够根治性地在假设的左三肝切除分界线上切断右侧肝管，在假设的右三肝切除分界线上切断左侧肝管，那么也有本手术指征。但是，由于本手术比较复杂，若肝功能良好，术前可行门静脉栓塞术，然后选择相对简便的右三肝或左三肝切除也可。不管怎样，必须根据肿瘤进展范围和肝功能情况，慎重选择手术方式。

2. 手术手技

（1）切口

同右半肝切除 + 尾状叶切除。

（2）肝十二指肠韧带廓清和肝门处理

切断胆总管后，分别悬吊肝固有动脉和肝左、肝右动脉，然后向末梢廓清动脉周围神经丛。若有肝中动脉，于根部将其结扎切断。继续追

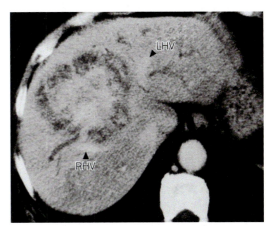

图 1　占据右前叶和左内叶的肝门型肝内胆管细胞癌
可见左、右肝管都扩张

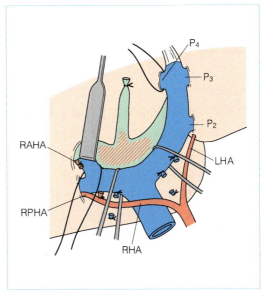

图 2　肝十二指肠韧带廓清
切断右前叶和左内叶门静脉分支

踪分离肝右动脉至右前叶（A_{5+8}）、右后叶（A_{6+7}）动脉分叉部并分别悬吊，然后结扎切断右前叶（A_{5+8}）动脉。

结扎切断尾状叶门静脉分支后，分别悬吊左、右门静脉主干。牵开肝右动脉，紧贴门静脉壁向末梢分离，直至完全显露出右前叶门静脉分支的根部，并在此结扎切断。若分离出的右前叶门静脉分支长度足够，仅以结扎即可。接着，向上提起肝圆韧带，纵行剪开门静脉矢状部前面的浆膜，充分显露出门静脉矢状部（UP），然后从下向上，逐一结扎切断发向左内叶（即所谓的方叶）的 P_4 和其他细小门静脉分支（图2）。如果要在 UP 的左侧切断胆管，那么还要进一步向 UP 的末端分离，多切断几支细小门静脉分支（参见右三肝切除 + 尾状叶切除）。

（3）肝短静脉和 Arantius 管的处理

在本手术中，因为要保留右后叶，因此不能切断肝右静脉。另外，因为要保留左外叶，也不应该切断左冠状韧带和左三角韧带。因此，想仅从右侧或左侧一个方向上来处理肝短静脉很困难。以下就讲述从左右两侧处理肝短静脉的方法（图3）。

切断右冠状韧带和右三角韧带后，充分分离第二肝门，显露出 3 支肝静脉汇入下腔静脉处。进一步切断肝肾韧带，分离出裸区，游离右半肝直至下腔静脉右壁。从下向上，顺次结扎切断下腔静脉前壁的肝短静脉，尽可能从右侧处理。

接着，将左外叶向上翻起。顺着小网膜的肝脏附着缘找到 Arantius 管，于上端（末梢侧）即连结下腔静脉或肝左静脉后壁的地方将其切断。然后纵行剪开左尾状叶（Spiegel 叶）与下腔静脉相连续的浆膜，将 Spiegel 叶向右侧翻起，分离下腔静脉。从下向上，顺次结扎切断下腔静脉前壁的肝短静脉，并与右侧的分离面贯通（图4）。

（4）切断左侧肝实质和胆管

通常是从左侧开始切肝（图5）。根据胆管

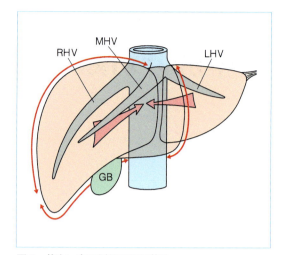

图3　从左、右两侧处理肝短静脉

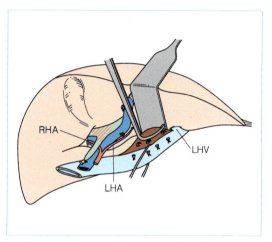

图4　以肝脏拉钩将左外叶向上翻起，将左尾状叶从下腔静脉上分离出来

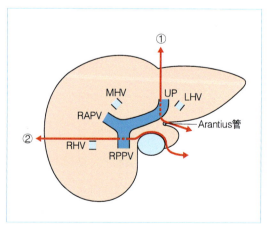

图5　肝实质离断面示意图

◎不能游离左外叶，即不能切断左冠状韧带和左三角韧带。

◎从左、右两侧处理肝短静脉。

◎首先切开左内叶与左外叶之间的肝实质，然后再切开右前叶与右后叶之间的肝实质。

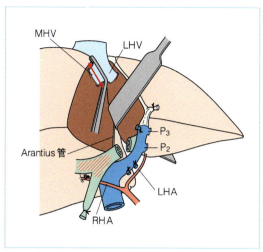

图6 切断肝中静脉

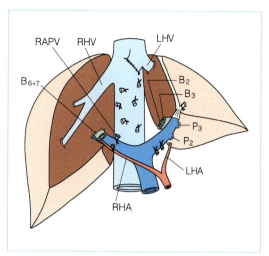

图7 中肝叶切除＋尾状叶切除结束时示意图

的预定切断位点，在肝镰状韧带的左、右侧或沿着肝镰状韧带，从下向上切开肝实质。切肝方向直接朝向 Arantius 管。肝实质切开至一定程度时，在矢状部的右侧或左侧切断左肝管。继续向上方切肝直至肝中静脉根部，在此结扎切断肝中静脉，中枢侧以 4-0 Prolene 线连续缝合闭锁（**图6**）。视野不是十分清楚时，可待在右侧切肝过程中切断肝中静脉。

（5）切断右侧肝实质和胆管

　　沿着右前叶和右后叶之间的分界线（demarcation line），从下向上开始切肝。沿肝断面上露出的肝右静脉属支找到肝右静脉主干，然后边显露出肝右静脉前壁，边继续向上切开肝实质直至肝右静脉根部。接着，沿着在游离尾状叶时、在肝脏后面标记的右侧尾状叶和右后叶之间的分界线，反过来从上向下切肝，直至右后叶胆管上方。然后，从前向后切断尾状突与右后叶之间的肝实质，在右后叶 Glisson 鞘的下后方与刚才的肝切面贯通。最后切断右后叶胆管，这样就完整切除了左内叶、右前叶和

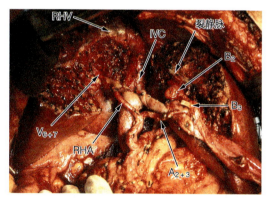

图8 中肝叶切除＋尾状叶切除结束时的残肝断面

尾状叶[2]。肝切除结束后，就完全显露出肝后下腔静脉，其左侧残留的是左外叶，其右侧残留的右后叶（**图7，图8**）。

参考文献
1）Nagino, M et al：A cholangiocellular carcinoma radically resected by central hepatic bisegmentectomy with en bloc resection of the caudate lobe and extrahepatic bile duct. J Hep Bil Pancr Surg 2：72-76, 1995
2）二村雄次ほか：肝門部胆管癌に対する根治の切除術式. 胆と膵 5：1507-1515, 1984

8. 右前叶切除 + 尾状叶切除的要点

梛野正人

［名古屋大学大学院医学系研究科肿瘤外科］

◆ 引言

　　与前一章所讲的中肝叶切除 + 尾状叶切除一样，右前叶切除 + 尾状叶切除也要留下 2 个肝断面，手术手技较复杂。右侧肝切面与左三肝切除 + 尾状叶切除时一样，左侧肝切面与右半肝切除 + 尾状叶切除时一样，完全理解上述 2 种手术方式是十分重要的。

◆ 1. 手术指征

　　对原本预定施行右半肝切除的肝门部胆管癌，经术前诊断或术中探查发现右后叶胆管（B_{6+7}）走行在门静脉右支的下方（即所谓的南绕型，**图 1A**），或者是右后叶胆管（B_{6+7}）汇入左肝管（**图 1B**），这时只要保证能在足够外科切缘的位点上切断右后叶胆管（B_{6+7}），施行右前叶切除 + 尾状叶切除也能达到根治性。

　　另一方面，对肝内胆管汇合形态正常的肝门胆管癌来说，除了乳头型肿瘤向右前叶胆管（B_{5+8}）有明显的表层扩大进展之外，罕见有本手术指征。

◆ 2. 手术手技

（1）切口

　　同右半肝切除 + 尾状叶切除。

（2）肝十二指肠韧带廓清和肝门处理

　　同中肝叶切除 + 尾状叶切除。不同的地方是，本手术不必分离显露门静脉左支矢状部

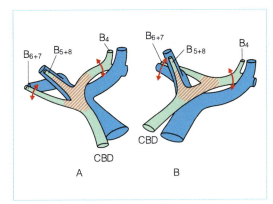

图 1　右后叶胆管汇合形态的变异
A. 所谓南绕型右后叶胆管
B. 右后叶胆管汇入左肝管

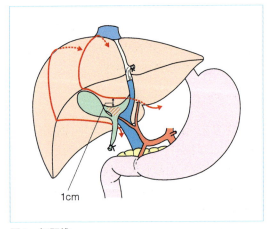

图 2　切肝线

（UP），不必结扎切断 P_4。

（3）肝短静脉和 Arantius 管的处理

　　同中肝叶切除 + 尾状叶切除。

◎右后叶胆管汇合形态有变异时，可考虑本手术。

◎从左、右两侧处理肝短静脉。

◎保留肝中静脉和肝右静脉。

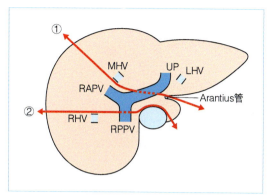

图3 肝实质离断面示意图

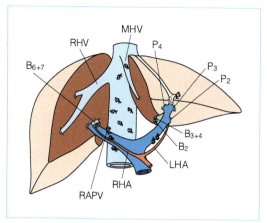

图5 右前叶切除 + 尾状叶切除后示意图

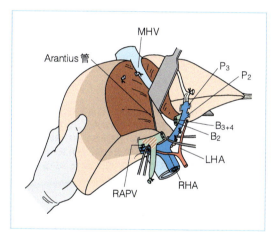

图4 切开左侧肝实质
切断左肝管

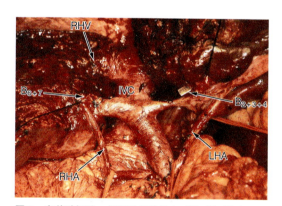

图6 右前叶切除 + 尾状叶切除结束时的残肝断面

（4）左侧切肝和切断左肝管

通常是先切开左侧肝脏，切肝线与右半肝切除 + 尾状叶切除时完全相同（**图2**，**图3**）。在膈面，沿着 Cantlie 线，从下向上切开肝实质。顺着肝中静脉分支找到肝中静脉主干，边显露其右侧壁，边向上切开肝实质。在脏面，距肝门板保留 1cm 左右的外科切缘，切开肝实质直至左肝管上方。然后从显露的肝中静脉右侧壁进一步显露出其后壁，切肝方向转而朝向

Arantius 管。在 UP 右侧切断左肝管（**图4**）。

（5）右侧切肝和切断右前叶胆管

在右侧，沿着右前叶与右后叶之间的交界线（demarcation line），从下向上切开肝实质。顺着肝右静脉分支找到肝右静脉主干，边显露其右侧壁，边切开肝实质直至肝右静脉根部。然后沿着右尾状叶与右后叶之间的界线，反过来，从上向下切肝至右后叶胆管的下后方，最后切断右后叶胆管（**图5**，**图6**）。

缺血再灌注和肝损害

[愛知医科大学外科]

■ 缺血再灌注引起哪些变化？

由于肝脏以外的脏器只从动脉获得氧，因此任何形式的动脉血供不足可导致组织缺氧，即所谓的缺血状态。完全缺血时，带来的损伤主要局限在缺血器官中，再灌注后，就纠正了组织缺氧状态。但是，由于缺血时不但发生了组织损伤，而且还出现功能性改变，例如黄嘌呤脱氢酶（xanthine dehydrogenase）可转换成黄嘌呤氧化酶（xanthine oxidase）等，这样局部缺血就可引起远隔损伤（**图 1**）。也就是说局部缺血性损伤可扩散至全身。

■ 其他脏器发生缺血再灌注时可引起肝损害 - 淤血最厉害

发生缺血再灌注时，最容易受到损害的远隔脏器是肝脏、肾脏和肺。肝脏和肺是巨噬细胞含量最多的器官，包括 Kupffer 细胞在内。不仅仅肝脏自身的缺血再灌注可引起肝损害，其他脏器发生缺血再灌注时也容易引起肝损害。其中与肝脏关系最密切的就是门静脉系统。小肠发生的缺血再灌注损伤给过滤门静脉血液的肝脏带来的变化最大。肝切除时，为了减少出血，通常要阻断肝脏血流，这时可引起残肝缺血。同时阻断肝门，即使对小肠来说，也不仅仅因降低了肠系膜上动脉血流量而导致的小肠缺血，而且还可因为门静脉系统淤血和淋巴回流障碍而引起小肠粘膜损伤和小肠免疫功能障碍。小肠不仅受到缺血损伤，还会引起缺血再灌注损伤。

■ 小肠是细菌的仓库

肝切除时，残肝要受到肝脏自身缺血再灌注引起的损伤。肝切除术后，残肝还要持续受到远隔脏器，特别是小肠缺血再灌注引起的损伤。其原因是小肠是细菌的一个仓库。小肠在司职消化吸收功能时，必须有一定的菌群存在，共同构成粘膜屏障。部分属上述的黄嘌呤氧化酶（xanthine oxidase）类，更多的是以 GALT（gut associated lymphoid tissue）为代表的、与产生化学性介质（chemical mediator）

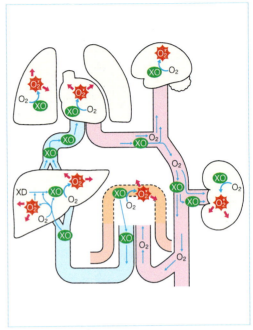

图 1 黄嘌呤氧化酶（xanthine oxidase）系统与 MOF 的发生
在缺血的肠道中，黄嘌呤氧化酶被活化，合成活性氧离子。这些活性氧离子刺激门静脉血中的白细胞和血管内皮细胞产生细胞因子和氧自由基，在肝脏、心脏、肺和脑中经黄嘌呤氧化酶活化，使损伤扩散和加重

有关的免疫组织。但是，这些菌群是把双刃剑，如果侵袭性过大，损伤了小肠粘膜，那么可直接损伤小肠粘膜本身。由于小肠内有大量细菌存在，容易发生菌群移位（bacterial translocation），细菌可进入淋巴或门静脉系统，直接或经化学介质介导引起微循环障碍，导致肝损害（**图 2**）。

■ 肝脏损害的预防

预处理能否提高耐受性 肝切除时，为了减少出血，必须阻断肝门使残肝呈缺血状态。但肝脏第 1 次缺血后，因产生了热休克蛋白等原因，对之后的缺血可产生耐受。因此，反复间歇性阻断肝门是一个有效的方法。

降低缺血器官的温度 缺血时，因黄嘌呤氧化酶（xanthine oxidase）等增加而导致缺血再灌注

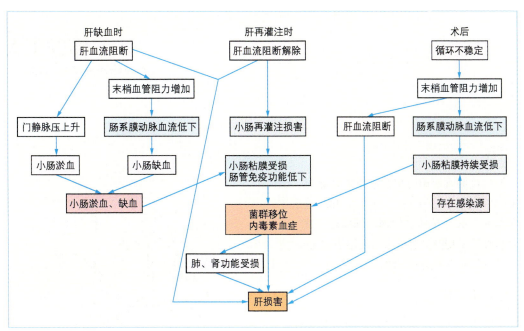

图2 肝切除术后缺血再灌注损伤的发生机制

损伤，若能降低小肠等缺血器官的温度，就可抑制再灌注时氧自由基、化学介质的产生。

避免淤血 为了预防肝门阻断后的小肠淤血，之前可先阻断肠系膜上动脉。另外，在切肝过程中，要保持肝静脉通畅引流，避免扭曲。尽量在切肝的最后阶段结扎肝静脉。这样可预防小肠及残肝淤血。

关注肠道是十分重要的 为了防止小肠粘膜萎缩，尽量缩短术前禁食时间。为了减轻肠道细菌移位，术前必须行灌肠等肠道准备，但在选择消化道净化剂时，要考虑到术后有并发甲氧西林耐药金黄色葡萄球菌（MRSA肠炎）的可能。另外，术前及术中给予抗生素，可有效防止术后败血症。术中为了维持肝脏和小肠的血流，给予前列腺素 E_1 等药物也是有效的。为了提高消化道的免疫功能，可在术前术后采用益生素疗法（给予牛奶或酸奶等）。

引起肝损害的原因不仅仅都在术中，术后许多因素也能加重肝脏损害，即小川所倡导的二次打击学说（second attack theory）。因此，为了防止术后发生肝功能障碍，必须加强各种引流管的护理，不能成为感染源。一旦有感染迹象时，应尽早诊断，尽早治疗。

9. 尾状叶单独切除的要点

梛野正人

[名古屋大学大学院医学系研究科腫瘍外科]

引言

肝门部胆管癌施行尾状叶单独切除时，虽然肝切除量很小（约50g），但切肝和胆道重建都很复杂，必须精通肝门部局部解剖（**图1**）。本章将介绍不切开肝脏的方法和沿着Cantlie线切开肝脏的前方入路的方法。

1. 手术指征

本手术只适用于局限于肝门部、早期的乳头型肿瘤（**图2A，B**）。但是，多数胆管癌伴有表层扩大进展，术前经过PTCS检查明确肿瘤浸润范围后，慎重选择手术方式。本手术要切除的肝内胆管，特别是右后叶肝内胆管，最长只有1cm左右。因此，即使初见之下可行尾状叶单独切除，但对浸润型或结节型肿瘤来说，从手术根治性方面来考虑，还是应该选择合并肝切除的根治性手术。

对肝门部胆管癌施行本手术，肝功能是不成问题的。如果对本手术的根治性哪怕有一点不放心，就不应该轻易地施行本手术。

2. 手术手技

（1）切口

同右半肝切除 + 尾状叶切除。

（2）肝十二指肠韧带廓清和肝门处理

切断胆总管后，悬吊肝固有动脉和肝左、肝右动脉，然后向末梢追踪分离，廓清肝动脉

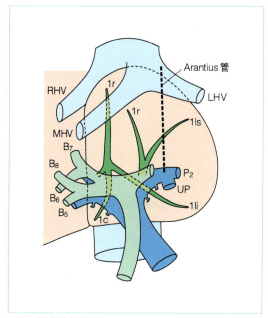

图1 尾状叶的解剖
绿色表示的是尾状叶胆管

周围神经丛。将肝左动脉分离显露至位于矢状部左侧的入肝处，将肝右动脉分离显露至右前叶动脉和右后叶动脉分叉处以远，彻底廓清动脉周围神经丛。有肝中动脉存在时，将其分离显露至跨过左肝管下方的入肝处。接着，结扎切断尾状叶门静脉分支，分别悬吊左、右门静脉主干。将门静脉右支分离显露至右前叶和右后叶门静脉分叉处，将门静脉左支分离显露至 P_2 根部。另外，在门静脉左支横部向矢状部移行处（即 portal elbow）上后方结扎切断 Arantius 管（中枢侧）（**图3**）。

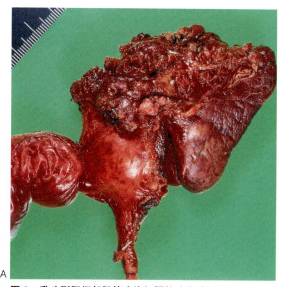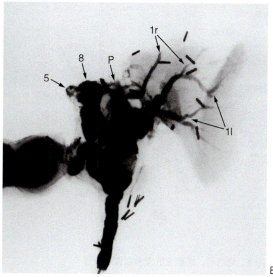

图 2　乳头型肝门部胆管癌施行尾状叶单独切除后的标本及标本胆管造影

（3）结扎切断肝短静脉和 Arantius 管（末梢）

同中肝叶切除 + 尾状叶切除。

（4）离断肝脏和切断胆管—不切开肝脏的方法

　　为了保证有足够的外科切缘，在距左右肝管汇合部 1cm 的脏侧肝表面电刀标记切肝线。先在左侧，从下向上离断肝实质。离断至一定程度时，将门静脉左支吊带轻轻牵向左后方，在矢状部的右侧切断左肝管。这时最重要的是，要确认尾状叶 Glisson 鞘已完全被切断，旷置在切除侧，然后才能切断左肝管（图 4）。

　　接着转向切断右肝管的操作。在尾状突和右后叶之间离断肝实质直至门静脉右支的左后方（图 4）。将门静脉右支吊带轻轻牵向右后方，先切断右前叶胆管，然后在门静脉右支的上方切断右后叶胆管（图 5）。若遇到尾状叶胆管汇入右后叶胆管的上游侧时，那么要想在根部切断尾状叶胆管就很困难。

　　左、右肝管切断后，从两侧朝肝门上方，略呈水平状离断肝实质直达肝中静脉后壁。然后沿着肝中静脉后壁向上分离离断肝实质直至下腔静脉汇入处，完全显露出肝中静脉后壁。

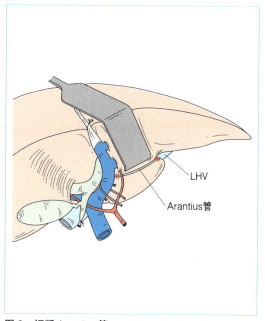

图 3　切断 Arantius 管

要仔细结扎切断引流尾状叶、汇入肝中静脉后壁的几支细小静脉分支（图 6）。然后，在左侧朝着 Arantius 管上方、在右侧朝着下腔静脉右侧缘切开肝中静脉平面以下的肝实质（图 7，图 8）。

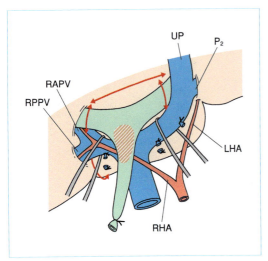

图 4　切肝线，切断左肝管和右前叶胆管

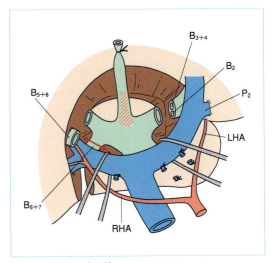

图 5　切断右后叶胆管

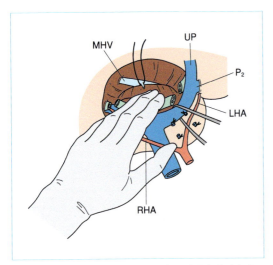

图 6　从下向上，边显露肝中静脉后壁边向上方切肝。仔细结扎切断引流尾状叶的数支细小静脉

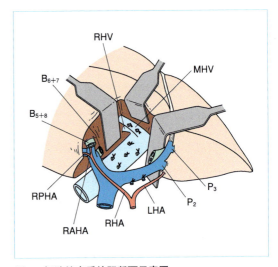

图 7　切除结束后的肝断面示意图

（5）离断肝脏和切断胆管—切开肝脏的方法

　　沿 Cantlie 线切开肝脏。右前叶有几支粗大的肝静脉汇入肝中静脉，而来自 S_4 的肝静脉支较少，故沿着肝中静脉的左侧壁切开肝脏（图9）。从肝门向头侧将肝中静脉全长显露出后，改向左侧切肝，朝着 Arantius 管进行离断。接着，在门静脉矢状部右侧切断左肝管。这时重要的是使尾状叶支的根部位于切除侧（图 10）。离断右侧肝脏时，迂回入肝中静脉后方，从头侧向肝门方向进行。有数支右尾状叶静脉汇

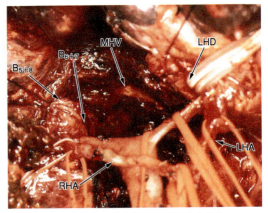

图 8　尾状叶单独切除结束后的肝断面术中照片

◎尾状叶单独切除适用于有一定手术风险、比较早期的局限型肿瘤。

◎切开肝脏时，沿肝静脉的左侧壁进行切开。

◎不能切入肝右静脉后方。

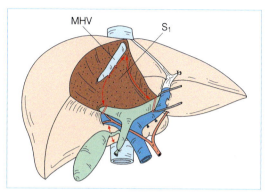

图9　沿着肝中静脉左壁切开肝脏。先进行左侧的肝离断，在门静脉矢状部右侧切断左肝管

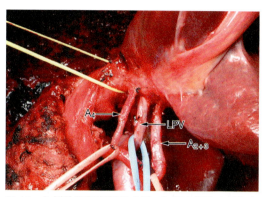

图10　左侧的肝脏离断完成后，切断左肝管（黄色血管带）

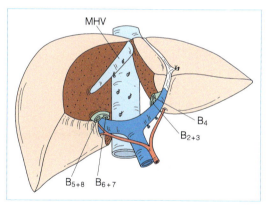

图11　肝切除完成时的示意图

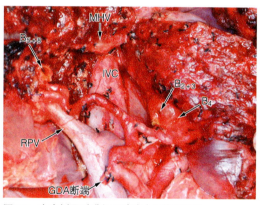

图12　本病例同时进行了胰头十二指肠切除

入肝中静脉，要仔细结扎、切断至显露出右肝的 Glisson 鞘。在尾状突起和右后叶之间离断肝脏至门静脉右后支的左后方，与头侧的离断面相连。最后进行右肝管的切断。将悬吊门静脉右支的血管带向后稍偏右的方向牵引，先切断右前叶胆管，然后在门静脉右支的头侧切断右后叶胆管（图9）。通过以上的操作，尾状叶和肝门部胆管得以完整切除（图11，图12）。

10. 联合门静脉切除重建的要点

梛野正人

[名古屋大学大学院医学系研究科肿瘤外科]

引言

对胆道癌施行肝切除时，时常需合并切除一段门静脉。因此，门静脉切除和重建也是必须掌握的手技之一[1-3]。若与活体肝移植时的肝动脉吻合相比，门静脉直径粗大，从手技上讲，基本上都没有困难。门静脉合并切除和重建成功与否主要取决于术前准备是否充分[4]。本篇就讲述胆道癌施行肝切除时合并切除左右门静脉分叉部的具体操作。

1. 右侧肝切除时合并切除门静脉左支及其重建

从肝脏解剖学上讲，门静脉左支长，而且容易从肝外分离显露。因此，在施行右半肝或右三肝切除等右侧肝切除时，都可在肝门分离结束时，即切肝前，完成门静脉切除和重建。

（1）门静脉楔形切除 + 横行缝合

门静脉楔形切除的指征是术前门静脉造影没有显示门静脉受侵，术中分离时才发现肿瘤已浸润了门静脉，且程度轻。以血管钳阻断门静脉主干和左支横部，切除包括左右门静脉分叉部在内的门静脉右支（**图 1A**）。缺损部分以5-0 Prolene 线横行连续缝合闭锁（**图 2**）。不能纵行缝合，因为这样可致门静脉管腔狭窄。另外，在施行楔形切除时，若以血管钳侧夹（side clamp）门静脉（**图 1B**），就使横行缝合操作困难，应该按上述方法分别阻断门静脉主干和左支横部，这样的操作是十分重要的。

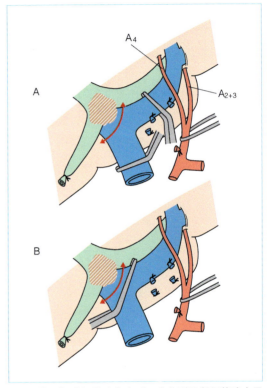

图 1 楔形切除门静脉右支时，应分别阻断门静脉主干和门静脉左支（A），而不能侧夹（side clamp）部分阻断门静脉（B）

楔形切除后，门静脉壁缺损太大时，可采取自身大隐静脉制成补片，修补缺损，也可按下面要讲的方法改为环形切除一段门静脉。

（2）环形切除 + 直接端端吻合

水平放置血管钳阻断门静脉，把柄朝第1助手，便于扶持。考虑有口径差异，门静脉主干侧应与中线垂直上钳，门静脉左支横部稍稍倾斜上钳。保留足够的缝合边距，平行于阻断钳切断门静脉。吻合时采用1点支持腔内（intraluminal）连续缝合（**图3A**）。

以两头针的5-0 Prolene线在上下断端的左、右两侧各缝1针作牵引。将左侧牵引线打结，而右侧牵引线不打结，这样在缝合时牵开可使血管壁有适当的张力，便于缝合。首先从左向右缝合后壁，针距（pitch）和边距（bite）都保持在1mm多一点，确实做到缝合了门静脉壁全层。前壁采用连续外翻缝合（over and over）（**图3B**），从右向左，缝合结束时（暂不打结），撤除右侧临时牵引线。接着，先松开中枢侧阻断钳，使吻合口充分膨胀，然后再松开末梢侧阻断钳，慢慢地打最后一个结。缝合时最重要的是看清进针和出针的位置，尾线不能提得过紧。

到目前为止，我们已施行了100余例右侧肝切除合并门静脉环形切除，绝大多数都有足够的边距供端-端吻合，需间置移植血管的只有4例。

（3）环形切除+间置移植血管

当门静脉切除长度超过5~6cm以上时，就必须间置血管重建门静脉血流了（**图4**）。常采用患者自身的髂外静脉，因为其口径与门静脉口径最相近，而且取材也容易。但是，在约1/4的患者中，髂外静脉有静脉瓣，这时必须顺行性吻合。

原则上，间置血管时，先吻合中枢侧（上游），然后阻断间置血管的末梢侧，松开中枢侧阻断钳，使整个间置血管充分膨胀，调整好间置血管的长度后，再吻合末梢侧。但是，若门静脉左支的切断点位于矢状部（UP）附近时，先吻合末梢侧相当方便，操作容易，这时可不必拘泥于血管外科原则。

◆ **2. 由左侧肝切除时合并切除门静脉及其重建**

门静脉右支没有类似于门静脉左支横部的部分，因此，从肝外分离显露较长的门静脉右支很困难。更重要的是，左侧肝切除时，门静

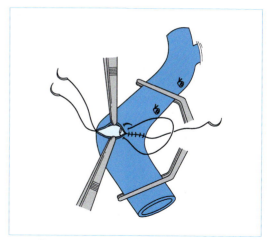

图2 楔形切除后，横行连续缝合闭锁缺损

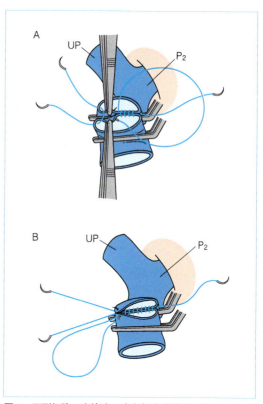

图3 环形切除+直接端-端吻合时，连续腔内（intraluminal）缝合后壁（A），连续外翻（over and over）缝合前壁（B）

脉左支有足够长度可供设计切除和重建的方式，而门静脉右支，其主干最长也不超过2cm，更何况在不少的病例中，没有门静脉右支主干形成（右后叶门静脉独立起源于门静脉主干或者

是三分型肝门部门静脉：门静脉主干几乎同时
发出门静脉左支，右前叶和右后叶门静脉）。因
此，与右侧肝切除时合并切除门静脉左支相比，
左侧肝切除时合并切除门静脉右支的难度要大
得多。必须根据肿瘤的浸润范围和门静脉右支
的分支形态，综合判断后才能决定门静脉右支
的切除和重建方法。另外，与右侧肝切除时不同，
左侧肝切除时，要想在切肝前完成门静脉切除
和重建是极其困难的。

左半肝切除或扩大左半肝切除时，在切肝
结束、准备切断胆管的阶段，必须先将右前叶
门静脉分支（P_{5+8}）从右前叶胆管（B_{5+8}）上充
分游离出来。由于右前叶门静脉分支（P_{5+8}）走
行在右前叶胆管（B_{5+8}）的正下方，在分离胆管
后壁与门静脉前壁时要特别小心。胆管和门静
脉充分分开后，先切断右前叶胆管（B_{5+8}），然
后再门静脉右支的上方切断右后叶胆管（B_{6+7}）。
接着，沿着右前叶门静脉分支（P_{5+8}）和右后叶
门静脉分支（P_{6+7}）向肝门方向分离。在无肿瘤
浸润部位的末梢，尽可能长地分离出一段门静
脉右支。经以上分离后，待切除的左半肝和肝
外胆道仅靠受侵的一段门静脉连接在残肝上（**图
5**）。另外，在施行左三肝切除时，在右后叶胆
管的预定切断位点上（通常是在右后叶上段胆
管 B_7 和右后叶下段胆管 B_6 汇合处的偏肝门侧），
胆管与右后叶肝动脉分支（A_{6+7}）已呈分开走
行，而且右后叶门静脉分支（P_{6+7}）也走行在右
后叶胆管（B_{6+7}）的稍下方，因此，在右后叶
Glisson 鞘中分离胆管没有在右前叶 Glisson 鞘中
分离胆管那样困难。但是，若要在右后叶上段
胆管 B_7 和右后叶下段胆管 B_6 汇合处的上游分
别切断胆管，那么就得与分离右前叶 Glisson 鞘
一样，必须特别小心仔细地分离。

（1）门静脉楔形切除 + 横行缝合 09

如果肿瘤浸润门静脉右支的程度轻，可行
楔形切除。血管钳分别阻断门静脉主干和门
静脉右支后，切除包括门静脉左右分叉部在
内的门静脉左支，横行连续缝合闭锁缺损。与
右侧切肝时所讲的一样，不能纵行缝合，以免

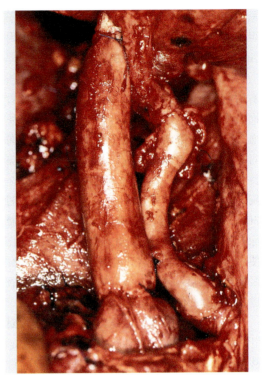

**图4　间置髂外静脉重建门静脉左支（右半肝切除＋尾
状叶全切除病例）**
此病例还同时间置了大隐静脉重建肝左动脉

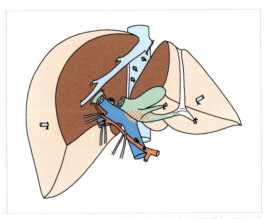

**图5　左侧肝切除时，应在肝实质离断和胆管切断之后
才能进行门静脉右支切除＋重建**

招致门静脉狭窄。

（2）门静脉楔形切除 + 补片成形

左半肝切除或扩大左半肝切除时，如果肿
瘤浸润门静脉的范围较大，而且门静脉右支主

◎合并切除、重建门静脉前，要根据 3D-CT 所得到的门静脉重建图像作好充分准备。
◎右侧肝切除时，在切肝前就可完成门静脉左支切除＋重建。
◎左侧肝切除时，要在离断肝实质和切断胆管之后才能进行门静脉切除＋重建。

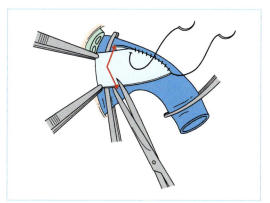

图 6　补片成形时，缝合到一定程度时，才修剪补片

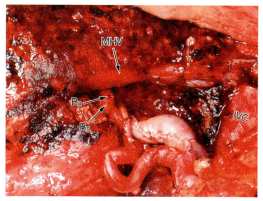

图 7　补片成形重建右肝门静脉血流（左半肝切除＋尾状叶全切除病例）

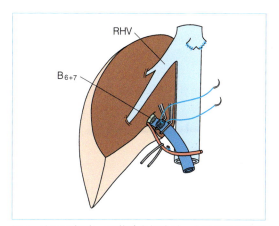

图 8　左三肝切除＋尾状叶全切除时，合并切除门静脉右支，并行门静脉主干 - 右后叶门静脉分支端 - 端吻合

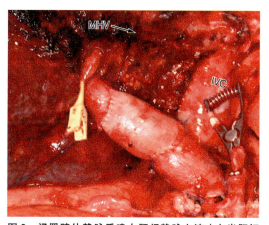

图 9　间置髂外静脉重建右肝门静脉血流（左半肝切除＋尾状叶全切除病例）
此病例还同时切除了肝右动脉（黄色血管夹阻断的两断端）

干短或者是三分型门静脉，这时可采用游离静脉补片，成形重建右侧门静脉。因取材容易、管径粗，多使用大隐静脉。大隐静脉是表浅静脉，与腹内深静脉的门静脉相比，血管壁要厚，缝合时稍有困难，但以目前的技术条件，可靠的缝合是没有大问题的。通常采取股静脉汇入处以远的 4~5cm 大隐静脉。取材后，先夹闭一端，从另一端加压注入肝素生理盐水使其膨胀，

这样便于之后的缝合。然后纵行剖开，一端稍作修剪。需注意的是，不能严格按缺损大小和形状修剪，只将血管端的尖角修圆即可。

血管钳分别阻断门静脉主干和门静脉右支后，切除包括门静脉左右分叉部在内的门静脉左支。将补片与上游侧顶点固定缝合后，先连续外翻（over and over）缝合上后壁，缝至上后壁的 3/4~4/5 时，才将补片修剪成缺损大小（**图**

6）。上后壁缝合后，以同样的方法缝合下前壁。根据笔者的经验，采用上述的1点支持缝合法，在缝合到一半的时候修剪补片，比一开始就将修剪好的补片固定在缺损的上、下端的2点支持法更容易调整补片的大小（**图7**）。

（3）环形切除 + 直接端端吻合

左半肝切除、扩大左半肝切除时，若门静脉主干较长，或者左三肝切除时，都可环形切除一段门静脉右支 + 直接端 - 端吻合。吻合的方法与右侧肝切除时一样。重要的是要注意血管阻断钳的钳夹方向，避免吻合后门静脉产生扭转（**图8**）。

（4）环形切除 + 间置移植血管

与右侧肝切除时一样，若右侧门静脉切除过长，就得间置自身血管，重建残肝门静脉血流。缝合时也一样，先吻合末梢侧（下游），将移植血管置于自然状态，然后吻合中枢侧（上游），这样便于缝合，也能防止扭转（**图9**）。

参考文献

1）Nimura, Y et al：Combined portal vein and liver resection for carcinoma of the biliary tract. Br J Surg 78：727-731, 1991
2）椰野正人ほか：胆道癌手術における門脈の処理. 消化器癌手術における血行再建, 南江堂, 東京, 1999
3）Ebata, T et al：Hepatectomy with portal vein resection for hilar cholangiocarcinoma：Audit of 52 consecutive cases. Ann Surg 238：720-727, 2004
4）Nishio, H et al：Value of percutaneous transhepatic portography before hepatectemy for hilar cholangiocarcinoma. Br J Surg 86：1415-1421, 1999

咖啡时间

肝切除 + 门静脉切除的先驱

在日本，首次报道对肝门胆管癌施行肝切除的是癌研病院已故的梶谷先生，有关内容发表在1966年的《手术》杂志上。

翻阅癌研病院过去的病历可知，患者为一50岁的男性，手术日期是1965年8月6日。肿瘤从右肝管侵及左肝管，有鸡蛋大小，是1例浸润型肝门胆管癌。术中探查发现肿瘤已浸润了门静脉右支和肝右动脉，都作了合并切除。尽量靠近肝内胆管的上游切断了左、右肝管，将肝侧的门静脉断端与下腔静脉作端 - 侧吻合，形成Eck瘘。之后发现右半肝颜色变深，不得已又沿着变色线切除了右半肝（手术记录中记载的是切除了右半肝的一半）。手术共用了4小时2分钟，术中出血4 300ml。术后出现一过性黄疸，右膈下留置的引流管中有胆汁流出，并迁延了一段时间，但患者从未出现肝性脑病，于术后145天出院。术后3年零11个月死于肿瘤复发。尸检发现腹腔动脉周围、后腹膜软组织和右肾包膜有肿瘤复发，右肝管 - 空肠吻合口上游的肝脏内脓肿形成，Eck瘘开放，肝脏组织学检查示完全的肝再生状态。

受梶谷先生报道的鼓舞，笔者开始对肝门部胆管癌施行门静脉合并切除 + 重建的根治手术。于1981年3月5日施行了第1例扩大左半肝切除 + 尾状叶全切除 + 门静脉部分切除。3个月后，对第2例患者施行了右半肝切除 + 尾状叶全切除 + 门静脉部分切除。第1例患者于术后3年零10个月死于肿瘤复发，但第2例患者术后生存了7年零9个月。

从手术记录来看，他当时施行的手术可以说是没有任何疑问的，因此，梶谷先生是世界上施行肝切除 + 门静脉切除的先驱。

（二村雄次：爱知县癌中心）

Arantius 管的解剖和切断的要点

神谷順一 [豊田厚生病院外科]

■ 肝脏、胆道的发生和 Arantius 管

在胚胎发育的第 4 周，从前肠的腹侧伸出肝原基，形成肝憩室。随着肝憩室的不断增大，其头侧部分发育成后来的肝实质，而尾侧部分则形成后来的胆囊和肝外胆管。Couinaud 认为，在肝脏的发育过程中，最先形成的是左右两侧的外侧部分（S_2 和 S_6，S_7），接着是两侧的旁正中部分（S_3，S_4 和 S_5，S_8）发育生长，最后才是尾状叶沿着下腔静脉从下向上生长出来[1]。

在胎儿期，从胎盘回流的血液经过脐静脉后，部分通过静脉导管直接汇入下腔静脉，还有部分通过静脉导管与左门静脉的吻合流经肝内，然后再经肝静脉汇入下腔静脉。出生后，脐静脉和静脉导管都发生闭锁，分别形成了之后的肝圆韧带和静脉韧带（Arantius 管）。

■ Arantius 管的解剖及其切断的意义

Arantius 管自左门静脉横部向矢状部移行处（portal elbow）的后上方向头侧走行，连接到肝左静脉根部后壁或附近的下腔静脉左侧壁（**图1**，**图2**）。在施行合并切除尾状叶的肝切除术中，必须准确无误找到 Arantius 管并将其切断。

特别是在施行右半肝或右三肝切除时，先要全部切断从左门静脉横部后上方发出的尾状叶门静脉分支，进一步可在起始处切断 Arantius 管[2]。这样可将左静脉横部从肝门板中完全游离出来，使肝门板中的左肝管只与其后方的尾状叶胆管相连接。这时，从门静脉矢状部的右侧向尾状叶胆管的左侧通过分离钳，就可悬吊左肝管。

参考文献
1）二村雄次：胎生学．Couinaud, C：肝臓の外科解剖，二村雄次訳，医学書院，東京，6-21，1996
2）二村雄次：肝門板とその周辺．外科 62：422-425，2000

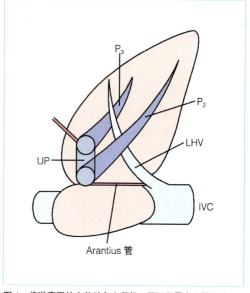

图1 将游离了的左外叶向上翻起，即可显露出左尾状叶 Arantius 管自门静脉矢状部的起始部向上方走行
P_3：左外叶下段门静脉支；P_2：左外叶上段门静脉支；LHV：肝左静脉；IVC：下腔静脉

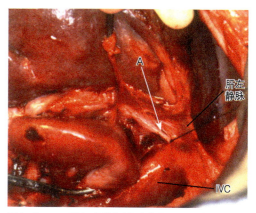

图2 Arantius 管（A）连接在肝左静脉汇入下腔静脉处

手术记录的书写方法

手术记录没有定式，每个医院都有不同的记录方式。简而言之，手术记录的大部分是文字描述，在纸张的空白处可附1~2幅手术绘图。在美国，由于法律上的原因，手术记录都由手术医师口述，秘书打字成文，这样没有手术附图也可。但是，在书写手术记录时，应该重视手术绘图（用有色铅笔，正确地画出大图！），文字描述逐条书写即可。对重要的术中发现，手术绘图所包含的信息要比单纯的文字描写多得多，即使以后别的人翻阅时，当时施行了什么样的手术也会一目了然。由于肝胆的解剖关系复杂，记录胆道系统手术时多画几幅图可以起到特别的效果。要如实地画出手术经过是相当困难的，但你在绘制了手术图之后，对外科局部解剖会有更深一层的理解。我们科室要求术者对肝门部胆管癌施行肝切除等手术画出10幅左右的手术绘图，要花3~5个小时，是一项很累人的工作。但是，手术记录写得好，手术附图画得正确，可使术者反省刚才完成的手术，当你再次手术时就会有新的感觉。决不能以应付或马虎了事的态度完成手术记录。另外，对术中详细情况的记忆，会随着时间的消逝快速淡忘掉，因此，最迟也应该在手术第二日完成手术记录。为了提高手术记录的准确性，使阅读者有身临其境的感觉，也应该有术中照片。附有术中照片的手术记录，效果更好。

（二村雄次：爱知县癌中心）

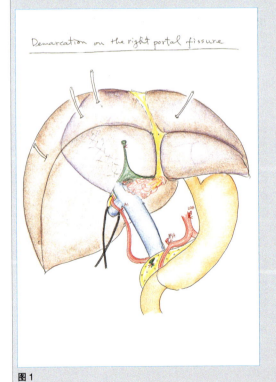

图1

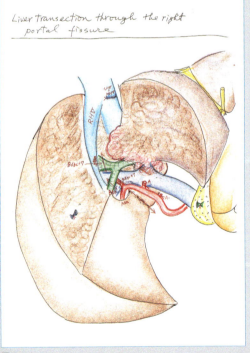

图2

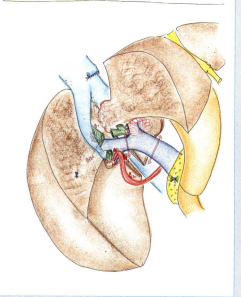

Left hepatic trisegmentectomy,
Right posterior segmental bile duct resection,
Combined portal vein resection

图 3

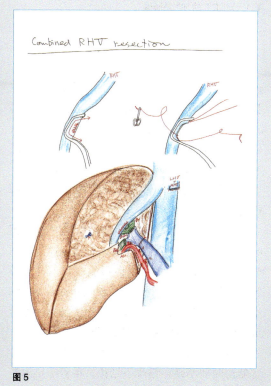

Combined RHV resection

图 5

Combined portal vein resection
and reconstruction

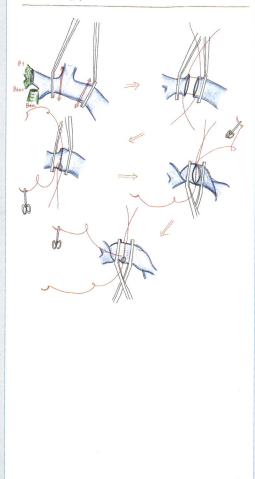

图 4

335

11. 肝动脉合并切除的意义

梛野正人

[名古屋大学大学院医学系研究科腫瘍外科]

引言

对于肝门部胆管癌，尽管病例数较多的医疗中心积极地进行肝切除＋门静脉切除重建，但是关于联合肝动脉切除的报告甚少，其临床意义尚未明确。

1.肝动脉浸润的诊断

以前我们对于肝动脉浸润的诊断一般都是以血管造影为依据，近来则以 MDCT 的影像来判断。明显的浸润用 3D 血管重建很容易诊断（**图 1**），但也有很多情况难以判断，特别是对于神经浸润的判断是很困难的。

2.我科病例的概要

目前，笔者已经对 41 例肝门部的胆管癌行联合肝动脉切除术，其中 29 例同时进行门静脉切除后重建术。男性 23 例，女性 18 例，平均年龄 61 岁，所有的患者都是 Bismuth Ⅲ型或者Ⅳ的高度进展型肝门部胆管癌。肝切除术式为：左半肝切除 22 例，左三肝切除 18 例，右半肝切除 1 例，全部 41 例一并进行尾叶切除。手术时间 839±174 分钟，出血量 2 869±1 610ml，2 例（4.9%）在住院期间死亡。其中 1 例术后第 75 天因肝功能衰竭死亡，另 1 例行联合门静脉切除术，因门静脉血栓又 3 次行手术治疗，但在术后 1 周因腹腔内出血死亡。

肝动脉切除的适应证几乎都是左侧肝切除联合肝右动脉的切除重建。肝右动脉通常是

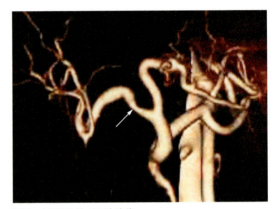

图 1　MDCT 的 3D 动脉像
可清楚显示出肝右动脉的浸润（箭头）

走行于门静脉右支下方入肝的"南绕型"，在肝切除前能将浸润部末梢的肝右动脉悬吊（**图 2**）。但是，如果肝动脉是走行于门静脉右支头侧的"北绕型"（**图 3**），或者浸润至右前叶支、右后叶支的情况下必须要行左三肝切除时，不切开肝脏要确定和悬吊肝动脉右后叶支是困难的。

41 例肝动脉重建中，26 例为端端吻合（**图 4A**），7 例移植大隐静脉，4 例移植桡动脉（**图 4B**）。其余 4 例中的 2 例因不能重建而将门静脉动脉化[1,2]。另 2 例因肠系膜上动脉分支出细小的变异肝动脉而没有进行重建。没有因血管重建形成血栓而再次开腹的病例。

本组病例的预后如图 5 所示。因病例数少且随访时间不足，很难下结论。尽管 1 年内复发死亡的病例不少，但也有长期生存的病例。

◎对于联合肝动脉切除重建是否有意义尚无明确的证据，应该慎重选择病例。

◎如遇到有适应证的病例，应将其转往专科医院。

◎原则上，选择显微镜下的端端吻合进行动脉重建。

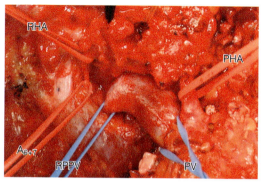

图2 大多数情况肝右动脉为南绕型，切肝前可在浸润部位末梢侧将肝右动脉悬吊

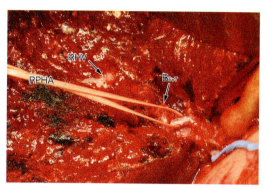

图3 肝右动脉为北绕型时，如不切开肝脏则很难将右后叶支悬吊

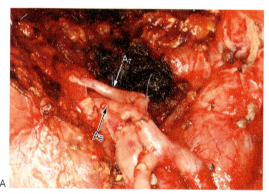

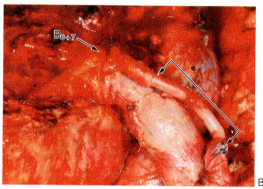

图4 以端端吻合（A）、移植桡动脉（B）进行的动脉重建

以上两个病例均施行了左三肝切除 + 尾状叶切除 + 门静脉切除重建

期待通过手术切除，再联合术后放疗和盐酸吉西他滨化疗能改善预后。

参考文献

1) Iseki, J et al：Mesenteric arterioportal shunt after hepatic artery interruption. Surgery 123：58-66, 1998

2) Kondo, S et al：Arterioportal shunting as an alternative to microvascular reconstruction after hepatic artery resection. Br J Surg 91：248-251, 2004

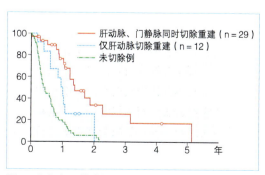

图5 肝门部胆管癌行肝切除 + 肝动脉切除重建病例的生存曲线

12. 肝动脉重建的要点

龟井　讓

［名古屋大学大学院医学系研究科形成外科学］

1. 吻合之前

　　吻合以肝动脉为主的直径为 1~3mm 的血管时，应使准备吻合的血管保持良好的状态。分离血管时应轻柔操作，特别是在使用电刀时更应该注意。当结扎吻合血管的分支时，不要将包括外膜在内的周围组织卷入血管内腔。因血管直径是 1~3mm，结扎、切断时很重要的是要经常意识到这些是 1mm、2mm 的操作。

2. 吻合时

　　首先应该清楚关腹的时候各脏器间的位置关系，决定血管吻合的部位。吻合后血管的扭转、吻合口的弯曲都是血栓形成的原因。推开肠管及将腹水吸净等准备工作也很重要。

3. 吻合的过程

　　吻合血管时虽然也可以在放大镜下进行，但借助显微镜来完成吻合更安全[1]。吻合时最好用间断缝合。首先，虽然应该分离血管外膜，但分离至其吻合时不卷入血管内腔所需的最小限度即可。如果勉强地剥离过多的外膜，呼吸移动时缝针很容易撕裂血管壁。操作时必须轻柔，不要让镊子等损伤血管内膜。和吻合大血管一样，注意不要让内膜向腔内反折是很重要的。如果管壁较长，用两根缝线先缝前壁，翻转过来后再缝合后壁；如果管壁较短，可以用

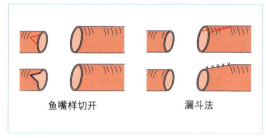

鱼嘴样切开　　　　　　　漏斗法

图 1　血管口径不同时的吻合法

"后壁技术"（back wall technique）[2,3] 吻合。为了避免关腹时的血管弯曲，一般需要血管有一定的紧张度，所以经常用"后壁"技术吻合。这种情况用双头针便于吻合。另外，吻合的两根血管的口径不同时，可以用"鱼嘴样切开"（fish mouth incision）和"漏斗法"（funnelization）等来吻合[4]（图 1）。

参考文献
1）龟井　讓ほか：小児生体肝移植におけるマイクロサージャリー. 形成外科 48：831-836, 2005
2）Harris, GD et al：Posterior-wall-first microvascular anastomotic technique. Br J Plast Surg 34：47-49, 1981
3）Harashina, T：Use of a continuous suture for back wall repair of end-to-end or end-to-side anastomoses. Plast Reconstr Surg 69：139-144, 1982
4）岩谷　力ほか：マイクロサージャリーによる再建手術アトラス, メディカル・サイエンス・インターナショナル, 東京, 5-7, 1991

扩大的淋巴结清扫是否有效?

北川雄一 ［国立長寿医療センター病院外科］

从 1983 到 1998 年，名古屋大学第 1 外科对 110 例未累及胆管下部的肝门部胆管癌进行了手术切除，切除的范围包括区域淋巴结和腹主动脉周围的淋巴结，现将结果报告如下[1]。这种廓清术是将包括门静脉和肝动脉周围组织在内的肝十二指肠韧带淋巴结、胰头淋巴结与病灶一并切除，另外将从腹腔干至肠系膜下动脉范围内的、包含腹主动脉周围淋巴结的结缔组织切除。

110 例中的 52 例（47.3%）未有淋巴结转移［Ⅰ组］，39 例（35.5%）只有区域淋巴结转移［Ⅱ组］，19 例（17.3%）有区域淋巴结及腹主动脉周围淋巴结转移［Ⅲ组］。共切除淋巴结 2 652 个（区域淋巴结 1 524 个、腹主动脉周围 984 个，胃及大肠周围 144 个），其中 382 个（14.4%）有转移。转移率（转移淋巴结数 / 切除淋巴结总数）为：胆管周围 20.1%，门静脉周围 15.4%，肝总动脉 15.0%，胰十二指肠后 12.5%。腹主动脉周围淋巴结的转移率为 14.0%，与病灶区的淋巴结并无差异。

最常见的转移部位是胆管周围（42.7%），比门静脉周围（30.9%）、肝总动脉（27.3%）明显要高（$P<0.05$）。腹主动脉周围的转移率（17.3%）比胰十二指肠后（14.5%）高。但是，属于区域淋巴结的腹腔干淋巴结转移率较低（6.4%）。有 8 例患者有肠系膜上动脉、胃周围、大肠周围淋巴结转移，虽然都同时存在腹主动脉周围淋巴结转移，但只有一部分病例进行了此处的淋巴结廓清术。Ⅲ组的 19 例腹主动脉周围淋巴结的术中肉眼所见中，7 例（36.8%）为阴性，12 例为阳性。

3 年、5 年生存率Ⅰ组 55.4%、30.5%，Ⅱ组 31.8%、14.7%，Ⅲ组 12.3%、12.3%（**图 1A**）。Ⅰ组与Ⅱ组的生存率相比差异无统计学意义（$P=0.098$），Ⅱ组与Ⅲ组之间有统计学意义（$P=0.004$）。Ⅲ组中的 pN_1 和 pN_2 之间没有差异（3 年生存率 23.1% vs 37.1%，5 年生存率 23.1% vs 13.9%）。如果以术中的肉眼所见（腹主动脉周围淋巴结有无转移）来判断Ⅲ组的预后，术中肉眼所见阴性的 7 例的生存率比阳性的 12 例明显要好（5 年生存率 28.6% vs 0%，$P<0.001$）（**图 1B**）。肉眼所见无淋巴结转移的 7 例

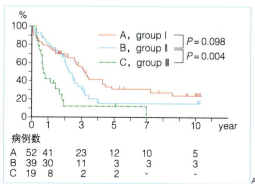

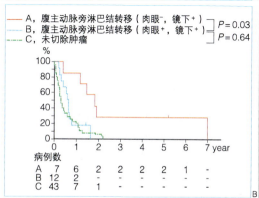

图 1
A. 淋巴结转移及术后生存状况
B. 腹主动脉周围淋巴结转移及术后生存状况

的生存率与Ⅱ组基本相同。另一方面，肉眼所见有淋巴结转移的 12 例的预后与未切除的 43 例没有差异。

根据上述的结果，对于未累及胆管下段的肝门部胆管癌来说，腹主动脉周围淋巴结的廓清比区域淋巴结中腹腔干和肠系膜上动脉淋巴结的清扫更有意义。如果考虑与预后的关系，只依据肉眼所见比较高的转移率是不可靠的，还是应该尽可能地廓清腹主动脉周围淋巴结。术中取淋巴结行快速病理检查来判断有无转移是很重要且有必要的。

参考文献

1）Kitagawa, Y et al：Lymph node metastasis from hilar cholangiocarcinoma：Audit of 110 patients who underwent regional and paraaortic node dissection. Ann Surg 233：385-392, 2001

13. 肝门部胆管切除的要点

梛野正人

[名古屋大学大学院医学系研究科肿瘤外科]

引言

通常，肝门部胆管癌的根治性手术需选择伴尾状叶全切除的各式肝切除术。但是，也有部分早期的病例无需肝切除，只切除肝门胆管和肝外胆管即可获得根治。本章就讲述这种手术方法。

1. 手术指征

本手术只适用于刚好位于左右肝管汇合部下方的 Bs 型的乳头型肿瘤。但是，有必要注意没有表层扩大进展。对结节型和浸润型癌，从手术根治性着想，最好还是选择右半肝切除 + 尾状叶全切除。

根据肿瘤进展范围，对原本需选择肝切除术的超高龄或肝功能不良病例，虽然说可以选择本手术，但应该从手术根治性和安全性两方面详细讨论，慎重决定施行本手术。

2. 手术手技

（1）切口

同肝切除时一样，取上腹正中 + 右肋缘下斜切口进腹。但是，本手术无需游离肝脏，因此，切口右侧延至腋前线或腋中线附近即可。

（2）肝十二指肠韧带廓清和胆管剥离

结扎切断胃右动脉和静脉后，剪开小网膜，悬吊肝总动脉，廓清 No.5、No.7、No.8 和 No.9（仅右侧）淋巴结以及肝总动脉周围神经丛。接着，

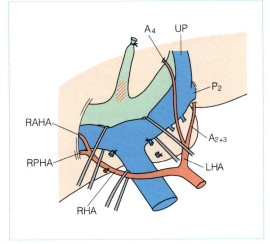

图 1 肝十二指肠韧带骨骼化（skeletonization）
结扎切断 2~3 支尾状叶门静脉分支后，分别悬吊左、右门静脉主干

以 Kocher 手法游离胰头和十二指肠，廓清胰头后面的 No.13a 淋巴结。然后向远端追踪胆总管至胰内并充分分离，靠下端结扎切断。胆总管断端送术中快速病理检查。将切断的胆总管向前上方提起，悬吊肝固有动脉和门静脉，从下向上廓清 No.12 淋巴结，骨骼化肝十二指肠韧带。

分别悬吊肝左、肝右动脉。沿着肝左动脉追踪分离直至位于门静脉左支矢状部左侧的入肝处（极罕见于矢状部右侧入肝），完全廓清其周围神经丛。接着，将胆囊从胆囊床上分离出来，沿着肝右动脉追踪分离直至右前叶动脉（A_{5+8}）和右后叶动脉（A_{6+7}）分叉处以远，廓清其周围

神经丛。途中遇到胆囊动脉，于其根部结扎切断。然后紧贴门静脉壁向肝侧分离，直至分离出左、右门静脉主干并分别悬吊。虽然本手术不切除尾状叶，但悬吊前仔细结扎切断几支细小的尾状叶门静脉分支可使悬吊操作更安全。门静脉左支分离至矢状部，门静脉右支分离至右前叶门静脉（P_{5+8}）和右后叶门静脉（P_{6+7}）分叉处（**图1**）。

电刀横行切开覆盖在肝十二指肠韧带前方的浆膜与肝包膜移行处，左侧至肝门板向脐静脉板移行处，右侧至肝门板向胆囊板移行处。

（3）切断胆管

从肝门板中分离出左、右肝管并悬吊，考虑到肿瘤进展范围和肝管-空肠吻合的边距后，尽量靠末梢侧切断胆管。首先，在靠近门静脉矢状部右侧1cm处切断左肝管。然后，将胆总管断端牵向腹侧，在将门静脉左支牵向下方的同时，顺着门静脉左支横部的上缘分离至左右肝管汇合部（**图2**）。此过程通常要切断1~2支尾状叶胆管支。最后，在门静脉右前支、右后支分叉处稍靠近肝门侧切断右肝管。

由于肝内胆管的汇合形态和胆管的切断位点不同，本手术要切断的肝内胆管个数亦不同。若靠近左右肝管汇合部切断胆管，有时也只留左、右肝管两个胆管开口。若靠近矢状部切断左肝管、靠近右前叶门静脉（P_{5+8}）和右后叶门静脉（P_{6+7}）分叉处切断右肝管，则可出现多达5~7支以上的胆管开口。笔者经历过的1例患者出现了9支胆管开口（**图3**）。

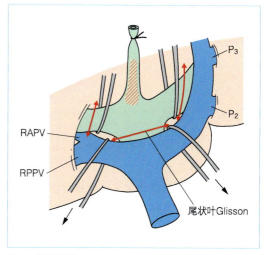

图2　切断胆管
在切断尾状叶 Glisson 鞘时，应将门静脉牵向下方

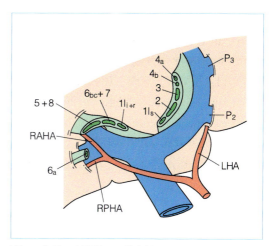

图3　出现9支胆管开口的病例
B_{6a} 走行在门静脉右支的下方，即所谓的"南绕型"

14. 胆道重建的要点

椰野正人

[名古屋大学大学院医学系研究科腫瘍外科]

引言

通常，肝门部胆管癌手术时都必须吻合数支胆管，或者是相当细小的肝内胆管。手技复杂且费时，但若熟练掌握了操作难度不是特别大的肝总管-空肠吻合术，那么也就能正确吻合肝内胆管和空肠[1-2]。本章就讲述各式肝切除术所需的肝内胆管-空肠吻合术。

1. 基本注意事项

首先介绍肝内胆管-空肠吻合的基本注意事项。

1）距 Treitz 韧带以远 20cm 左右，切断空肠。以 Roux-en-Y 方式吻合，经结肠后上提空肠袢。通常是剪开大网膜，自十二指肠前方通过（anteduodenal route），但也可从胃胰之间通过（retrogastric route）[3]。

2）空肠壁开孔与胆管直径相当。为了不至于开孔过大，宜先作小切开，缝合时根据具体情况稍作调整。

3）原则上，直径在 1mm 以上的肝内胆管必须吻合重建。

4）使用 4-0 或 5-0 单丝可吸收缝线（PDS-TF），一层间断缝合。另外，缝合时要使用血管吻合器械（镊子、持针器等）。

5）空肠侧边距保持在 3mm，胆管侧保持在 2mm。针距保持在 1~2mm。看清进针点和出针点，保证确实缝到了空肠和胆管粘膜。

6）以术者一侧为准，从位置较深的胆管开始缝合。通过调整手术台或者变换体位，保证有清楚的术野。

7）原则上，所有的肝管-空肠吻合都需留置胆道引流。经肝、经空肠引出，哪种途径均可。经空肠引出时，应以后壁中点的线结固定引流管。

8）原则上，所有的肝管-空肠吻合口后面均应留置 3 根引流管（硅胶管或 Penrose 引流管）。

2. 具体操作方法

（1）右半肝切除＋尾状叶全切除后

通常，右半肝切除＋尾状叶全切除是在门静脉矢状部的右侧切断胆管，在肝断面上，由浅入深顺次排列着 B_2、B_3 和 B_4。可以认为，在每个具体病例中，这种排列顺序是恒定不变的。但由于肝内胆管的汇合形态和胆管切断位点不一定相同，因此，肝断面上的胆管开口个数和组合方式亦不尽相同。最常碰到的情况是逐支切断了 B_4、B_3 和 B_2，肝断面上共计有 3 个胆管开口（图 1A）。若胆管切断位点稍稍偏向肝门侧，那么多数的肝断面上会留下 B_{4+3} 和 B_2 这 2 个胆管开口（图 1B）。若 B_3 和 B_2 的汇合点位于门静脉左支矢状部的末梢至左侧，肝断面上则会留下 B_4 和 B_{2+3} 这 2 个胆管开口（图 1C）。若左内下段胆管 B_{4a} 和左内上段胆管 B_{4b}（日本的左内叶上、下段名称与 Counaud 分类正相反！）在左右肝管汇合部附近汇入左肝管（即低位汇合），或者是 B_{4a} 和 B_{4b} 不形成合干、各自汇入 B_3 时，那么就分别切断了 B_{4a} 和 B_{4b}，肝断面上共计留下 4 个胆管开口（图 1D）。若尾状叶

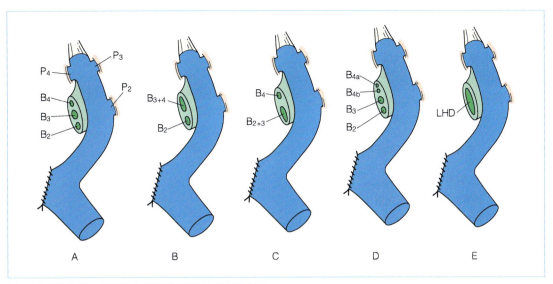

图1 右半肝切除＋尾状叶全切除后肝断面上的胆管开口

胆管只有1支，而且汇入左右肝管汇合部附近、右肝管或右后叶胆管，这时若能靠近肝门切断胆管，那么肝断面上只会留下1个胆管开口（**图 1E**）。

不管哪种情况，首先应该作胆管成形，尽量形成1个开口，但不能勉强。实在困难时，宁可分2个开口作吻合。缝合前，要在胆管前壁和门静脉左支矢状部右侧壁之间充分分离，保证胆管侧有足够的缝合边距。肝中动脉正好走行在胆管的前方，位于胆管和矢状部之间，有必要将其充分游离后推开。先作后壁缝合。首先在待吻合胆管的上下两端各缝合1针作牵引，然后按顺序缝合后壁，挂线。一律按空肠内→空肠外→胆管外→胆管内的顺序进针（**图 2**）。缝合后壁缝合全部完成后，将空肠靠近，从下端牵引线开始，向上顺次一一打结。接着，自空肠插入胆道引流管，并以后壁中点的结线固定。胆道引流管自空肠盲端引出。若术前插入了 PTBD 引流管，也可原封不动地将此作为术后胆道引流，不必更换。缝合前壁时，一律按胆管外→胆管内→空肠内→空肠外的顺序进针。这时，要注意不能损伤肝中动脉。全部缝合挂线后，按顺序一一打结。

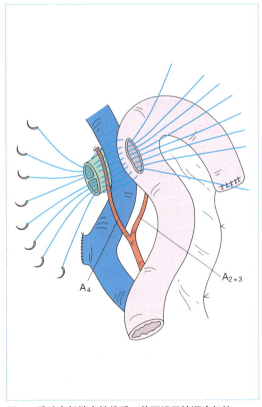

图2 后壁全部缝合挂线后，从下端开始顺次打结

（2）右三肝切除 + 尾状叶全切除后

本术式要在门静脉矢状部的末梢～左侧切断 B_2 和 B_3（**图 3**）。由于切除了左内叶，本术式的肝管 - 空肠吻合其实比右半肝切除时要容易。应将 B_2 和 B_3 一口成形后吻合。

（3）（扩大）左半肝切除 + 尾状叶全切除后

通常，在本术式的肝断面上，以门静脉右支为中心，按顺时针方向排列着 B_5，B_8 和 B_{6+7}。也就是说，B_5 开口位于右前叶门静脉分支的右上方，B_8 开口位于右前叶门静脉分支的左上方，B_{6+7} 开口位于门静脉右支上缘的后面（**图 4A**）。本术式一般不会分别切断 B_6 和 B_7。但是，由于右前叶肝内胆管汇合形态和右前叶胆管切断位点不同，在每个具体病例中，右前叶肝断面上出现的胆管开口个数亦不同。若 B_{8c} 汇入右后叶胆管 B_{6+7}，那么 B_{8c} 开口就紧贴在 B_{6+7} 开口的右上方，这时要注意不能将 B_{8c} 误认为 B_{6+7}（**图 4B**）。在切除了肝中静脉的扩大左半肝切除肝断面上，由于右前叶胆管的切断位点高，B_5 可有 B_{5a} 和 B_{5b+c} 这 2 个开口，B_8 可有 B_{8a} 和 B_{8b+c} 这 2 个开口，这样右前叶肝断面上共计可出现 4 个胆管开口（**图 4C**）。

缝合前，要充分分离右前叶各胆管后壁与右前叶门静脉分支前壁之间的纤维粘连，保证胆管侧有足够的缝合边距。另外，右前叶的肝动脉分支走行在胆管与门静脉之间的结缔组织内，与胆管紧密粘连。因此，从胆管壁上分离肝动脉分支时，必须特别小心，不能损伤这两支肝动脉。

吻合时，应从位置较深的 B_{6+7} 开始。B_{8c} 与 B_{6+7} 靠近时，应作一口成形，然后与空肠吻合。接着，再将右前叶胆管与空肠吻合，B_5 和 B_8 能否一口成形或分别与空肠吻合，要根据具体情况而定。另外，若右后叶胆管走行在门静脉右支的下方（即所谓的"南绕型"），这时可先吻合右前叶胆管（**图 4D**）。

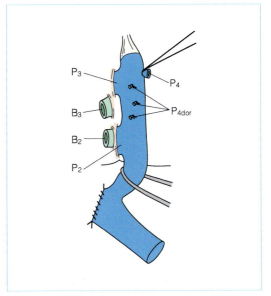

图 3 右三肝切除 + 尾状叶全切除后肝断面上的胆管开口

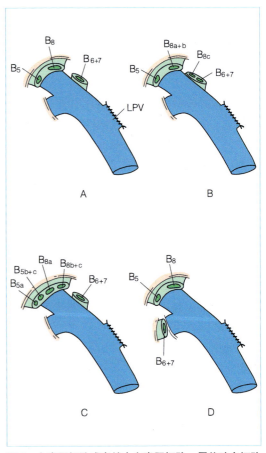

图 4 左半肝切除或者扩大左半肝切除 + 尾状叶全切除后肝断面上的胆管开口

◎从位置深、吻合难的胆管开始缝合。
◎为了保证有良好的术野，可调整手术台或术者改变体位。
◎确实缝到空肠和胆管的粘膜，保证全层缝合。

（4）左三肝切除＋尾状叶全切除后

通常，在本术式的肝断面上，有1支右后叶胆管开口位于右后叶门静脉分支的右上方（**图5A**）。若在相当的末梢侧切断了胆管，肝断面上也可出现 B_6 和 B_7 这2个开口（**图5B**），碰到这种情况，B_6 和 B_7 也很容易一口成形，然后吻合。本术式由于切除了右前叶，视野不受妨碍，吻合反而比较容易。

（5）中肝叶切除＋尾状叶全切除后

必须吻合 B_2，B_3 和 B_{6+7}。通常是从左侧开始，即先吻合 B_2 和 B_3，然后再吻合 B_{6+7}。无论从哪一侧开始吻合，都得保证有清晰的视野，若能做到这一点，反过来从右侧开始亦可。左、右吻合口之间的空肠不能留得太长。

（6）尾状叶单独切除后

必须吻合右前叶胆管 B_{5+8}、右后叶胆管 B_{6+7}，和左侧的 B_2，B_3，B_4（**图6**）。右后叶胆管 B_{6+7} 位于门静脉右支上缘的后面，从术者的位置上看，简直是"洞底"。因此，这支胆管的吻合最困难，应首先吻合。接着，吻合右前叶胆管 B_{5+8}，最后将 B_2、B_3、B_4 一口成形，完成吻合。

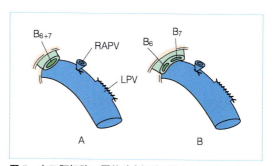

图5　左三肝切除＋尾状叶全切除后肝断面上的胆管开口

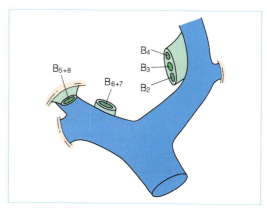

图6　尾状叶单独切除后肝断面上的胆管开口

参考文献

1）Nagino, M et al：Intrahepatic cholangiojejunostomy following hepatobiliary resection. Br J Surg 94：70-77, 2007

2）椰野正人ほか：胆道再建法のコツ：肝門部胆管再建. 手術 49：1185-1190, 1995

3）Nagino, M et al：Hepaticojejunostomy using a Roux-en-Y jejunal limb via the retrocolic-retrogastric route. Langenbeck Arch Surg 387：188-189, 2002

肝切除术后腹腔引流的要点

佐野 力·二村雄次*[愛知県がんセンター中央病院消化器外科·*愛知県がんセンター]

肝切除术后腹腔引流的要点有：

1）最短距离引流。

2）引流管直线插入。

3）大切口时，关腹途中插入引流。

■ 胆道癌手术时腹腔引流的原则和基本注意事项

1. 腹腔引流原则

留置引流管的原则是沿直线放置引流管，距体表最短距离引出。这样不仅引流效果好，术后处理引流管也方便，如更换引流管等。因此，也可经切口引出引流管。

2. 实际操作

我们科室在施行合并肝切除的胆道癌根治术时都采用上腹正中切口 + 右侧或两侧肋缘下斜切口（Mercedes 切口）。右侧切口要延至腋中线或腋后线。这样大的切口在关腹时，为了使引流管留置在正确的位置上，我们不是在关腹前而是在关腹的途中才放置引流管[1]。先将腹直肌外侧的一段切口逐层缝合直至皮肤，然后才在右膈下和胆 - 肠吻合口后方插入引流管，自缝合好的切口的上下侧直线引出体外。若在腹壁肌层缝合后插入引流管，那么在缝合皮肤时可使引流管屈曲（**图 1**）。

切口若过于靠近肋弓，在关腹引出引流管时就没有足够的空间。因此，在设计切口时就应考虑到预定的手术方式和残肝的位置、大小，以及引流管的引出位点。

关腹后必须拍摄腹部平片，检查引流管的位置是否适当。若有改变，应再次进腹重新放置。

3. 选择引流管

引流血管周围或胆 - 肠吻合口附近时，应选择质地柔软的引流管[2]。我们现在都使用硅胶制扁平引流管，持续低压吸引，封闭式引流。一旦发生逆行性感染或有脓性分泌物时，应先行引流管造影，确认残腔大小，然后更换引流管。残腔较大时更换为 18F 引流管，残腔较小时更换为 14F 引流管。也可更换为 2 根细引流管，一根用作冲洗，另一根用作引流。

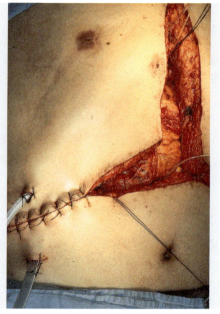

图 1 右半肝切除 + 尾状叶全切除的病例，先逐层缝合腹直肌外侧的一段切口，然后才在右膈下和胆 - 肠吻合口后方留置引流管，并固定

4. 引流管放置的位置

几种定型肝切除 + 胆 - 肠吻合后腹腔引流管留置示意图（**图 2**）。

5. 引流管拔除的时机

1）右膈下引流管：若引流液的性状没有疑问，每日引流量在 100ml 以下，术后 5~7 天拔除。

2）胆管 - 空肠吻合口附近：术后 2 周，胆道造影无异常，引流液性状和引流量均无疑问，2 周后拔除。

3）胆道引流：术后 2 周，胆道造影未见胆漏，上提空肠袢无淤滞，术后 3 周拔除。

■ 小结

引流管的处理是胆道术后管理非常重要的一环。在发生危重并发症时，引流管是否通畅、引流管处理是否得当可成为左右患者预后甚至是性命

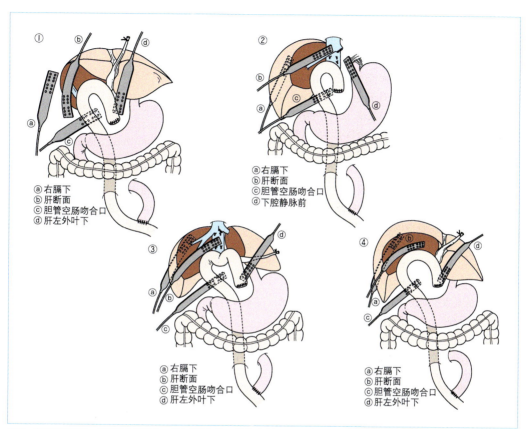

图2 ①右半肝切除＋尾状叶全切除术；②左半肝切除＋尾状叶全切除术；③中肝叶切除＋尾状叶全切除术；④肝 S_{4a+5} 切除术

①
ⓐ右膈下
ⓑ肝断面
ⓒ胆管空肠吻合口
ⓓ肝左外叶下

②
ⓐ右膈下
ⓑ肝断面
ⓒ胆管空肠吻合口
ⓓ下腔静脉前

③
ⓐ右膈下
ⓑ肝断面
ⓒ胆管空肠吻合口
ⓓ肝左外叶下

④
ⓐ右膈下
ⓑ肝断面
ⓒ胆管空肠吻合口
ⓓ肝左外叶下

的重要因素。因此，为了术后能得到有效的引流，应该非常仔细地放置好各种引流管。多数肝门部胆管癌手术都合并肝切除，术后形成的死腔大，必须放置引流。另外，为了预防胆 - 肠吻合口缝合不全和肝断面上的胆漏，这些地方都应留置引流管。

参考文献
1）佐野　力ほか：肝門部胆管癌に対する肝門部＋尾状葉単独切除後のドレーン管理．外科 59：1184-1187, 1997
2）早川直和ほか：ドレーンの挿入法．前立ちからみた消化器外科手術，医学書院，東京，212, 222, 1995

间断缝合还是连续缝合？

二村雄次［愛知県がんセンター］

■ 吻合法因脏器不同而异

胆管空肠吻合多用间断缝合法。消化道的吻合也多用间断缝合。相反，血管吻合多用连续缝合。但是，在显微镜下进行微细血管的吻合多用间断缝合。每种缝合法各有利弊。对于连续缝合来说，如果线收得过紧可能造成吻合口狭窄。进行血管吻合时为防止吻合口狭窄，要先将吻合口上游的血管钳松开使吻合口膨胀，并留置生长因子。

■ 胆管重建的特征

胆管空肠吻合是纤细菲薄的胆管与粗厚的空肠之间的不同组织脏器的吻合，从肝门部向肝内胆管的移行过程中，术野越来越差，胆管也越来越细，手术操作的难度也逐渐加大。特别是在对直径1.5~2.0mm 的肝段支重建时十分困难。无论如何，胆管重建的基本原则是：①缝合线推荐使用5-0 单股吸收线（PDS）；②当胆管断端很多时，尽可能进行胆管成形，以减少吻合口并扩大胆管口径；③从视野差的地方或从最深层依次吻合；④在插入经空肠的胆管引流管时，用吸收较快的薇乔线在后壁的中央予以固定。

■ 连续缝合法的步骤

1）首先，在吻合口的 A、B 两端与后壁挂上缝线（70cm 的 5-0 PDS 线）（图 1）。

2）结扎缝合起始的 A 端的线。在无针的 A 端留 20cm，用另一端 50cm 的 a 线进行连续缝合。

3）对侧 B 端缝线不打结，只牵着保持一定的张力（图 2）。

4）当后壁的连续缝合一旦至 B 侧，首先在线 b 余 20cm 的位置打结，将带针的 50cm 的线 b 一端剪断，用于前壁缝合。

5）将后壁缝合线 a 与支持线 b 打结，结束后壁缝合（图 3）。

6）切断线 a（剩余约 45cm），用作前壁 B 的支持线。同样也不打结，只用作支持线（图 4）。

表 1　各种缝合针线的价格

材质 / 商品名	线粗	长度	针的长度	定价
丝线 C003D-SH-1	3-0	45cm	22mm	300 日元
薇乔 -SH-1	4-0	45cm	22mm	450 日元
Rapid 薇乔 V2130H	5-0	70cm	17mm	650 日元
PDS II-SH-1	4-0	45cm	22mm	750 日元
PDS II-TF	5-0	70cm	13mm	1 250 日元
PDS II-Z127H	6-0	75cm	13mm	1 750 日元

7）用先前剩余的 50cm 的线 b，从 A 点开始进行连续缝合前壁。留 20cm 作为支持线，用其余30cm 缝合可使操作更容易（图 4）。

8）缝合一旦接近 B 点，缓慢运针，直至缝过终点（图 5）。

9）在 B 点将前壁支持线 a 打结后，慢慢牵拉前壁缝合 b 线以收紧吻合口，再将缝合线 b 和支持线 a 打结，结束缝合（图 6）。

10）另外，当插入经空肠的胆管引流管时，后壁缝合处的中央附近应用 5-0 Rapid 薇乔线缝合固定。

■ 连续缝合的好处

1）用 5-0 PDS 进行连续缝合，原则上用 2 根针线就可以完成，费用并不高（大概 2 500 日元）。如果间断缝合需要多于 15 根至 20 根线，费用超过15 000~20 000 日元。

2）连续缝合的手术时间明显要短。

■ 选择哪种？

连续缝合一般用于活体肝移植的正常细小胆管的重建，即胆管 - 空肠吻合或者胆管 - 胆管吻合的情况。目前尚无比较间断缝合与连续缝合有效性的 RCT 研究，也未见此类的临床试验报告。可能在缝合不全率和胆管狭窄率等方面不会差别，但考虑到手术时间、高价的缝合线的医疗费用等情况时，也许连续缝合优于间断缝合。

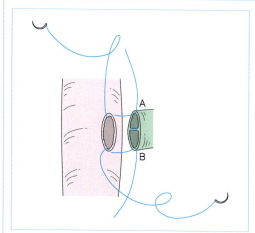

图1　①A、B 两端的支持线

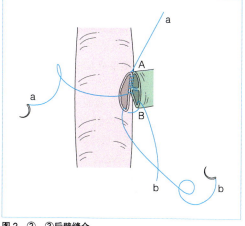

图2　②、③后壁缝合

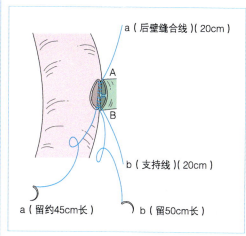

a（后壁缝合线）（20cm）

b（支持线）（20cm）

a（留约45cm长）　b（留50cm长）

图3　④完成后壁缝合；⑤支持线结扎

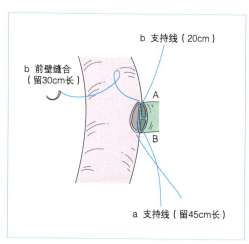

b 支持线（20cm）

b 前壁缝合
（留30cm长）

a 支持线（留45cm长）

图4　⑥前壁支持线 B；⑦前壁缝合

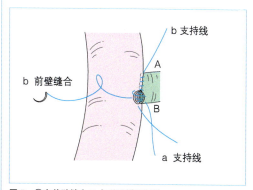

b 支持线

b 前壁缝合

a 支持线

图5　⑧在前壁缝合 B 点附近缓慢运针

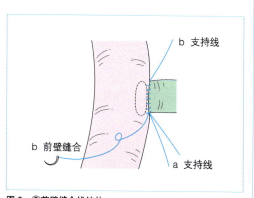

b 支持线

b 前壁缝合

a 支持线

图6　⑨前壁缝合线结扎

Dr. Arantius

Giulio Cesare Aranzio 是意大利北部博洛尼亚大学的一位知名教授，生于 1530 年，卒于 1589 年。Cesare 是其效仿古罗马著名皇帝 Julius Caesar 的姓，Arantius 是其拉丁语名字。

号称拉开近代解剖学序幕的 Antolias Vezlius（1514—1564）是 Padova 大学教授。在 16 世纪，Padova 大学的解剖学迎来了极盛时期，涌现出了 Gabriel Falloppio（1523—1562）、Girolamo Fabrizio（1533—1619）等许多著名的解剖学家。Arantius 最初也在 Padova 大学学习，可以说继承了亲自动手解剖、亲眼观察的良好传统，在 19 岁时就发现了上睑提肌。后来在博洛尼亚大学获得学位并被聘为教授，他先后发现了"静脉导管"、"动脉导管"、"海马足"和"小脑槽"等结构。

博洛尼亚大学的解剖学和外科学在 Arantius 时期的 1570 年分开，他出任第一任解剖学教授。之后，由外科学教授讲授解剖学。但是，Arantius 终身兼任了外科学和解剖学教授。

Arantius 最有名的著作是《关于人胎儿》（1564）（图 1）和《解剖学观察》（1578）。动脉导管是法国著名教授 Leonardo Botallo（1519—1587）在 1564 年发现的，称之为 Botallo 管。据称 Claudius Galenos 在 2 世纪或 Girolamo Fabrizio 在 1561 年就已发现了此动脉导管，但是都比 Arantius 在 1564 年描述的简单，因此，也有人建议最好不要再将其称作 Botallo 管。

博洛尼亚大学是欧洲最古老的大学之一，据说起源于 8 世纪的法律学校，因此，法学最有名。但是，其解剖学与 Padova 大学相比就相形见绌了。除了 Arantius，只有发现脑桥（pons varolli）的 Costanzo Varolii（1543—1575）还略为人知。

另外，Antolias Vezlius 的被誉为近代解剖学曙

图 1　博洛尼亚大学解剖教研室至今还收藏《关于人胎儿》（*De humano foetu opusculum*）的石刻封面。其中就记载了 Arantius 管。注意 U 被写成了 V

光的《关于人体结构七章》（即所谓的《Fabbrica》）出版于 1543 年。他也是一位伟大的外科医师，出版 Fabbrica 时，他兼任 Padova 大学的外科学和解剖学教授。

（神谷顺一：丰田厚生病院外科）

XIII 胆囊癌手术的要点与盲点

1. 扩大胆囊切除术的适应证和要点

上坂克彦

[静冈县立静冈がんセンター肝胆膵外科]

◆ 引言

　　"扩大胆囊切除术"是习惯上的叫法，现行的胆道癌处理规约对其具体内容没有作出明确的规定，只相当于其中的"肝床切除术"，即楔形地、整块切除胆囊和包括肝床部在内的部分肝实质。目前在临床上，到底要切除距胆囊壁或肿瘤多远的肝实质，还没有一致的意见，笔者认为至少要切除肝床周围1cm的肝实质。

◆ 1. 手术指征

　　扩大胆囊切除术时，切除部分肝实质的目的就是保证有足够的外科切缘。因此，本手术最好的指征是，胆囊壁浸润深度为SS（肿瘤已侵及浆膜下层）或肝床浸润深度为Hinf$_{1a}$（肿瘤已突破固有肌层，侵及肝床，但还未达到肝实质）的胆囊体或胆囊底肿瘤。但是，即使是处于这一期的早期肿瘤，有的病例也发生肝床周围肝脏（S$_{4a}$、S$_5$或S$_6$）转移，即所谓的局限性肝转移[1, 2]，术中一定要仔细检查（视诊、触诊和术中超声检查等）。若有局限性肝转移，应该施行S$_{4a, 5, 6}$切除或扩大右半肝切除（见下章）。

　　若术前影像学检查或术中探查发现肿瘤已超过Hinf$_{1a}$，明显浸润了肝脏，这时就应根据具体的浸润程度改行S$_{4a, 5, 6}$切除、扩大右半肝切除，甚至右三肝切除。相反的，若肿瘤的胆囊壁浸润深度为MP（肿瘤已侵及固有肌层）时，从理论上讲，只行胆囊切除即可，但事实上，凭

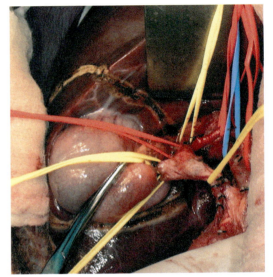

图1　肝床切除术的切肝线
电刀在肝表面标记出切肝线

术前影像学检查或术中探查是不能完全区别mp癌和ss癌的，因此，也可对mp癌施行扩大胆囊切除术。

◆ 2. 手术手技

（1）淋巴结和神经丛廓清

　　首先，以Kocher手法游离胰头和十二指肠直至腹主动脉左缘，探查腹主动脉周围淋巴结有无转移。切取淋巴结送术中快速病理，若腹主动脉周围淋巴结已有转移，那么即使能切除肿瘤，也失去了根治意义[3]。

　　接着，廓清第2站淋巴结（No.8、No.12、

◎廓清淋巴结和动脉周围神经丛时，应牵引血管吊带，严禁直接夹持动脉。

◎保留肝外胆管时，要注意保留胆管壁血运。

◎切肝线距胆囊壁至少有1cm。

No.13）。胆囊癌不仅伴有淋巴结转移，也时常浸润动脉的周围神经丛。因此，要全周性切除肝总动脉、肝固有动脉、左肝右动脉和胃十二指肠动脉周围的神经丛，显露出动脉外膜，整块廓清神经丛和淋巴结[4]。分离显露动脉时，要轻柔地操作，不能损伤动脉。正确的方法是，用硅胶制血管吊带顺次将各动脉——悬吊，通过吊带牵引动脉，严禁镊子或血管钳直接夹持动脉！还需悬吊门静脉和胆总管（保留肝外胆道时），以便骨骼化（skeletonization）肝十二指肠韧带。廓清胰头后面的 No.13 淋巴结时，顺着显露出胰腺实质和胰十二指肠动脉弓的层面即可。

骨骼化（skeletonization）肝十二指肠韧带时，于根部结扎切断胆囊动脉。胆囊动脉通常是肝右动脉的第1分支。

（2）切除肝外胆管

早期胆囊癌要不要切除肝外胆管，每个医院都有不同的指征。笔者认为，除肿瘤已明显浸润了肝外胆管外，若高度怀疑胆囊颈部的进展期肿瘤浸润了肝十二指肠韧带内间质（$Binf_1$：可疑壁外性胆管侧浸润，即肝十二指肠韧带内浸润），或肝十二指肠韧带内有明显的淋巴结转移，这时应该切除肝外胆管[5]。多数是切除胰腺上缘至左右肝管汇合部的这段胆管，胆管上、下断端都要送术中快速病理检查。

肿瘤局限于胆囊体或底部，而且未见淋巴结转移时，应该保留肝外胆管。这时，在廓清胆管周围组织时，要保留胆管的血运，防止发生并发症。胆管周围一旦廓清过度，胆管因缺血可出现狭窄，最终可导致梗阻性黄疸。保留肝外胆管时，如常规切除胆囊一样，距胆总管约 0.5cm 切断胆囊管，但胆囊管断端要送术中

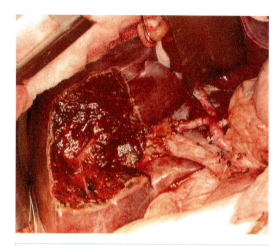

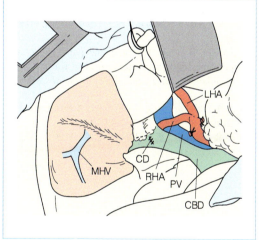

图2　保留肝外胆管的肝床切除术
CBD：胆总管；PV：门静脉；RHA：肝右动脉；LHA：肝左动脉；MHV：肝中静脉；CD：胆囊管断端

快速病理检查。

（3）切除肝床

在肝脏膈面和脏面，于距胆囊壁至少 1cm 的位置，用电刀标记出切肝线（**图1**）。但是，应该注意的是，在实际切肝时，特别是在离断深部肝实质时，容易过分靠近胆囊壁，因此，

通常是从1cm以外的位置开始切肝。可从胆囊颈附近开始切肝，但多数是从胆囊底开始、连同肝床一起离断肝实质。因此，从胆囊底开始切肝时，要保留1cm以上的外科切缘，并注意切肝方向。在肝断面上，除了结扎切断肝中静脉分支外，还要显露出S_{4a}或S_5 Glisson鞘的末梢分支，并予结扎切断（**图2**）。特别是肝中静脉时常会发出一支粗大分支直抵胆囊床，在切肝时要引起注意。

若切除了肝外胆管（**图3**），可将切断的上端空肠经结肠后上提，以Roux-en-Y方式，与肝总管（或左、右肝管）行端侧吻合。

确认肝断面无出血和胆漏，于Winslow孔和肝断面上各留置引流管一根，逐层关腹。

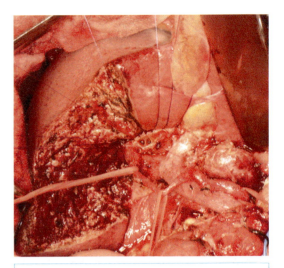

参考文献
1）近藤　哲ほか：胆囊癌に対する肝切除．胆と膵 17：145-149，1996
2）遠藤　格ほか：胆囊癌に対する肝切除範囲．日外会誌 99：711-716，1998
3）Kondo, S et al：Regional and para-aortic lymphadenectomy in radical surgery for advanced gallbladder carcinoma. Br J Surg 87：418-422, 2000
4）近藤　哲ほか：胆道癌手術における神経郭清・神経節切除．手術 48：1155-1161，1994
5）近藤　哲ほか：肝外胆管切除を伴う肝区域切除．手術 50：1231-1236，1996

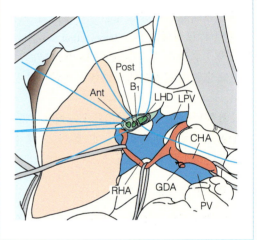

图3　切除肝外胆管的肝床切除术
此病例需合并切除胰头十二指肠，因此切断了胃十二指肠动脉

CHA：肝总动脉；GDA：胃十二指肠动脉断端；RHA：肝右动脉；PV：门静脉；LPV：门静脉左支；LHD：左肝管；B_1：尾状叶胆管；Post：右后叶胆管；Ant：右前叶胆管

2. $S_{4a,5,6}$ 切除的适应证和要点

上坂克彦

［静岡県立静岡がんセンター肝胆膵外科］

引言

对胆囊癌施行 $S_{4a,5,6}$ 切除就是系统性切除由胆囊静脉介导的肝脏转移或肝床浸润的一种手术方式[1-3]。分布于胆囊体和底部的胆囊静脉，贯穿肝床，直接汇入 S_{4a}、S_5（有时是 S_6）的门静脉分支[4]。因此，可认为在胆囊癌的早期，即可引起这个区域的肝转移，并局限在此区域内[5]。本手术就是建立在胆囊癌可经胆囊静脉转移的理论之上的。

但是，这种系统性肝切除是否就能比局部肝切除提高了胆囊癌的术后生存率，目前仍不明确。胆囊癌血行性肝转移和淋巴性肝转移都有散见报道。另外，胆囊静脉除了刚才讲过的几种回流方式外，胆囊体底部前壁的静脉还可穿过 Calot 三角汇入门静脉主干或左、右门静脉分支等。系统性 $S_{4a,5,6}$ 切除现在还是广为流行的手术，但这种手术是否真有意义，必须今后进一步接受临床验证。

1. 手术指征

系统性 $S_{4a,5,6}$ 切除术适应于胆囊体底部的进展期肿瘤，肝床侧浸润程度为 $Hinf_{1,2}$（$Hinf_1$：可疑肝床浸润；$Hinf_2$：明显肝床浸润但局限于肝床周围）。通常是切除 $S_{4a,5}$ 即可，但在 S_5 狭小、S_6 靠近胆囊床时，或者是肿瘤浸润肝床已波及了 S_6 时，就要切除 S_6。是否需合并切除肝外胆管请参阅前一章。

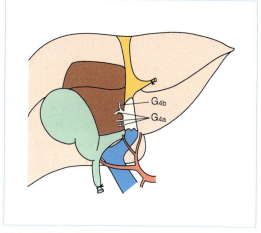

图1　确定 S_{4a} 的边界

在门静脉矢状部的右侧解剖出 G_{4a}，试验阻断确认 S_{4a} 的范围后，结扎切断 G_{4a}

2. 手术手技

（1）切口，淋巴结廓清

取上腹正中 + 两侧肋缘下斜切口（Mercedes 切口）进腹。首先通过视诊、触诊或术中超声检查确认肿瘤的进展范围，然后行淋巴结廓清（详见上一章）。合并肝外胆管切除时，在胰腺上缘切断胆总管，然后向前上方提起，骨骼化肝十二指肠韧带（skeletonization）。到达肝门部后，向左侧廓清至矢状部起始处，向右侧廓清至 Rouviere 沟起始处，分离显露出右前叶和右后叶的肝动脉和门静脉分支。

（2）肝切除

从 S_{4a} 开始切肝。先行术中超声检查，确认 S_{4a} 和 S_{4b} 的门静脉分支形态（P_{4a}，P_{4b}）。若 P_{4a} 和 P_{4b} 分别从矢状部发出，在门静脉矢状部的右侧解剖出发向 S_{4a} 的 Glisson 鞘（G_{4a}），试验阻断确认肝表面出现相应的缺血区域后，将其结扎切断。然后沿着肝表面的切肝线开始切肝（**图1**，**图2**）。

时常可见 P_{4a} 和 P_{4b} 发自矢状部的一合干。这时可用术中超声显示出合干并在肝表面上作出标记，然后沿着标记线切肝，在肝断面上分离显露出 Glisson 鞘，保留向上方走行的 G_{4b}，只结扎切断向下方走行的 G_{4a}。切肝时必须阻断肝中动脉和门静脉左支。

继续切开 S_{4a} 和 S_{4b} 之间的肝实质，到达 Cantlie 线附近，在肝断面上显露出肝中静脉，并将其结扎切断。然后，转向在脏面切肝，沿着肝门板上缘向右侧切开肝实质，并切断左肝管（**图3**）。

继续向右侧切开肝实质，即可在肝断面上显露出右前叶 Glisson 鞘。沿其走行追踪分离，就可清楚地显露出朝向前下方的 S_5 Glisson 鞘（G_{5a} 和 G_{5b}）。用哈巴狗血管钳（Bulldog）等将其试验阻断，确认肝表面的缺血区域相符合，然后结扎切断 G_{5a} 和 G_{5b}（**图4**）。只行 $S_{4a,5}$ 切除时，沿着出现的缺血线切开肝实质，最后切断右肝管（**图5**）。

还要增加切除 S_6 时，可切开 Rouviere 沟，显露出右后叶 Glisson 鞘。然后稍作追踪分离，即可显露朝前方走行的 G_{6a} 和 G_{6b}。用哈巴狗血管钳（Bulldog）等将其试验阻断，确认肝表面的缺血区域相符合，然后结扎切断 G_{6a} 和 G_{6b}。沿着出现的缺血线切开肝实质，最后切断右肝管。

切断左、右肝管时，要确认两断端之间没有尾状叶胆管开口。

不切除肝外胆管时，肝断面要与肝门板水平，不能切入肝门板后方（即不要损伤尾状叶胆管）。

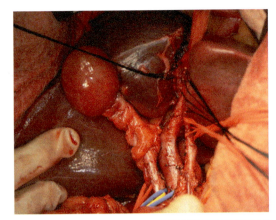

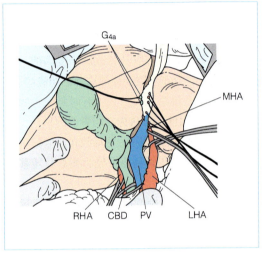

图2　切断 S_{4a} Glisson 鞘
G_{4a}：S_{4a} Glisson 鞘断端；MHA：肝中动脉断端；LHA：肝左动脉；PV：门静脉；CBD：胆总管；RHA：肝右动脉

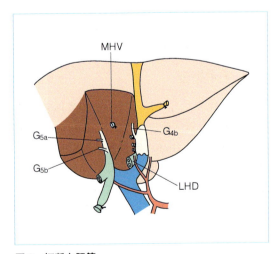

图3　切断左肝管
切断左肝管后，慢慢向右侧切除 S_{4a}

$S_{4a,5,6}$ 切除的适应证和要点

◎切除 S_{4a} 时，先行术中超声检查，确认 S_{4a} 的门静脉分支 P_{4a}，然后在门静脉矢状部的右侧解剖出 G_{4a}，试验阻断后，切除相应的缺血区域。

◎切除 S_5 时，先在肝内结扎切断 G_{5a} 和 G_{5b}，然后切除相应的缺血区域。

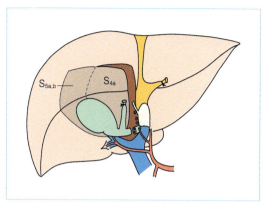

图 4 确定 S_5 的边界

先在肝断面上分离显露出 G_{5a} 和 G_{5b}，试验阻断确认其缺血区域后，切除相应的缺血区域

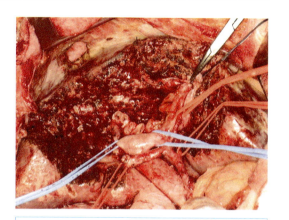

（3）胆 - 肠吻合

根据左、右肝管的切断位点不同，肝断面上可留下 2 至数支胆管开口。用 5-0 或 4-0 的可吸收线，与经结肠后上提的空肠袢行端侧吻合，Roux-en-Y 式重建胆道。对切断的尾状叶胆管都主张重建，但若很细小时，亦可将其结扎或缝合闭锁。

参考文献

1）二村雄次ほか：進行胆嚢癌の進展度診断と手術術式の選択. 日消外会誌 25：183-188, 1992

2）梛野正人ほか：胆嚢癌手術における肝外胆管切除を伴う肝区域（S_{4a}, S_5, S_6）の切除術. 手術 51：1027-1032, 1997

3）上坂克彦ほか：SS 浸潤胆嚢癌の外科治療. 胆と膵 21：323-326, 2000

4）佐藤智丈：ヒト肝鋳型標本よりみた胆嚢静脈の解剖学的研究. 胆道 3：227-266, 1989

5）近藤 哲ほか：胆嚢癌に対する肝切除. 胆と膵 17：145-149, 1996

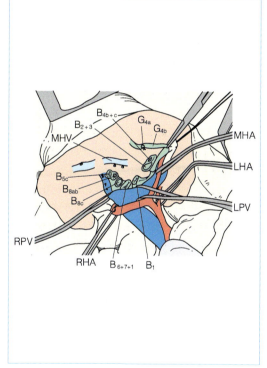

图 5 $S_{4a, 5}$ 切除 + 肝内胆管切除后

左、右门静脉分支的上方有时可见多个胆管开口

RPV：门静脉右支；LPV：门静脉左支；RHA：肝右动脉；LHA：肝左动脉；MHA：肝中动脉；MHV：肝中静脉

胆囊静脉的解剖

上坂克彦 ［静冈県立静冈がんセンター肝胆膵外科］

■ 引言

　　胆囊癌一旦浸润了浆膜下层，就呈现出淋巴转移、血行转移和神经周围浸润等多样的进展方式。其中，胆囊癌的血行转移主要是通过胆囊静脉介导的[1-3]。了解胆囊静脉的解剖对认识胆囊癌的进展方式和选择手术术式都是极其重要的。

■ 胆囊静脉的解剖

　　胆囊静脉分 2 类：①贯穿胆囊体底部的肝床，汇入与肝床邻接的 S_{4a} 和 S_5，有时也可是 S_6 内的门静脉分支；②胆囊颈部的静脉可经 Calot 三角汇入门静脉分叉部附近（**图 1**）[4]。

　　前者通常有数支，外科医生平时在做胆囊切除、从肝床上剥离胆囊时都可见到。这些静脉入肝后，直接汇入 S_{4a}、S_5 和 S_6 门静脉分支（P_{4a}、P_5 和 P_6）的末梢（**图 2**，**图 3**）[4, 5]。

　　后者通常有 1~2 支，除了直接汇入门静脉主干或左、右门静脉分支之外，还可与沿着胆管走行的胆周静脉（parabiliary vein）相交通，最终汇入较粗大的门静脉，主要是右前叶门静脉分支或 S_4、S_1 的肝内门静脉分支[4]。

　　无论是哪种汇入方式，胆囊静脉的回流特征是全部汇入门静脉系统。过去认为部分胆囊静脉汇入肝内门静脉，但大部分是经毛细血管回流入肝静脉系统。目前，已经否定了胆囊静脉与肝静脉有直接的联系。

　　有多种方法来研究胆囊静脉的走行。以前就从尸体的肠系膜上静脉中注入明胶（Gelatin），从胆囊静脉中注入蜂蜡（wax）来观察胆囊静脉。但蜂蜡（wax）可透过肝血窦进入肝静脉血中，这也导致了大部分胆囊静脉汇入肝静脉的错误认识[4]。

　　之后，佐藤在人尸肝的肝动脉、门静脉、胆管和肝静脉中灌注硅胶，制作肝脏铸型标本。在这些标本中，可清楚地显示胆囊静脉全部汇入门静脉系统[4]。最近，在活体中，在超选胆囊动脉行动脉造影的同时行螺旋 CT 检查可发现：①多数胆囊静脉直接汇入 S_4 和 S_5 门静脉分支的末梢，除此之外，还有少数胆囊静脉汇入 S_1、S_6 或 S_8 的门静脉分支；②证实了胆囊静脉在汇入上述肝段之后，最终经

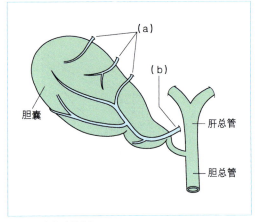

图 1　胆囊静脉的走行
　　a. 引流胆囊体底部、贯穿肝床的胆囊静脉
　　b. 引流胆囊脏面和胆囊颈、通过 Calot 三角的胆囊静脉

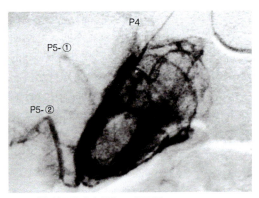

图 2　选择性胆囊动脉造影——静脉期
　　可见胆囊静脉与肝内门静脉分支（P_4，P_5）的末梢相连续，显影清楚。若同时行 CT 检查，更能确定各门静脉分支的位置（图 3）

肝静脉流出[5]。

■ 胆囊静脉的临床意义

　　胆囊静脉是胆囊癌血行转移的路径。当肿瘤位于胆囊体底部的肝床侧时，肿瘤可经贯穿肝床的胆囊静脉的介导，转移至与胆囊邻接的区域（S_{4a} 和 S_5，有时还有 S_6）。从理论上讲，若肿瘤处于早期，

这些转移灶都应局限在上述肝段内。我们从一开始就将这样的转移灶称为局限性肝转移[5]。所谓的 $S_{4a,5,6}$ 切除术就是要切除潜在的或者是已经表现出来的局限性肝转移。通常认为，胆囊癌出现了肝转移就已失去了手术指征，但对于局限性肝转移的切除仍有一定的意义。

另外，影像学检查，特别是 CT，受胆囊静脉的影响大。动态 CT、肝动脉造影 CT（CTA）时胆囊周围的肝实质显影，或者是经肠系膜上静脉门静脉造影 CT（CTAP）时胆囊周围的缺损（perfusion defect），都可能是受胆囊静脉的影响[6]。

参考文献
1）山内英生ほか：胆囊静脉の走行．胆囊癌の進展経路としての意義．胆と膵 5：341-347, 1984
2）Shirai, Y et al：Hepatic metastases from carcinoma of the gallbladder. Cancer 75：2063-2068, 1995
3）近藤 哲ほか：胆囊癌に対する肝切除．胆と膵 17：145-149, 1996
4）佐藤智丈：ヒト肝鋳型標本よりみた胆囊静脉の解剖学的研究．胆道 3：227-233, 1989
5）Yoshimitsu, K et al：Anatomy and clinical importance of cholecystic venous drainage：helical CT observations during injection of contrast medium into the cholecystic artery. AJR 169：505-510, 1997
6）Peterson, MS et al：Hepatic parenchymal perfusion defects detected with CTAP：imaging-pathologic correlation. Radiology 185：149-155, 1992

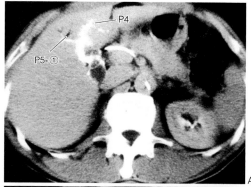

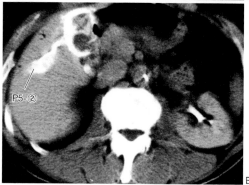

图3 选择性胆囊动脉造影下 CT
可见与胆囊壁连续的肝内门静脉分支显影。在此病例中，引流胆囊体底部的静脉有 2 支汇入 S_5 门静脉分支 P_5，1 支汇入 S_4 门静脉分支 P_4

3. 中肝叶切除的适应证和要点

上坂克彦

[静冈县立静冈がんセンター肝胆膵外科]

◆ 引言

对胆囊癌施行中肝叶切除就是将 $S_{4a, 5}$ 切除时的切肝线向上延长。实际上，适于中肝叶切除的胆囊癌并不多。虽然说，不管是选择 $S_{4a, 5}$ 切除还是中肝叶切除，病情都是 stage Ⅲ 以上的进展期肿瘤，但若手术方式选择适当，也有患者可望长期存活[1, 2]。

◆ 1. 手术指征

本手术的指征是肝床浸润型进展期胆囊癌在肝内直接浸润的深度达 $Hinf_3$（以肝床为中心的癌浸润形成了明显的肿块），但仍局限于右前叶和左内叶内。最好的指征是呈膨胀性生长的肿瘤，形成较大的块状，压迫周围的肝实质[3, 4]。另外，本手术也适应于右前叶和左内叶内有肝转移的胆囊癌。名古屋大学肿瘤外科就曾有 1 例胆囊癌伴中肝局限性转移，施行本手术后存活了 5 年。

◆ 2. 手术手技

（1）切口，淋巴结廓清

切口及淋巴结廓清与 $S_{4a, 5}$ 切除时基本上一样。但是，在骨骼化（skeletonization）肝十二指肠韧带时，结扎切断肝中动脉，保留肝左动脉。另外，在右侧，顺次结扎切断胆囊动脉和右前叶动脉支，保留右后叶动脉支。对门静脉，向

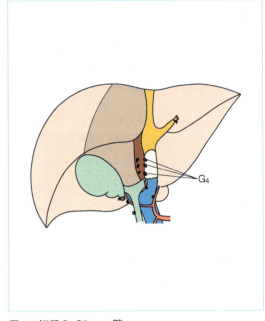

图 1　切断 S_4 Glisson 鞘
沿着门静脉左支矢状部的右缘结扎切断数支 G_4，S_4 就呈缺血状态
G_4：S_4 Glisson 鞘

左侧要分离出矢状部（UP），向右侧要分离出右前叶和右后叶门静脉分支，并一一悬吊。有关肝外胆管的切除或保留，请参见"扩大胆囊切除术"部分。本章所讲的是保留胆管的具体方法。

保留肝外胆管时，在廓清肝十二指肠韧带的过程中，结扎切断胆囊管，断端送术中快速病理检查。

◎ Hinf$_3$肝床浸润型进展期胆囊癌还没有侵及 S$_6$ 时，应该考虑中肝叶切除术。

◎ 在门静脉左支矢状部的右缘处理左内叶血管。

◎ 本手术肝断面大，宜采取半肝血流阻断以减少出血。

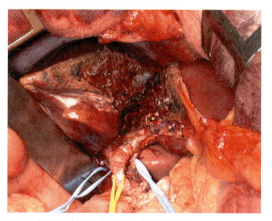

图 2 切开左内叶和左外叶之间的肝实质
RHD：右肝管；LHD：左肝管；LHA：肝左动脉；CBD：胆总管

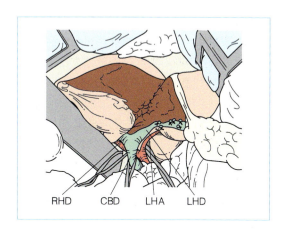

RHD　CBD　LHA　LHD

（2）肝切除

首先从左侧开始切肝。阻断 A$_{2+3}$ 和门静脉左支，在 UP 右侧，边一点点地钳夹切断肝实质，边显露出 UP 右缘，顺次结扎切断从其右侧发向左内叶 G$_4$ Glisson 鞘。包括细小的分支在内，通常有数支 G$_4$。处理完毕后，肝表面上可见 S$_4$ 的缺血区（**图 1**）。在膈面，缺血线通常与肝镰状韧带的附着缘一致，因此，可沿着肝镰状韧带的右缘从下往上切开肝实质，直至显露出肝中静脉和肝左静脉的合干。

沿着 UP 右缘切开深部肝实质后，肝切面转向沿着肝门板上缘朝向右侧。这时，若紧贴肝门板切肝，有可能损伤左右肝管，正确的方法是沿着距肝门板上缘约 5mm 切线切开肝实质（**图 2**）。

切肝至右前叶 Glisson 鞘后，解除左外叶的血流阻断，转向右侧切肝。试验阻断右前叶

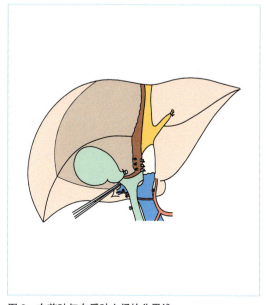

图 3 右前叶与右后叶之间的分界线
结扎切断右前叶动脉分支、阻断右前叶门静脉分支后，右前叶就呈缺血状态，在肝表面上就出现右前叶与右后叶的分界线（demarcation line）

Glisson 鞘，在右前叶和右后叶之间就出现分界线（demarcation line），在肝表面上电刀标记此线（图3）。阻断门静脉右支和右后叶肝动脉后，沿着标记线切开肝实质。在肝断面上，顺着肝右静脉分支找到肝右静脉主干，然后沿着肝右静脉的左缘，一点点地切开肝实质，全程显露肝右静脉左缘，保留肝右静脉。切肝至肝门部附近时，结扎切断右前叶门静脉分支，然后结扎切断包括右前叶胆管在内的右前叶 Glisson 鞘。这时，为了避免损伤右后叶胆管，应远离右后叶胆管 5~10mm，在右前叶的肝实质内结扎切断右前叶 Glisson 鞘。一旦切断了右前叶 Glisson 鞘，待切除的中肝叶就有了可动性。然后慢慢向上方切肝直至肝中静脉根部，血管钳阻断后切断肝中静脉，摘出标本，肝中静脉中枢侧断端以 4-0 Prolene 线连续缝合闭锁（图4，图5）。

　　肝断面彻底止血。于肝断面和 Winslow 孔各置引流 1 根，逐层关腹。

参考文献
1）近藤　哲ほか：肝中央2区域切除後，腹膜再発をも切除しえた胆囊粘液癌の1例．日消外会誌 20：2225-2228，1987
2）二村雄次ほか：進行胆囊癌の進展度診断と手術術式の選択．日消外会誌 25：183-188，1992
3）二村雄次ほか：進行胆囊癌．胆と膵 10：125-131，1989
4）近藤　哲ほか：胆囊癌に対する肝切除．胆と膵 17：145-149，1996

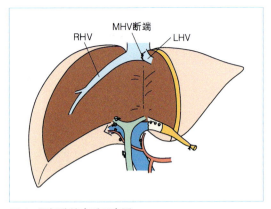

图4　肝切除结束后示意图
在右侧肝断面上保留肝右静脉（RHV）
MHV：肝中静脉；LHV：肝左静脉

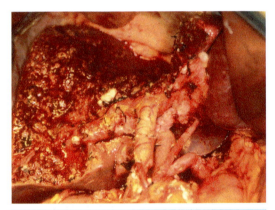

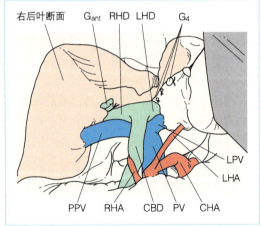

图5　中肝叶切除后的术中照片和示意图
CHA：肝总动脉；LHA：肝左动脉；RHA：肝右动脉；CBD：胆总管；LHD：左肝管；RHD：右肝管；G$_{ant}$：右前叶 Glisson 鞘；G$_4$：S$_4$ Glisson 鞘；PV：门静脉；LPV：门静脉左支；PPV：右后叶门静脉分支

1 例胆囊癌伴癌性腹膜炎的患者术后 16 年仍然生存

姑且不问原发肿瘤，一旦出现癌性腹膜炎，其预后都不良，能活过 5 年的患者极罕见。胆囊癌伴癌性腹膜炎术后存活 10 年以上怎么说也是"奇迹"了。

患者是一位 61 岁的男性，因发现腹部肿块来院诊治。CT 示从胆囊至 S_4 内有一直径约 10cm 的肿瘤（图 1）。诊断为晚期胆囊癌，于 1984 年 6 月 12 日施行手术。进腹探查见：肝脏和腹膜未见转移灶，以胆囊体底部为中心有一比拳头还要大的肿瘤，浸润至深部肝实质，但未侵及肝外胆管，可以保留（图 2）。肿瘤与结肠肝曲和十二指肠紧密粘连，怀疑有侵犯，故行中肝叶切除 + 横结肠切除 + 部分十二指肠切除（图 3）。术后病理示高分化粘液腺癌，No.12c 和 No.12p2 淋巴结转移。肿瘤未侵犯结肠和十二指肠（se），病理诊断为 $Hinf_3$ 肝床浸润型胆囊癌（图 4）。术后 4 个月，因 20 年前阑尾切除术而导致的粘连性肠梗阻再次剖腹探查，术中发现肠系膜上有 4 个黄豆大小的种植转移灶，全部切除，术后病理亦示粘液腺癌。之后直到现在仍没有复发迹象，回归社会，健康生活。本例肿瘤呈典型的膨胀型生长，即使有了腹膜种植转移，由于肿瘤局限呈块状，也是可以切除的。虽然说这是一个例外的情况，但膨胀型生长的胆囊癌术后长期存活的例子还是很多的，因此，遇到此型肿瘤时，应该积极予以手术切除。

（二村雄次：爱知县癌中心）

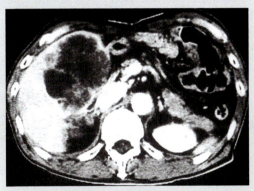

图 1　术前 CT

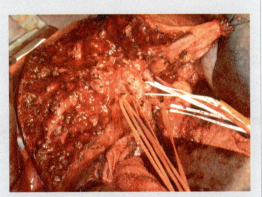

图 3　术中照片

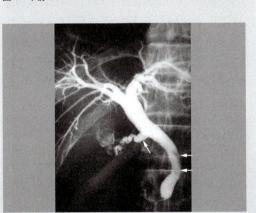

图 2　术前胆道造影。箭头所示为块状肿瘤

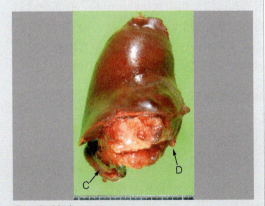

图 4　切除标本
C：结肠；D：十二指肠

4. 扩大右半肝切除：合并肝外胆管切除的适应证和要点

椰野正人

[名古屋大学大学院医学系研究科肿瘤外科]

引言

施行合并切除肝外胆管的扩大右半肝切除时，除了充分掌握肝内解剖之外，还应根据肿瘤的进展范围，术前对是否要完全切除尾状叶、在何处切断左肝管这些问题进行充分的讨论。

1. 手术指征

本手术的指征是经常伴有肝实质浸润（Hinf）的进展期胆囊癌，或者是虽然没有肝实质浸润（Hinf），但肿瘤已侵及右半肝的 Glisson 鞘，必须切除右半肝，而且已明确肿瘤浸润了肝外胆管（Binf）。即使胆道造影等检查没有明确显示肿瘤浸润了肝外胆管（Binf），但原发于胆囊颈或胆囊管的进展期肿瘤常浸润 Calot 三角，这样的病例也适于本手术。

进展期胆囊癌侵犯肝门部的概率大。若左、右肝管已成分断状态，就应该像对待肝门部胆管癌那样完全切除尾状叶。但是，有不少的胆囊癌只侵犯到上段胆管（Bs）。遇到这种情况，若左尾状叶胆管汇入左肝管的位置距肿瘤浸润部有足够的距离，则可保留左尾状叶[1]。

2. 手术手技

（1）肝十二指肠韧带廓清和肝门处理

首先廓清 No.5、No.7、No.8、No.9（仅右侧）淋巴结和肝总动脉周围神经丛。Kocher 手法游离胰头和十二指肠，廓清胰头后面的 No.13a 淋巴结，然后结扎切断胆总管。胆总管断端送术中快速病理检查。胆囊癌一旦浸润了肝外胆管，那么肿瘤浸润胆管周围神经丛（pn）的频度就明显增加。另外，向十二指肠侧的神经周围浸润（pn）要比向肝脏侧多得多[2]。因此，在侵犯了肝外胆管的进展期胆囊癌患者中，由于胆管周围神经丛受侵（pn），有不少胆管的十二指肠侧断端都呈癌阳性。遇到这样的情况，若肝功能良好且没有影响因素，应该考虑附加胰头十二指肠切除术。

将胆总管断端向上提起，从下向上廓清包括 No.12 淋巴结在内的肝十二指肠韧带内的结缔组织，骨骼化（skeletonization）肝十二指肠韧带。结扎切断肝右动脉和门静脉右支。若要完全切除尾状叶时，还要将从门静脉左支横部发出的数支尾状叶门静脉分支一一结扎切断。

（2）游离右半肝和切断肝右静脉

参见肝门部胆管癌时施行"右半肝切除+尾状叶全切除"一章。若要保留左侧尾状叶（Spiegel 叶）时，结扎切断下腔静脉前壁中线以右的肝短静脉即可（即分离至肝中静脉汇入下腔静脉处），这样就保留了汇入下腔静脉左侧壁的肝短静脉。

（3）肝切除

向上提起肝圆韧带，显露出门静脉矢状部（UP）的正面，沿其右缘分离，将发向方叶的数支细小门静脉分支和发向左内叶下段 S_{4a} 的门静脉分支逐支结扎切断。这样在 S_{4a} 和 S_{4b} 之间就出现分界线（demarcation line）。从左下向右上，

◎若肿瘤只侵及上段胆管（Bs），多数情况下应该保留左侧尾状叶。

◎术前要明确左内叶门静脉分支的数量和分支形态。

◎胆管的十二指肠侧断端务必要送术中快速病理检查。

沿着标记的分界线切开肝实质。到达 Cantlie 线后，沿着 Cantlie 线向上、向后进一步切开肝实质。若 P_{4a} 发自左内叶上段 P_{4b} 时，P_{4a} 都很细小。这时可用术中超声描出 P_{4b} 的走行，然后沿其走行切开肝实质，结扎切断发向 S_{4a} 的 P_{4a}，保留 P_{4b}（**图1**）。左内叶门静脉分支 P_4 的数量和分支形态在每个患者中都不同，术前必须根据影像学检查充分把握要切断的 P_{4a} 和要保留的 P_{4b} 的走行。

到达肝中静脉主干后，沿其右缘向上方切开肝实质，显露出肝中静脉右侧壁。若要完全切除尾状叶时，还要沿着肝中静脉后壁，朝向 Arantius 管（静脉韧带）上缘，继续切开肝实质。有数支引流尾状叶的细小静脉分支汇入肝中静脉后壁，要将其仔细结扎切断。相反，若要保留左尾状叶时，只需沿着肝中静脉右侧壁，朝下腔静脉前壁中线切开肝实质即可。

（4）切断胆管

最后，在门静脉矢状部的右侧切断胆管。若要完全切除尾状叶时，就像对肝门部胆管癌施行右半肝切除＋尾状叶全切除时一样，胆管的切断位点完全相同。若要保留左侧尾状叶时，要看清走行在门静脉左支上后的左尾状叶 Glisson 鞘，在其肝门侧切断左肝管（**图2**，**图3**）。

参考文献

1）Yamamoto, H et al：Right hepatic lobectomy and subsegmental resection of the left caudate lobe for gallbladder carcinoma involving the hepatic hilus：Preservation of the ventral portion of the left caudate lobe. J Hepatobiliary Pancreat Surg 5：207-211, 1998

2）Yamaguchi, R et al：Perineural invasion has a negative impact on survival of patients with gallbladder carcinoma. Br J Surg 89：1130-1136, 2002

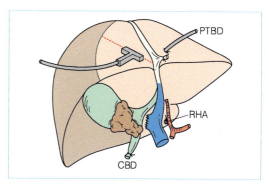

图1 P_{4a} 为细小分支时，要行术中超声检查，显示 P_{4b} 的走行

CBD：胆总管断端；RHA：肝右动脉断端

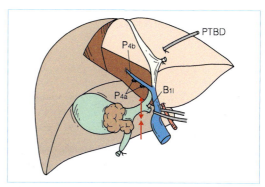

图2 保留左侧尾状叶时，要看清尾状叶 Glisson 鞘，在其肝门侧切断左肝管

P_{4a}：左内叶下段门静脉分支；P_{4b}：左内叶上段门静脉分支；B_{1l}：左侧尾状叶胆管

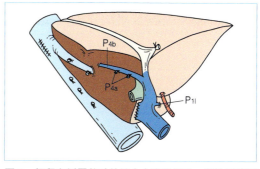

图3 保留左侧尾状叶的扩大右半肝切除＋肝外胆管切除结束时的示意图

P_{4a}：左内叶下段门静脉分支；P_{4b}：左内叶上段门静脉分支；B_{1l}：左侧尾状叶胆管

5. 扩大右半肝切除：保留肝外胆管的适应证和要点

近藤 哲·平野 聪

[北海道大学大学院医学研究科腫瘍外科学]

引言

如先前的"进行期胆囊癌进展度的诊断"部分中所讲的那样，多数的肝门浸润型和肝床肝门浸润型胆囊癌，或者是肝床浸润型肿瘤已广泛浸润了肝实质直至右前叶 Glisson 鞘（**图1**），这些病例都适于扩大右半肝切除。但是，对肝门浸润型和肝床浸润型施行扩大右半肝切除的具体手术操作有很大不同，肝床浸润型可保留肝外胆管，也没有必要切除尾状叶。另外，对部分局限性肝转移病例也可施行预防性的扩大右半肝切除。

1. 保留肝外胆管的指征

在胆管壁的最外层，有一营养胆管的血管丛，称之为 pericholedochal plexus。它与肝动脉

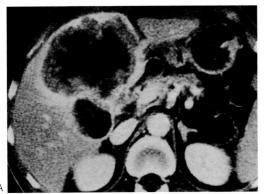

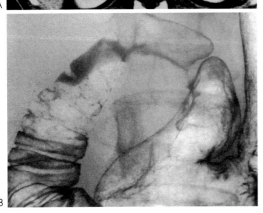

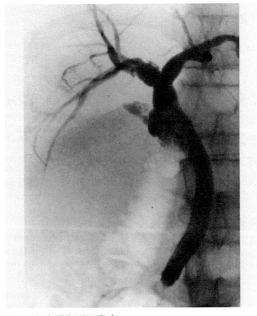

图1 肝床浸润型胆囊癌
巨大肿瘤浸润至肝内外（A，B），胆道造影示肿瘤未浸润肝十二指肠间质（胆管壁正常）（C）。因此可保留肝外胆管和尾状叶。扩大右半肝切除术后8年无复发生存中

扩大右半肝切除：保留肝外胆管的适应证和要点

◎肝床浸润型胆囊癌没有浸润肝十二指肠韧带内间质时，可保留肝外胆管和尾状叶。
◎肝十二指肠韧带内的间质廓清和淋巴结廓清是两个不同的概念。
◎保留 S_{4b} 的 Glisson 鞘，沿着距肿瘤 1cm 的标记线切肝。

周围神经丛等相连续，富含神经纤维。若要完全切除胆管周围的这些神经丛，势必就切除了胆管周围的血管丛，这样就会导致胆管壁缺血，是术后发生胆管坏死、胆漏或胆管狭窄的主要原因。因此，要保留胆管周围血管丛，正确的方法是，沿着胆管周围的一层容易分离的疏松组织层面，游离胆管，将进入这个层面的血管和神经逐一地仔细结扎切断。分离显露肝动脉和门静脉时，可紧贴血管外膜剥离，完全切除血管周围的神经丛，术后也不至于发生功能障碍，和剥离胆管壁时完全不同。保留肝外胆管，实质上就是不对以神经组织为中心的肝十二指肠韧带内结缔组织进行廓清。由于胆道癌易合并周围神经浸润，因此，保留肝外胆管的大前提是间质没有肿瘤浸润。

由此可知，对局限于胆囊底体部的肿瘤，即使已处于进展期，也可保留肝外胆管。但是，对位于胆囊颈部的 ss 癌（肿瘤已侵及浆膜下层），还是以合并切除肝外胆管为妥。因为胆囊颈与肝十二指肠韧带内间质相延续，两者之间没有任何分界。肿瘤浸润肝十二指肠韧带间质的可能性很大，而且术前影像学检查对此亦很难诊断，因此也有预防性切除肝外胆管的必要。

但是，若只为预防性廓清肝十二指肠韧带内淋巴结，此时就没有必要切除肝外胆管了。肝十二指肠淋巴结位于胆管壁的最外层，若沿着上述的胆管周围疏松组织层面，仔细分离胆管，保留胆管血管丛，应该不会出现什么问题。当然，此时也就没有必要切除肝动脉周围神经丛了。关键是要理解和掌握肝十二指肠韧带间质廓清和淋巴结廓清的不同之处。

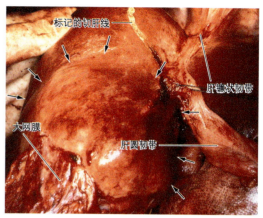

图 2 术中超声检查后，保留 S_{4b} 的 Glisson 鞘，沿着距肿瘤 1cm 的标记线切肝
箭头示肿瘤范围。与图 1 是同一病例

2. 手术手技

（1）术中超声检查有无远隔转移

[**盲点**] 约 40% 的进展期胆囊癌可发生腹主动脉周围淋巴结转移，而且肉眼都表现为阴性。

[**盲点**] 千万不要等手术结束时，才惊讶地发现膈肌表面已有小种植灶。

（2）Kocher 式切开十二指肠上缘浆膜

[**要点**] 切断胃右动脉后，可将胃十二指肠动脉向下推开，可获得良好的视野。

（3）廓清 No.8 淋巴结，分离显露出肝总动脉

[**要点**] 在廓清至胃左静脉汇入门静脉处之前，可放心地操作。

（4）向肝侧追踪分离肝动脉

[要点] 肝床浸润型胆囊癌不一定浸润肝
十二指肠韧带内的间质。因此，也没有必要彻
底切除肝动脉周围神经丛。

（5）确认各动脉分支后，结扎切断肝右动脉

[盲点] 从肠系膜上动脉发出的肝右动脉
走行在门静脉的后面，不易确认，不能将其误
认为其他动脉分支而结扎切断。

（6）悬吊门静脉主干

[盲点] 在这段门静脉主干的前壁有胃右
静脉汇入，后壁有胰十二指肠上后静脉汇入。
应将其仔细结扎切断后，悬吊门静脉。

（7）廓清 No.13a 和 No.12b$_2$ 淋巴结，在胰腺
上缘悬吊胆总管

[要点] 在胰头后面廓清 No.13a 淋巴结时，
显露出胰腺表面的胰十二指肠血管即可，但不
能损伤。

[盲点] 胆管壁有出血时，不能精确止血
（pinpoint）的话，易发生术后胆道狭窄。

（8）向肝门侧分离胆总管，切断胆囊管

[盲点] 靠近胆管壁分离，可损伤胆管血
运。应沿着胆管周围的一个疏松层面分离胆管。

（9）骨骼化至肝门部，切断门静脉右支

[要点] 先要结扎切断从左右门静脉分叉
部和门静脉右支后上方发出的尾状叶门静脉分支。

[盲点] 右肝管包裹在结缔组织中不易确
认时，先不要勉强切断。若伤及左、右肝管汇
合部，术后极易发生肝管狭窄。

（10）游离右半肝，标记切肝线

[要点] 术中超声检查，标出要保留的 S$_{4b}$
的 Glisson 鞘，距肿瘤 1cm 标记出方叶和左内
叶的切肝线（图 2）。切肝线的上端以 Cantlie
线为准。

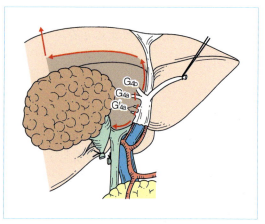

图 3 结扎切断 S$_{4a}$ 的 Glisson 鞘
在门静脉矢状部的右缘，分开肝实质，结扎切断发向方
叶的数支细小 Glisson 分支（G$_{4a}$）。然后试验阻断 S$_{4a}$ 的
Glisson 鞘，观察出现的缺血区域是否相符，保留 S$_{4b}$ 的
Glisson 鞘，结扎切断 S$_{4a}$ 的 Glisson 鞘。最好用术中超
声描出 S$_{4b}$ 的 Glisson 鞘走行

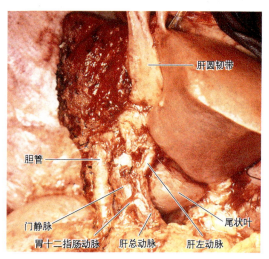

图 4 扩大右半肝切除术后的术中照片
保留了肝外胆管和尾状叶。与图 1 是同一病例

（11）肝切除

[要点] 从肝圆韧带的右侧开始切肝，保
留 S$_{4b}$ 的 Glisson 鞘，结扎切断 S$_{4a}$ 的 Glisson 鞘，
朝向肝门切开肝实质（图 3）。这样可获得良好
的术野，可分离出足够长的右肝管，然后切断。
没有必要切除尾状叶。最后切断肝右静脉，手
术结束（图 4）。

6. 胰十二指肠切除术的适应证和要点

上坂克彦

［静冈县立静冈がんセンター肝胆膵外科］

◆ 引言

需行胰十二指肠切除（PD）的胆囊癌，多数已是相当晚期的肿瘤了。实际上，这样的病例全都同时合并了或多或少的肝切除。值得一提的是，在合并切除右半肝以上的大量肝切除时，术后并发症发生率和住院死亡率仍然居高不下[1-3]，因此术前门静脉分支栓塞等预防肝功能不全的措施是不可或缺的。在力求根治性切除的同时，也必须重视手术的安全性。

1. 手术指征

对胆囊癌施行 PD 术的指征，医院之间有很大的不同，而且也没有定论。笔者认为 PD 术的指征有以下 2 种情况：①主瘤或转移的淋巴结已直接浸润了胰头或十二指肠，不施行 PD，就不能完全切除肿瘤；②胰头周围有广泛的淋巴结转移，不施行 PD，光靠淋巴结廓清是不彻底的[1-3]。另外，笔者主张，即使胰头淋巴结有转移，但常规的 $D_2+\alpha$ 廓清就能切除干净，或者是以预防性廓清为目的时，不得施行 PD。与此相对，有的医院将胰头淋巴结转移作为 PD 的指征[4]，还有医院认为，虽然胰头淋巴结没有转移，但在一定的条件下，预防性 PD 是允许的[5]。

2. 手术手技

（1）施行肝胰十二指肠切除时，应从 PD 开始

需行胰十二指肠切除（PD）的胆囊癌，多数需同时切除肝脏（即 HPD），因此宜选择短

的上腹正中切口 + 两侧肋缘下斜切口（Mercedes 切口）。HPD 时的手术顺序是：① PD；②肝十二指肠韧带骨骼化（skeletonization）；③肝切除。以从下向上的手术顺序为妥。

（2）判断有无切除的可能性（operability），然后切断胃和十二指肠

进腹探查确认没有肝脏转移和腹膜种植后，首先以 Kocher 手法游离胰头和十二指肠直至腹主动脉左缘，充分游离显露，探查腹主动脉周围淋巴结转移情况。切开十二指肠和横结肠之间的系膜，显露出肠系膜上静脉（SMV）的右侧缘，然后沿着 SMV 向上分离直至胰腺下缘。这样，在手术的较早阶段就分离显露出一段 SMV，大大方便了之后的 PD 操作。不过，在分离显露 SMV 时要特别引起注意的是，为了有良好的视野，第 1 助手一旦将横结肠牵引过度，就可能撕裂胃结肠干（Henle 干）汇入 SMV 处或撕断副结肠中静脉（AcRCV），招致意想不到的出血。

接着，操作转向胰腺上方。廓清 No.8 淋巴结和肝总动脉周围神经丛，并悬吊肝总动脉。然后沿着同一分离层面，向末梢分离，显露出肝固有动脉和胃十二指肠动脉，一一悬吊。进行到此步，基本上就可决定能否切除肿瘤了（operability）。同时，将切除的淋巴结和神经丛等活检标本送术中快速病理检查，确认有无转移。

若能切除，下一步就是要决定胃和十二指肠的切断位置。若 No.5 和 No.6 淋巴结没有肿

瘤转移，那么十二指肠球部就能保留足够的长度，应选择保留幽门的胰头十二指肠切除术（PpPD），在距幽门以远约 5cm 的地方切断十二指肠。若肿瘤已直接浸润了十二指肠或 No.5 和 No.6 淋巴结有肿瘤转移等原因不能选择 PpPD 时，可选择保留次全胃的 PD，或者是合并胃大部切除的经典 PD。前者是紧靠幽门环的左侧切断胃窦部，后者是切除 2/3 的胃。

双重结扎胃十二指肠动脉并切除，然后开始切断胰腺。

（3）切断胰腺

分离胰腺颈部与门静脉前壁，即所谓的隧道分离（tunelling 操作），悬吊胰头（**图 1**）。tunelling 是近乎盲目的操作，正确的方法是紧贴门静脉前壁穿过，不得偏向门静脉两侧。因为门静脉前壁没有属支汇入，钝性分离是安全的。但若偏向两侧，损伤了门静脉分支就会招致意想不到的出血。

对胆囊癌施行 PD 时，都是在门静脉的正上方切断胰腺。于胰颈部靠胰头侧粗线结扎胰实质，保留侧可用丝带束紧，然后电刀切开胰颈部，找到胰管。通常，在胰颈部胰管位于靠后的实质内。在胰断面上显露出尽可能长的胰管，从断端插入附结节的引流管。胆囊癌时，胰管都不扩张，4~5F 的引流管最适用。切断胰腺后，松开紧束的丝带，断面彻底止血。曾广泛流行将胰断端切成鱼口状，然后对拢缝合止血。但对拢缝合有招致组织缺血或坏死之嫌，最近认为只需断面止血即可。

（4）从门静脉上剥离胰头，向右侧牵出上段空肠

轻轻将 SMV 或门静脉牵向左侧，紧贴门静脉壁分离，仔细结扎切断在胰头部汇入门静脉的胰十二指肠下静脉、胰十二指肠上后静脉等，将胰头从门静脉、SMV 上完全游离出来。然后，切断 Treitz 韧带，将上段空肠从 SMV 下方穿过，拉向右侧并切断，保留第 1 空肠动静脉并切除空肠系膜。经以上操作后，胰头仅通过 I 部和 II 部胰头神经丛连接在后腹壁上。

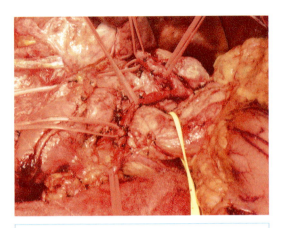

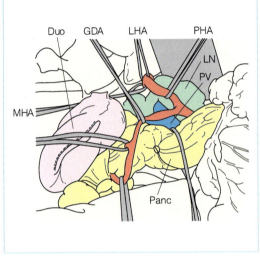

图 1　悬吊胰颈
PHA：肝固有动脉；LHA：肝左动脉；GDA：胃十二指肠动脉；MHA：肝中动脉；Duo：十二指肠断端；Panc：胰；PV：门静脉；LN：转移的淋巴结

（5）廓清肠系膜上动脉周围神经丛

接下来是廓清肠系膜上动脉（SMA）右半神经丛，切断 I 部和 II 部胰头神经丛，廓清 No.14 淋巴结。在此操作过程中结扎切断胰十二指肠下动脉。在廓清 SMA 周围神经丛时，正确的方法是，首先沿着动脉走行，纵行剪开 SMA 前壁较厚的神经丛，显露出 SMA 外膜。从 SMA 根部至发出结肠中动脉为止，在这段 SMA 的前壁没有主要动脉的分支，因此，剪开 SMA 前壁的神经丛是安全的。

◎在伴大量肝切除的 HPD 时，既要追求根治性，也要重视手术的安全性。

◎术前门静脉分支栓塞等预防肝功能不全的措施是十分重要的。

◎HPD 时，以先行 PD 为妥。

即使胆囊癌已直接浸润了胰头和十二指肠，但未侵及胰头神经丛，或者是 No.14 淋巴结未见明显转移时，不行 SMA 周围神经丛廓清也可。这样只切断胰头，直接向下切断 I 部和 II 部胰头神经丛即可。

以上操作后，直至 SMA 根部的 PD 就基本上结束了，接下来是骨骼化（skeletonization）肝十二指肠韧带和切肝（**图2**）。消化道重建请参阅其他章节。

参考文献

1）Nimura，Y et al：Hepatopancreatoduodenectomy for advanced carcinoma of the biliary tract. Hepatogastroenterology 38：170-175, 1991

2）Nimura，Y et al：Pancreatoduodenectomy, Springer-Verlag, Tokyo, 177-184, 1997

3）上坂克彦ほか：進行胆囊癌に対する HPD の成績. 外科 62：1152-1157，2000

4）田代征記：SS 胆囊癌に対する標準術式. 日外会誌 99：706-710，1998

5）吉川達也ほか：胆囊癌に対する肝膵同時切除（HPD)の適応と治療成績. 日外会誌 99：717-721，1998

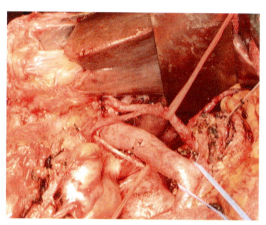

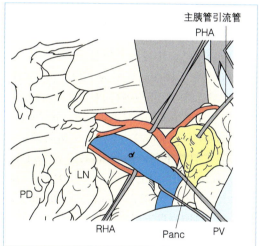

图2　胰头十二指肠切除结束时

Panc：胰断端；PHA：肝固有动脉；RHA：肝右动脉（发自肠系膜上动脉）；PV：门静脉；LN：转移的淋巴结；PD：胰头十二指肠

7. 肝胰十二指肠切除术的适应证和要点

近藤 哲·安保義恭*

[北海道大学大学院医学研究科肿瘤外科学·*手稻溪仁会病院外科]

◆ 引言

对胆囊癌施行的肝胰十二指肠切除术（HPD）基本上是胰头十二指肠切除术（PD）和各式肝切除术的组合。本章着重讲述这两种手术组合时的注意点[1]。

◆ 1. 何时应该附加PD？

胆囊癌已直接浸润了胰腺或十二指肠时，有HPD指征（图1）[2]。但为了预防性廓清胰头周围淋巴结时，不应施行PD。其理由是，胆囊淋巴引流的主要路径是右侧路径（cholecysto-retropancreatic pathway），在肝十二指肠韧带的右缘沿着胆管下行，经过No.12b$_2$和No.12p$_2$，到达No.16a$_2$和No.16b$_1$: inter。其中胰头上后方的大淋巴结（No.12b$_2$、No.12p$_2$和No.8p）恒定存在，是胆囊淋巴引流重要的中继站，但无需PD或合并肝外胆管切除即可将其廓清。胆囊淋巴引流的次要路径是左侧路径（cholecysto-celiac pathway），在肝十二指肠韧带的左缘沿着肝动脉下行，经过No.8a和No.9，到达No.16a$_2$和No.16b$_1$: latero。其中胰头后方小的No.13a淋巴结位于次要路径上，但不行PD就不能廓清No.13a淋巴结。目前的现状是，连位于主要路径上的腹主动脉周围淋巴结廓清都不能提高胆囊癌术后长期生存率，而为了廓清位于次要路径上的淋巴结，不惜施行创伤大的预防性PD，简直是本末倒置。但若胰头周围淋巴结已有明显的肿瘤转移，而且怀疑转移的淋巴结进一步浸润了周围组织时，才适于施行PD术。

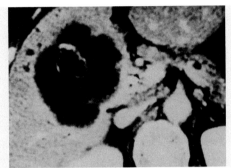
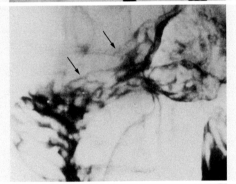
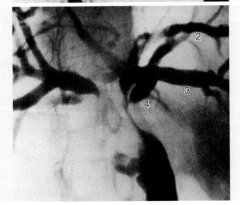

图1 肝床肝门浸润型胆囊癌
胆囊癌在肝实质内形成了一个巨大肿块（A），已直接浸润了十二指肠（B），亦可见肝门胆管受侵（C）

肝胰十二指肠切除术的适应证和要点

◎胆囊癌已直接浸润了胰头十二指肠，或者是有肿瘤转移的
胰头周围淋巴结进一步浸润了周围组织时，有 HPD 指征。

◎与胰腺癌不同，胆囊癌不必彻底廓清 No.14 淋巴结，
同时还要保留胰头神经丛和肠系膜上动脉周围神经丛。

◎先行 PD，然后将胰头十二指肠向右上方提起，骨骼化肝十二指肠韧带，最后转向切肝。

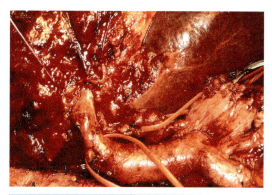

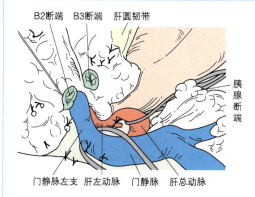

图 2　肝床肝门浸润型胆囊癌施行右三肝切除 +PD
与图 1 是同一病例，术后 5 年半死于肿瘤复发

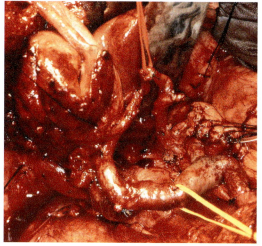

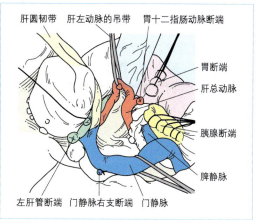

图 3　肝门浸润型胆囊癌直接浸润了十二指肠，施行扩
大右半肝切除 +PD
与第Ⅷ部分 "进展期胆囊癌进展程度的诊断" 的图 6 是
同一病例，术后 2 年半死于其他原因

2. 于何处切断胃十二指肠?

从淋巴结廓清的角度看，可施行保留幽门
的 PD（PPPD），但胆囊癌常侵及十二指肠球部
至降部，不能保留幽门。最近倡导的距幽门环
1~2cm 切断胃窦的次全胃保留手术，与 2/3 胃
切除术想比，尽可能多地保留了胃，提高患者
术后 QOL。

3. 淋巴结廓清到哪一站?

对进展期胆囊癌，需重点廓清的是第 1 站

和第 2 站淋巴结 No.12c，No.12b$_1$，No.12b$_2$，
No.12p$_2$，No.8a 和 No.8p。其次是第 3 站的
No.16a$_2$ 和 No.16b$_1$ inter 淋巴结。肿瘤直接浸润
十二指肠时，需重点廓清的是 No.13 和 No.17
淋巴结，但通常情况是不施行 PD 术，很难将

其廓清。No.14 淋巴结不在廓清之列，不必彻底
廓清。

4. 神经丛廓清到何等程度？

　　需廓清神经丛的就是设想的、可能有间
质浸润的肿瘤周围组织，因为胰腺、胆道癌
最具特征的就是周围神经的浸润（perineural
invasion）。因此，对常浸润至肝十二指肠韧带
内的（肝床）肝门浸润型胆囊癌，至少也应
廓清肝门部至肝总动脉周围的神经丛（图2，
图3）。但是，胰头神经丛和肠系膜上动脉周
围神经丛不必廓清，保留这些神经丛可使患者
术后维持良好的 QOL。No.14 淋巴结也不在廓
清之列。

5. 于何处切断胆管？

　　正如在扩大右半肝切除术中所讲的那样，
对肝床浸润型胆囊癌，原本可以保留肝外胆管，
但若附加了 PD 术，就不得不切断胆（肝）总
管了。这时，虽然说在哪个平面上切断肝外胆
管都可，但最好还是在左、右肝管汇合部的正
下方切断肝总管，这样既省略了游离胆管又便
于之后的胆 - 肠吻合。在超过扩大右半肝切除
的大量肝切除时，可以切除左肝管，但这时一
定要留心其上后方的尾状叶胆管，发现有尾状
叶胆管开口时，不要忘记重建吻合或将其缝合
闭锁。

　　对（肝床）肝门浸润型胆囊癌，以肝门部
胆管癌为准，必须切除肝外胆管（图2，图3）。

6. 需多大范围的肝切除？

　　是否需要 PD 和肝切除的范围分别取决于
不同的肿瘤因素，这两者基本上是没有相互联
系的。如第Ⅷ部分"进展期胆囊癌进展程度的
诊断"中所讲的那样，对肝门浸润型胆囊癌（图
3）或肝床肝门浸润型胆囊（图2）就必须施
行合并尾状叶全切除的扩大右半肝切除（图3）
或者是右三肝切除（图2）。另外，也有不少
的患者还需附加门静脉切除，这是一个创伤性
极大的手术。对肝床浸润型胆囊癌，根据肿瘤

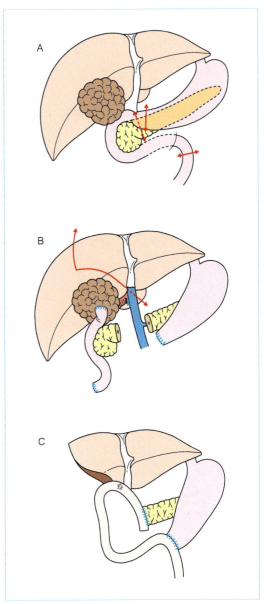

图 4　肝床肝门浸润型胆囊癌施行扩大右半肝切除 +PD 的示意图

A. 断胃→断胰→切断上段空肠
B. 门静脉骨骼化（skeletonization）→切断门静脉右支→切断左肝管
C. 改良 Child 法重建消化道

在肝内不同的浸润深度，具体地说，若肿瘤距
右半肝 Glisson 鞘、右前叶 Glisson 鞘、左内叶
Glisson 鞘的距离不足 1cm，就应切除该 Glisson
鞘支配的肝叶（段），这样可供选择肝切除术式
有多种，如肝床切除、$S_{4a,5,6}$ 切除、中肝叶切除、

扩大右半肝切除和右三肝切除等。

7. 整个手术按哪种顺序进行？

首先是断胃→断胰→切断上段空肠施行 PD（**图 4A**），将胰头十二指肠向右上方提起，即可获得良好的术野，如合并肝外胆管切除的肝切除术那样（参见第十二部分）（**图 4B**）。然后从下向上，向肝门方向骨骼化（skeletonization）门静脉和肝动脉，必要时再切除部分肝脏，整块（*en bloc*）切除肿瘤（**图 4C**）。

参考文献

1）安保義恭ほか：胆道癌に対する肝右葉・尾状葉切除，膵頭十二指腸切除（rHPD）．消化器外科 28：1191-1203, 2005

2）Hirano, S et al：Feasibility of en bloc wedge resection of the pancreas and/or the duodenum as an alternative to pancreatoduodenectomy for advanced gallbladder cancer. J Hepatobiliary Pancreat Surg 14：149-154, 2007

咖啡时间

HPD 术后生存 5 年病例分析

肝胰十二指肠切除术（HPD），特别是半肝切除 +PD，是消化道癌手术中最难的，也是创伤最大的手术。到目前为止，笔者正好为 50 例的超晚期胆道癌患者施行了半肝以上的肝切除 +PD 术。其中胆管癌患者没有 1 例术后生存 3 年以上。胆囊癌患者有 2 例术后生存了 5 年。现介绍如下。

【病例1】女性，64 岁，主诉黄疸入院。影像学检查见上章的**图 1**。于 1984 年 6 月 5 日施行了右三肝切除 + 尾状叶全切除 +PD 术（**图 1**）。切除标本见 8cm × 8cm 的块状肿瘤，病理示中分化管状腺癌，$Binf_3$（重度肝外胆管壁外性浸润），$Hinf_3$（以肝床为中心的癌浸润，形成了明显的肿块），n_2（第 2 站淋巴结转移），si（可疑侵及十二指肠浆膜）。术后 3 年零 2 个月，发生右扁桃体转移，予切除。这之后的 8 个月，发生颈部皮瓣和淋巴结复发，再次切除。不久颈部皮瓣又出现复发，行局部放疗和 TAE 治疗，但未能控制肿瘤。距第 1 次手术 5 年零 7 个月死于全身衰竭。

【病例2】女性，70 岁，主诉黄疸入院。CT 检查示胆囊体部肿瘤已侵及肝床、十二指肠和横结肠（**图 2**）。PTBD 胆道造影示肿瘤已浸润了肝外胆管，形成了胆囊 - 胆管内瘘（biliobiliary fistula）（**图 3**）。于 1995 年 11 月 14 日施行扩大右半肝切除 + 尾状叶切除 +PD 术 + 横结肠切除术（**图 4**）。切除标本示块状肿瘤，病理示鳞状上皮癌（或称扁平上皮癌：squamous cell carcinoma），$Binf_1$

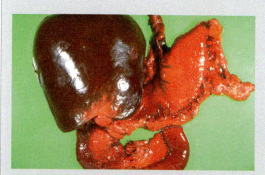

图 1　切除标本

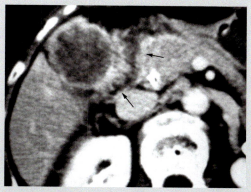

图 2　CT

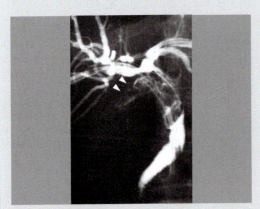

图3 PTBD 胆管造影

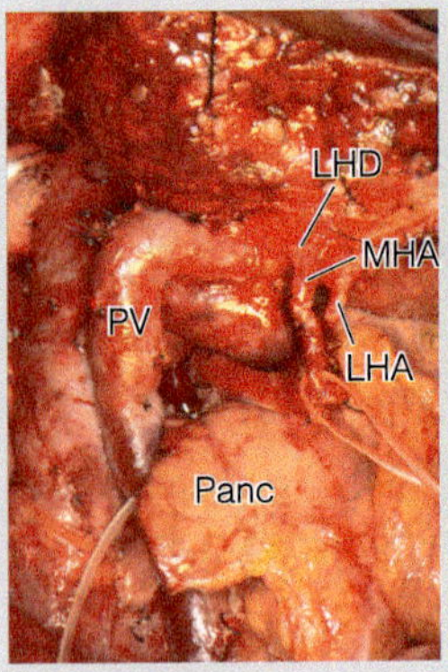

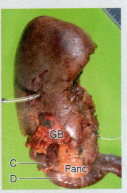

图4 术中照片
LHD：左肝管；LHA：肝
左动脉；MHA：肝中动
脉；Panc：胰体部

图5 切除标本
GB：胆囊肿瘤；C：横
结肠；D：十二指肠；
Panc：胰体部

（可疑肝外胆管壁外性浸润），$Hinf_3$（以肝床为中心的癌浸润，形成了明显的肿块），n_0（无淋巴结转移），si（可疑侵及十二指肠浆膜）（**图5**）。术后并发肝功能不全，但恢复顺利。到目前为止，无肿瘤复发征象，患者健康生存。一般来说，鳞状上皮癌的预后都不是很好，本例所幸尚无淋巴结转移，故而生存5年之久。虽然 HPD 的总体疗效仍不理想，但像这2例获得长期生存的患者还是有不少个案报道的。对晚期胆囊癌如何选择手术适应证是今后值得进一步探讨的课题。

（二村雄次：爱知县癌中心）

XIV　先天性胆管扩张症诊断和手术的要点与盲点

1. 病型分类的关键

安藤久實

[名古屋大学大学院医学系研究科小儿外科]

◆ 引言

先天性胆道扩张症是一种以胆管扩张和胰管 - 胆管汇合异常为特征的先天性疾病，但胆管扩张的程度有不同，而且胰管 - 胆管汇合形态亦无定式，以致本病有多种分类方法。

◆ 1. 按胆管扩张形态的分类

Alonso-Lej 等于 1959 年将胆管的囊性疾病分为三型[1]（**图1**）。Ⅰ型称为先天性胆总管囊状扩张（congenital cystic dilatation of the common bile duct），其特征性表现为囊状扩张的部分边界清楚，囊肿下端的胆总管细小，胆囊管以上的肝总管呈继发性扩张，但肝内胆管通常不扩张，又称胆总管囊肿（choledochal cyst）。Ⅱ型称为先天性胆总管憩室（congenital diverticulum of the common bile duct），其特点是胆总管直径大致正常，从其侧壁突出一个憩室，少见。Ⅲ型是胆总管末端的十二指肠壁内部分扩张，通常称之为胆总管膨出（choledochocele）。Alonso-Lej 分类法未涉及与胰管 - 胆管汇合异常之间的关系。有人只将Ⅰ型称作先天性胆道扩张症，但也有人将不伴胰管 - 胆管汇合异常的Ⅱ型和Ⅲ型包括在其中，引起了混乱。

户谷等[2]又将 Alonso-Lej Ⅰ型中合并肝内胆管扩张的患者另外列出，称之为Ⅳ -A 型（**图2**）。Ⅳ -A 型和Ⅰ型的治疗方法和预后都不同，分开后有重要的临床意义。但到目前为止，对Ⅳ -A 型的定义仍含糊不清，导致了将轻度肝内胆管扩张的患者也按Ⅳ -A 型处理。正如 Alonso-Lej

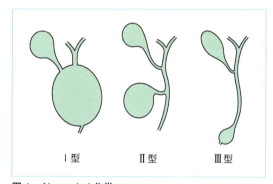

图1　Alonso-Lej 分类
Ⅰ型：先天性胆总管囊状扩张
Ⅱ型：先天性胆总管憩室
Ⅲ型：胆总管膨出

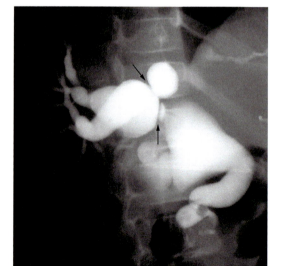

图2　户谷Ⅳ -A 型
不仅肝外胆管扩张，肝内胆管亦扩张，左右肝管汇合处狭窄（箭头所示）

◎先天性胆道扩张症大致可分为 Alonso-Lej Ⅰ型和户谷Ⅳ-A 型。

◎共同通路的形态可分为扩张型和不扩张型。

◎共同通路很可能就是胰管。

在原文中描写的那样，在Ⅰ型中，也有部分患者的上段胆管是继发性扩张的。这样Ⅳ-A型的定义又产生了混乱。近年来，提倡将伴有上段胆管狭窄的肝内胆管扩张病例称为Ⅳ-A型，因为在伴有上段胆管（肝门胆管以上）扩张的胆管囊肿患者中，通常可发现左、右肝管汇合处或其以上存在相对的狭窄。

另外，日本胰管-胆管汇合异常研究会又根据肝外胆管的形状，将本症分为圆柱状扩张、纺锤状扩张、囊状扩张、串珠状扩张、憩室状扩张等等，但各型定义之间没有明确相异点，而且各型的临床症状和治疗方法亦无差异。因此，笔者认为，这样的细分类是没有必要的。另一方面，还有部分患者虽然伴有胰管-胆管汇合异常，却无胆管扩张。在这些患者中，不管胆囊癌的发生率有多高，但几乎无一例发生胆管癌。因此，多数人认为对这样的患者，只单纯切除胆囊即可。但是，由于胆管扩张没有明确的定义，欲将胰管-胆管汇合异常与先天性胆道扩张症清楚地鉴别出来是很困难的。并且，胰管-胆管汇合异常患者也不是全都不发生胆管癌，因此，也有人主张对胰管-胆管汇合异常患者应该切除肝外胆管。最后，有关胆管扩展的定义，一般将小儿胆总管直径在 7mm 以上，成人胆总管直径在 10mm 以上视为胆总管扩张。在胆总管局限性扩展时，若扩张范围波及肝总管，这时就会伴胆囊管扩张，也可根据这些特征性的改变来判断有无胆管扩张[3]（**图3**）。

综上所述，先天性胆道扩张症必须与可引起胆管先天性扩张的其他疾病相鉴别（如：胆管憩室、胆总管囊肿、Calori 病、环状胰腺、先天性十二指肠狭窄等），还应该与不伴胆管扩张的胰管-胆管汇合异常患者相鉴别。若从胆管扩张的形态来看，先天性胆道扩张症大致可分成 2 型：Alonso-Lej Ⅰ型和户谷Ⅳ-A 型。

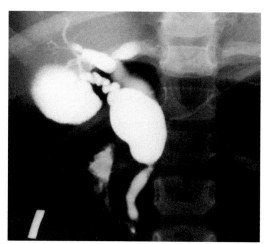

图3　先天性胆道扩张症胆管扩张的特点
可见胆总管和胆囊管局限性扩张

2. 按胰管-胆管汇合形态的分类

几乎所有的先天性胆道扩张症都合并胰管-胆管汇合异常，因此，可按胰管-胆管汇合形态来分类[4]。日本胰管-胆管汇合异常研究会将本症分为胆管型（将粗大的共同通路视作胆管，胰管汇入胆管）和胰管型（将细小的共同通路视作胰管，胆管汇入胰管）。但是，在许多患者中，好像是胰管的二级分支汇合形成了共同通路，这样一来，共同通路本身就是胰管，本症实际上也就是胆管汇入了胰管。因此，先天性胆道扩张症应该按共同通路或囊肿下端狭窄部分是胆管还是胰管来分类。

3. 按共同通路形态的分类

共同通路的形态大致可分为扩张型、不扩张型（**图4A，B**）和复杂型。扩张型多伴蛋白栓（protein plug），与胰酶升高和术后胰管结石形成密切相关。对这样的病例有人主张附加乳头成形或胰头切除术，但意见仍不一致。共同通路为何有粗细之分呢？除了不能排除因胰管

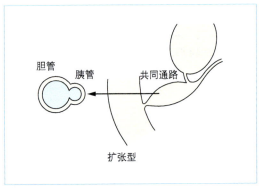

扩张型

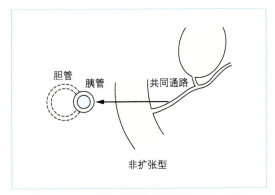

非扩张型

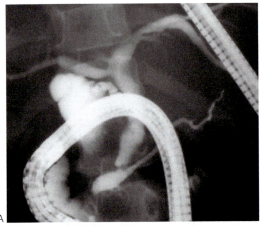

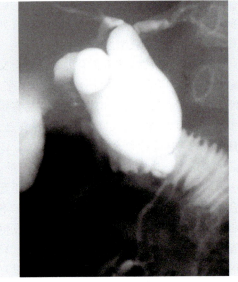

图4　按共同通路形态的分类

A. 扩张型：共同通路可见胰管分支，共同通路由胰管和胆管构成？

B. 不扩张型：共同通路只由胰管构成？

结石或蛋白栓等因素引起的继发性改变之外，可认为扩张型共同通路是在胚胎发育的过程中由胆管和胰管相互融合、经胆管和胰管两方面因素共同作用而形成的，而不扩张型共同通路只由胰管构成[5]。

参考文献

1 ）Alonso-Lej, F et al：Congenital choledochal cyst, with a report of 2, and an analysis of 94, cases. Int Abst Surg 108：1-30, 1959

2 ）戸谷拓二ほか：先天性胆道拡張症，その分類と手術方法および癌発生例について．手術 29：875-880, 1975

3 ）藤井秀樹ほか：先天性胆道拡張症の定義と診断基準―発生学的過程との対比から―第21回日本膵管胆道合流異常研究会抄録集，130-131, 1998

4 ）Komi, N et al：Congenital dilatation of the biliary tract ; New classification and study with particular reference to anomalous arrangement of the pancreaticobiliary ducts. Gastroenterol Jpn 12：293-304, 1977

5 ）Ando, H et al：Embryogenesis of pancreaticobiliary maljunction inferred from development of duodenal atresia. J Hep Bil Pancr Surg 6：50-54, 1999

病型分类的关键

2. 合并肝胆管结石的成人型病例的治疗要点

神谷顺一

［豊田厚生病院外科］

1. 术前、术后疑似合并肝内胆管结石

尽管很罕见，但也会有在初次诊断先天性胆管扩张症时就合并胆管结石的病例，要注意的是伴有肝内胆管扩张的户谷Ⅳ-A型。相反，对于诊断有肝胆管结石症的患者，一定要检查有无合并胰胆管汇合异常。

对于先天性胆管扩张症的病例，标准术式为胆管切除、胆管空肠吻合术。即使术中确认未合并肝胆管结石，术后数年也有病例出现肝胆管结石[1]（**图1**，**图2**）。术后随访中一定要注意有无合并肝胆管结石。在患者发生肠梗阻时更应注意。

2. 应用经皮经肝胆管镜（PTCS）进行诊治

合并肝胆管结石的先天性胆管扩张症的病情通常很复杂的。肝内胆管的性状和汇合的方式是多样的，用PTCS进行仔细检查很有意义[2]。如果结石完全阻塞胆管，要诊断狭窄的情况和汇合的形态是很困难的，可利用胆管镜边取出结石边进行诊断。

对于大多数结石复发的病例来说，PTCS取石是唯一的治疗方法。为提高取石的效果，先判断从哪支胆管进入更好后再穿刺取石。

3. 结合既往手术过程进行诊断

1980年以来，先天性胆管扩张症的标准术式是胆管切除＋胆管空肠吻合术。在这之前也进行过扩张胆管-十二指肠吻合术、扩张胆管-

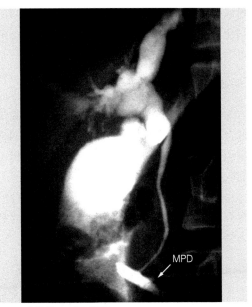

图1 术前的 ERCP 所见
胆总管与轻度扩张的胰管（MPD）汇合。从肝总管到肝内胆管均扩张。行胆管切除＋胆管空肠吻合术

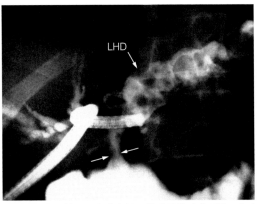

图2 肝内胆管结石治疗中的胆管造影像（术后第7年）
经 PTCS 造影后，左肝管（LHD）显影。胆管空肠吻合处无狭窄（箭头）

◎胆管切除、胆管空肠吻合术后可见到新的结石。
◎合并户谷Ⅳ-A型的病例可考虑进行肝切除。

空肠侧侧吻合术等[3]。对于合并肝胆管结石的先天性胆管扩张症的病例，如果有既往开腹手术史，诊断时也应结合既往手术过程。

对于肝内胆管有气体的病例，进行上消化道造影检查是很有意义的。对造影剂很容易流入胆管的病例，有的重新进行胆管空肠吻合即可取得良好的效果。对于未切除胆管只行胆管-消化管吻合的病例，应该考虑有合并胆管癌的可能。

◆ 4. 也要考虑肝切除

如果一支胆管有多处狭窄，并且其中或深部存在结石，可考虑肝切除术（**图3，图4**）。用胆管镜取石比较困难，而且大多数情况仍不能取净结石。

如果有肝切除的适应证，则无需进行反复取石，但要仔细检查预定残肝的胆管内有无结石。

◆ 5. 肝胆管结石反复复发的病例多见

在合并肝内胆管结石的Ⅳ-A型，几乎所有病例的左右肝叶内胆管全部扩张，即使切除了肝叶仍存在扩张的胆管，即胆管特别是扩张的肝内胆管都伴有多处的狭窄。

所以在肝内胆管结石治疗后的数年里再发结石症的病例很多。在治疗前就应向患者说明这一点。由于影像诊断学的进步，很多病例尚无临床症状就可发现结石复发。一旦诊断结石复发，就应依据临床症状和体格检查来慎重选择治疗时机。

参考文献

1）加藤雅道ほか：胆管切除・胆管空腸吻合術の後6年

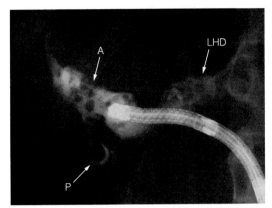

图3　胆管空肠吻合术后第13年诊断的肝内胆管结石
左肝管（LHD）、右前支（A）中可见结石。右后支（P）为南绕型，主干可见狭窄

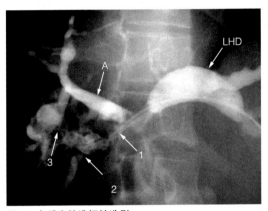

图4　右后支的选择性造影
将3mm的胆道镜插入右后支造影。不仅在主干（1），在肝内也存在狭窄（2，3）

　　に肝内結石症の発生を診断した先天性胆管拡張症の1例．日消誌 88：111-114，1991
2）長谷川 洋ほか：複雑な胆管形態の把握に経皮経肝胆道鏡検査（PTCS）が有用であった胆管拡張症の1例．胆と膵 5：559-603，1984
3）神谷順一ほか：肝内結石症の治療．臨牀消化器内科 8：833-839，1993

3. 合并结石病例治疗的要点

安藤久實

［名古屋大学大学院医学系研究科小儿外科］

引言

在先天性胆道扩张症中，由于扩张胆管中胆汁淤滞，胆管结石发生率高。有报道在患儿中，胆管结石的合并率为 11.2%，在成人中，胆管结石的合并率为 41.1%，总体患者的胆管结石合并率为 30%~40%。按部位分，胆囊结石占 11.1%，肝外胆管结石占 20.6%，肝胆管结石占 6.5%[1]。对胆囊或胆总管结石来说，由于要切除肝外胆管，除去结石比较容易。但对肝内胆管结石，不仅不易取尽，而且如果没有除去病因，结石很容易复发。另外，尽管成人患者合并蛋白栓、胰管结石的比例不高，但在患儿这一比例高达 40%。

1. 合并肝胆管结石患者的治疗要点

不仅在第 1 次手术时，可见合并肝胆管结石，而且在胆管囊肿切除术后，也可发生肝内胆管结石，发生频率可达 2.7%~10.7%。Todani 等[2]认为，胆管囊肿切除术后发生肝胆管结石的原因是胆管 - 空肠吻合口狭窄，为了防止胆 - 肠吻合口狭窄，他主张向左右两侧剪开肝门部胆管，扩大胆 - 肠吻合口，即施行肝门部肝管 - 空肠吻合术。但是，我们发现，不管是肝外还是肝内胆管，在结石下游胆管的中央或四周存在膜样间隔，其厚约 2mm，中间有小孔（**图 1**）。另一方面，在比较分流手术（胆汁、胰液有各自不同的通路）、肝内结石手术中胆汁中的细菌时发现，分流手术时没有发现的产生 β - 葡萄糖醛酸酶的细菌在肝内结石手术时被发现。因

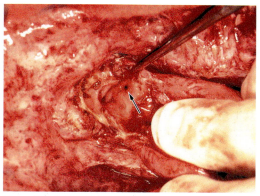

图 1　肝内胆管起始处的膜样狭窄
合并肝内胆管结石的患者，在囊肿切除后，吻合口未见狭窄，在肝内胆管的起始处可见厚约 2mm 的膜样狭窄（镊子的尖端所示）

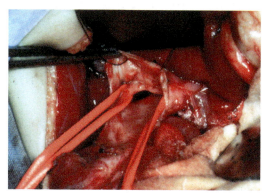

图 2　肝管起始处的条索状狭窄
合并肝胆管结石的患者，于左右肝管起始处可见条索状狭窄（吊带悬吊的部分）

此本病术后肝内结石的形成原因考虑为：在肝内胆管狭窄所伴随的胆汁淤滞的基础上，由于分流手术导致乳头括约肌功能的丧失，肠内细菌向肝内逆流所致。

在Ⅳ-A型中发现的膜样间隔中，有的累及胆管一周或半周，有的是条索状物连接在胆管的上下壁或前后壁之间。前者称为膜样狭窄（membranous stenosis），后者称为索状狭窄（septal stenosis）（图2）。膜样狭窄的狭窄部有一个孔，索状狭窄的狭窄部有两个孔（图3）。这些膜样间隔由厚约2mm的薄膜构成，组织结构与囊肿壁一样，无炎性细胞浸润。在儿童期就存在，不是因结石或手术等后天因素形成的，而是先天存在的膜样结构[3]。这种膜样结构多见于左、右肝管起始处，但在其他二级胆管汇合处也能见到。

对肝内胆管狭窄，有胆管成形、肝门部肝管-空肠吻合、肝切除或胆管气囊扩张等多种方法。对膜样狭窄，可将其先缝合几针作牵引并向外引出，然后作全周切除。此时，正确的方法是，残留缝合边距剪去膜样狭窄（距胆管粘膜少许剪去），以免胆管粘膜缺损（图4）。另外，在条索状狭窄时，其中有较粗的动脉分支穿过，应在其两端以可吸收线结扎后切断，或者在其两端钳夹后切断，然后以5-0可吸收线缝合。几乎所有的病例都可从肝门部进行以上操作，但若狭窄部位远离肝门，就必须应用气囊扩张了。对应用气囊扩张的患者要注意扩张反而可导致薄膜增厚，进一步加重胆管狭窄，必须密切随访。

◆ 2. 合并蛋白栓或胰管结石患者的治疗要点

先天性胆道扩张症合并胰管结石或蛋白栓（protein plug）的比例可高达40%，腹痛、黄疸等本症所特有症状就是因为胰管结石或蛋白栓（protein plug）嵌顿在乳头部、妨碍了胆汁或胰液流出而引起的[4]（图5）。对因蛋白栓嵌顿于狭窄部（narrow segment）或乳头部而引起的黄疸患者，可经PTBD或内镜下胆道引流除去蛋白栓。另外，术中也可切开囊肿下端，以细导管通过狭窄部插入共同通路后冲洗，小的蛋白栓可通过乳头部流入十二指肠。冲洗的方法不能除尽时，可自囊肿下端狭窄部插入胆道刮

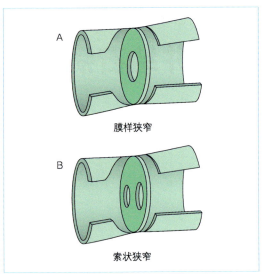

图3　胆管狭窄的种类
A. 膜样狭窄（membranous stenosis）：狭窄部只有1个孔
B. 索状狭窄（septal stenosis）：狭窄部有2个孔

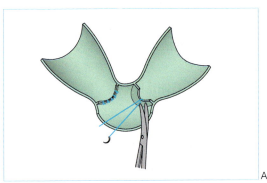

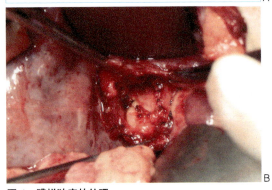

图4　膜样狭窄的处理
保留缝合边距，剪去膜样狭窄，然后以5-0可吸收线间断缝合，以免胆管粘膜缺损
A. 左肝管狭窄切除前，右肝管狭窄切除后
B. 膜样狭窄剪去后予以间断缝合

◎囊肿切除后也可能发生肝胆管结石或胰管结石。

◎肝胆管结石的下游胆管有膜样或条索状狭窄。

◎不需切除胰腺即可除去胰管结石。

勺，将其取出。因为狭窄部已有弹性，插入较粗的胆道刮勺是可能的。取出后要用胰管镜观察，确认是否取尽。对较大的胰管结石或蛋白栓可直接切开胰管取石，然后以 5-0 或 6-0 可吸收缝线间断缝合关闭胰管[5]。这时，要靠近胰管的狭窄部朝扩张部剪开，缝合时就像盖在狭窄部上一样，这样才不至于胰管狭窄（**图6**）。但是，大部分的蛋白栓可通过禁食和输液而自然消失，必须进行引流或手术的情况很少。有报道对合并胰管结石的患者行胰头切除，但本症是良性疾病，而且经上述方法几乎所有的胰管结石都能取出，应该避免创伤性过大的胰头切除术。

参考文献

1）青木春夫：膵管胆道合流異常における胆道癌に関するアンケート調査．日本膵管胆道合流異常研究会，1985

2）Todani, T et al：Biliary complications after excisional procedure for choledochal cyst. J Pediatr Surg 30：478-481, 1995

3）Ando, H et al：Intrahepatic bile duct stenosis causing intrahepatic calculi formation following excision of a choledochal cyst. J Am Coll Surg 183：56-60, 1996

4）Kaneko, K et al：Protein plugs cause symptoms in patients with choledochal cysts. Am J Gastroenterol 92：1018-1021, 1997

5）Ando, H et al：Surgical removal of protein plugs complicating choledochal cysts：primary repair after adequate opening of the pancreatic duct. J Pediatr Surg 33：1265-1267, 1998

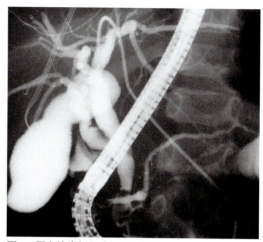

图5 蛋白栓嵌顿导致梗阻性黄疸
2 岁男性儿童的病例，通过 PTCD、ERCP 同时造影，显示蛋白栓嵌顿在共同通路，导致梗阻性黄疸

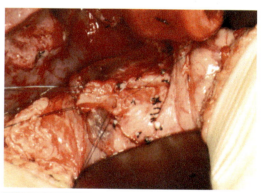

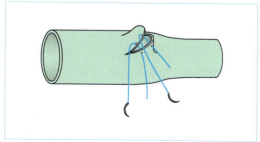

图6 胰管切开
靠近狭窄段朝扩张部剪开，像掀开盖子样

4. 手术的要点

安藤久實

[名古屋大学大学院医学系研究科小児外科]

1. 最适的手术时机

由于先天性胆总管囊肿的病程越长，合并胆道癌的发生率也越高，应该避免长期临床观察和随访，通常推荐在明确诊断时就应手术治疗。但是，没有必要急诊手术，最好是择期手术。对有肝功能损伤或黄疸的患者，多数伴有胰管内蛋白栓或胆管内胆泥，术前应行保守治疗，予禁食、胰酶阻断剂或 PTBD（percutaneous transhepatic biliary drainage）胆道减压等，待肝功能或胰酶正常。这期间也要检查清楚胆管 - 胰管的汇合形态和肝内胆管有无结石。另外，在胆总管囊肿穿孔并发急性腹膜炎时，急诊手术不应施行囊肿切除，应自穿孔部位置入 T 管行胆道引流即可，以图改善患者的一般情况，而且进一步可自 T 管造影明确胆管 - 胰管的汇合形态、胰管内有无蛋白栓或肝内胆管有无结石等情况，以备二期根治手术。

2. 术式选择

囊肿 - 肠道(上段空肠或十二指肠)吻合术，因其术后合并胆道癌的发生率比不做任何手术的患者还要高，故备受指责。因此，不应施行囊肿 - 肠道吻合的内引流术[1]。为了避免胆汁 - 胰液直接在胆管内或胰管内相混合，应完全切除扩张的肝外胆道（囊肿），行肝管 - 肠道吻合。这种完全切除扩张的肝外胆道（囊肿）、分流胰液和胆汁的手术应作为先天性胆总管囊肿的标准手术。其理由是通过切除囊肿去除了胆汁淤滞的部位和癌的好发部位，胆汁和胰液的流出

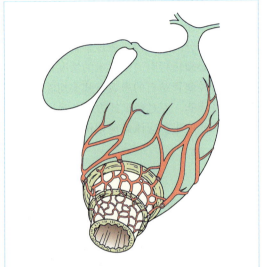

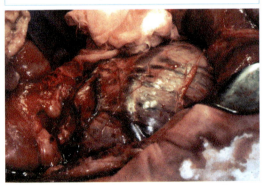

图 1　囊肿表面血管网（epicholedochal plexus）
可见囊肿表面的血管特别发达

通道得以分开，阻断了活化的胰酶继续损伤胆管粘膜，降低了胰液导致的胆管癌发生的可能性。但是，对囊肿的切除范围，达到何种程度为宜，还没有统一的意见。残留在胰腺实质内

的部分囊肿，因胰液引流不畅，术后可致胰管结石或残留囊肿壁癌变，因此有人主张完全切除囊肿。但另一方面，有报道为了追求完全切除，分离囊肿直至胰腺深部实质，因损伤主胰管而导致术后胰漏甚至患者死亡。因此，有人主张不要过分勉强分离囊肿下端，即使残留少量的囊肿壁亦可。但基本认为胰内囊肿应完全予以切除[2]。对囊肿上端的切除范围也没有统一的意见。但是，对囊肿上端胆管有狭窄的患者来说，若不切除或纠正狭窄，势必会导致术后胆管炎、肝胆管结石，甚至会并发胆管癌等重症并发症[3]。

3. 术前检查和处理

患者合并腹痛、黄疸或发热时，应予禁食、补液或PTBD等处理，以图改善患者的一般状况。ERCP（endoscopic retrograde cholangio-pancreaticography）或MRCP（magnetic resonance cholangiopancreatography）检查能明确囊肿下端狭窄部分（narrow segment）的长短、胰管与囊肿的关系等，这样不只是为了顺利完成手术，而且对术中避免损伤胰管有重要的指导作用。除此之外，术前还应常规行超声和ERCP等检查，了解有无肝内胆管结石。此外，术前应该详细检查，确认有无合并肿瘤。

4. 手术手技

首先切除胆囊，自胆囊管插入导管，行术中胆道造影或吸出囊肿内胆汁。

（1）囊肿胰内部分的分离和切除

分离囊肿的要点是贴着囊肿表面血管网（epicholedochal plexus）的外层分离（将血管保留在囊肿壁上）（**图1**）[2]。顺着这个层面分离，可清楚地显示出囊肿下端的狭窄部分（narrow segment），也能显露出胰管。但是，若不精通局部解剖，就有损伤主胰管的危险。此时，可按Lilly等推荐的方法[4]，沿囊肿壁内分离是安全的（**图2**）。囊肿表面血管网属门静脉系统，一旦损伤，就会出现缓慢的渗血，使分离层面

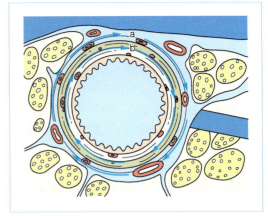

图2　囊肿的分离层面
沿 epicholedochal plexus 的外侧分离（a箭头）和囊肿壁内分离（b箭头）

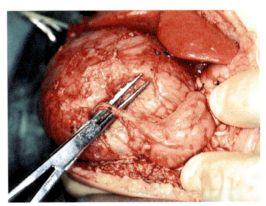

图3　狭窄部分（narrow segment）的位置
在大部分的患者中，狭窄部分（narrow segment）都见于囊肿的右前壁

模糊不清，也就增加了胰管损伤的危险性，需要逐支仔细结扎这些小血管。越靠近胰腺实质，囊肿表面血管就越粗，越容易分离，但此时更应该注意狭窄部分。要注意狭窄部分不是在囊肿的最下端，而是在囊肿的右前壁（**图3**）。辨清狭窄部分后，在其左侧可找到与囊肿相接的主胰管（**图4**）。然后，在与囊肿相接的位点，切断狭窄部分，远端以5-0可吸收线结扎。另外，极罕见的是，狭窄部分和主胰管位于囊肿的后面，所以术前检查胰管走行时，不光要拍摄正位像，也要拍摄侧位像，了解有无这样罕见的走行。

（2）将囊肿从肝十二指肠韧带中分离出来

切断狭窄部分（narrow segment）后，将其断端向上提起，就可分辨出固有肝动脉位于其右侧，门静脉位于其深面，从两血管发出的数支细小分支进入囊肿壁内。边结扎切断这些细小血管，边朝肝门方向分离（**图5**）。炎症较重的病例囊肿壁肥厚，横跨于囊肿壁前面的右肝动脉埋在囊壁中，注意不要损伤右肝动脉。这样，在直视下分离，不但可以避免损伤门静脉和肝动脉，而且也可保证术野清晰，避免损伤主胰管，这才是分离的捷径。

（3）肝内胆管狭窄的处理

将囊肿完全从肝十二指肠韧带中分离出来后，要切开肝总管前壁，检查右后叶胆管有无异常汇合、有无其他胆管变异，更重要的是检查有无胆管狭窄。若无胆道变异，就切断后壁，切除囊肿。肝总管有狭窄时，应合并切除狭窄。先天性胆总管囊肿合并的胆管狭窄多数位于左、右肝管的起始处，不要遗漏此处的检查。对左、右肝管起始处的狭窄，可采用剪开左右肝管，扩大肝内胆管-空肠吻合口，或切除膜样狭窄等术式[5]。狭窄纠正后，靠近左右肝管起始处，切断肝总管后壁，切除囊肿。

（4）胆-肠吻合

胆-肠吻合时，到底是使用空肠还是十二指肠，也有不同的见解。有报告称使用十二指肠后胆管癌的发生率高，所以大多数的医院使用长45cm以上的Roux-en-Y空肠袢与胆管吻合。

◆ 5. 术中突发情况的处理

在胰内分离囊肿时，若遇出血，应以蚊式钳准确地夹住出血点，5-0细线结扎。若缝扎出血点，势必要带上周围的胰实质，这时就有可能结扎了靠近分离面的主胰管，故不能如此操作。损伤胰管时，首先要辨清损伤的胰管是

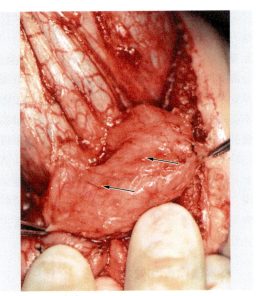

图4　确认主胰管
可见于囊肿相接的主胰管（箭头）

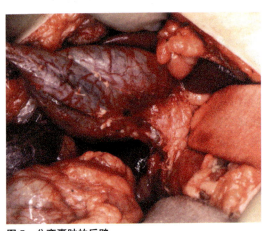

图5　分离囊肿的后壁
分离囊肿后壁时可以直接观察到门静脉和肝动脉，不易引起伴随损伤

主胰管还是分支胰管。若是分支胰管，将其结扎即可。若损伤了主胰管的前壁，应以5-0或6-0可吸收线间断缝合修补。若同时伤及了主胰管的后壁，应插入引流管作支撑，将胰液引入十二指肠。不管怎么样，要明白这样一个道理，如何去发现胰管损伤，也就是如何避免了致命的术后并发症。

在切除肝内胆管条索状狭窄时，可能有搏

◎沿着囊肿表面血管网的外层分离。

◎囊肿外血管网（epicholedochal plexus）出血时，不能使用电凝止血。

◎狭窄部分（narrow segment）在囊肿的右前壁。

动性出血，此时不必惊慌失措，应以蚊式钳准确地夹住出血点后结扎。损伤囊肿前面走行的右肝动脉时，用多普勒超声确认右肝有无动脉血流，如没有，则有必要进行重建。

6. 术后并发症

Todani 等[6] 报道，施行先天性胆总管囊肿切除 73 例，其中 12 例合并了早期并发症，如缝合不全、腹腔出血、急性胰腺炎、肠梗阻、消化道出血和胰漏等。还有 9 例合并了胆管炎等晚期并发症。初次手术的影响需要很长时间才能表现出来，故有必要予以长期的观察。另外，若遗留了肝内胆管狭窄，容易导致胆管炎或胆管结石等并发症，初次手术时应去除胆管狭窄（**图 6**）。近年来，有报道即使在囊肿切除术后也可发生胆管癌，这就有必要重新评估目前的分流手术[7]。

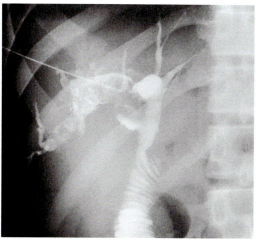

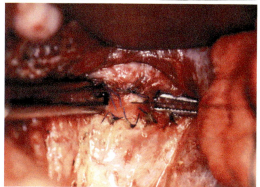

图 6　切除囊肿后出现肝内结石
在结石的下游胆管可见索条样物

参考文献

1）Todani, T et al：Carcinoma related to choledochal cysts with internal drainage operation. Surg Gynec Obstet 164：61-64, 1987

2）Ando, H et al：Complete excision of the intrahepatic portion of choledochal cysts. J Am Coll Surg 183：317-321, 1996

3）Chijiiwa, K et al：Late complication after excisional operation in patients with choledochal cyst. J Am Coll Surg 179：139-144, 1994

4）Lilly, JR：Total excision of choledochal cyst. Surg Gynecol Obstet 146：254-256, 1978

5）Ando, H et al：Operative treatment of congenital stenoses of the intrahepatic bile ducts in patients with choledochal cyst. Am J Surg 173：491-494, 1997

6）Todani, T et al：Reoperation for congenital choledochal cyst. Ann Surg 207：142-147, 1988

7）Watanabe, Y et al：Bile duct cancer developed after cyst excision for choledochal cyst. J Hepatobiliary Pancreat Surg 6：207-212, 1999

XV 术后管理的要点与盲点

1. 术后一般检查和呼吸循环系统管理的要点

西尾秀樹

[名古屋大学大学院医学系研究科腫瘍外科]

◆ 引言

对肝门部胆管癌和进展期胆囊癌的患者而言，即便有梗阻性黄疸导致的肝损害，也常常必须进行大范围肝脏切除术、肝胰十二指肠切除术（HPD）这样的创伤性大的手术[1]。和肝细胞癌和转移性肝癌的肝切除不同，肝门部胆管癌和进展期胆囊癌手术还要进行淋巴结廓清、胆管空肠吻合和胰管空肠吻合等重建手术，对于患者来说创伤很大，术后可能出现的并发症也有所不同。近年来，随着手术技术的进步和规范化，手术时间缩短，术中出血量也减少了。另外，随着自体输血[2]、外漏胆汁回输[3]和使用合生素[4]等围手术期管理的进步，有效地减少了并发症。肝功能不全、败血症等严重的术后并发症的发生率和住院期间死亡率也大大降低了。术后管理的要点是做好预防，尽可能减少术后并发症的发生，而一旦出现了并发症，那么应尽早诊断，确立治疗方案。

◆ 1. 手术刚刚完成后的呼吸循环管理

近年来，即使进行大范围肝脏切除术、HPD 手术的病例，大部分术中也不输血或仅仅采用自体输血，术后管理的方式发生了很大的变化。患者存在心功能不全等情况时才留置 Swan-Ganz 导管，一般都根据从中心静脉测得的中心静脉压、从末梢动脉导管测得的动脉压、中心体温（膀胱温度）、末梢温度、尿量等指标来进行术中循环管理。如果术后患者直接进入 ICU 病房，那么就保留这些导管，继续进行动态监测。如果术后患者马上回到普通病房的话，在病房内动脉导管的管理存在危险，故而术后拔去动脉导管。气管插管大多在手术刚刚结束便可拔去，如果是出血量大，手术时间长，且需要大量输液的患者，在能够进行安全拔管之前，都要使用呼吸机进行呼吸管理。

术前要指导患者积极进行运动和呼吸训练，术后也要让患者从术后第 1 天就下地行走。给予充分的止痛药，指导患者尽量多活动。早期下床活动很重要，不仅可以预防呼吸系统并发症，而且可以预防术后深静脉血栓形成和肺栓塞、促进肠道蠕动，使机体的代谢状态维持在正常生理水平[5]。还可以通过在下肢用弹性绷带、弹力袜等方法预防肺栓塞，但即便预防做得很到位，在患者下床的时候，医师也应在场，以免发生紧急不测。

胆管癌手术，尤其切除了大部分肝脏时，手术创伤性很大，所以手术刚结束后会有大量液体进入第三间隙，这样的话输液量就增多了。但输液过多的话可能导致以氧合不良为首的并发症，因此应在精确的输液管理的基础上，进行"偏干"（dry side）的管理。即便如此，一般情况下，术后第 2~3 天，血管的通透性会增加，输入的液体进入第三间隙，所以常常也会呈正平衡。平衡不仅要看水分出入是否平衡，还要以体重为指标，每日测定体重，和术前的体重进行对比，来进行术后输液的管理。另外，通过全身水肿的程度可推测进入到第三间隙液体的量，但如果没有出血和感染，进入术后第 3~4 天的利尿期后，随着大量的排尿，水肿的情况会

◎尽早下床和偏干（dry side）管理。
◎术后数日水肿没有像预想的那样消退，应高度怀疑存在感染。
◎通过自己的望、触、叩、听等进行判断。

表 1　术后检查计划

术后天数	0	1	2	3	4	5	6	7	8	9	10	11	12	13	14
血常规	○	○	○	○	○	○	○	○	○		○		○		○
生化学	○	○	○	○	○	○	○	○	○		○		○		○
凝血功能	○	○	○	○		○		○							
血气	○	○	○	○											
胸部 X 线片	○	○	○	○	○	○	○	○	○		○		○		○
腹部 X 线片	○	○	○	○	○	○	○	○	○						○
体重测量		○	○	○	○	○	○	○	○	○	○	○	○	○	○
胆汁培养		○				○		○			○				
CT								○							

得到明显的改善。如果术后数日水肿没有像预想的那样消退，应高度怀疑存在感染，应密切观察切口的情况和全身情况，在此基础上，还应同时进行 CT 检查，争取早日找到感染灶。

中心静脉通路是在麻醉诱导时留置的，术后使用该途径给予升压药等药物，测定中心静脉压。但不通过该途径输入高能量液体，而自术后第 1 天就利用术中留置的肠瘘导管，采用经肠营养的方式给予能量。全身状态没什么问题的话，那么从术后第 2~3 天就可以开始饮水，术后第 4~7 天就可以开始进食。入液量不足时，可以通过末梢静脉补液，而很可能成为感染源的中心静脉插管应尽早拔去。最近，反复出现可能由末梢静脉管引起的感染，所以，目前每周更换 2 次末梢静脉管，每次均重新穿刺。

 2. 术后检查的要点（表 1）

（1）血液检查

术后 1 周每天都要进行通常的血常规、生化系列检查，尤其是白细胞和 CRP 等。术后 3 天要每日对 PT、APTT、TT、HPT 等凝血系列进行检查，恢复正常之后，隔日检测一次。病情恢复良好的话，以后 2~3 日采血 1 次，从第 3 周起，进一步减少到每周 2 次。

AST/ALT 和胆红素值的变化与是否发生肝功能不全没有相关性。发生肝功能不全时，AST/ALT 可仍处于低值，而常常只有总胆红素值不断上升。AST/ALT 值的上升被认为是肝细胞受损的指标，假如此比值上升发生在手术后不久，应怀疑是否存在肝动脉闭塞、门静脉闭塞等肝血流障碍，以及是否存在因此引起的肝脏肿胀，进行彩色多普勒超声检查进行确定诊断。而 AST/ALT 值上升发生在术后 1 周之后则常常是药物性肝损害所致，但也应进行检查除外一下是否存在肝血流障碍。

（2）血气分析

手术刚刚结束后及手术第 2 天应进行血气分析检测，之后病情稳定的话，可通过氧饱和度检测氧合情况。在停止吸氧时，可再进行血气分析检测。

存在低氧血症、酸中毒时，必须密切监测血气情况，增加检测频率，找出导致低氧血症、酸中毒的原因，采取相应的对策。一般情况下，低氧血症和酸中毒常常提示全身状态恶化，是进入 ICU 病房的适应证。

（3）腹部和胸部 X 线片

术后 1 周应每天拍摄胸部和腹部的 X 线片。

胸部 X 线片发现肺不张的话，应禁止患者下床活动，如果患者痰不易咳出，应采取支气管镜吸痰等积极的措施。右半肝切除术后，大部分病例可以发现右侧胸腔积液，临床上没有症状的话，可以不用处理。胸腔积液量增加的话，会使一侧出现肺不张，如果影响呼吸则应进行积极处理，进行胸腔积液穿刺，改善肺的萎缩状态。通过腹部 X 线片可以了解各种引流管、胆管导管、胰管导管等的位置，同时要注意胃、小肠和结肠中的气体情况。

（4）其他

即使没有感染症状，也应每周进行两次胆汁培养，这被叫做培养监测。败血症等感染性并发症的病原菌大多是胆汁中培养出的细菌，而感染性并发症和肝功能不全都是胆道癌术后严重的并发症。因此当发生感染性并发症时，首选的抗生素应该是对胆汁培养出细菌敏感性高的抗生素。

彩色多普勒超声检查是评价肝内血流情况最简便且非常可靠的检查。虽然不能对速度慢的血流进行评价，但只要有一般的血流存在，多普勒超声就可确定该血流的方向。所以多普勒超声可以很好地确认门静脉、肝动脉、肝静脉的血流速度和方向。因为门静脉闭塞／逆流、肝动脉闭塞和肝静脉逆流是危险并发症的信号，所以必须特别注意，应进行超声检查以确定诊断。增强 CT 检查不能查出血流的方向，但却可显示出彩色多普勒超声不能发现的速度慢的血流。彩色多普勒超声检查发现异常之后，再综合考虑临床症状、血液检查的结果和增强 CT 结果等情况，找到异常的原因，确立对策。

病情如没什么问题，可在术后第 7 天左右进行增强 CT 检查，以确认有无腹腔内脓肿或液体潴留，确认引流管、胆管导管和胰管导管等的位置，确认肠管有无水肿、扩张，并且确认肝血流情况、肝脏大小情况以及有无肝脓肿等。有时临床上没有什么症状和体征，但却已经出现了门静脉闭塞、腹腔内脓肿等，因此，胆道癌肝切除手术后一般术后第 7 天进行增强 CT 检查。因为 CT 平扫检查提供的信息量很少，所以一定要进行增强 CT 检查。

◆ 小结

以上阐述了胆道癌大范围肝脏切除术、HPD 后的一般检查和呼吸循环管理的要点。不只限于胆道癌术后，术后最重要的就是尽可能仔细亲自查看患者，通过视、触、叩、听等了解患者的精神状态、呼吸状态、有无水肿、腹部检查情况以及引流液情况，以此为基础，进一步评价辅助检查未涉及的地方，尽可能早地发现并发症，确立治疗方案。不要不进行体格检查，仅凭借辅助检查的结果作出判断。

参考文献

1) Nimura, Y et al：Hepatopancreatoduodenectomy for advanced carcinoma of the biliary tract. Hepatogastroenterology 38：170-175, 1991

2) Nagio, M et al：One hundred consecutive hepatobiliary resections for biliary hilar malignancy：preoperative blood donation, blood loss transfusion, and outcome. Surgery 137：148-155, 2005

3) Kamiya, S et al：The value of bile replacement during external biliary drainage：an analysis of intestinal permeability, integrity, and microflora. Ann Surg 239：510-517, 2004

4) Sugawara, G et al：Preoperative synbiotic treatment to prevent postoperative infectious complications in biliary cancer surgery：a randomized controlled trial. Ann Surg 244：706-714, 2006

5) 平松聖史ほか：癌治療のプロトコール 2005-2006. V. 胆管癌治療のプロトコール. 名古屋大学大学院医学系研究科器官調節外科学. 臨床外科 60：181-187, 2005

有输入 FFP 的必要吗

河合　徹 ［名古屋大学大学院医学系研究科肿瘤外科］

■ 引言

本教研室以前对于所有胆道癌行肝切除术的病例，都常规在围术期输入大量（术后 1 周 5~10 单位 / 日）FFP（fresh frozen plasma，新鲜冰冻血浆）。但近几年尽量不使用 FFP，而是代之以输入最低需要量的白蛋白制剂。不给予 FFP 的话，虽然患者血清总蛋白恢复到正常水平的时间有所延长，且在大范围肝切除的病例中肝促凝血酶原激酶试验、抗凝血酶Ⅲ的活性可降低 20% 以上，但临床上并没有因不给予 FFP 而出现重大问题[1]。

■ FFP 的使用标准

很早以前就有人提出，与国外相比，日本 FFP 的使用量要多。厚生劳动省的"血液制品使用指南"中指出，FFP 使用的目的是补充凝血因子，使用的标准是：PT（prothrombin time，凝血酶原时间）<30% 或 INR（international normalized ratio，国际标准比值）>2.0，APTT（activated partial thromboplastin time，部分凝血酶原激活时间）<25% 或高于各医疗机构标准上限的 2 倍。

■ FFP 使用的意义

根据全国范围的问卷调查，有的以维持循环血量作为使用 FFP 的目的，并不完全按照指南规定的那样使用 FFP[2]。虽然止血所需要的凝血因子的量因凝血因子的不同而有所差异，但理论上是总量的 20%~30%。在消化外科，有时凝血因子的活性会比这个水平更低，尤其胆道癌患者行大范围肝切

表 1　进行肝切除术的肝门部胆管癌病例使用血液制品的情况（2001 年以后的 160 例）

	非加热的血液制品		病例数
	浓缩红细胞液	FFP	
术前自身储血 （n=123，77%）	–	–	110
	+	–	5
	+	+	8(5%)
术前无自身储血 （n=37，23%）	–	–	17
	+	–	10
	+	+	10(6%)

除手术以后可发生由凝血功能低下引起的出血。这样的病例在围手术期输入 FFP 还是有意义的，但若是为了维持血清总蛋白浓度或维持循环血容量，原则上大范围肝切除术后必须慎用。

小结

我们教研室 2001 年以后肝门部胆管癌进行肝切除术的病例有 160 例，其中使用了 FFP 的有 18 例，占 11%（表 1）。即通过缩短手术时间、减少出血量，大多数病例不使用 FFP 也可以进行围手术期管理。

参考文献

1）Nagino, M et al：One hundred consecutive hepatobiliary resection for biliary hilar malignancy：Preoperative blood donation, blood loss, transfusion, and outcome. Surgery 137：148-155, 2005
2）饭岛毅彦ほか：新鲜凍結血漿の手術後使用についてのアンケート調査. 日臨外会誌 68(6)：1359-1368, 2007

2. 输液管理的要点

高木健司

[名古屋大学大学院医学系研究科肿瘤外科]

引言

对胆道癌进行大范围肝脏切除术或肝胰十二指肠切除术（HPD），术后输液一是要注意偏干（dry side），二是要注意补充足够的能量。为了方便术中、手术后早期的循环系统状态的监测，必须插入中心静脉导管。但是，若从补充能量的观点出发，近年来因为开始使用经肠道营养和提倡术后尽早进食，所以中心静脉营养（IVH）的意义已经没那么大了。我们科室为了避免中心静脉导管引起的败血症，把早期拔除中心静脉导管作为常规。随着手术式式的标准化，在过去 10 年间，术后输液管理发生了很大的变化（**表 1，表 2**）。本节就介绍本科室目前的输液管理情况。

1. 术中和手术后早期的输液管理

术中输液量如果符合以下公式，那么就基本上达到理想中平衡的输液管理了。即（输液量 + 输血量 – 出血量 – 尿量）/（体重 × 手术时间）≈ 5ml/（kg·h）。

但是，胆道癌疾病施行大范围肝脏切除术时，手术时间长，术中水分平衡往往可达正 3 000~5 000g。因而术后在保持呼吸循环功能的同时，要努力回收多余的水分，采用限制性液体管理（dry side）。临床上既要考虑基本需要量 30~40ml/（kg·d），又要考虑引流液量、尿量等，随时对输液量进行增减。一定要将实验室检查、体重、CVP、心率、累计尿量、尿比重、胸部 X 线中的心胸比和肺的透明度等综合起来进行判断。体重是最重要的评价指标，将术前体重作为输液管理的目标。因为提倡术后早期下床活动，所以可从术后第 1 天开始用体重秤进行体重测定。

2. 术后输液管理

如前所述，因为术后早期就开始肠内营养，已解决了能量补充的问题，所以没必要为了补充能量给予中心静脉营养（IVH）。术后早期可通过中心静脉导管补充基本维持液，在术后第 3~5 天可将中心静脉导管拔去，换用末梢静脉输液的方式补液。假如可以进食的话，那么应尽早停止末梢静脉输液，而是通过经口进食和经肠营养的方式来管理入量。如果是不适合采用经肠营养而不得不采用 IVH 的病例，在术后第 5 天左右，可每天给予葡萄糖 300~500g，氨基酸 1~1.5g/kg。另外，若长期采用 IVH 的方式进行管理的话，可合并使用脂肪乳，以预防脂肪肝的发生。

3. 药物疗法

为了预防术后感染，术后有必要给予抗生素，病情恢复良好的病例，可在术后 3~5 天停用抗生素。不要长期给予抗生素。对于术前已经插入胆管导管（PTBD、ENBD 等方式）的病例，术前必须进行胆汁培养，假如可以分离培养出细菌的话，那么围术期就选择应用对该种细菌敏感性高的抗生素，这是因为术后切口感染、腹腔内感染的病原菌常常是术前胆汁培养分离出的细菌。

◎大范围肝脏切除术或肝胰十二指肠切除术（HPD）术后输液管理应偏干（dry side）。

◎胆道癌肝切除后，在术后早期就应该给予经肠营养。

表 1　胆道癌行 HPD 后输液病例（过去）

病例：71 岁，女性，胆管癌（1998 年 7 月右半肝切除 + 尾状叶切除 +PPPD，出血量 2 042g，手术时间 12 小时 30 分）

术后天数	1	2	3	4	5	6	7	8	9	10	11	12	13	14	15	16	17	18
经口进食													流食	流食		3分粥	3分粥	3分粥
经肠营养（kal/d）								100	200	200	400	400	400	400	400	600	600	600
IVH 输液量（L/d）	1.5	1.5	2.0	2.0	2.0	2.0	2.0	2.0	1.5	1.5	1.5	1.0	1.0	1.0	1.0			
儿茶酚胺（γ）	4~12	4	2															
PGE$_1$（μg/d）	720	720	120	120	120													
PPF（ml）	720	720	500	500	500	500	500	500	500	500	500	500						
脂肪乳		1	1	1	1	1												

表 2　胆道癌行 HPD 后输液病例（现在）

病例：71 岁，男性，胆管癌（2007 年 7 月右半肝切除 + 尾状叶切除 +PPPD，出血量 1 680g，手术时间 10 小时 30 分）

术后天数	1	2	3	4	5	6	7	8	9	10	11	12	13	14	15	16	17	18
经口进食					流食	流食	3分粥	3分粥	5分粥	5分粥	全粥	全粥						
经肠营养（kal/d）	200	200	400	400	600	600	600	600	600	600	600							
IVH 输液量（L/d）	1.5	1.5	1.5	1.5														
末梢静脉点滴（L/d）					1.2	1.2	1.2	1.2	1.2									
儿茶酚胺（γ）	3	3	3	3														

消化道出血是肝切除后严重的并发症，可预防性给予 H$_2$ 受体阻断剂。

以前为了增加肾血流量以达利尿的目的，给予多巴胺〔Inovan 2~3μg/（kg·min）〕3~5 天，但现在认为并无此必要。

对于术中门静脉形成血栓而进行了重建的病例和门静脉血流较慢的病例，可每日给予 8 000~10 000U 的肝素，并进行腹部超声检查了解门静脉血流情况（本院刚刚手术后和术后第 1 天的病例全部都要进行超声检查）。

当长期采用 IVH 的方式给予能量时，为了预防乳酸酸中毒，可给予维生素制剂。特别是进行了胆道重建等手术而胆汁被引流到体外时，会继发维生素 K 吸收障碍，而引起凝血因子降低，出血倾向增加，因此，应尽量将外漏的胆汁回输回体内（本院把所有漏出的胆汁通过经肠导管回输）。当因为某些原因不能进行胆汁回输时，那么就有必要经静脉补充维生素 K 制剂。

小结

本章阐述了胆道癌术后输液的要点。随着术式的标准化，术后输液也变得简单了，胆道癌手术本身术后并不需要使用什么特殊药物。但是对患者而言，因为手术创伤性确实较大，所以应注意临床观察，了解患者的病情变化，精确地进行输液管理。

3. 肠内营养的实际应用和意义

西尾秀樹

[名古屋大学大学院医学系研究科腫瘍外科]

引言

胆道癌术后管理在最近 10 年里发生了很大的变化。这是因为技术进步和手术术式标准化使手术时间缩短了，出血量减少了。另外，很多研究者对术后并发症进行分析，制订了针对这些并发症的预防方案，也是胆道癌术后管理发生变化的原因之一。而术后管理发生的典型变化就是采用肠内营养。近几年，术中留置作为输入途径的肠内营养导管，对所有病例从第 1 天给予肠内营养，另外，也通过肠内营养导管回输胆汁[1]和输入合生素（synbiotics）[2, 3]。

1. 肠内营养的意义

对胆道癌患者施行包括肝外胆管切除在内的大范围肝脏切除术后，以败血症为代表的感染并发症常常发生，感染并发症和肝功能不全占所有死亡原因的大多数。肠内细菌移位（bacterial translocation，BT）被认为是出现感染并发症的原因之一[4]。所谓 BT 是指肠道内细菌向全身移位的现象，这被认为是术后败血症的原因或促进因素。BT 与梗阻性黄疸、禁食等引起的肠管屏障功能下降有很大联系。为了预防 BT 发生，我们对所有胆道癌行肝切除术的病例采取以下预防措施：①从第 1 天开始给予肠内营养；②术前、术后将外漏的胆汁回输肠道；③术前、术后给予合生素（synbiotics）。

除此之外，肠内营养剂的应用和胆汁的回输使机体摄取了必要的营养，使机体保持了水电解质的平衡。另外，胆汁回输使胆汁酸肠肝

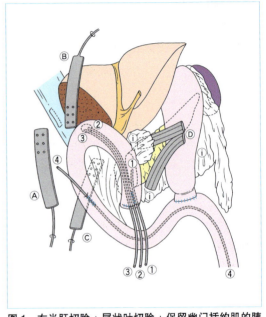

图 1　右半肝切除＋尾状叶切除＋保留幽门括约肌的胰头十二指肠切除术后的重建图

因为采用 Child 变法（PpPD-Ⅱ）进行重建，所以将肠瘘用的 PTCD 导管（④）从胆管空肠吻合口远端插入。将大网膜ⓘ的一部分从胃的后方绕至胃的右侧，再从胰管空肠吻合口的下方绕至其后方，然后从其上方穿出

导管：①胰管导管；②胆管导管；③经肠导管

引流：Ⓐ～Ⓒ扁平引流管；Ⓐ：右横膈膜下；Ⓑ：肝切断面；Ⓒ：胆管空肠吻合口背侧；Ⓓ：Penrose 引流，胰管空肠吻合口附近

循环可以正常进行，其具有以下意义：①促进了胆汁的产生；②有利于肝功能的恢复；③促进了脂溶性维生素、脂质的吸收；④促进了肝切除后肝细胞再生。输入合生素（synbiotics）有纠正肠道菌群紊乱的作用。

◎所有病例都留置空肠导管，从术后第 2 天开始通过肠内营养的方式给予能量。

◎尽早拔去中心静脉导管。

◎胆汁、合生素等也可通过空肠导管输入。

表1 术后肠内营养的实际应用

	1POD	2POD	3POD	4POD	5POD	6POD	7POD
肠内营养	微温水 200ml 20ml/h	肠内营养液 200ml 20ml/h	肠内营养液 200ml 20ml/h	肠内营养液 200ml 40ml/h	肠内营养液 200ml 40ml/h	肠内营养液 400ml 50ml/h	恰当增减
胆汁回输	将外漏的胆汁全部回输	胆管引流管拔去之前					
synbiotics	BL 制剂 3 包 寡糖 12ml	一直服用 BL 制剂					

2. 确保经肠营养通路

为了能在术后给予肠内营养，手术中将 8F 的 PTCD 导管（短期使用胆管导管）留置在肠管内（**图1**）。进行合并胆管切除的肝切除手术时，空肠营养导管从向上提的空肠残端同胆管导管一起插入，头端位于空肠空肠吻合的远端。空肠导管偶尔有被肠内营养剂堵塞的情况，这时可在透视下更换导管。

3. 肠内营养导管的实际应用

肠内营养本身不是什么特别的技术。**表1** 所示为大概的方法。第 1 天给予微温的水，第 2 天注入肠内营养剂的原液。逐渐增量，第 6 天以后如果开始进食，根据进食量逐渐减少营养液的量，假如因为胃排空功能未恢复而要继续禁食，那么就继续增加肠内营养剂的量。大的原则是不通过从中心静脉给予营养，而经肠道给予，肠内营养没什么问题的话，即使仍未开始进食，也可拔去中心静脉导管，通过肠内营养和静脉点滴进行术后的入量管理。

对于同时进行肝内胆管空肠吻合的胆道癌肝切除手术，术后我们留置胆管导管，所以术后所有病例就等于都形成了胆汁外漏。引出到体外的胆汁从第 1 天起全部从空肠营养导管回输回肠管内。让患者买来双歧杆菌和乳酸菌制剂（BL 制剂）以及寡糖作为合生素，将这些从术后第 1 天开始给予。具体方法是将 BL 制剂 1 包和单糖 4ml 溶于少量白水，从空肠导管每天输入 3 次。

小结

本文对名古屋大学肿瘤外科施行的肠内营养法的实际情况进行了概述。因为不仅可以通过空肠导管输入经肠营养剂，还可以回输胆汁和胰液等，所以空肠导管的作用很大。

参考文献

1）Kamiya, S et al：The value of bile replacement during external biliary drainage：an analysis of intestinal permeability, integrity, and microflora. Ann Surg 239：510-517, 2004

2）Kanazawa, H et al：Synbiotics reduce postoperative infectious complications：a randomized controlled trial in biliary cancer patients undergoing hepatectomy. Langenbecks Arch Surg 390：104-113, 2005

3）Sugawara, G et al：Perioperative synbiotic treatment to prevent postoperative infectious complications in biliary cancer surgery：a randomized controlled trial. Ann Surg 244：706-714, 2006

4）Parks, RW et al：Bacterial translocation and gut microflora in obstructive jaundice. J Anat 189 (Pt 3)：561-565, 1996

脂质给予和肝脏再生

生田宏次[東海市民病院外科]

■ 给予脂肪乳剂的意义

肝切除术后如何补液、补充哪些成分，残肝才能有良好的肝再生，目前尚无定论。肝切除术后的营养仍以 TPN（total parenteral nutrition）为主，多数是自中心静脉输入葡萄糖和氨基酸。很少有人在肝切除术后积极地给予脂肪乳剂。但是，脂肪乳剂含有高能物质 - 脂肪和不可或缺的必需脂肪酸，所以给予脂肪乳剂应该是有意义的。

■ 不给脂肪乳剂会有哪些变化？

众所周知，人或大鼠在输入高热量的液体后，可引起脂肪肝。脂肪肝就是肝脏中的脂质含量超过了肝重的 5%。在组织切片上，表现为有脂肪变性肝细胞超过了肝小叶中肝细胞总数的 30%。特别是在只输入葡萄糖和氨基酸、热量又过剩的情况下，可增加肝细胞内的以甘油三酯为主的脂质积蓄，长期使用可引起脂肪肝或高脂血症。此时，若补充适量的脂肪，就可防止脂肪肝或高脂血症。

■ 肝切除术后补充脂肪乳剂的结果

在 70% 肝切除的大鼠模型中，术后给予高热量补液[1]。按 280kcal/（kg·d）补给热量，热氮比（non protein calorie/N）为 150：1，使用的脂肪乳剂是市卖的大豆油制剂。大鼠分 4 组。TPN-L0 组：不补脂肪乳剂；TPN-L10 组：同时给予 10% 的脂肪乳剂；TPN-L20 组：同时给予 20% 的脂肪乳剂；TPN-L40 组：同时给予 40% 的脂肪乳剂。肝切除术后给予 TPN 1 周，然后比较各组肝脏脂质含量。结果发现，与补充了脂肪乳剂的各组一比较，TPN-L0 组的肝内甘油三酯含量显著增加。TPN-L0 组大鼠肝脏形成了明显的脂肪肝，这表明给予脂肪乳剂可抑制残肝的脂肪积蓄，使其获得良好的肝再生。因此，在人体肝切除后，给予适量的脂肪乳剂也可抑制脂肪肝的形成。

■ 有关必需脂肪酸缺乏症

必需脂肪酸是指人体不可缺少而自身又不能

合成的多价不饱和脂肪酸，包括：亚油酸（ω-6 型的十八碳二烯酸：linoleic acid），α - 亚麻酸（ω-3 型十八碳三烯酸：α -linolenic acid），及其前体。已知 ω-6 型的脂肪酸缺乏可引起皮肤角化、生长抑制、生殖能力低下、线粒体膜变性、氧化磷酸化偶联脱逸、脂肪肝和易感性增加等。此时，所谓的花生三烯酸（8，11，14- 二十碳三烯酸：eicosatrienoic acid）就会异常升高，与花生四烯酸（5，8，11，14- 二十碳四烯酸：arachidonic acid）的比值（T/T 比）就增大。一般以 T/T 比大于 0.4 作为诊断必需脂肪酸缺乏的指标。已知在成人，只要总能量的 10% 来自补充的脂肪时，就不会导致必需脂肪酸缺乏。最近，ω-3 型的脂肪酸，即来自深海鱼油的所谓的 EPA（二十碳五烯酸：eicosapentaenoic acid）和 DHA（二十二碳六烯酸：docosahexaenoic acid）引起了人们的注意，具有提高人体免疫功能、抗过敏和抑制血小板聚集的作用，这些药物的应用也是今后的课题之一。

■ 肝切除与脂质补充

对肝切除术后早期即可经口摄食的患者，没有必要补充脂肪乳剂。但对长期禁食的患者，为补充能量或必需脂肪酸，就必须给予脂肪乳剂了。

此时，T/T 比是给予脂肪乳剂的标准之一。慢慢增加脂肪乳剂的剂量，以达到提供的热量占总热量的 10%~20% 为目标。但是，应该指出的是，对伴有严重肝功能损害的患者，禁忌脂肪乳剂。

也有报道给予含有脂肪乳剂的肠道营养可改善肝功能和促进肝再生，若肠道能利用脂肪，积极地使用是有临床价值的。

参考文献

1）Ikuta, K et al：Effect of lipid emulsions for total parenteral nutrition on regeneration of the liver after partial hepatectomy in rats. Nutrition 11：365-370, 1995

门静脉血流和营养管理的关键

龟冈伸树［東海市民病院外科］

■ 引言

来自消化道、胰腺和脾脏的血液汇流形成门静脉血流入肝。由于在门静脉系统的两端都没有末梢抵抗调节机制存在，门静脉是不能主动调节其自身的血流量的，主要是受肠道血流影响而被动地变化。肠道血流，除了受心排量等全身血液循环状态和肠道血流分配比的影响外，进食也是引起肠道血流大变动的因素之一。

■ 进食与肠道血流

在清醒状态下，应用电磁血流计，Takagi 等[1]测定了进食后的腹腔干和肠系膜上动脉的血流量变化，Kato 等[2]测定了进食后的胃左动脉的血流量变化。结果发现，进食牛奶后，腹腔干和胃左动脉的血流立即增加至峰值，在 10 分钟以内下降至正常。而肠系膜上动脉的血流则慢慢增加，并持续 3~6 小时。腹腔干血流增加，可以由阻断迷走神经而受到抑制，故认为这种变化是由迷走神经介导的神经刺激所致。相反，肠系膜上动脉血流增加不被迷走神经阻断而抑制，是伴随消化和吸收的血流增加。

■ 进食与门静脉血流

近年来，肝脏血流研究引起了人们的注意，有关应用超声 Doppler 测定门静脉血流量的报道也越来越多。虽然进食后门静脉血流量有所增加，但与正常人或慢性肝炎患者相比，肝硬化患者的增加幅度要小。

摄入食物的成分不同，引起门静脉血流量的变化亦不同，但这方面的报道很少。至于肝切除术后不同成分的食物对门静脉血流有何影响就更一无所知了。我们应用犬肝切除模型，在手术前后同时测定进食后的门静脉和肝动脉血流量，其结果如下[3]。

配制各种不同成分的试验食物，容量为300ml，总热量为 150cal，自胃造瘘管注入后，连续测定门静脉血流量。结果发现，在肝切除前，与糖相比，注入等热量的脂肪或氨基酸后门静脉血流量显著增加。在肝切除后，注入糖所引起的门静脉血流量增加比术前所引起的变化大（**图 1**）。

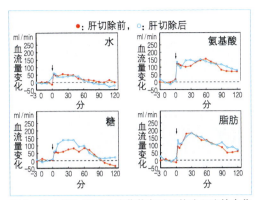

图 1 胃内注入不同成分营养素后门静脉血流的变化
（引自参考文献 3）

此中的差异可能与食物刺激胃酸分泌的程度、肠道激素和有血管扩张作用的自泌物（autacoid）有关[4]，但不明确的地方还很多。自泌物（autacoid）又称为内分泌素或局部激素。

另外，进食对肝动脉血流没有影响。不同成分食物之间，肝动脉血流也没有差异。从每个个体的数据来看，门静脉血流增加可伴肝动脉血流增加、减少或无变化，没有一定的规律，这也说明个体差异大。

■ 小结

总之，为了促进肝切除术后残肝再生或预防术后肝功能不全，维持门静脉血流是十分重要的。肝切除术后处理必须考虑到各种因素，如患者全身状态和有无肝硬化等，但从门静脉血流量与肝再生的关系上来看，强调术后肠内营养（经口或肠道）也是十分必要的。

参考文献

1）Takagi, T et al：Postprandial celiac and superior mesenteric blood flows in conscious dogs. Am J Physiol 255：G522-528, 1988
2）Kato, M et al：Postprandial gastric blood flow in conscious dogs. Am J Physiol 257：G111-117, 1989
3）Kameoka, N et al：Postprandial responses of liver blood flow prior to and following hepatectomy in conscious dogs. J Surg Res 61：437-443, 1996
4）Siregar, H et al：Relative contribution of fat, protein, carbohydrate, and ethanol to intestinal hyperemia. Am J Physiol 242：G27-31, 1982

4. 多普勒超声检查的意义

久米明伦

[名古屋大学大学院医学系研究科肿瘤外科]

引言

超声检查（US）对发现腹部外科手术后并发症的作用是不言而喻的[1]。和肝细胞癌、良性肝肿瘤肝切除术后相比，胆道癌的肝胆管切除术后发生血管系统并发症的可能性很大，因为为了将肝外胆管和胆管周围结缔组织完整（en-block）切除，必须完全分离、显露出肝门部的门静脉和肝动脉，而且有时剥离有困难还要进行门静脉、动脉的合并切除。多普勒超声是一种无创性检查，可以在床旁进行，可以很容易获得血流情况的信息，所以是肝胆管切除后检查肝血流动态情况的重要的检查方法。下面就阐述肝脏、胆管切除术刚刚关腹后进行多普勒超声（DUS）检查的作用（在手术台上进行）。

1. 多普勒超声检查指标是什么？

用 DUS 进行定量分析的一般方法如下，首先在图像上设定目标区域，区域内血流速度经沿着时间轴的快速傅里叶变换（FFT）而表示出来。使用位于装置内部的计算机可在上述时间 -FFT 变换图像上进行多种变量的测量。

观察门静脉时，可测定目标区域内的最大流速，但因门静脉流速因受心率、呼吸的影响（图像呈波形），故而把平均流速作为指标。

在检查动脉时，以下是几个非常好的常用指标：①位于心率变化波形周期中的收缩期最高流速，它代表目标区域内的最大流速；②舒张期最低流速；③每一次心跳的平均流速；④收缩期加速时间；⑤阻力指数（resistive index，RI）。

尤其 RI 是一个很好的指标，很多单位都将其正常范围定在 0.5~0.8，但必须注意的是，高 RI 值提示异常与低 RI 值提示异常的正常值范围常常不同（表 1）。将以上总结一下，作为肝实质损害的指标，RI>0.8 提示病情严重。在肝移植术后早期（2 周以内），RI<0.5 提示有可能出现了门静脉闭塞、肝动脉闭塞或肝静脉吻合口闭塞，而 RI>0.8 并不提示有异常[2]。

2. 在哪些部位进行测量

刚刚进行过开腹手术后，用 US 常常扫描不到肝外的肝动脉和门静脉。

当剩余左半肝时，容易扫描到门静脉的矢状部和矢状部左侧的 A_3，扫描不到这些部位时，那么就扫描门静脉 P_3、P_4 和矢状部右侧的 A_4，扫描到以后进行测量。

当剩余右半肝时，在右前叶可扫描到门静脉的右支和右前支，该区域的肝动脉走行在相应门静脉支的右前方。在右后叶可扫描到门静脉的 P_6、P_7，以及与其相伴行的肝动脉 A_6、A_7，扫描到以后进行测量。因为这时 A_6 和 P_6、A_7 和 P_7 的位置没有规律，所以要一边来回旋转探头，一边观察 P_6、P_7 的全长，进而找到 A_6 和 A_7。

3. 名古屋大学第一外科的方法

（1）目的

肝胆管切除术刚刚关腹之后，通过进行 DUS 检查，判断能否结束手术，并预测术后会不会出现肝功能不全。

◎关腹后马上在手术台上进行 DUS 检查，除外门静脉血栓。

◎刚刚关腹后的 DUS 检查示，术后并发肝功能不全的病例的大部分门静脉流速较慢。

◎肝实质损害型和大血管闭塞型的肝动脉 RI 正常值范围不同。

表 1   对肝动脉 RI 异常值的见解

作者	发表时间	所患疾病	检查时间	异常RI值	转归	文献	卷	页
Alpern MB	1987	慢性肝脏疾病		>0.78	门静脉高压	Radiology	162	53-56
Kin Y[3]	1994	肝切除后	术后48h	>0.75	肝功能不全	World J Surg	18	143-149
Tanaka K	2004	急性肝炎		>0.74	重症肝炎	Digest Dis Sci	49	833-842
Broide E	1997	小儿胆道闭锁		≥1.0	预后不良	Licer Transplant Surg	3	604-610
Sugai M	2007	小儿胆道闭锁		>0.9	考虑肝移植	J Med Ultrasonics	34	11-16
Dodd GD Ⅲ	1994	肝移植后		0.5>	肝动脉血栓形成、狭窄	Radiology	192	657-661
Vit	2003	肝移植后	术后~48h	0.5>	肝动脉血栓形成、狭窄	J Clin Utrasound	31	339-345
Kaneko J	2004	肝移植后	术后~14h	0.6>	2 日内肝动脉血栓形成	Abdom imaging	29	603-605
Uzochukwu LN	2005	肝移植后	术后24~48h	0.6>	门静脉、肝动脉、肝静脉闭塞	AJR	185	1 558-1 570

（2）对象

2006 年 1 月至 2007 年 8 月期间，有 98 例胆管癌在诊断后进行了肝胆管切除，其中有 2 例无法进行肝动脉重建，故进行了门静脉动脉化而排除在外，共计 96 例。

（3）方法

关腹后马上在手术台上进行 DUS 检查。用彩色多普勒法评价肝内的门静脉、肝动脉以及肝静脉有无血流，进一步再用脉冲多普勒法对肝内门静脉和肝动脉的代表部位进行定量测量。使用平均流速作为门静脉的指标，用最高流速和 RI 作为评价肝动脉的指标，将所有病例按照术前是否做过 PTPE、肝切除术式及是否进行合并切除进行分组，再将患者按术后是否有肝功能不全（血清胆红素值 >10mg/dl）分组，比较 DUS 结果是否存在差异。

（4）结果

1 例患者手术刚刚关腹后，DUS 检查发现了门静脉血流消失，故进行第 2 次开腹。这个病例在第 2 次开腹时清除了位于门静脉内的血栓，然后再次关闭腹腔，关腹之后又进行了 DUS 检查，然后才结束手术。根据多普勒定量测量的结果，在右半肝切除组、未合并切除肝动脉组中，肝功能不全组和非肝功能不全组的门静脉流速存在明显差异（$P<0.05$）；而在未合并门静脉切除组，肝功能不全组和非肝功能不全组的 RI 值存在明显差异（$P<0.05$）（表 2）。

（5）分析

此次研究中，对 96 例肝胆管切除术病例在关腹后马上进行了 DUS 检查，其中发现 1 例门静脉内血栓，然后立即行二次手术，成功摘除了门静脉内的血栓，因此 DUS 检查对判断手术是否可以结束是有价值的。

在研究 DUS 检查对术后并发肝功能不全的预测能力时发现，所有病例中，合并肝功能不全组的动脉流速比非合并肝功能不全组的慢，且合并肝功能不全组的 RI 值偏低，但其差异没有统计学意义。在所有 96 例中，合并肝功能不全的只有 5 例，其中有 1 例门静脉流速特别快、RI 值特别高（进行了肝脏左三叶切除 + 肝动脉、门静脉重建），还有 1 例 RI 值特别低（进行了右半肝切除 + 胰头十二指肠切除），这 2 例使整体的趋势也被抵消掉了。在分析各个组的结果时，比较不包括那例 RI 值特别高的组和包含了 RI 值特别低的那组可以发现，因为不存在抵消效应，得到了有统计学意义的结果。

表2 肝胆管切除病例的分组。各组又分为术后合并肝功能不全（TB>10mg/d）组和非合并功能不全组，比较各种变量的平均值（t检验）

		病例数		门静脉流速[a]			肝动脉流速[b]			肝动脉 RI		
		肝功能不全		肝功能不全		p	肝功能不全		P	肝功能不全		p
		（+）	（-）	（+）	（-）		（+）	（-）		（+）	（-）	
所有病例		96	5	91	31.5	46.0	0.26	61.6	85.2	0.22	0.58	0.60	0.60
术前 PTPE	（+）	72	5	67	31.5	47.4	0.25	61.6	82.4	0.30	0.58	0.61	0.35
	（-）	24	0	24	/	41.6	/	/	93.1	/	/	0.56	/
肝切除术式													
从右侧切除[c]		55	4	51	9.28	46.1	0.021	44.1	87.1	0.073	0.55	0.61	0.16
从左侧切除[d]		37	1	36	120.3	46.6	/	131.5	81.4	/	0.68	0.59	/
其他		4	0	4	/	37.7	/	/	95.3	/	/	0.54	/
合并切除													
肝动脉切除重建	（+）	12	1	11	120.3	45.1	/	131.5	73.0	/	0.68	0.57	/
	（-）	84	4	80	9.28	46.0	0.0094	44.0	86.9	0.054	0.55	0.60	0.25
门静脉切除重建	（+）	30	3	27	45.3	44.3	0.95	62.0	77.7	0.41	0.65	0.58	0.32
	（-）	66	2	64	10.8	46.6	0.094	60.9	88.4	0.41	0.48	0.60	0.016
胰头十二指肠切除	（+）	16	2	14	11.2	39.5	0.061	52.3	89.7	0.37	0.54	0.59	0.46
	（-）	80	3	77	45.0	47.1	0.91	67.7	84.4	0.48	0.60	0.60	0.95

[a] 平均门静脉流速（cm/s）; [b] 肝动脉收缩期最大流速（cm/s）; [c] 右半肝及右三叶切除; [d] 左半肝及左三叶切除。

本科在 1994 年的研究显示，合并迁延性肝功能不全的病例术后第 2 天 RI 值上升，出现了和慢性肝病、小儿胆道闭锁症末期一样高的 RI 值[3]，考虑这是肝实质损害型肝功能不全，主要与肝脏切除的比例过大、创伤过大有关。

以前，不进行术前处置就进行肝脏大范围切除，这种情况下，因为手术使肝脏血管面积突然减少，所以肝实质末梢的血管阻力会突然增加，结果使手术中肝脏血流发生急剧的变化。近年来，随着经皮经肝门静脉栓塞（PTPE）等术前处置的进步，手术中肝脏血流变化没有那么大起大落了，这使肝脏切除过多、创伤过大导致的肝功能不全出现得少了。

因为对胆道癌进行肝胆管切除时要完全显露肝门部非常粗的门静脉和肝动脉（大血管），所以术中难免压迫、牵拉门静脉，这会使血管内膜发生损害，同时肝切除后门静脉处于屈曲、压迫状态，这是术后门静脉容易形成血栓的原因。近年来，随着肝动脉、门静脉和肝静脉等血管合并切除重建等血管外科技术的进步，手术的适应证逐渐扩大，容易出现与肝移植术后早期相类似的血管吻合口并发症。

此次研究发现，术后发生肝功能不全的 5 例中，有 4 例 RI 值偏低，虽其中只有 1 例的RI 值小于 0.5（RI<0.5 是肝移植后大血管闭塞型并发症的指标），但这仍提示肝功能不全原因可能与肝门部大血管的狭窄有关。术后发生肝功能不全的 5 例中，还有 1 例 RI 值较高，此例发生肝功能不全就很难说是与肝门部大血管狭窄有关了，有必要研究一下有无其他原因导致肝功能不全的发生。

小结

肝胆管切除术刚刚关腹之后，在手术台上进行 DUS 检查对判断手术是否可以结束是有作用的。另外对 DUS 测出的 RI 值进行研究发现，随着术前管理、手术技术的进步，手术适应证得以扩大，而引发术后并发症的原因也发生了变化。

参考文献

1）久米明倫ほか：腹部外科手術の早期合併症の診断と治療における超音波検査の意義. 腹部救急診療の進歩 12：535-538，1992

2）Garcia-Criado, A et al：Significance of and contributing factors for a high resistive index on Doppler sonography of the hepatic artery immediately after surgery. AJR 181：831-838, 2003

3）Kin, Y et al：Doppler analysis of hepatic blood flow predicts liver dysfunction after major hepatectomy. World J Surg 18：143-149, 1994

胆汁中 HGF 与肝脏再生

竹内英司 [名古屋第一赤十字病院外科]

■ HGF 能分泌到人胆汁中吗？

业已证明在大鼠中，自静脉给予 I^{121} 标记的 HGF 后，可分泌至胆汁中。那么人胆汁中也果真有 HGF 存在吗？有报道用肝素亲和柱（heparin-sepharose）从人肝切除后的胆汁中纯化了 HGF。在还原条件下，通过电泳 - 免疫印迹法证实其单体由 α 亚单位（65kD）和 β 亚单位（30kD）组成。将其加入原代培养的肝细胞中，即发现这种 HGF 可促进肝细胞对 ^{3}H- 胸腺嘧啶（^{3}H-thymidine）的摄取率，且有剂量依赖性。这就表明从胆汁中纯化的 HGF 是有活性的，与重组人 HGF 一样，有同等的促进细胞增殖的活性。亦即在人肝切除后，有活性的 HGF 分泌到胆汁中了[1]。

■ HGF 为何要分泌到胆汁中？

目前，对胆汁中 HGF 的作用仍不明。但在人重症肝炎的胆管上皮细胞中可见 HGF，因此胆汁中的 HGF 很可能就是由胆管上皮细胞分泌的。另外，业已证实 EGF（epidermal growth factor）代谢存在肝肠循环，若能证明分泌的有活性的 HGF 也存在肝肠循环、通过门静脉血流返回肝脏，那么可认为胆汁中的 HGF 对肝再生有重要作用。这还有待于今后进一步研究。

■ 胆汁中 HGF 的临床意义？

图 1 所示的是人肝切除后胆汁中 HGF 的变化。在术后肝功能良好的患者中，胆汁中 HGF 在术后第 1 天即达峰值，且是术前（0.8ng/ml ± 0.1ng/ml）的 5.1 倍（4.1ng/ml ± 0.4ng/ml），也高出血清值 2.1 倍。另外，分析一下术后第 1 天胆汁中 HGF 值与术后血清总胆红素最大值就发现两者呈显著的负相关关系（$P<0.05$）（图 2）[2]。这表明测定术后第 1 天胆汁中 HGF 可预测以后会不会发生肝功能不全，是一个有用的指标。而且现在已可用 ELISA 试剂盒快速、简便地测定。尤其是对那些术前肝功能就差的患者来说，在术后早期就可预测出肝功能不全的发生，可认为这是一项临床应用价值很高的检查[3]。

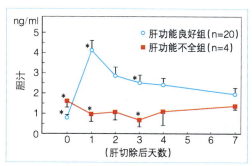

图 1　人肝切除后，胆汁中 HGF 的变化（ng/ml, $\bar{x} \pm s$）
　　*：肝功能良好组与肝功能不全组之间的差异显著，$P<0.05$

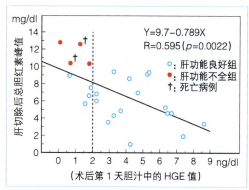

图 2　人肝切除后，血清 T-Bil 最大值与术后第 1 天胆汁中 HGF 之间的关系

参考文献

1）Takeuchi, E et al：Human hepatocyte grow factor in bile：an indicator of posthepatectomy liver function in patients with biliary tract carcinoma. Hepatology 26：1092-1099, 1997

2）Kurumiya, Y et al：Active form of human hapatocyte growth factor is excreted into bile after hepatobiliary resection. Journal of Hepatology 30：22-28, 1999

3）Hayata, A et al：Hepatocyte growth factor concentration in rat bile is affected by hepatic resection volume and external biliary drainage. J Surg Res 85：71-76, 1999

5. 胆汁引流管管理的要点

佐野 力・二村雄次*

[愛知県がんセンター中央病院消化器外科・*愛知県がんセンター]

◆ 引言

胆道癌根治术时，大多必须合并肝切除和肝外胆道切除，特别是肝门部胆管癌时，必须吻合数支肝内胆管。我们科室规定，在胆道重建时，吻合的胆管一律要留置胆道引流管。这样，在肝门部胆管癌术后，一般都有数支胆道引流管引出体外。留置引流管可使胆道减压完全，减少缝合不全或胆管炎的发生。因此，术后必须密切注意胆道引流管的护理和处理。

◆ 胆道引流管的处理原则和基本注意事项

（1）吻合多支肝内胆管

从 1977 年至 1998 年，名古屋大学肿瘤外科共根治性切除肝门部胆管癌 170 例，共作了 497 个胆 - 肠吻合口，平均 2.96 个（1~10 个）。

（2）胆道引流管的处理[1]

手术结束时，所有胆道引流管都引出体外，固定在皮肤上，按顺序摆放好，然后用布制橡皮膏将其固定在胸壁或腹壁上（先离戳孔 1~2cm 贴一块较小的橡皮膏，然后于其上将引流管按顺序摆放好，再盖上一块较大的橡皮膏）（图 1）。留置引流管时，很重要的是，应将整个引流管内注满生理盐水或胆汁，然后再接到引流瓶或引流袋上，以形成负压。对高龄或意识障碍、不易沟通的患者，要将引流管在胸壁或腹壁上多缝合固定几个地方，预防患者自行

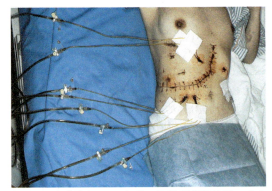

图 1 胆囊癌施行 $S_{4a, 5}$ 切除 + 肝外胆管切除后，吻合了 8 支肝内胆管，8 根胆道引流管固定后的状态

将其拔出。

我们科室常规将胆道引流管接在带有三通活塞的 G 型引流瓶上（拓普公司制）。该引流瓶内带有水封装置，可自动除去正压。但不论是立位还是仰卧位，引流瓶都不能高于胆 - 肠吻合口水平面，否则胆管空肠吻合部不能充分减压（图 2）。另外，带有多根胆道引流管的患者，在行走时必须附带上多个引流瓶，否则引流管就会缠绕在一起，发生拧转。要非常注意整理引流管和引流瓶，同时也要向患者详细说明引流管的重要性和护理方法，指导患者协助处理引流管（图 3）。

要按时检查和记录引出的胆汁量和性状。引流量减少时，要挤捏（milking）引流管，检查引流管的接续部位或引流瓶的三通活塞，看看是否有胆泥堵塞。另外，在胆汁浑浊时，胆泥很容易堵塞引流管，要经三通活塞冲洗引流管。应先用注射器抽吸几次，在吸引仍不能解

◎要时常注意胆道引流管有无拧转或堵塞。

◎外引流的胆汁应通过空肠造瘘管全部回输肠道内。

◎检查有无缝合不全时，要低压、缓慢地注入造影剂行胆道造影。

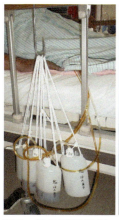

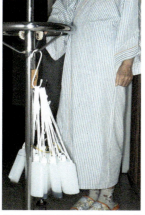

图2 将G型引流瓶在床边整理好，置于胆-肠吻合口平面以下，就形成了负压引流

图3 附带多个引流瓶、患者又要行走时，可将引流瓶挂在输液架上一道移动

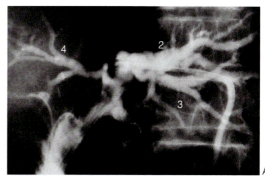

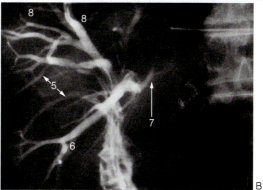

图4 术后胆管造影

A. 显示左半肝肝内胆管

B. 显示右半肝肝内胆管。尾状叶切除病例，共计留置7根胆道引流管。所有肝内胆管-空肠吻合口未见异常，上提空肠袢内无淤滞

决问题时，可注入 0.5~1ml 的生理盐水，检查有无堵塞。

我们科室在施行胆道癌合并肝切除时都留置空肠造瘘管，积极地进行肠内营养。每日将外引流的胆汁计量后，经空肠造瘘管全部回输肠道内。因为胆汁内引流比外引流有利于肝再生，胆汁回输是很合理的[2]。

（3）胆道引流管的拔除

确认没有胆-肠吻合缝合不全的征兆后，术后2周经胆道引流管行胆道造影，判断有无吻合口缝合不全或吻合口狭窄，并观察上提空肠袢的蠕动情况（**图4**）。若一切正常，夹闭引流管1周，术后3周以后拔除。

❖ 小结

总之，在合并胆道重建的手术中，留置胆道引流管不只是为了减轻胆-肠吻合口压力，而且术后还可通过胆道造影来明确吻合

的胆管具体是哪一支肝叶（段）胆管。医师必须细致地管理好胆道引流管，而且还必须向患者详细解释胆道引流管的重要性，争取得到良好的配合。

参考文献

1) 佐野　力ほか：新術前·術後管理マニュアル：胆道癌手術(肝切除を伴うもの). 消化器外科(臨時増刊号) 21：782-786, 1998

2) Suzuki, H et al：Internal biliary drainage, unlike external drainage, does not suppress the regeneration of cholestatic rat liver after partial hepatectomy. Hepatology 20：1318-1322, 1994

6. 腹腔引流管的管理要点

伊神 刚

[名古屋大学大学院医学系研究科肿瘤外科]

◆ 引言

合并胆道重建的肝切除手术出现胆汁漏、胆管空肠吻合口漏和腹腔内脓肿等并发症的可能性很大，所以必须恰当的留置、管理引流管。胰头十二指肠切除术除了可能并发胆管空肠吻合口漏、消化道吻合口漏以外，还可能并发胰管空肠吻合口漏，如果对引流管的管理不恰当而导致病情加重，有可能形成假性动脉瘤，而假性动脉瘤是大出血的原因。本篇阐述了合并胆道重建的肝切除手术和胰头十二指肠切除术引流管管理的问题。

◆ 1. 合并胆道重建的肝切除手术的引流管管理

（1）引流管的种类

以闭式引流为原则，采用 10mm 宽的扁平型闭锁式低压吸引管，以 25~30mmHg 的负压进行持续吸引（**图 1**）。不能有效持续吸引的病例较罕见，当遇上此种病例时，可选用 12mm 的 Penrose 引流管，在皮肤戳孔周围贴胶膜封闭，从而形成不完全闭式引流的状态。

（2）引流管的插入部位

右半肝切除术、肝右三叶切除术等右侧肝切除术时，从右侧腹部偏下方插入引流管至胆管空肠吻合口，从右侧腹部偏上方插入引流管至右侧膈下，从右前腹壁插入至肝脏断面（**图 2**）。最近认为右侧膈下的引流管可

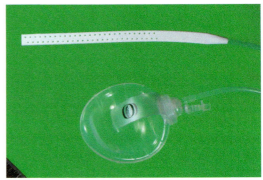

图 1 10mm 宽的扁平型闭锁式低压吸引管，以 25~30mmHg 的负压进行持续吸引

以省略。

另外，左半肝切除、肝左三叶切除术等左侧肝切除手术时，从右前腹壁插入引流管至肝脏断面，从腹壁右侧插入引流管至胆管空肠吻合口，从正中切口左侧插入引流管至下腔静脉前面（**图 3**）。最近认为，下腔静脉前面的引流管可以省略。

（3）应何时拔去引流管

术后 5~7 天进行 CT 检查，如果没有异常的液体潴留且引流管排出液体呈浆液性，那么可以拔除引流管。引流量特别多的话，应停止持续吸引，将引流管向外拔出一些，仔细观察变化以判断恰当的拔除时间。观察过程中，如果怀疑存在胆汁漏或胆管空肠吻合口漏，可测定相应部位引流液的胆红素值，如果此值和血清中胆红素值相当的话，那么可以拔去引流管。

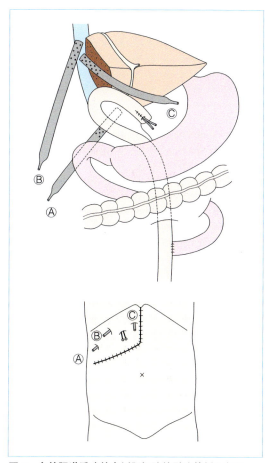

图 2　合并胆道重建的右侧肝切除的引流管插入部位

Ⓐ：从右侧腹壁偏下方插入引流管至胆管空肠吻合口

Ⓑ：从右侧腹部偏上方插入引流管至右侧膈下

Ⓒ：从右前腹壁插入至肝脏断面

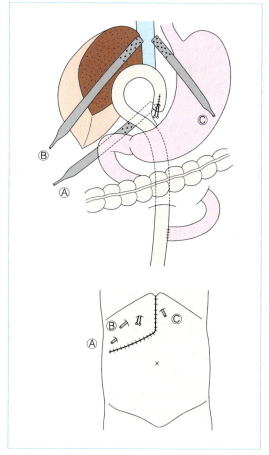

图 3　合并胆道重建的左侧肝切除的引流管插入部位

Ⓐ：从右侧腹壁插入引流管至胆管空肠吻合口

Ⓑ：从右前腹壁插入引流管至肝脏断面

Ⓒ：从正中切口左侧插入引流管至下腔静脉前面

◆◆ 2. 对胰头十二指肠切除术引流管的管理

（1）引流管的种类和插入部位

　　和合并胆道重建的肝切除手术一样，也要以闭式引流为原则，将 10mm 的扁平型引流管从右腹壁插入到胆管空肠吻合口，将 12mm 的 Penrose 引流管从正中切口左侧插入到胰肠吻合口，在引流管刺入部位贴上胶膜，从而形成不完全闭式引流的状态（**图 4**）。

（2）应何时拔除引流管

　　术后 5~7 天进行 CT 检查，如果没有异常的液体潴留且引流液呈浆液性，那么可以拔除引流管。但是对于胰肠吻合口的引流管，应在术后第 7 天测定引流液的淀粉酶值，如果此值超过血清淀粉酶值的 3 倍，即便排出液体呈浆液性，也不能拔除引流管，而应更换引流管。

3. 更换引流管

如果确认存在吻合口漏、胆汁漏、胰液漏，或确认排出液体为逆行性感染等感染性液体，那么应该更换引流管。更换引流管的时间建议选择术后第7天以后。

对于脓肿腔只存在于引流管周围的病例，更换引流管的方法比较容易。首先通过引流管进行造影，确定脓腔的大小。然后向引流管内插入0.035英寸的导丝，将旧的引流管拔除，这时，腹腔内只剩下导丝。接着，将要更换的新的引流管套入导丝，小心地插入。更换的新引流管可以根据排出液体的性状和脓腔的大小选择合适的12~16F的Phycon引流管。

对于脓腔存在于引流管头端深部病例，即所谓的引流不正常的病例，更换引流管的方法要更复杂一些，操作时要求更谨慎小心一些。进行引流管造影时多变换几次体位和X线球管的位置，详细了解引流管头端深部脓腔的大小，了解从什么位置扩开脓腔是很重要的。接下来，保持能从引流管头端扩开脓肿的体位和相应的X线球管的位置，插入0.035英寸的导丝。导丝能插入脓腔后，拔除旧的引流管，插入要换的新的引流管（**图5**）。这时，如果不能插入Phycon引流管或有可能引起重要血管损伤时，使用6~8F的PTCD导管小心插入。但是，因为6~8F的PTCD导管很细，有时引流不正常的情况会继续存在，这时应进行CT检查，了解引流管周围的重要血管的位置和走行情况，更换10~12F的Phycon引流管。

4. 乳糜性腹水的管理

合并进行了大范围淋巴结廓清的肝切除手术和胰头十二指肠切除术后，有时引流液体会呈乳糜性。这时可给予禁食、停止经肠营养

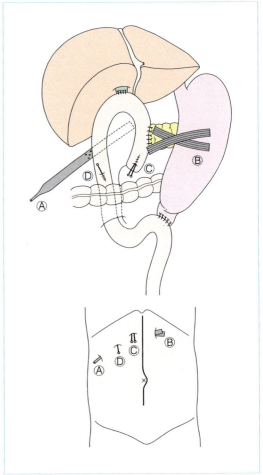

图4 胰头十二指肠切除术的引流管插入部位
Ⓐ：从右侧腹壁插入到胆管空肠吻合口
Ⓑ：从正中切口左侧插入到胰管空肠吻合口
Ⓒ：胆管和胰管引流导管
Ⓓ：经肠营养导管

和减少经肠营养液中脂肪成分等对症处理，一般经过4~5日便可缓解。出现难治性乳糜性腹水的情况是比较罕见的，如果出现这种情况时，那么要根据腹水培养的结果进行不同的处理，腹水培养结果阴性的话，只需在拔去引流管之后将腹壁缝合，再给予利尿剂便可治愈了。但假如腹水培养结果阳性的话，那么就不应该缝合引流管口，而应停止持续吸引，将引流管向

◎引流以闭式引流为原则。

◎当在胰肠吻合口引流液的淀粉酶值显著升高时，不要拔除引流管，而最好换引流管。

◎更换引流管时一定要小心，操作要轻柔。

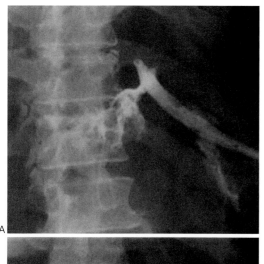
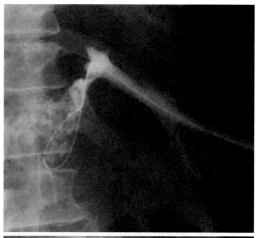
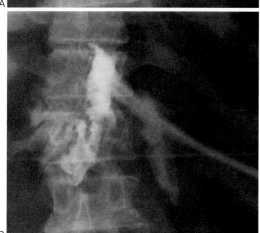
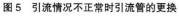
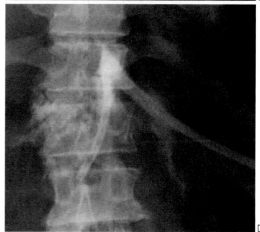

图 5　引流情况不正常时引流管的更换

A. 通过引流管造影确认在引流管头端后下方增大的脓腔

B. 插入 0.035 英寸的导丝

C. 插入 12F 的 Phycon 引流管

D. 脓腔引流转好

外拔出一些，但即使这么处理了，乳糜性腹水也常常不能得到改善，有报道称对这样的病例奥曲肽有效[1]，本科室也有奥曲肽取得明显效果的经验。

参考文献

1）Huang, Q et al：Chylous ascites：Treated with total parental nutrition and somatostatin. World J Gastroenterol 10：2588-2591, 2004

7. 胃排空障碍的管理

横山幸浩

[名古屋大学大学院医学系研究科腫瘍外科]

引言

文献中所谓的胃排空障碍（delayed gastric emptying，DGE）的定义各种各样，还未有一致的见解。**表 1** 中介绍了 Johns Hopkins 大学一直采用的定义[1]。胆道癌手术后的 DGE 问题多见于针对中下部胆管癌施行的胰头十二指肠切除术（PD）的时候。DGE 有时可持续 1 个月，这使术后恢复时间和住院天数明显延长。但是，大多数情况下会自行缓解，所以也就没必要进行有创性的处理。

1. 发生 DGE 的原因是什么？

对 DGE 的发生原因进行研究的报告很多，到目前为止列举出的原因有：消化管相关激素减少、腹腔内脓肿、术后胰腺炎、术前胆管炎、迷走神经幽门上支的损伤以及结肠后路消化道重建等。十二指肠、上位小肠的所谓肠嗜铬细胞（enterochromaffin）产生胃动素（motilin）减少导致胃蠕动不足，从而成为 DGE 的原因。一旦存在腹腔内脓肿、胰腺炎等炎症，会引起支配胃蠕动神经麻痹，使胃排空功能降低。有报道，采用保留幽门括约肌手术（PPPD）初期，和仅采用以往手术方式时期比较，DGE 的发生率升高，但是最近很多论文指出，不管保留幽门括约肌与否，DGE 的发生率都无差异，这个问题有进一步研究的必要。

2. 虽说都称作 DGE……

考虑到出现 DGE 时，要注意的是区分损

表 1 胃排空延迟（DGE：delayed gastric emptying）的定义

> 1）术后胃管留置 10 天以上时，满足以下一项：
>   a）拔去胃管后的呕吐
>   b）术后使用胃肠动力药
>   c）重新插入胃管
>   d）经口进食时间延迟
> 2）术后胃管留置 10 天以内时，满足以上 4 项当中的 2 项

害的是固体排空（solid emptying）功能还是液体排空（liquid emptying）功能。本教研室对 PPPD 手术病例进行了研究，结果显示 PPPD 术后固体排空的功能受损，但液体排空功能正常保留（**图 1**）[2]。笼统地讲都叫做 DGE，但其实存在主观 DGE 和客观 DGE 两类，患者感觉到胃部胀满饱腹感的是主观 DGE（subjective DGE），假如胃运动功能检查或药物试验（乙酰氨基酚法或复方磺胺甲噁唑法等）等发现胃排空功能延迟，被称为客观 DGE（objective DGE）。即使在客观 DGE 中，有时客观检查证明确实存在 DGE，但患者却无主观症状，也就是所谓的隐性 DGE（silent DGE）。推测此种隐性 DGE 和胃幽门部的机械刺激感受器损害或消失有关。另外，还有种与隐性 DGE 正好相反的情况，客观辅助检查未发现明显的胃排空延迟，但患者却有嗳气症状，还总是呕吐，这样的病例也经常会遇到。类似的患者主观症状和客观辅助检查结果不一致的原因还有待进一步研究。

◎ PD 手术时，保留幽门环与发生 DGE 的关系有待进一步研究。

◎ DGE 时有必要区分是固体排空障碍还是液体排空障碍。

◎ PD 后将胃或十二指肠与空肠在结肠前进行吻合似乎更好一些。

图1 保留幽门环的胰头十二指肠切除术（PPPD）前后复方磺胺甲噁唑实验（A）和乙酰氨基酚实验（B）的结果

纵轴是服用复方磺胺甲噁唑后2小时或服用乙酰氨基酚1小时后的血药浓度。$P < 0.05$（配对，Wilcoxon 检验）

（Kobayashi，I et al：British Journal of Surgery 85：927-930，1998）

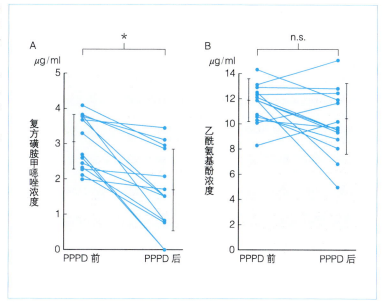

3. 如何预防术后 DGE 的发生

本科室对于 PD 后的重建主要采用 Child 变法，经结肠后将空肠上提，但在结肠前与胃或十二指肠吻合。据报告与在结肠后吻合的方法相比，这种方法有利于胃的排空[3]。但也有报告认为十二指肠或胃在结肠后同空肠吻合的话，吻合口就会位于结肠系膜的下方，这样的话，重力可以使食物更容易下降[4]。另外，本来认为 PPPD 手术保留了迷走神经，尤其是保留了迷走神经的幽门上支，这应该能够维持胃部的运动功能，对 DGE 具有预防作用，但是有很多报告说实际上即使保留了幽门上分支，胃的外分泌作用、内分泌作用以及胃排空功能也没什么改变[5]。

4. 发生 DGE 后该如何对症处理

如果发生了 DGE 的话，该如何对症处理比较合适呢？红霉素是大环内酯类的抗生素，人们很久以来就知道它有胃动素样的作用，可以促进消化道蠕动，它对于 DGE 也是有效的[6]。具体用法是通过静脉注射的方式每隔6小时给予红霉素 200mg。患者只要可以饮水，那么就可以给予盖适莫亭（枸橼酸莫沙必利二水合物散剂）、甲氧氯普胺（胃复安）等促进消化道蠕动的药物，这也是有效的。本教研室在 PD 手术后，均向上提的空肠袢内插入经肠营养导管（8F 的 PTCD 导管），假如术后出现 DGE 的话，那么就可以从该导管给予经肠营养液了。长期禁食引起的营养不良或用中心静脉营养法补充营养可导致肠道免疫功能降低或导管感染，增加术后并发症的发生率。从这层意义上讲，常规插入小肠营养导管是非常有价值的。

5. 左半肝切除后的胃排空障碍

和 PD 术后的 DGE 不同，进行左半肝切除术以后常常会出现胃排空障碍。考虑这是因为胃或大网膜与面向左侧的肝脏断面粘连导致胃发生变形（**图2**）。有随机对照研究报告，将大网膜固定于腹膜上能够预防胃与肝脏断面的粘连[7]。另外，有人认为在肝脏断面上贴预防粘连的膜也是一种预防的方法，但似乎还缺乏足够的证据，今后有待进一步进行研究。

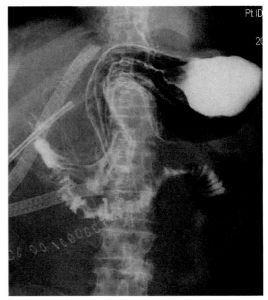

图2　左半肝切除后胃的X线造影检查
胃体至幽门与切除部位粘连，沿横轴扭转变形

参考文献

1）Yeo, CJ et al：A prospective randomized trial of pancreaticogastrostomy versus pancreaticoje- junostomy after pancreaticoduodenectomy. Ann Surg 222：580-592, 1995

2）Kobayashi, I et al：Different gastric emptying of solid and liquid meals after pylorus-preserving pancreatoduodenectomy. Br J Surg 85：927-930, 1998

3）Tani, M et al：Improvement of delayed gastric emptying in pylorus-preserving pancreaticoduo- denectomy：results of a prospective, randomized, controlled trial. Ann Surg 243：316-320, 2006

4）井上大成ほか：肝・胆・膵・脾の手術. 膵頭十二指腸切除術，クリニカルパスに基づいた術後管理のすべて. 消化器外科 29：799-811, 2006

5）Sumida, K et al：Influence of vagal pyloric branches on gastric acid secretion and gastro- intestinal motility in patients following a pylorus preserving pancreatoduodenectomy. Hepatogas- troenterology 46：336-342, 1999

6）Yeo, CJ et al：Erythromycin accelerates gastric emptying after pancreaticoduodenectomy. A pro- spective, randomized, placebo-controlled trial. Ann Surg 218：229-237, 1993

7）Yoshida, H et al：Fixation of the greater omentum for prevention of delayed gastric emptying after left-sided hepatectomy：a ran- domized controlled trial. Hepatogastroenter- ology 52：1334-1337, 2005

胰液引流管的管理

佐野 力·二村雄次* [愛知県がんセンター中央病院消化器外科·*愛知県がんセンター]

■ 引言

在胆道外科中，需留置胰液引流管的主要是胰头十二指肠切除术（PD）和肝胰十二指肠切除术（HPD）。无论是哪一种手术，胰液引流管都是最重要的一根引流管。术后必须仔细管理，但也不需什么特别的处理，关键是不能变动引流管的位置，密切注意引流液的量和性状。

■ 胰液引流的原则及基本注意事项

1. 胰液引流的要点

与因胰头癌施行 PD 时有所不同，因胆道癌而施行 PD 时残胰是正常的，胰腺实质柔软缝合稍困难，主胰管又不扩张，因而胰 - 肠吻合口缝合不全的发生率较高。另外，如果不是胰管 - 空肠粘膜吻合，多数情况是将胰液完全引流至体外。这时，残胰有正常的外分泌功能，胰液引流量多，有的甚至达 1 000ml/d 以上。胰液引流不良可使胰管内压上升，诱发残胰炎症或胰 - 空肠吻合不全。胰 - 空肠吻合不全或胰漏合并感染时，可形成假性动脉瘤，可引起致命的腹腔内出血。因此，要意识到胰液引流管的管理在术后患者各项处理中占据重要的位置，一旦发现引流不良，应立即予以相应的处理。

2. 胰液引流管的处理

最基本的一点是不使胰管内压上升，不时拧一拧（milking）引流管，尽量预防引流不良。术后 2 周左右，胰液可能变得浑浊，这时特别容易堵塞引流管。一般不经三通活塞接至引流瓶上，因为三通活塞是最常发生堵塞的部位。虽然目前主要都是行胰管 - 空肠粘膜吻合，但在胰液完全外引流时，胰液引流管即使有短时间的堵塞，也可引起残胰炎症或胰 - 空肠吻合不全。这点要特别引起重视。胰液引流不良，拧挤引流管不起作用时，可用 1ml 注

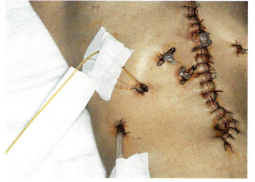

图 1 用宽的布制胶布前后固定住引流管，保持伸直状态，制成像名古屋小吃的"扁面条"，这样可防止引流管拧转而导致堵塞

射器轻轻注入 0.3ml 生理盐水，感觉有无阻力，确认引流管是否通畅。上述操作仍无效果时，可在 X 线透视下自引流管内插入 0.025 英寸的导丝，疏通引流管。原则上，不作术后胰管造影。

我们科室常规使用的是住友公司生产的带结节的胰管引流管。为了防止引流管拧转，在离开腹壁后，用宽的布制橡皮膏前后两层将其夹在当中，保持伸直状态。我们将这种做法称为"扁面条"（扁面条是名古屋的一种有名小吃）（**图 1**）。引流瓶使用的 G 型瓶，其上带有一段可用来拧挤的橡胶管。

在确认没有胰 - 空肠吻合不全或吻合不全已痊愈后即可拔除胰液引流管。通常是在 PD 术后的 3 周以后、HPD 术后的 4 周之后拔除。

■ 小结

PD 或 HPD 术后的胰液引流管护理是术后管理中非常重要的环节。特别是胰液完全外引流时，必须有引流不良的预防和应对措施。

8. 手术切除标本的整理

神谷顺一

[豊田厚生病院外科]

 1. 标本整理的目的及其过程

术前诊断是否正确？术式选择是否妥当？这些可根据切除标本上的所见进行探讨。慢慢积累这些经验可提高诊断和手术的质量。这就是标本整理的目的。

大部分胆道疾病的标本整理是一项很费工夫的工作。肝门部胆管癌合并肝切除后，其标本整理必须包括以下 7 个方面的工作[1]：

1）标本胆管造影；

2）切开胆管，观察病变并详细记录；

3）注意胆管走行和尾状叶位置，甲醛溶液固定标本；

4）制作标本剖片，断面拍照或彩印；

5）解剖肝内胆管或肝门部脉管；

6）观察并记录肿瘤的性状及进展范围；

7）将标本整理结果告知病理医师，于确切的部位取材制作病理切片。

 2. 切除标本的胆管造影

（1）接标本并确定胆管断端

接标本前，要重新复习一下影像学图像，确认关键性表现。接标本时，要向术者询问手术切除方式或胆管切断位置等情况。同时要切取胆管断端送术中冷冻病理检查。

确定肝侧胆管断端时，要以尾状叶为衡量标准。在右半肝、扩大右半肝和右三叶切除（以下称右肝系）标本上，离尾状叶最近的断端

B_{2+3} 或者是 B_2。在左半肝、扩大左肝和左三叶切除（以下称左肝系）标本上，靠近尾状叶的是右后叶胆管断端。

（2）插管并灌注甲醛

于胆管内留置 1 根导管。要注意胆管内不得混入空气，然后注入约 50ml 甲醛。胆管断端或肝断面上的漏液点要缝合止漏。有的标本可直接经术前留置的经皮经肝引流管灌注甲醛。

在右肝系标本上，向肝右动脉插管，注入 500ml 以上的甲醛。开放肝静脉断端。不仅要开放右肝静脉，而且最好也要开放肝右、肝中静脉或肝右下静脉。大多数的右肝系标本由于术前施行了经皮经肝穿刺门静脉分支栓塞术（PTPE），因此无法灌注门静脉。若有可能，门静脉也同时进行灌注。

在左肝系标本上，可不必拘泥于肝动脉内一定要灌注甲醛，这是因为左肝系标本都很薄，固定不需要太长的时间，可能的话灌注门静脉即可。

（3）灌注甲醛的目的

胆管内灌注甲醛是为了防止胆管粘膜脱落。胆管未灌注甲醛，就不能行标本胆管造影或胆管粘膜摄影。因为胆管粘膜有脱落，想诊断癌的表层进展是不可能的。

肝动脉灌注甲醛的意义有以下几点[2]。第一，可使肝脏变硬，不易变形。标本造影时，容易

确定体位，可得到近似术前胆道造影的图像。第二，术后第2天就可制作剖片标本和脉管命名，这样可使术前影像学所见更直观、使手术所见的印象更深刻。既提高了效率又便于记忆。对右肝系标本来说，由于肝脏很厚，若不灌注肝动脉，至少需固定2天，这样就不能顺序完成一系列的工作。第三，灌注肝动脉，胆管和肿瘤都可得到良好的固定。放入甲醛槽中的浸泡固定是不充分的。

（4）胆管造影

标本胆管造影对了解胆管解剖、肿瘤形状的诊断和理解是不可或缺的，其作用相当于解决几何问题中的辅助线。若没有标本胆管造影，那么在术前影像学图像与切开胆管后的粘膜所见、剖片标本上的所见之间就失去了重要的衔接点。

标本胆管造影应在放射科进行。正确的方法是：每次少量注入造影剂，向各个方向倾斜并摄片（**图1**）。对乳头状肿瘤或胆管粘膜呈颗粒状改变的病例，压迫标本是很有效的。造影结束后，开放胆管并灌注甲醛，洗尽造影剂。

3.绘制草图及拍照

（1）切开胆管，绘制草图

在右肝系标本上，自胆总管剪开直至左肝管[3]。有几个胆管断端时，可参考标本胆管造影结果，剪开距肿瘤上方最近的那根胆管。这样可适当判断与其他胆管的关系。右肝管或右侧肝内胆管不必剖开，即使能勉强剪开，要想仔细观察也是很困难的，而且可致肝脏变形，给命名带来许多困难。在剖片标本的各断面上可清楚地观察到肝内胆管，亦可拍照。

在左肝系标本上，自胆总管剪开直至右肝管（或右前叶胆管、右后叶胆管等）（**图2**）。多数左肝系标本的断面上有3个以上的胆管断端。要切开哪支胆管，这取决于标本胆管造影结果。对左肝管的处理每例都不一样（case by

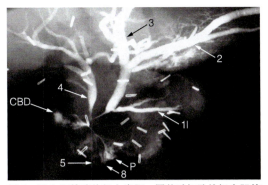

图1 因左肝管癌施行左半肝+尾状叶切除的标本胆管造影图像

从下向上方向摄片。很容易辨别出左尾状叶胆管支（11），左外叶上支（2），左外叶下支（3），左内叶支（4）。靠近尾状叶的胆管断端为右后叶胆管支（P）

CBD：胆总管；5.右前叶下段胆管支；8.右前叶上段胆管支

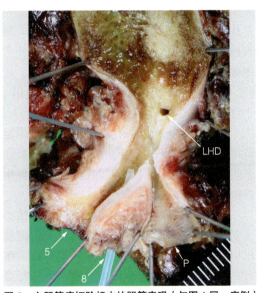

图2 左肝管癌切除标本的胆管表现（与图1同一病例）

自胆总管剪开至右肝管，进一步至右后叶胆管和右前叶下段胆管。右前叶上段胆管内留置着PTBD引流管。可见胆管狭窄的部位与胆管壁肥厚的部位是一致的。胆管断端距壁肥厚的距离很短，因此要切取胆管断端送冷冻病理检查

LHD：左肝管

case）。在肝内肿瘤形成型的病例中，多数左肝管是无法剪开的。若能剪开，最好剪开至矢状部左侧的 B_2 或 B_3。

剪开胆管后，以细的注射针头展开胆管。在胆管断端和肿瘤的顶端刺入细针作标记，这样易于理解。注意针不能挡住重要的表现。正确的方法是：针以一定倾斜度牢靠地刺入。

接着，观察胆管，绘制草图。虽然现在都行拍照、省略绘制草图，但绘制草图还是有意义、有作用的，例如它可保留客观的大体所见、可注意到新的发现并加以描述、可加深理解。草图上可标注各种测量结果。

（2）拍照的方法

放置标本时，胆管或门静脉的长轴要平行于影像学图像的纵轴或横轴。在长轴倾斜的照片上，很难辨别出方向，也就很难理解病变了。原则上，拍照时画面里应有标尺刻度。

拍照时，还有考虑到如何用光。要检查光是从哪个方向照射过来的、何处离光源近、取景器中的画面如何等，然后决定最佳位置。若想如实反映病变的色调，可使用2个灯，成45°角投射。若想强调病变的凹凸，可使用1个灯的侧面光。

拍摄特写时，光线要接近标本。光线不足就得不到清晰的照片。使用热源光线时，要注意防止标本热损伤。摄影时间过长时，要以生理盐水或甲醛湿润标本。

正面拍摄不满意时，亦可倾斜标本横拍或斜拍。乳头状肿瘤时，若将其浸入生理盐水中拍摄，则能更加清晰显示肿瘤形状。在有不确定细微表现的病例中，放大的特写是不可或缺的。

 4. 固定

（1）胆管和门静脉应拉长，尾状叶应提起

胆管定型时要考虑的是胆管在固定后剖片标本上的方向。在合并门静脉切除的标本上，要用针将门静脉断端固定成喇叭口状（**图3**）。因为细管可破坏标本，现已不提倡使用插入细管的方法。

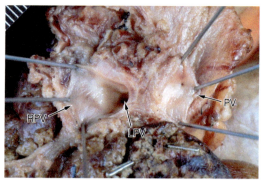

图3　左半肝＋尾状叶切除时合并切除的门静脉内壁
可见以门静脉左支（LPV）开口处为中心的门静脉壁浸润。以注射器针头充分展开门静脉
PV：门静脉主干；RPV：门静脉右支

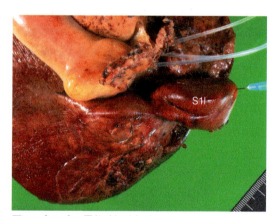

图4　右三叶＋尾状叶切除标本
以长针提起左尾状叶（S_{11}）固定。胆管和肝右动脉内都留置了导管

在右肝系标本上，尾状叶应按原来的形状定型（**图4**）。若没有翘起来固定，尾状叶就朝下腔静脉侧屈曲并固定，之后命名脉管时很麻烦。左肝系标本无需加工。这是因为尾状叶与左外叶是分离的，方便固定。

（2）半固定、固定后的拍照

甲醛浸泡30分钟左右已有定型效果，加上粘液等被冲洗掉，病变的表面性质显示得更加清楚，这些表现也应拍照。固定可使标本的形状或多或少发生一些改变，在制作剖片之前，

◎处理右肝系的标本时，从肝右动脉注入甲醛进行快速固定。

◎对标本进行造影时，每次注入少量造影剂并从各个方向摄片。

◎用押花法记录脉管的命名结果和肿瘤进展范围的诊断结果。

还要拍摄固定后的特写照片。这是与病理组织标本相对应所必要的。

5. 制作剖片，命名及诊断

（1）制作剖片，拍照及复印

彻底取出标本上的血管夹，因为血管夹可妨碍剖开标本。剖开的第一候补方向是沿着平行于胆总管或肝总管长轴的平面。第二候补方向在右肝系标本上选择与下腔静脉垂直的平面、在左肝系标本上选择与门静脉矢状部垂直的平面。对具体病例来说，要根据肿瘤位置或进展式样选择最容易理解的剖开平面。第一剖面应通过病灶中心（**图 5**）。之后，间隔 5mm 两边平行切开。离开主要病灶后，可间隔 7~10mm 制作剖片。

连续拍摄含主要病灶的剖面。将主要胆管置于画面中的纵向或横向，正确用光，使病变清晰明了（**图 6**）。之后，复印各剖面。若先复印，标本上就会沾上墨粉，很难去掉。

（2）命名

原则很简单。首先找出肝静脉和门静脉，划出肝段。然后命名亚段的 Glisson 鞘（即在该段数字后加上 a，b，c）。之后，朝肝门方向追踪亚段各胆管分支走行（**图 7**）。以亚段分支名或已知胆管名的"和"来表示没有固定名称的胆管（如 5bc，P+8c 等）。这就是命名胆管的顺流法。多数病例的命名很复杂。最好标明名称后再复印到复印纸上。然后以押花法绘制胆管汇合形态（**图 8**）。押花法就是将立体的胆管走行以画线方式记录下来[4]。

（3）胆管癌浸润范围的诊断

根据胆管壁肥厚可诊断壁浸润。与肿瘤连

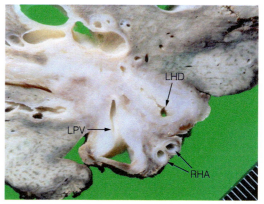

图 5　通过门静脉左支＋左肝管的剖面（与图 3 同一病例）

肿瘤已包裹门静脉左支、左右门静脉分叉部和肝右动脉（RHA）。以注射针头定型的门静脉在固定后呈环状

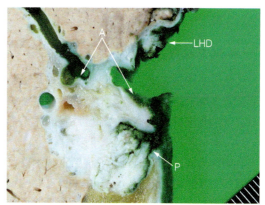

图 6　乳头状胆管癌的剖片标本

肿瘤位于汇合于肝总管的右后叶胆管，右前叶胆管和左肝管内可见颗粒状粘膜或乳头状肿瘤。拍照时，光线从画面的左侧照入，这样可使病变显得更清晰

A：右前叶胆管

续的壁肥厚可诊断为癌浸润。多数情况下，壁肥厚的部位与胆管狭窄的部位是一致的。例外多因胆管引流管引起的壁肥厚，此时应重视有无胆管狭窄。粘膜颗粒状变化可诊断为表层进展，在多数病例中其境界是不清楚的。境界不清也是一个重要表现，必须明确地记录下来。

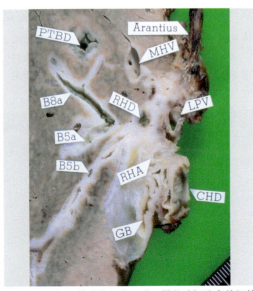

图7　肝门部胆管癌施行右三叶＋尾状叶切除合并门静脉切除

附加脉管名称后拍摄的照片。标签的尖端指向标志脉管

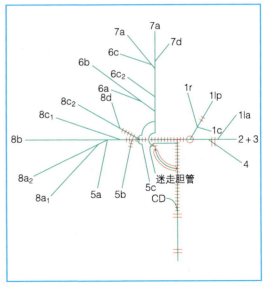

图8　以押花法绘制肝内胆管汇合形态，并记录肿瘤进展范围（与图6同一病例）

‖‖: 表层进展；○: 乳头状肿瘤的位置；‖: 胆管切断位置

最后，根据押花法绘制诊断结果，记录清楚。

◆ 6. 标本运送，信息传递及公布结果

以上工作结束后，标本可送至病理科。将临床上有疑问的地方或经标本整理所得重要信息告知病理医师，在确切的部位取材制作病理切片。取材的部位应复印记录下来。

到此为止，相当于到达了重新审视术前诊断或探讨术式选择的入口。根据手里已有的资料，对照影像学图像、手术所见、肉眼所见和病理组织所见仔细分析研究。这样不断地积累经验，是提高诊断和手术质量的捷径。

参考文献
1）神谷順一ほか：消化器切除標本の取扱い方，医学書院，1993
2）神谷順一ほか：標本造影・標本撮影の原則．臨外 56：1145-1150, 2001
3）神谷順一ほか：手術材料の取り扱い・切開の原則．臨外 56：585-590, 2001
4）Ohkubo, M et al：Surgical anatomy of the bile ducts at the hepatic hilum as applied to living donor liver transplantation. Ann Surg 239：82-86, 2004

XVI 术后并发症处理的要点与盲点

1. 胆漏

佐野 力・二村雄次*

[愛知県がんセンター中央病院消化器外科・*愛知県がんセンター]

引言

在合并肝切除的胆道癌根治术时，几乎都要切除肝外胆管，并重建胆道。这样就不能像单纯肝切除那样，可经胆囊管残端等进行胆漏试验。胆道癌合并肝切除时，只能在肝断面止血后，压上干净的纱垫，然后通过观察纱垫上有无染上胆汁来判断有无胆漏。但胆道癌合并的肝切除基本上都是肝段或肝叶的规则性切除，肝断面上很少有粗大的 Glisson 鞘露出，而且肝断面上发生胆漏的机会也不多。即使发生了胆漏，若吻合的胆管内的胆道引流管通畅且肝断面引流良好，多数胆漏都能自然闭合。但是，也不要忘记，由于病情不同，有些胆漏是很难处理的。

1. 术后胆漏的发生率

在我们科室施行的 282 例合并肝切除的胆道癌手术中，术后发生胆漏共 20 例（7.1%）。其中 261 例有胆 - 肠吻合，术后发生胆漏的有 16 例（6.1%）。剩下的 21 例无胆 - 肠吻合，术后发生胆漏的有 4 例（19%）。两者之间差异明显，这表明保留肝外胆管手术术后发生胆漏的机会大。其原因是保留肝外胆管手术都不作胆道引流，致使术后胆道内压升高。

2. 术后胆漏的诊断和处理

若术后患者无黄疸，但腹腔引流液呈胆汁样，测定其中的胆红素浓度即可诊断。若术后患者伴有高胆红素血症，这时以腹腔引流液胆红素浓度来判断有无胆漏就很困难。但是，若引流液胆红素浓度在血胆红素浓度的 3 倍以上，则可确定腹腔引流液中有胆汁混入。另外，若腹腔引流管是持续负压吸引时，一旦混入了较多的胆汁，引流液就呈泡沫状，这也有助于鉴别。

胆漏一旦明确，应更换为持续负压吸引，尽量防止腹腔内胆汁聚积。若手术时留置的是 Penrose 引流管，直接加上负压吸引很困难。此时，可经 Penrose 引流管内插入 10F 左右的导管，接负压持续吸引。吸出用的导管很容易被堵塞，需经常更换导管。待沿着引流管的窦道形成后，再更换为双套管引流，因为双套管接负压持续吸引很容易。更换引流管时，不能在床边盲目地进行，应在 X 线透视下更换。增强 CT 和引流管直接造影可判断腹腔内胆汁潴留的多少及死腔的大小。引流管直接造影可明确胆漏的具体位置，不仅在仰卧位上摄片，还要在侧卧位上摄片，然后仔细读片。但引流管直接造影要慎重，不能加压注入造影剂。

若引流量逐渐减少，死腔也逐渐变小时，可停负压吸引，之后的处理也与通常的引流管一样。

以前我们使用过微波热凝针切肝，但这样的患者很容易发生难治性胆漏。因为微波热凝

◎尽早查明胆漏发生的部位。

◎根据情况，予以适当的引流。

◎对肝断面上小胆管的胆漏，可废除其引流的肝实质功能，使其闭合。

损伤了 Glisson 鞘，随着肝断面边缘坏死组织液化，持续排出胆汁，经久不愈。现在我们在切肝时已不使用微波热凝了。如果要用，只限于切除肝表面或外周的小肿瘤，而且术中必须行超声波检查，确认在切肝线附近没有粗大的 Glisson 鞘。

3. 典型病例分析

病例 1：罕见型胆漏

患者为 75 岁男性，因胆囊底癌行胆囊切除 + 肝床切除 + 保留肝外胆道的肝十二指肠韧带廓清术。术后从肝床肝断面上留置的引流管中可见胆汁流出，超声检查示肝内胆管扩张，遂行 PTC。后经 PTC 造影发现肝内胆管扩张，肝床肝断面上有造影剂漏出，但无胆管损伤。这可能是由于在肝十二指肠韧带淋巴结廓清时，损伤了肝外胆管的血运，肝外胆管发生缺血性狭窄，导致胆总管屈曲和移位，使整个胆道内压上升，以致胆汁从肝床肝断面上漏出（**图 1**）。行 PTBD 后，胆漏很快就减轻并愈合。PTBD 导管超过狭窄部插至胆总管下段，持续引流 3 个月，再次造影胆总管狭窄减轻，便拔除 PTBD。

病例 2：难治性胆漏

患者为 66 岁男性，诊断为肝门部胆管癌，施行右三肝切除 + 尾状叶全切除 + 肝外胆管切除。分别吻合左外叶上段胆管（B_2）和下段胆管（B_3）重建胆道。于 B_2 内留置引流管经空肠袢引出，B_3 内引流管沿用术前插入的 PTBD 引流管。术后 2 周时行胆道造影未见胆 - 肠缝合不全，但术后 3 周拔除腹腔引流管后，从此窦

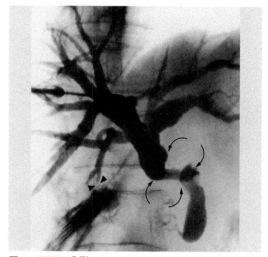

图 1 PTBD 造影
可见胆总管中段狭窄伴屈曲和移位（弯箭头），自位于肝床断面的 B_5 的末梢支漏出造影剂，使 Penrose 引流管显影（三角箭头）

道口流出脓性胆汁，窦道造影示 B_2 胆 - 肠吻合口缝合不全。行保守治疗，B_2 胆 - 肠吻合口缝合不全很快愈合，但腹腔引流管窦道口经久不愈。术后第 68 天再次窦道造影时，B_3 显影，诊断为切肝时切断了 B_3 分支而致胆漏（**图 2**）。因此分支引流的肝区域很小，每天漏出的胆汁也不超过 20ml，因此可自窦道注入无水酒精，试图灭活该支胆管的上皮细胞，闭塞该支小胆管，但无效果。不得已在术后第 187 天，于该支胆管的周围注射无水酒精，废除其引流区域肝实质功能（**图 3**）。之后，胆漏量急剧减少，窦道闭合，患者于术后第 193 天痊愈出院。此病例通过废除胆管引流区域肝实质的功能才完全消除了胆漏。

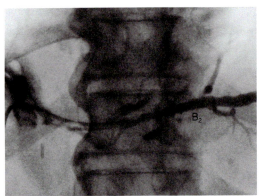

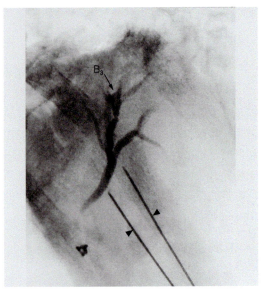

图3 B₃ 显影后，于其周围注射无水乙醇（箭头）

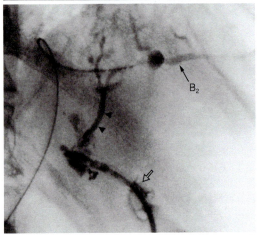

图2 术后第68天经胆道引流管造影示 B₂ 吻合口无缝合不全。但经腹腔引流管（空箭头）造影可见 B₃ 的一个分支（实心箭头）显影

◆◆ 小结

　　总之，合并肝切除的胆道癌根治术后发生胆漏的频率不是很高。其原因有2种，如**图4**所示。一种是胆管侧壁损伤或切断了末梢胆管的断端出现的胆漏（**图4A**），这时只要充分减压，胆漏都能早期愈合。另一种是切断了汇合点以远胆管分支而出现的胆漏（**图4B**），这时若该支胆管引流的肝脏区域较大，则成了难治性胆漏，如病例2所示的那样，只有废除该区域的肝实质才能治好胆漏。所以说处理胆漏时要查明其原因，然后才能选择正确的治疗方法。

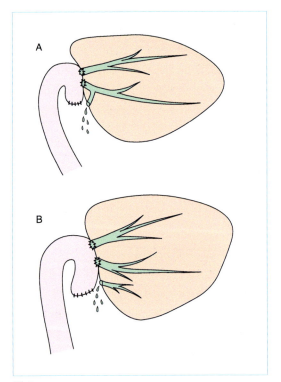

图4
A. 胆管侧壁损伤或切断了末梢胆管的断端出现的胆漏
B. 切断了汇合点以远胆管分支而出现的胆漏

2. 腹腔内脓肿

佐野 力・二村雄次*

［愛知県がんセンター中央病院消化器外科・*愛知県がんセンター］

◆ 引言

胆道癌手术时，基本上都要用到肠管来重建胆道，而且多数患者的术前胆汁培养是细菌阳性。在多数情况下，术后切口感染或腹腔内脓肿的致病菌与术前胆汁培养的细菌是一致的。不但要在术后出现发热、白细胞升高或 CRP 升高时检查腹腔，而且还要在合并肠麻痹、胸腔积液潴留或切口感染迁延不愈时检查腹腔。首先行超声检查，在有肠道气体影响时，应行腹部增强 CT 检查，确认有无脓肿。

◆ 1. 无论如何要做到早期发现

肝切除术后时常伴有胸腔积液潴留，但在发现胸腔积液急剧增加时，要怀疑膈下有无脓肿，要行超声和增加 CT 检查。腹腔脓肿在增强 CT 上一般都表现为比较均一的低密度，超声检查时可见液性暗区内有分隔样构造或散在高回声等特征性改变，综合两者变化来判断。

◆ 2. 发现后的处理

脓肿诊断后，要在超声或 CT 引导下行脓腔穿刺引流。脓液要行细菌培养和药敏试验，然后选择敏感抗生素。

（1）脓腔引流的操作和引流管的选择

选用 18G 穿刺针在超声或 CT 引导下穿刺脓腔。确认脓液性状，插入导丝，顺着导丝插入引流导管。充分吸尽脓液后，缓缓注入造影剂，观察脓腔的大小以及是否与肠道或胆道相通，但不能加压注入。

然后再插入导丝，用扩张器扩张穿刺通道，留置导管。一般可选用 9F 或 10F 的 PTCS 导管。

（2）引流管的护理

插入胆管时，顺便检查一下脓腔的大小和形态。引流脓液较多时，每天至少要冲洗 2 次，冲洗时不能增加脓腔内压。另外，还要定期行脓液细菌学检查，选择敏感抗生素。只待发热等临床症状消失后，应尽早停用抗生素，防止耐药菌株的出现。另外，不仅使用深静脉营养，还要并用肠道营养剂，充分补充营养，努力改善全身状态。适当地更换几次引流管，待窦道成熟后，更换为柔软材料的引流管。

（3）引起脓肿的原因

常见的原因有：①胆管 - 空肠吻合口缝合不全；②肝断面引流不畅；③胰实质损伤出

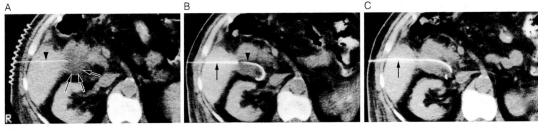

图 1

A. 十二指肠后外侧可见低吸收区（箭头）。设定 CT 引导下经皮经肝引流的路径

B. 用 18G 针进行穿刺，将导丝（箭头）插入腹腔

C. 用扩张管对穿刺路径进行扩张后，将 9F 的 PTCS 管留置在脓腔内

现胰漏伴感染；④引流管逆行性感染；⑤腹主动脉周围淋巴结廓清后，淋巴液潴留伴感染；⑥胆管引流管经空肠袢引出处漏（未作 Witzel 包埋）；⑦空肠 - 空肠端侧吻合口缝合不全。第②条，特别是术前胆汁细菌培养阳性时，若肝断面引流不畅，就很容易在肝断面与肠管或膈肌之间形成脓肿。第③条，在切除肝外胆管，追踪下段至胰腺实质内或廓清胰头后面的淋巴结时，若损伤了胰腺实质，发生胰漏后常合并感染。第④条，腹腔引流管留置时间过长，可发生逆行性感染，所以尽量采用封闭式引流。第⑤条少见，多发生在引流管留置位置不当时。第⑥条罕见。第①和第⑦条见其他相关章节。

（4）典型病例分析

　　病例 1 是肝门部胆管癌，施行了左三肝切除 + 尾状叶全切除 + 肝外胆管切除 + 门静脉部分切除术。术后腹壁切口发生感染，经久不愈，伴反复发热和白细胞升高。术后 2 周行 CT 检查发现十二指肠后外侧有低密度区（**图 1A**，箭头），诊断为腹腔脓肿，遂在 CT 引导下行经皮肝穿刺引流。先以 18G 穿刺针穿刺脓肿（**图 1B**，箭头），吸尽脓液，然后插入导丝（**图 1B**，三角箭头）至脓腔，留置 9F PTCS 导管（**图 1C**，箭头）。脓肿的原因可能是漏出的胰液聚积并感染。

　　病例 2 是肝门部胆管癌，施行了右半肝切除 + 尾状叶全切除 + 肝外胆管切除术。术后第 16 天出现发热和白细胞升高，行 CT 检查发现右侧胸腔积液和右膈下低密度区（**图 2A，B**，箭头）。超声检查发现膈下液性暗区内有斑点样高回声，诊断为右膈下脓肿（**图 3**，箭头）。在超声引导下以 18G 针穿刺脓肿，造影后留置 9F PTCS 导管（**图 4**）。引流后复查 CT 示脓腔已消失（**图 2C，D**）。脓肿的原因可能是肝断面引流不畅，渗液聚积并感染。

　　病例 3 是胆囊管癌，施行了右半肝切除 + 肝外胆管切除术。术后恢复顺利，而且在术后第 2 周行胆管造影也未见胆 - 肠吻合口缝合不全。患者在出院前一天（术后第 35 天）突然出现 39℃ 高热，行腹部增强 CT 发现右膈下低密度区，诊断为右膈下脓肿。在超声引导下行脓肿穿刺引流。引流后第 11 天行脓腔造影发现脓腔有缩小，但肝内胆管显影（**图 5**）。考虑为肝断面引流不畅，渗液聚积并感染，脓肿穿透了胆 - 肠吻合口。

◆ 小结

　　总之，胆道癌的手术安全性虽然已有提高，但由于胆道癌根治术侵袭性大，术后并发症的发生率仍较高。合并大量肝切除的胆道癌术后若发生感染势必会损伤肝功能，导致肝功能不全。因此，在术后管理中，如何处理感染是十分重要的，腹腔内脓肿的早期发现和及时有效的处理可预防术后肝功能不全。

腹腔内脓肿

◎如果患者胸腔积液急剧增加、腹壁感染延迟不愈、肠管麻痹，要怀疑腹腔内脓肿。

◎用超声进行筛查，用增强 CT 进行诊断。

◎尽早在超声或 CT 引导下进行穿刺引流。

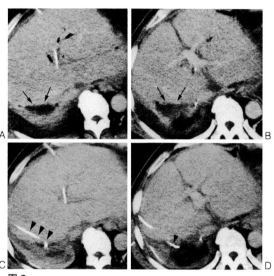

图 2

A，B. 右膈下显示新月状低密度区

C，D. 插入经皮经肝引流管，低密度区消失

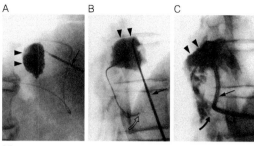

图 4

A. 在超声引导下和 18G 针进行穿刺，脓腔的一部分显影

B. 将导丝插入脓腔内

C. 用扩张器对穿刺路径进行扩张后将 9F 的 PTCS 管留置于脓腔内，管的前端位于弯箭头所在的位置

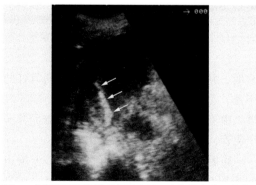

图 3　右膈下显示椭圆形低回声区，内部散在高回声点

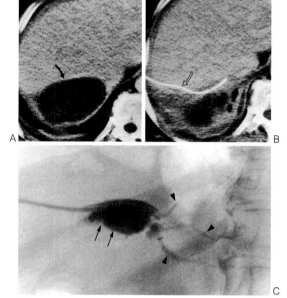

图 5

A. 右膈下可见低密度区（箭头）

B. 留置经皮经肝引流管（空箭头）

C. 对脓肿进行造影，脓肿缩小（长箭头）和胆管显影（短箭头）

3. 缝合不全

椰野正人

[名古屋大学大学院医学系研究科肿瘤外科]

◆ 引言

在消化道恶性肿瘤的外科治疗中，除了脏器的切除外，很多时候还要进行管道的重建。重建部位的缝合不全对于外科医师来讲是个不体面的并发症。为了防止缝合不全的发生，缝合时要仔细操作。本章以肝管空肠吻合为例，介绍出现缝合不全后的诊断和治疗。

◆ 1. 肝管空肠缝合不全的诊断

肝管空肠吻合后，若发现从吻合口附近的引流管流出的胆汁样液体，一般容易诊断。但是，应该注意也有可能是肝断面末梢胆管的胆漏。不论什么情况下，如引流液中的胆红素的浓度远远高于血清浓度（>5.0mg/dl），应考虑发生了缝合不全。

怀疑有缝合不全时，应尽快通过手术时留置在肝内胆管中的胆汁引流管进行造影，在证实存在缝合不全的同时，明确其程度以及和引流管的位置关系。在造影的时候，要缓慢注入造影剂，注意一定不要使胆管内压升高。另外，除了拍摄正位像，还须对各种体位进行拍摄。在吻合口前壁的缝合不全中，如不采取右/左侧卧位（同时伴轻度的俯卧位）进行造影，有时会遗漏缝合不全。

◆ 2. 肝管空肠吻合不全的对策

对策的要点有以下两点：①发生缝合不

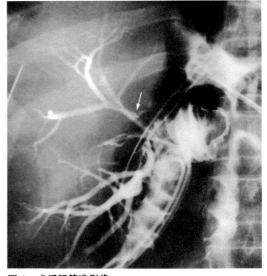

图1　术后胆管造影像
在右前支和空肠的吻合部位存在缝合不全（箭头），但由于引流管的位置良好，采用保守治疗使病情缓解

全时，从吻合口漏出的胆汁是否得到很好的引流；②是否能做到肝内胆管的减压。至于后者，由于手术时常常经肝或经空肠留置胆汁的引流管，一般不成问题。

腹腔引流管的位置良好，在造影上漏出的造影剂如能全部被引流出，那么就可以判断引流良好，并这样继续观察（**图1**）。在用Penrose引流管那样的引流管行开放型引流时，应该转换成Phycon引流管那样的进行闭式引流，也可进行持续吸引。如果引流减少，同时感染的征兆也消失，可以逐渐向外拔出引流管。

◎若怀疑有肝管空肠吻合部的缝合不全，首先通过胆汁引流管进行造影。

◎若出现引流不良的征兆，一定要进行增强 CT，确定是否有液体的潴留。

◎遇到高度缝合不全、大范围的腹腔内液体潴留的病例时，应毫不犹豫地进行再开腹。

即使遇到缝合不全，如果引流良好，基本上也不会产生什么症状，血生化检查也很少会发现异常。

持续的发热和腹痛、白细胞和 CRP 的升高是引流不良的征兆，应检查一下是否有腹腔内的液体潴留。手术后由于受肠道气体等的影响，很多情况下用超声检查不能得出正确的诊断，必须进行增强 CT 检查（用平扫 CT 检查基本上没有意义）。潴留于腹腔内的胆汁很容易引起感染，如若置之不理，基本上都会形成腹腔内脓肿，最后导致败血症的情况也不少见。因此，发现有液体潴留时应尽快进行引流。若已留置的腹腔引流管接近液体的潴留部位，通过导丝的操作，有时通过改变已有引流管的位置也能实现引流。若不成功，可在超声引导下进行穿刺引流（**图 2A，B**）。如果液体潴留范围广泛，应毫不犹豫地再次开腹，进行彻底的腹腔清洗和引流。

在肝管空肠吻合的病例中，通常在术前已进行了经皮经肝胆道引流，应事先对胆汁进行培养和药敏试验。另外，手术结束后要对引流液进行多次培养，分析是否有菌群变换和敏感性的变化。

在高度缝合不全且肝内胆管内引流管脱落时，应在感染出现之前尽早开腹进行再吻合。

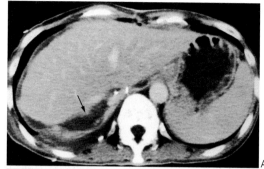

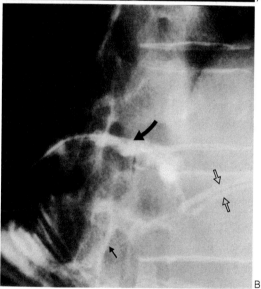

图 2　施行扩大右半肝切除 + 尾状叶切除的胆囊癌病例
A. 在增强 CT 上可看到液体潴留（箭头）
B. 在超声引导下行脓肿穿刺引流。脓腔（弯箭头）的造影可见肝管（空箭头）和空肠（短箭头）显影

4. 腹腔内出血

金井道夫

[春日井市民病院外科]

引言

术后腹腔内出血是胆道手术后严重的并发症，不仅需要立即进行处理，还必须针对病情选择合适的治疗方法。

1. 术后出血的病因

胆道癌肝切除后的术后出血有以下两种情况。一种术后几天内发生的离断面和结扎部位的出血，不伴有肝功能不全和缝合不全，也没有感染存在。多数病例全身状况比较良好，及时进行紧急开腹止血手术和经肝动脉栓塞术（TAE）的话，可以挽救生命。另一种术后出血发生于合并有术后肝功能不全和缝合不全的、全身状况不良的、伴有感染的重症患者。常于手术后 10 日以后发生，多见于施行 HPD 的病例。即使能够止血，由于出血使肝功能进一步恶化，预后极差。

2. 术后出血的预防

对我们自己病例的术后肝功能不全、缝合不全和术后出血之间的关系进行研究，得出以下结论：术后肝功能不全和缝合不全增加了术后出血的危险；胆道癌肝切除后出现缝合不全后，一旦出血就无法挽救生命。因此，要减少术后肝功能不全的话，其预防是最重要的。

在合并有缝合不全的病例中，由于腹腔内漏出的胆汁和胰液混合消化液的消化作用，使得血管变得脆弱，在引流管等的刺激下容易破裂出血。相应的预防措施包括：手术时采用普

理灵（Prolene）线缝扎主要动脉血管；用柔软的材料作为引流管[1-3]，留置在不直接接触血管的部位；用大网膜覆盖胆管空肠吻合口或胰空肠吻合口；腹腔引流出现有胆汁和胰液时，进行局部的持续清洗和灌流以减轻消化液的刺激。

3. 术后出血的治疗

由于大量出血而导致休克的病例中，在进行循环管理的同时，必须马上决定是否需要进行紧急手术和是否需要作紧急血管造影和 TAE。手术后 1 周以内腹腔内的粘连尚不那么重，多进行紧急开腹手术。当腹腔内潴留有大量血液或者血液中混有胆汁或胰液时，为了止血和除去、清洗腹腔内的血肿，应该选择紧急开腹手术。出血发生在术后 1 周以后的话，首先应进行紧急血管造影，确定出血部位，随后尝试急诊 TAE 进行止血[4-7]。但即使止血成功，若不能控制局部感染，就需要考虑进一步行手术治疗。分析术后 1 周以后发生大出血的病例的临床经过，发现大多数在大出血发生之前会有少量的出血。因此，超过术后 1 周从腹腔引流管发现少量的出血（即"信号"）时，不要因为量少而只是继续观察其经过，应该积极进行血管造影检查出血的原因。本例是一个 61 岁的男性，因肝门部胆管癌施行了扩大左半肝切除＋尾状叶全切除＋胆管切除＋门静脉切除重建的病例。术后第 10 天从腹腔引流管发现有少量的出血。由于出血持续，于术后第 14 天施行了紧急动脉造影（**图 1A**）。发现在肝右动脉（↓）有一个大约 1.5cm 的假性动脉瘤[5-7]，用明胶海绵对肝右动

脉进行了栓塞。但是，第 1 次 TAE 的 10 天后，因再次出血施行了第 2 次 TAE。在此 18 天后又一次出血，进行了第 3 次 TAE（**图 1B**）。从第 3 次 TAE 时的腹腔干造影中可以看到，虽然肝右动脉的假性动脉瘤完全消失了，但在胃十二指肠动脉中发现了新的假性动脉瘤，故用钢圈填塞胃十二指肠动脉（**图 1B**）。此后没有再发生出血，全身状况也得到改善，于术后 95 天治愈出院。

本例中幸运的地方是胆管空肠吻合部位的肝动脉血流有侧支形成，即使栓塞了肝固有动脉，也不会引起并发症。但是，对胆管空肠吻合部位的没有侧支形成或侧支形成不充分病例，一旦栓塞了肝动脉，就会引起胆管壁的血流障碍，并发胆管坏死，也会并发胆管空肠吻合部位的缝合不全或肝脓肿。

在大量出血的病例中，在肝动脉或胃十二指肠动脉等比较大的血管中常可以发现假性动脉瘤 [5-7] 或血液外漏。在进行栓塞时，最理想的是从血管破裂部位的远侧端开始依次向近侧端置入栓塞用钢圈，直至完全止血 [5, 7]。在充分研究动脉造影像之后，选择大小合适的钢圈是很重要的。

小结

胆道癌肝切除后的腹腔出血是病情复杂的严重并发症。术中、术后要积极采取预防措施，同时要积极使用血管造影检查和急诊TAE治疗。但是，为了减少术后腹腔出血提高治疗成绩，首先要减少术后的肝功能不全。

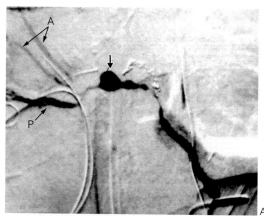
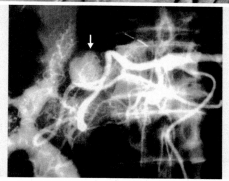

图 1　针对术后腹腔内出血的急诊血管造影和 TAE
A. 第 1 次术后出血（14POD）
在肝右动脉（↓）发现一个大约 1.5cm 的假性动脉瘤
B. 第 3 次术后出血（42POD）
在胃十二指肠动脉中发现新的假性动脉瘤（↓）。用钢圈栓塞

参考文献
1）棚野正人ほか：胆道癌に対する肝切除術．新一般外科術前・術中・術後管理，西　満正監修，へるす出版，東京，729，1993
2）早川直和ほか：ドレーン挿入法．前立ちからみた消化器外科手術，医学書院，東京，212，1995
3）佐野　力ほか：肝門部胆管癌に対する肝門部＋尾状葉単独切除後のドレーン管理．外科 59：1184，1997
4）Rosch, J et al：Selective arterial embolization. Radiology 102：303, 1972
5）Athanasoulis, CA：Angiographic management of postoperative bleeding. Diagnostic Radiology 113：37, 1974
6）早川直和ほか：術後仮性肝動脈瘤の2例．日臨外医会誌 46：1630，1985
7）金井道夫ほか：腹部大量出血に対する緊急経カテーテル的動脈塞栓術の有用性について．日消外会誌 21：1301，1988

5. 消化道出血

伊神 剛

[名古屋大学大学院医学系研究科腫瘍外科]

引言

引起胆道外科手术后消化道出血的原因大致分为两类。一类是继发于胆道外科手术后并发症的难治性出血。例如，由于胰头十二指肠切除术缝合不全等原因引起的假性动脉瘤的破裂；或者是由于肝大部切除后的肝功能不全导致 MOF，全身状态恶化后引起的消化道出血等。另一类是与一般的消化道外科手术相同的术后消化道出血，如消化性溃疡、急性胃粘膜病变和吻合口出血等。本文就上述术后消化道出血的病理生理、预防方法及治疗要点作一阐述。

1. 继发于胆道外科手术并发症的消化道出血

（1）假性动脉瘤破裂

在胰头十二指肠切除后出现缝合不全、在胆管癌肝切除时一味向下游切除胰内胆管而引起胰漏的病例中，消化道出血大多是因为假性动脉瘤破裂导致的。其中大部分患者的全身状态很差，再加上迅速大量的出血，一般抢救成功率很低。但是，只要不错过最佳抢救时机，进行急诊 TAE 等止血治疗，还是有可能抢救成功的（**图 1**）。

（2）肝功能不全、MOF 并发的消化道出血

对于胆管癌肝切除术后发生感染性并发症

等而引起肝功能不全、出现 MOF、DIC、SIRS 等并发症的病例来说，可能会并发消化道出血。这样的病例，不管医师如何竭尽全力地止血，只要根本的病理生理原因没有纠正，想要抢救成功的概率是很小的。另外，肝大部切除后出现消化道出血后，由于出血会导致贫血加重、输血、进行性高胆红素血症的恶性循环，进一步加重了肝功能不全。像这样由于并发肝功能不全和 MOF 而导致的消化道出血不仅止血困难，要抢救成功更是难上加难。名古屋大学附属医院肿瘤外科在 1977—2006 年的 30 年间，胆管癌手术的 913 例中有 12 例（1.3%）这样的病例，抢救成功的几乎没有。因此，对于肝功能不全和 MOF 的预防是很重要的。为此我们科室采取了一系列术前、术后管理的改良措施，如经皮经肝门静脉栓塞（PTPE）的导入、胆汁还纳、导入合生素（synbiotics）疗法等，使自 2000 年至今未再出现因肝功能不全和 MOF 而并发的消化道出血。

2. 与一般消化道外科手术相同原因的消化道出血

（1）胃十二指肠溃疡和吻合口溃疡

在胆道外科手术后引起的消化道出血中，以因消化性溃疡而引起的上消化道出血比较常见。在我们科室过去 30 年间的 913 例胆管癌手术中，22 例（2.4%）出现消化性溃疡，因此应该予以重视。特别是保留幽门和胃次全保留

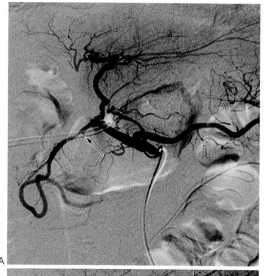
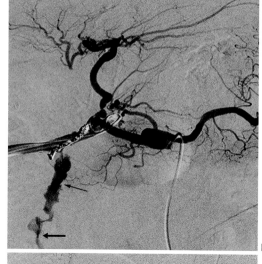
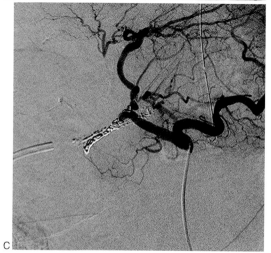
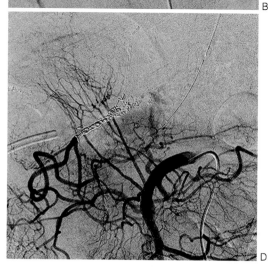

图 1　假性动脉瘤破裂引起的消化道出血

A. 血管造影显示与引流管交叉的胃十二指肠动脉形成的假性动脉瘤（箭头）

B. 用钢圈栓塞的同时拔出引流管，造影确认是胃十二指肠动脉出血。因下段胆管断端缝合不全（细箭头），十二指肠（粗箭头）显影

C. 向胃十二指肠动脉内追加置入钢圈，在引流管的窦道处用纤维蛋白糊栓塞

D. 即使通过肠系膜上动脉造影也未发现出血

的胰头十二指肠切除术中，残胃过大导致胃酸过多，对于吻合口溃疡和吻合口下游侧的空肠溃疡等应特别注意（**图 2**）。术后常规使用 H_2 受体阻断剂来抑制胃酸分泌。以前因为更关注 MRSA 肠炎等重度术后并发症，认为不应使用强效的抑酸药，而使用选择性 M 受体拮抗剂。但是，由于曾有术后消化性溃疡穿孔的病例，以及应用合生素疗法使肠内菌群正常化从而几乎未见 MRSA 肠炎的病例，因此抑酸作用得到重视，术后常规使用 H_2 受体阻断剂。最近，对于根据留置胃管内容物的性状判断的疑似上消化道出血病例、根据胃镜判断有消化性溃疡病例，一般使用比 H_2 受体阻断剂更强效的 PPI（如奥美拉唑）来抑制胃酸分泌。

（2）急性胃粘膜病变

急性胃粘膜病变（AGML）是以急性腹痛和出血为表现，内镜下所见为多发的、不规则的伴有新鲜出血的急性溃疡及弥漫性、斑点状的粘膜发红（**图3**）。大多数情况下保守治疗即可控制，例如内镜下给予凝血酶和使用氩气等离子凝固装置止血等。如上所述，我们科室对胆管癌患者术后常规使用抑酸药，所以几乎未出现过急性胃粘膜病变。

（3）吻合口出血

吻合口出血是术后立即发生的消化道出血，与上述吻合口溃疡出血的病理生理不同。手工双层缝合几乎不并发出血。但是使用Gambee法等单层缝合时的间断缝合不够紧密、或原来使用直线切割缝合器等腔外吻合器后改为腔内吻合器进行吻合时，有时会并发吻合口出血。尽管大多数情况可以使用内镜止血，但有时也必须再开腹重新吻合，所以应十分注意吻合法的选择。我们科室最近在胆管癌手术时均应用连续缝合法，没有并发吻合口出血的病例。

（4）小肠出血

术后小肠出血的症状以出血量和部位而定，但一般都是以便血为表现。虽然并发小肠出血的概率不高，但一旦发病，其诊治都是很棘手的。对于诊断来说，如果上、下消化道内镜都未发现出血部位，那么就应怀疑为小肠出血进一步检查。血管造影是比较早期的诊断方法，因其确诊后可进行TAE治疗而备受推崇（**图4**）。另外，最近使用改良后的双球囊小肠内镜，不用说对于凶险的大量出血，就算是对血管造影也不能确诊的术后小肠出血的诊治都是很有用的。

（5）结肠、直肠出血

结肠、直肠部的出血一般都以便血为首

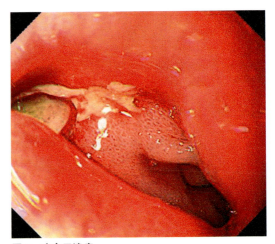

图2　吻合口溃疡
肝右叶切除＋尾状叶切除＋保留幽门的胰头十二指肠切除术后并发消化道出血，诊断为十二指肠 - 空肠吻合口出血

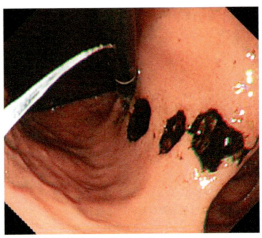

图3　急性胃粘膜病变（AGML）
肝右叶切除＋尾状叶切除术后的消化道出血，内镜下所见有凝血块附着的、多发性不规则的浅溃疡

发症状，通常为鲜血。用结肠镜很容易诊断。一般认为与术后的状态无关，结肠出血常见于憩室出血，在内镜止血技术如此发达的今天一般不需要手术。值得关注的术后直肠出血是急性出血性直肠溃疡。这种情况多见于身体状况很差的老年人，出血为较多量的鲜血，有时易误认为痔核出血。虽然也是内镜止血术的适应证，但是如果出血部位位于肛

◎术后肝功能不全的预防和术后消化道出血的预防是一致的。

◎急诊内镜检查和内镜下的止血术是很重要的。

◎根据病情不同，急诊行血管造影检查并继而行 TAE 有一定作用。

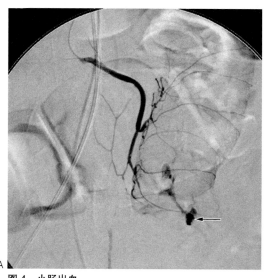
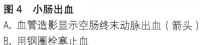
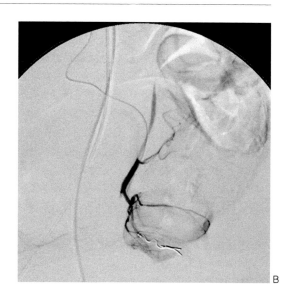

图4　小肠出血

A. 血管造影显示空肠终末动脉出血（箭头）

B. 用钢圈栓塞止血

门附近且止血不便的时候还是应改为经肛门的止血术。所以为了能随机应变，两种止血术都要熟练才能从容应对。

小结

术后并发消化道出血有多种原因。在内镜止血术如此发达的今天，虽很少需要紧急开腹手术，但一旦延误诊断就可能导致出血量增加，从而继发肝功能不全等一系列并发症，所以迅速确诊就成为其中最关键的一步。但是，由于在进行内镜治疗需要向消化道内注气而使消化道内压升高，在术后早期有造成缝合不全的危险，所以应用内镜的时机应根据出血量、全身状态和消化道重建状态等综合考虑来判断。

出血和肝功能损害

近藤真治 [国民健康保险坂下病院外科]

■ 出血的话

人体出血、休克时，为了保证重要的脏器的血流，消化器官的血流会选择性减少，门静脉的血流量也表现为一过性的低下。肝脏的微循环尽管在各种因子的调控下保持着复杂的保持平衡，但由于缺血，氧饱和度最低的中心静脉区域可出现缺血性坏死而影响肝脏功能，这点已通过动物出血的模型得到证明。但是，事实上肝功能损害并不局限于此。临床上出血性休克之后存在血流的再分配，在肝脏则发生缺血后的再灌注，即所谓的再灌注损伤。这方面的研究很多，本书中已有叙述，在此就不再详细叙述。

由出血（缺血）而发生的肝功能损害包括肝实质细胞和非实质细胞两者的损害，肝脏的基本功能如营养贮存、蛋白质的合成、胆汁产生、代谢和解毒、防止感染等各种功能都受到损害。另外，已明确在合并感染的病例肝功能损害的发生率高。同样，在大范围的肝切除、重度外伤引起的出血性休克的基础上发生肝功能损害时，其预防感染的能力低下，是其后感染发生的主要原因，预后受到很大的影响。

■ 由于出血要注意免疫力的变化及其后的感染

在多数的研究中显示，出血对于各种免疫功能都有明确的抑制作用。例如，IL-2 的产生能力和 T 细胞功能降低、B 细胞的活性低下和进一步的巨噬细胞的抗原呈递和杀伤细胞功能低下等。特别是与肝脏相关的肝巨噬细胞（也就是 Kupffer 细胞）的吞噬功能低下、抗原呈递能力低下，另外有报告称 IL-1、IL-6、TNF 的产生增加。

人体的感染防御机构（也就是网状内皮系统）主要存在于肺、脾、肝。特别是在肝的网状内皮系统中，作为脏器巨噬细胞的 Kupffer 细胞起着核心性的作用。我们通过体内的试验发现：静脉注射用放射性核素标记的 *E.coli* 后，其迅速聚集在肝（约 80%）、肺（5%~10%）和脾（10%~15%）。肺是从气道进入的细菌的屏障，肝脏作为对于血流内已经污染的细菌是最大的防御网，其网状内皮系统也是最重要的。对网状内皮系统的细菌吞噬能力（phagocytosis）和杀菌能力（killing）分别进行定量实验，在出血性休克和苏醒模型中，证实从苏醒后的 6 小时以内，细菌的吞噬能力和杀菌能力有明显的低下。也就是出血性休克 6 小时以内，肝对于体内入侵细菌的屏障和防御能力低下，之后可能出现严重的感染。这一点在考虑感染的对策时有很重要的意义。进一步说一旦有感染，便出现肝内单核细胞的激活、细胞因子的产生、中性白细胞的接触活化及化学介质释放、氧和氮自由基的产生，这一连串的病理生理的变化使得肝细胞损害的发生机制更加复杂。

■ 出血是网状内皮系统功能低下的主要原因

在出血（缺血）导致的肝功能损害时，除了低氧状态导致肝实质细胞坏死以外，非实质细胞的网状内皮系统细胞的功能低下也容易导致感染的发生，其原因可能是发生感染后诱导了继发的特异的、非特异的各种免疫细胞活性化，导致肝脏功能的损害。也就是说，考虑到出血引起的肝功能损害的病理生理与肝内网状内皮系统的功能损害相关，在出血初期，预防感染是治疗的主要方面。

参考文献

1）Kondo, S et al：Effect of homorrhagic shock and resuscitation upon hepatic phagocytic clearance and killing of circulating microorganisms. shock 5：106 -111, 1996

千钧一发的救命例子

一例患者在 PPPD 手术后形成了肝总动脉假性动脉瘤，在破裂前获得了诊断和治疗。

患者 69 岁，男性。由于中下部胆管癌行 PPPD+ 肝门部胆管切除术。在术后第 5 天左右，发现从胰肠吻合口周围的腹腔引流管中流出的液体稍粘稠。行窦道造影检查没有发现明显的缝合不全，于术后第 29 天开始经口进食。由于患者有 37℃ 左右的微热，在术后第 34 天行增强 CT 检查时发现一大约 2cm 的圆形浓染的肿瘤像，怀疑为肝总动脉的假性动脉瘤（**图 1A**）。立即行血管造影，诊断为发生在胃十二指肠动脉断端附近的假性动脉瘤（**图 2A**）。从假性动脉瘤下游侧的肝固有动脉开始，依次用钢圈进行栓塞（**图 2B**），总共用了 14 个钢圈才完全栓塞了假性动脉瘤及其前后部分（**图 1B，2C**）。在栓塞后行腹腔干造影，通过胃左动脉可使肝内所有的动脉支均显影（**图 2D**）。

栓塞后的经过良好，于术后第 63 天轻松出院。

在胆道癌手术后 2 周以后发生的出血中，绝大多数是假性动脉瘤的破裂，常常因大量出血危及生命。对于合并有缝合不全的病例，一定要时常留心。在此病例中，通过对术后患者细致的观察和病情的解析，在千钧一发之际防止了大出血的发生。

（金井道夫：春日井市民病院外科）

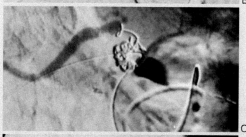

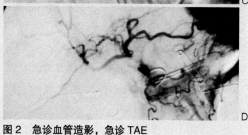

图 2　急诊血管造影，急诊 TAE
A. 腹腔干造影
在胃十二指肠动脉断端附近发现一假性动脉瘤
B. 肝固有动脉造影
用细导管插入到肝固有动脉，用钢圈依次栓塞
C. 栓塞后的腹腔干造影
总共用了 14 个钢圈栓塞了假性动脉瘤及其前后部分。没有栓塞左右半肝动脉的分叉部
D. 栓塞后的腹腔干造影
通过胃左动脉，肝内所有动脉支均显影

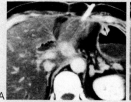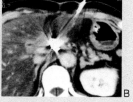

图 1　增强 CT
A. 术后第 34 天
发现一大约 2cm 的假性动脉瘤
B. 栓塞后
可看到假性动脉瘤内有钢圈。动脉瘤没有增大

437

6. 肝功能不全

梆野正人

[名古屋大学大学院医学系研究科腫瘤外科]

引言

肝脏是生命不可缺少的脏器，重度肝功能不全常常是致命的。在胆道癌肝切除术后的死因中，最常见的是术后肝功能不全，本章就介绍一下它的诊断和治疗。

1. 肝切除术后肝功能不全的定义

对于肝切除术后的肝功能不全没有明确的定义，各医院的判定标准也各种各样。川原田等[1]将"在Ⅱ级以上的肝性昏迷（重症肝炎协会分类）的基础上，有必要使用利尿剂的腹水潴留病例，或者血液生化检查异常"定义为肝功能不全。虽然肝性昏迷和腹水潴留是明显的肝功能不全的表现，但是在不伴有肝硬化的胆管癌的患者，肝切除术后即使出现高度黄疸，也很少认为有上述的肝功能不全的表现。大范围肝切除术后即使病情平稳，不少病例的肝促凝血酶原激酶试验也可能降至30%以下。另外大部分病例的 AST 和 ALT 在术后几日内恢复正常。

另一方面，血清胆红素值的上升是所有肝功能不全的必然征兆。作者将上升到达非常高的程度之后（术后的血清总胆红素的值达到 10mg/dl 以上的病例），定义为胆道癌切除术后的肝功能不全[2, 3]。因为肝切除术后的血清胆红素值受肝脏的储备功能、术式（胆道重建和合并切除的有无等）、术中出血量以及感染的有无等的影响，所以不能作为纯粹的反映肝功能障碍程度的指标。因此，由这个定义判断的肝功能不全当中，有很大的可能性包括一过性的高胆红素血症，但真正的肝功能不全不会遗漏。在没有其他客观的良好指标的今天，不失为最简单明了的指标。

尽管用 ICG 检查的术前肝功能和肝切除率相同，对于梗阻性黄疸的肝脏而言，与肝硬化的肝脏及正常肝脏相比，术后血清胆红素的上升程度要高，这一点在临床上可经常见到。因此，在用血清胆红素值作为肝切除术后不全的定义的时候，应考虑原发病和背景肝脏的情况。无论如何，有必要设定更加客观的、值得信赖的指标和全国统一的诊断标准。

2. 肝切除术后肝功能不全的治疗

在临床上可能有效的肝功能不全的治疗方法包括：特殊的氨基酸制剂、ATP-MgCl$_2$、前列腺素（PG）和乳果糖的使用，胰高血糖素-胰岛素疗法、血液透析和血浆置换等。但是这些疗法的临床作用还没有得到证实。

大部分的胆道癌病例术前都要进行胆道引流。尽管可能不伴有胆管炎，胆汁中的细菌培养几乎都是阳性。另外，在肝切除的基础上进行胆管切除重建时，本身也不是无菌手术。同时，网状内皮功能等免疫功能也显著低下。因此对胆道癌进行肝切除术后，机体处于易感染的状态，常会发生由胆漏和缝合不全引起的腹腔内脓肿、败血症等术后并发症[4]。由于肝功能不全导致的感染并不少见。两者形成所谓的"恶性循环"，由肝功能不全引起的感染也变得难以治疗，进而肝功能不全也会随之恶化[3]。适当的抗生素治疗、引流液的反复培养、用 CT 检查腹腔内的潴留液体以及尽快的引流等可早期诊断感染并防止其严

◎对于胆道癌肝切除术后的肝功能不全，血清胆红素的值是唯一的客观指标。
◎术后肝功能不全没有有效的治疗方法，控制感染和非常细心的全身管理很重要。
◎血浆置换作为治疗方法没有意义。

重化，这些对预防和治疗肝功能不全也很重要。

作为肝切除术后肝脏功能不全的治疗方法，目前血浆置换疗法已经被广泛使用。其成功率由于治疗对象和治疗开始时间的不同而不同，但都比较低，大概在10%~40%之间。就笔者所知，还没有哪个严格意义上的随机研究能够证明此法有效。1991年以前，如果肝切除后病例的血清总胆红素值升高到10mg/dl以上，本科室均将其作为血浆置换的适应证，积极运用血浆置换的方法对其进行治疗。总共对18例患者进行了202次血浆置换，但是只挽回了2例（11.1%）患者的生命。这2例中有1例血清胆红素上升是由于切口感染导致的，

事后分析本不应施行血浆置换的。通过对这些病例的总结，认为血浆置换这种治疗方法是无效的，所以之后就未再对肝功能不全的病例施行过血浆置换。

参考文献

1）川原田嘉文ほか：集中治療を要する術後合併症―急性肝不全―．臨床外科 43：181-191，1988
2）Nagino, M et al：Logistic regression and discriminant analyses of hepatic failure after liver resection for carcinoma of the biliary tract. World J Surg 17：250-255, 1993
3）Nagino, M et al：Complications of hepatectomy for hilar cholangiocarcinoma. World J Surg 25：1277-1283, 2001
4）Shigeta, H et al：Bacteremia after hepatectomy：An analysis of single center, 10-year experience with 407 patients. Langenbeck's Arch Surg 387：117-124, 2002

咖啡时间

治愈1例重度肝功能不全！

介绍1例摆脱长期迁延的肝功能不全、完全康复出院的病例。患者男性，70岁，诊断为肝门部胆管癌。患者因梗阻性黄疸入院，术前施行了PTBD和门静脉分支栓塞术。减黄顺利，减黄后测KICG为0.172，预定肝切除率达58.2%。施行了肝左三叶切除＋尾状叶切除＋门静脉、肝动脉同时切除合并重建术（手术时间：17小时5分钟，术中出血：5470ml）。虽然手术时间长、出血量亦过多，但术中未出现什么严重问题。术后血清胆红素急剧上升，术后第5天就超过了20mg/dl（**图1**）。所幸的是，没有发生切口感染、腹腔内脓肿形成、吻合口漏以及败血症等并发症。每周1次腹部超声检查，都示门静脉和肝动脉血流状态良好。但是，直至术后3个月，血清胆红素仍徘徊在20mg/dl上下。尽管患者诉腹胀、食欲缺乏和嗳气等，但无发热，全身状态也比较稳定。之后，腹水潴留逐渐明显，穿刺腹腔、留置导管放腹水。经此处理后，腹水逐渐消失。然后持续给予肠内营养以及合生

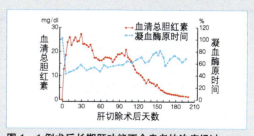

图1　1例术后长期肝功能不全患者的治疗经过

素（synbiotics）（具体参见围手术期管理），血清胆红素逐渐下降。至术后202天，患者完全康复出院。

总结我们自己以往的病例发现，与那些术后1~2周内死于肝功能衰竭的患者相比，此例的术后胆红素上升程度没有明显差异。也就是说，即使术后血清胆红素像本例这样的急速上升，亦有病例救治成功。此外，我们还经历1例扩大右半肝切除＋胰头十二指肠切除的病例，尽管术后总胆红素上升高达37.7mg/dl，经保守治疗仍安全渡过了手术难关。

感染和肝功能损害

新井利幸[安城更生病院外科]

■ 引言

向实验动物注入细菌或者 LPS 后，其 60%~90% 集聚在肝脏内。同样，注入作为炎症介质的 TNF-a、IL-1 和 IL-6 等后，大多数也在肝脏内集聚[1]。这表明对于菌血症、高细胞因子血症的免疫应答是以肝脏为中心的。反之，在重症感染的时候，肝脏也是损害的靶器官。伴有细菌感染的肝功能障碍在临床上表现为由败血症和迁延性的弥漫性腹膜炎、腹腔内脓肿引起的肝细胞损害和胆汁淤滞。

■ 肝功能损害的机制

已知的试验模型有作为 Schwarzman 反应所被了解的 LPS 诱发的肝功能不全的模型和在给予细菌（痤疮丙酸杆菌，BCG）和 D- 半乳糖胺后由 LPS 与 SEA 等诱发的模型，多属细菌和细菌成分引起的肝功能不全的模型[2]。这些伴有细菌感染的肝功能障碍的产生机制并不完全一致，目前不明白的地方还很多，肝细胞坏死、凋亡或者胆汁淤积等最终结果可能与 TNF-α、蛋白酶、活性氧和 Fas-L 等有关（图 1）。

■ 治疗

目前还没有对于伴有细菌感染的肝功能损害的特异性的治疗，局部感染的控制（适当的抗生素治疗和引流）和循环的维持是最基本的。但是，通常仅这样治疗的话，包括肝功能不全在内的多脏器功能不全的病情未能缓解，所以临床上也尝试应用激素、蛋白酶抑制剂、血液净化疗法和 LPS 的吸附等进行治疗。动物实验[2, 3]有使用抗 TNF 抗体、IL-10、cAMP/ 前列腺素和抗粘附分子抗体等的报告，目的是为了中和炎症介质或抑制其产生、抑制炎性细胞的活性化，但是还未达到临床有效的地步。但是，提高对感染的抵抗力的治疗和抗感染治疗有时是矛盾的，这是临床治疗上的问题点[3]。

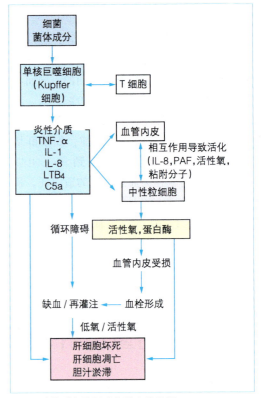

图 1 感染引起的肝功能损害的机制

参考文献

1）Pastor, CM et al：Liver injury during sepsis. J Critical Care 10：183-197, 1995

2）Arai, T et al：IL-10 is involved in protective effect of dibutyryl cyclic adenosine monophosphate on endotoxin-induced inflammatory liver injury. J Immunol 155：5743-5749, 1995

3）Takano, M et al：Prostaglandin E_2 protects against liver injury after *Escherichia coli* infection but hampers the resolution of the infection in mice. J Immunol 161：3019-3025, 1998

索 引